脑肿瘤免疫治疗及转化研究

TRANSLATIONAL IMMUNOTHERAPY OF BRAIN TUMORS

主　编　John H. Sampson
主　审　江　涛　毛　颖　王任直
主　译　马文斌　杨学军

人民卫生出版社

图书在版编目（CIP）数据

脑肿瘤免疫治疗及转化研究 /（美）约翰·桑普森
（John H. Sampson）主编；马文斌，杨学军主译. —北
京：人民卫生出版社，2019
ISBN 978-7-117-27966-6

Ⅰ.①脑… Ⅱ.①约…②马…③杨… Ⅲ.①脑肿瘤
—肿瘤免疫疗法 Ⅳ.①R739.41

中国版本图书馆 CIP 数据核字（2019）第 020327 号

人卫智网	www.ipmph.com	医学教育、学术、考试、健康，
		购书智慧智能综合服务平台
人卫官网	www.pmph.com	人卫官方资讯发布平台

图字：01-2018-6492

脑肿瘤免疫治疗及转化研究

主　　译：马文斌　杨学军
出版发行：人民卫生出版社（中继线 010-59780011）
地　　址：北京市朝阳区潘家园南里 19 号
邮　　编：100021
E - mail：pmph @ pmph.com
购书热线：010-59787592　010-59787584　010-65264830
印　　刷：北京顶佳世纪印刷有限公司
经　　销：新华书店
开　　本：710×1000　1/16　印张：22
字　　数：407 千字
版　　次：2019 年 3 月第 1 版　2019 年 3 月第 1 版第 1 次印刷
标准书号：ISBN 978-7-117-27966-6
定　　价：168.00 元
打击盗版举报电话：010-59787491　E-mail：WQ @ pmph.com
（凡属印装质量问题请与本社市场营销中心联系退换）

脑肿瘤免疫治疗及转化研究

TRANSLATIONAL IMMUNOTHERAPY OF BRAIN TUMORS

主　　编　John H. Sampson

主　　审　江　涛　毛　颖　王任直

主　　译　马文斌　杨学军

副 主 译　吴安华　尤永平　邱晓光

学术秘书　杨远帆　孔梓任　王　裕

翻译委员会（按姓氏音序排列）

陈　凌（中国人民解放军总医院）　　　　　尤永平（南京医科大学第一附属医院）

蒋传路（哈尔滨医科大学附属第二医院）　　江　涛（首都医科大学附属北京天坛医院）

李学军（中南大学湘雅医院）　　　　　　　李文斌（首都医科大学附属北京天坛医院）

毛　庆（四川大学华西医院）　　　　　　　马文斌（中国医学科学院北京协和医院）

王　裕（中国医学科学院北京协和医院）　　邱晓光（首都医科大学附属北京天坛医院）

王伟民（中国人民解放军南部战区总医院）　吴安华（中国医科大学附属第一医院）

杨学军（天津医科大学总医院）　　　　　　姚　瑜（复旦大学附属华山医院）

人民卫生出版社

注　意

　　本书涉及领域的知识和实践标准在不断变化。新的研究和经验拓展我们的理解,因此须对研究方法、专业实践或医疗方法作出调整。从业者和研究人员必须始终依靠自身经验和知识来评估和使用本书中提到的所有信息、方法、化合物或本书中描述的实验。在使用这些信息或方法时,他们应注意自身和他人的安全,包括注意他们负有专业责任的当事人的安全。在法律允许的最大范围内,爱思唯尔、译文的原文作者、原文编辑及原文内容提供者均不对因产品责任、疏忽或其他人身或财产伤害及 / 或损失承担责任,亦不对由于使用或操作文中提到的方法、产品、说明或思想而导致的人身或财产伤害及 / 或损失承担责任。

赵继宗院士序

    由中国脑胶质瘤协作组马文斌等几位专家翻译的《脑肿瘤免疫治疗及转化研究》(*Translational Immunotherapy of Brain Tumors*, 杜克大学组织编写)，全面、系统地介绍了免疫治疗在脑肿瘤中的研究成果，为我国神经外科医师提供了一部很好的参考书。

    胶质瘤是颅内常见的原发恶性肿瘤，局部侵袭能力强，对放射治疗、化疗有着不同程度的抵抗，传统的肿瘤治疗手段效果不理想。近年，随着基础研究不断进展，临床转化研究不断深入，愈来愈多新理念、新方法和新技术在胶质瘤领域有所突破。

    免疫治疗是一种新兴的肿瘤治疗方法，通过多种方法激活免疫系统，达到杀灭肿瘤细胞的目的。PD-1 单抗、CTLA-4 单抗的问世，极大地改善了黑色素瘤、非小细胞肺癌的治疗模式，有效提升了患者预后。尽管中枢神经系统有着较为独特的免疫系统和免疫微环境，脑恶性肿瘤领域的免疫治疗研究也在如火如荼地进展，并有着许多令人兴奋的研究成果。

    译著《脑肿瘤免疫治疗及转化研究》汇聚了在胶质瘤诊治领域众多专家的智慧和研究成果，是该领域最权威的书籍之一。该书融合了不同科学领域的研究思想和研究成果，介绍了脑肿瘤的免疫学特征、脑肿瘤免疫治疗的评估方法和临床中正在研究或应用的脑肿瘤免疫治疗方法。该书贯穿着"转化医学"这一理念，非常适合基础医学研究者和临床医师阅读，有利于了解脑肿瘤免疫治疗的研究现状，继续展开深入的研究。

    相信本译著的出版，将为我国培养具有转化医学理念和能力的新型神经肿瘤复合型专业人才，发挥一定作用；推动我国胶质瘤免疫治疗取得新的研究成果，更好地为脑胶质瘤患者解决病痛。

赵继宗

中国科学院院士

国家神经系统疾病临床研究中心主任

首都医科大学神经外科学院院长

首都医科大学附属北京天坛医院神经外科学系教授

2018 年 8 月于北京

周良辅院士序

上周一，接马文斌教授来电，要我为他的译著《脑肿瘤免疫治疗及转化研究》写序，紧接收到他托人送来的译著目录和每章摘要。马教授是"上医"（复旦大学上海医学院前身的简称）的年青校友，又是老朋友王任直教授的高徒和接班人，现任北京协和医院神经外科主任。因此，盛情难却，利用周末，结合个人平时读书心得，写下以下短文，权当以序。

脑胶质瘤是神经外科医生的"老对头、死对头"。因为，它是中枢神经系统最常见的肿瘤，大多数是恶性和不能根治的，预后差。近半个世纪，随着科学和医学发展，脑胶质瘤的诊断和治疗虽然没有突破性进展，但还是"今非昔比"。例如，外科手术死亡率从 41%（Davis 1949）下降到 2.7%～3.3%（Fadul，1988；Saleman，1994），华山医院神经外科此指标已是＜1%。功能区胶质瘤术后神经功能障碍率从 1997 年的 67% 下降到 2017 年的 3.2%。最大限度和安全地切除肿瘤已是现代脑胶质瘤手术的基本原则。患有额极或颞极的胶质瘤的患者脑叶切除可获长期生存，也非鲜有报道。同样，放疗和化疗也取得显著进步，特别是替莫唑胺（TMZ）与放疗同步应用，放疗后再用 TMZ 5～6 个疗程，术后胶质母细胞瘤（GBM）患者生存率（OS）2 年和 5 年分别由 10.4% 和 2% 提高到 26.5% 和 9.8%（Stupp，2005）。当然，这里面还有分子生物学进步的功劳。可是，令人扼腕的是，花了大量人力财力，用当今脑胶质瘤标准治疗——外科手术 + 放化疗 + 化疗后，脑胶质瘤仍复发，GBM 平均 5 年 OS 不超过10%！曾寄厚望的基因治疗和靶向治疗（如贝伐珠单抗）也难奏效。近来，美国前任副总统拜登的儿子和美参议员麦凯恩（McCain J）均死于此病，从发病到过世不到 2 年，反映本病的凶险和难治。因此，人们把目光投向免疫治疗。

其实，免疫治疗脑胶质瘤不是新事物，可以说是"老兵新传"。正如本译著所说，它可追溯到 1890 年。记得，上世纪六七十年代，华山医院唐镇生在史玉泉教授指导下，把 GBM 患者的瘤组织注入马体内，再抽马血，制成疫苗，注射到患者皮下组织内，希望引起免疫反应，治疗胶质瘤。患者反应轻者头痛、发热，重者注射局部皮肤溃烂，疗效却甚微。现在，免疫治疗的理论、基础和临床研究均取得长足进步。特别是免疫治疗的理念发生转变，从单纯"祛邪"到"扶正祛邪"。因为目前单纯攻击肿瘤的各种免疫治疗的疗效不理想且不持久，肿瘤细胞免疫逃逸和肿瘤微环境的深入研究，发现患者免疫细胞受抑制,肿瘤有不表达免疫原性的"冷"肿瘤和表达免疫原性的"热"肿瘤。必须解除免疫细胞受抑制,把"冷"瘤变成"热"瘤,免疫检查点治疗才能起作用。另一重要观点改变是,免疫治疗脑胶质瘤,异于定位在组织水平的外科手术和放化疗,免疫治疗定位在细胞水平。因为影像学全切除的 GBM 患者免疫治疗的疗效优于不全切除者。

近来,"人脑是免疫豁免器官"的传统观点被打败。研究发现不仅啮齿类动物和猴的颅内有淋巴系统(Lliff,2012;Asplund,2015;Lauvean,2015),而且人类颅内也存在淋巴系统(Absinta,2017;Ha,2018)。这些发现,不仅为脑瘤免疫治疗提供了坚实解剖基础,而且开拓了中枢神经系统各种顽疾诊治的途径。

美国 Sampson 教授主编的《脑肿瘤免疫治疗及转化研究》是脑瘤免疫治疗最新专著,较全面和深刻总结了当今脑瘤免疫治疗的新理论、新知识、新技术。马文斌教授组织的翻译和校对队伍均是目前我国神经外科中青年专家。因此,我认为,本译著不仅是一本开卷有益的参考书,而且将有助推动我国脑胶质瘤基础和临床研究,造福广大患者。

周良辅
中国工程院院士
复旦大学神经外科研究所所长
上海华山医院神经外科主任
2018 年 8 月 26 日于上海

译者序

胶母细胞瘤是预后很差的中枢神经系统肿瘤,以手术切除、同步放化疗、辅助化疗为标准治疗方案。尽管诊疗理念不断革新、手术愈发精准、药物持续涌现,但胶母细胞瘤患者的中位生存期也仅有约十六个月。可以说,标准治疗方案无法安全、特异地消除所有肿瘤细胞,仅能提供给患者有限的生存获益。故此,有大量研究试图利用免疫系统天然的细胞杀伤能力对肿瘤发起免疫攻击,即所谓"免疫治疗"。这种治疗理念衍生出了多种治疗策略,并正在成为继手术、放疗、化疗、靶向治疗后,又一肿瘤治疗方案。近年,免疫治疗在非小细胞肺癌、黑色素瘤、血液系统肿瘤的治疗中取得了不俗的进展,胶质瘤领域中亦有着大量免疫治疗的基础及临床研究。

《脑肿瘤免疫治疗及转化研究》一书是由美国杜克大学神经外科主任、脑肿瘤学专家 John H. Sampson 领衔编撰的脑肿瘤免疫治疗学最新权威书籍。该书概述了肿瘤的免疫治疗,并着重展开了免疫治疗在恶性胶质瘤中的应用。该书由三部分组成:第一部分(第1~5章)介绍了脑肿瘤的免疫学特征,包括与脑肿瘤相关的免疫监控失调;第二部分(第6~8章)详细介绍了科学家和临床医师用于评估脑肿瘤免疫治疗的方法;第三部分(第9~14章)综合评价了目前脑肿瘤临床研究中的几种实验性免疫疗法。

近年,随着中国经济的发展、社会的进步,特别是中外之间愈发频繁的交流沟通,中国胶质瘤的诊疗水平不断提高,学术水平和影响力不断上升。为促进中国胶质瘤免疫治疗的基础及临床研究,中国胶质瘤协作组组织了《脑肿瘤免疫治疗及转化研究》一书的翻译工作。该书的中译本将为广大读者提供关于胶质瘤免疫治疗的详尽的基础知识、最新的研究成果、未来的研发方向,这也是我们翻译此书的目的和期盼。

需要说明的是,胶质瘤领域和免疫治疗领域正在飞速发展,每一个相关话题都卷帙浩繁,甚至在草拟、翻译本书的同时,新的发现或见解也层出不穷,可能支持或反驳本书中的一些观点。虽然科学家们的研究已经取得了很大的进展,但恶性胶质瘤的免疫治疗仍是一个新兴概念——目前,胶母细胞瘤标准治疗联合免疫治疗的Ⅲ期临床试验带来长期生存获益结果令人兴奋。但胶母细胞瘤在强有力的免疫干预下仍有着很强的恢复能力及免疫逃逸能力,免疫治疗亦面临着很大挑战。

　　尽管如此,未来仍令人期待,随着几项新的免疫疗法进入临床试验阶段,我们对免疫治疗的认识水平也将有所提升。希望有一天免疫治疗能成为治愈恶性胶质瘤的一个重要方案。

　　在此付梓之际,难免会有疏漏之处,敬请同行和读者批评指正。

马文斌

中国医学科学院北京协和医院神经外科

参译人员名单

主　　　审　江　涛　毛　颖　王任直

主　　　译　马文斌　杨学军

副　主　译　吴安华　尤永平　邱晓光

学 术 秘 书　杨远帆　孔梓任　王　裕

翻译委员会（按姓氏音序排列）

　　　　　陈　凌（中国人民解放军总医院）

　　　　　江　涛（首都医科大学附属北京天坛医院）

　　　　　蒋传路（哈尔滨医科大学附属第二医院）

　　　　　李文斌（首都医科大学附属北京天坛医院）

　　　　　李学军（中南大学湘雅医院）

　　　　　马文斌（中国医学科学院北京协和医院）

　　　　　毛　庆（四川大学华西医院）

　　　　　邱晓光（首都医科大学附属北京天坛医院）

　　　　　王　裕（中国医学科学院北京协和医院）

　　　　　王伟民（中国人民解放军南部战区总医院）

　　　　　吴安华（中国医科大学附属第一医院）

　　　　　杨学军（天津医科大学总医院）

　　　　　姚　瑜（复旦大学附属华山医院）

　　　　　尤永平（南京医科大学第一附属医院）

译　者 （按姓氏音序排列）

蔡金全（哈尔滨医科大学附属第二医院）

曹　航（中南大学湘雅医院）

陈　弟（复旦大学附属华山医院）

陈　凌（中国人民解放军总医院）

陈迪康（复旦大学附属华山医院）

陈灵朝（复旦大学附属华山医院）

陈雯琳（中国医学科学院北京协和医院）

程　鹏（中国医科大学附属第一医院）

程　文（中国医科大学附属第一医院）

代从新（中国医学科学院北京协和医院）

甘有均（四川大学华西医院）

韩　圣（中国医科大学附属第一医院）

胡慧敏（首都医科大学附属北京天坛医院）

黄　琦（中南大学湘雅医院）

黄钰洲（中国医学科学院北京协和医院）

江　涛（首都医科大学附属北京天坛医院）

蒋传路（哈尔滨医科大学附属第二医院）

康　勋（首都医科大学附属北京天坛医院）

孔梓任（中国医学科学院北京协和医院）

兰　青（复旦大学附属华山医院）

李　茂（四川大学华西医院）

李佳桐（中国医学科学院北京协和医院）

李文斌（首都医科大学附属北京天坛医院）

李学军（中南大学湘雅医院）

刘鸿宇（中国人民解放军总医院）

刘嘉霖（中国人民解放军总医院）

刘培堃（中南大学湘雅医院）

刘沛东（天津医科大学总医院）

刘天懿（中国人民解放军总医院）

马文斌（中国医学科学院北京协和医院）

毛　庆（四川大学华西医院）

孟祥祺（哈尔滨医科大学附属第二医院）

牛小东（四川大学华西医院）

施祝梅（南京医科大学第一附属医院）

孙志延（首都医科大学附属北京天坛医院）

童鹿青（天津医科大学总医院）

汪佳儒（中国医学科学院北京协和医院）

王　裕（中国医学科学院北京协和医院）

王伟民（中国人民解放军南部战区总医院）

王雅宁（中国医学科学院北京协和医院）

王玉元（复旦大学附属华山医院）

王月坤（中国医学科学院北京协和医院）

吴安华（中国医科大学附属第一医院）

伍贞宇（哈尔滨医科大学附属第二医院）

杨　渊（四川大学华西医院）

杨学军（天津医科大学总医院）

杨远帆（中国医学科学院北京协和医院）

姚　瑜（复旦大学附属华山医院）

叶其乐（哈尔滨医科大学附属第二医院）

尤永平（南京医科大学第一附属医院）

余双全（复旦大学附属华山医院）

曾爱亮（南京医科大学第一附属医院）

周李周（中国医学科学院北京协和医院）

邹宇辉（中国人民解放军南部战区总医院）

编者名单

J.P. Antonios David Geffen School of Medicine at UCLA, Los Angeles, CA, United States

O.J. Becher Duke University Medical Center, Durham, NC, United States

J. Berry-Candelario Duke University Medical Center, Durham, NC, United States

D.D. Bigner Duke University Medical Center, Durham, NC, United States

A.B. Carpenter Duke University Medical Center, Durham, NC, United States

V. Chandramohan Duke University Medical Center, Durham, NC, United States

A.L. Chang The University of Chicago, Chicago, IL, United States

B.D. Choi Massachusetts General Hospital and Harvard Medical School, Boston, MA, United States

N.A. Colwell Florida International University Herbert Wertheim College of Medicine, Miami, FL, United States

K.L. Congdon Duke University Medical Center, Durham, NC, United States

M. Dey The University of Chicago, Chicago, IL, United States

R.G. Everson David Geffen School of Medicine at UCLA, Los Angeles, CA, United States

S.H. Farber Duke University Medical Center, Durham, NC, United States

P.E. Fecci Duke University Medical Center, Durham, NC, United States

C. Flores University of Florida, Gainesville, FL, United States

K. Gabrusiewicz The University of Texas MD Anderson Cancer Center, Houston, TX, United States

P. Gedeon Duke University Medical Center, Durham, NC, United States

A.B. Heimberger The University of Texas MD Anderson Cancer Center, Houston, TX, United States

T. Hennika Duke University Medical Center, Durham, NC, United States

Y. He Duke University Medical Center, Durham, NC, United States

R.Y. Huang Brigham and Women's Hospital, Boston, MA, United States

L.A. Johnson University of Pennsylvania, Philadelphia, PA, United States

S. Khagi Duke University Medical Center, Durham, NC, United States

J.M. Komisarow Duke University Medical Center, Durham, NC, United States

M.S. Lesniak The University of Chicago, Chicago, IL, United States

L.M. Liau David Geffen School of Medicine at UCLA, Los Angeles, CA, United States

J. Miska The University of Chicago, Chicago, IL, United States

D. Mitchell University of Florida, Gainesville, FL, United States

I.H. Pastan National Institutes of Health, Bethesda, MD, United States

C.J. Pirozzi Duke University Medical Center, Durham, NC, United States

J. Qiao The University of Chicago, Chicago, IL, United States

D.A. Reardon Dana-Farber Cancer Institute, Boston, MA, United States

K.A. Riccione Duke University Medical Center, Durham, NC, United States

P. Roth University Hospital Zurich and University of Zurich, Zurich, Switzerland

J.H. Sampson Duke University Medical Center, Durham, NC, United States

L. Sanchez-Perez Duke University Medical Center, Durham, NC, United States

T.H. Schaller Duke University Medical Center, Durham, NC, United States

C.M. Suryadevara Duke University Medical Center, Durham, NC, United States

A.M. Swartz Duke University Medical Center, Durham, NC, United States

A.M. Tucker David Geffen School of Medicine at UCLA, Los Angeles, CA, United States

G. Vlahovic Duke University Medical Center, Durham, NC, United States

M. Weller University Hospital Zurich and University of Zurich, Zurich, Switzerland

P.A. Wells University of Florida, Gainesville, FL, United States

H. Yan Duke University Medical Center, Durham, NC, United States

目 录

第一部分

脑肿瘤的免疫学特征

第二部分

脑肿瘤的免疫治疗研究

第三部分

试验性脑肿瘤免疫治疗

脑肿瘤免疫治疗及转化研究的简介

A.M. Swartz ■ T.H. Schaller ■ J.H. Sampson

Duke University Medical Center, Durham, NC, United States

脑肿瘤免疫治疗及转化研究的概述

恶性胶质瘤是一类侵袭性非常强的疾病,且大部分对传统治疗方法响应不佳。即使治疗方法在现今取得了非常大的进展,患者的中位生存期也只有16个月左右[1]。标准治疗方法不能安全且特异地清除所有癌细胞,导致肿瘤易复发,因此亟需替代疗法。为应对这种情况,全球的研究人员正试图利用免疫系统的天然细胞毒能力来对癌症进行侵袭性的免疫攻击——这一领域被称为"免疫治疗"。基于这种治疗模式,一系列创新的治疗方法应运而生,其中一些治疗方案已经被证实可有效地对抗多种癌症。在《脑肿瘤免疫治疗及转化研究》一书中,我们将对癌症免疫治疗进行概述,并着重阐述免疫治疗在恶性胶质瘤中的应用。本书探讨的主题将包括:恶性胶质瘤的免疫学背景,研究人员和临床医生用于评估免疫治疗的方法,以及深入解读正在进行的各类恶性胶质瘤相关免疫治疗实验。尽管这一领域的研究已经取得了非常大的进展,恶性胶质瘤的免疫治疗仍是一个比较新的概念。在强有力的免疫学干预的同时,这些生长于中枢神经系统(central nervous system,CNS)的肿瘤是非常容易复发的。尽管存在上述障碍,研究已经证实了免疫系统和CNS定植肿瘤之间存在不可否认的关联。通过一次又一次的免疫治疗实验,这些肿瘤的免疫逃逸机制越来越清晰,因此,免疫治疗具有根治恶性肿瘤的潜能。

恶性胶质瘤的起源

在《脑肿瘤免疫治疗及转化研究》一书中,我们将特别关注脑肿瘤的免疫治疗。更具体的讲,大部分篇幅集中于几乎是最难治疗的一类肿瘤——恶性胶质瘤。胶质瘤起源于胶质细胞。普遍认为能够产生肿瘤的胶质细胞有三种:星形胶质细胞、少突胶质细胞和室管膜细胞。星形胶质细胞占所有胶质细胞的20%~40%,被认为是中枢神经系统的支持细胞,且具有广泛的应用,其功能包括但不局限于:代谢和生化调节、结构支持和维持血脑屏障(blood brain barrier, BBB)。少突胶质细胞虽然不如星形胶质细胞分布广泛,但可通过富含脂质的髓鞘包裹 CNS 神经元轴突来形成电荷屏障,以此提供支持作用。除此之外,室管膜细胞覆盖脑室系统和中央管,且参与脑脊液的形成。尽管一些内源性或环境因素已经被发现,导致这些细胞转化为不受控制增殖的癌细胞的具体机制仍不明确。

胶质瘤的发病率在常见的颅内原发肿瘤中排名第二位(约 27%),仅次于脑膜瘤(约 36%)。然而,鉴于大部分脑膜瘤是良性的,胶质瘤被称为是中枢神经系统定植肿瘤中最常见的原发恶性肿瘤,且具有浸润性(约 80%)。尽管胶质瘤没有分期标准,世界卫生组织(world health organization, WHO)提出了用于胶质瘤分类的分级系统,以此反映其相对于正常组织的不同组织形态和结构(即分化)、生长潜力和侵袭性。WHO Ⅰ级和Ⅱ级胶质瘤通常分化程度更高、生长缓慢且侵袭性较低。这些低级别胶质瘤是儿童及青少年脑肿瘤的主体。此外,WHO Ⅲ级和Ⅳ级神经胶质瘤通常分化程度低,生长迅速且侵袭性强。这些胶质瘤被称为恶性或高级别胶质瘤,主要发生于成人,在全部胶质瘤中所占比例超过90%[2]。

胶质母细胞瘤(glioblastoma, GBM)是最常见且侵袭性最强的原发性恶性脑肿瘤,占全部胶质瘤的 55%(图 1),在美国和欧洲的发病率约为(2~3)/(10 万人·年)。多维度基因组分析已经表明:GBM 包含不同类别的肿瘤细胞,且可分为几种亚型,每个亚型各具特色。经典型常以 EGFR 基因的异常为特点;间充质型主要表现为 NF1 基因缺失;前神经元型表现为 PDGFRA 基因的变异及异柠檬酸脱氢酶 1(IDH1)的点突变,该亚型在继发 GBMs 中占较大比例。此外,神经元型的特点是表达一系列神经元标志[3]。然而,值得注意的是这些亚型是通过肿瘤的表达谱决定的,研究表明单个 GBM 肿瘤可能包含不同亚型的细胞[4]。

GBM 的标准治疗方法是在可能的情况下行手术切除,术后进行体外放射治疗(60Gy, 30 次)伴随 6 周的替莫唑胺(temozolomide, TMZ)同步化疗

（75mg/（m²•d）），之后再进行 TMZ 辅助化疗（150～200mg/（m²•d）），第一天至第五天给药，每 28 天为一个疗程，共 6～12 个疗程[5,6]。即使使用这种积极的治疗方案，患者的预后也较差。GBM 患者的治疗几乎总是因为肿瘤复发而失败，患者生存期约为 15.6 个月（95% 置信区间为 13.3～19.1 个月）[1,5]。尽管其他恶性胶质瘤（非 GBM）还没有标准治疗方案，治疗原则也是类似的（即手术切除、放疗和化疗）。在大部分 GBM 病例中，治疗只能轻微延长生存期。传统的恶性胶质瘤治疗方法不仅效果不佳，而且对正常组织有害，缺乏肿瘤选择性的治疗方法终将使患者遭受痛苦。恶性胶质瘤的一个标志性特征是肿瘤细胞向正常的 CNS 组织中浸润。因此，任何具有干细胞特性的残留肿瘤细胞一旦没有在后续治疗中被清除，将具有重新生成肿瘤的潜在风险。为了克服这些限制因素，我们需要一种可以选择性靶向恶性胶质瘤细胞的新方案。

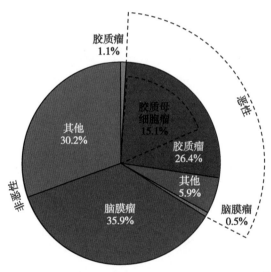

图 1　恶性或非恶性脑肿瘤及 CNS 定植肿瘤的分布[2]

肿瘤免疫治疗的潜能

　　免疫系统可以监测并清除癌细胞的概念是 Paul Ehrlich 于 1909 年提出的[7]。在 20 世纪 50 年代，Frank MacFarlane Burnet 爵士和 Lewis Thomas 对这一理论进行了详细的阐述，提出恶性细胞在正常状态下可规律性地产生，但很快就被免疫系统清除——这一概念被称为"免疫监视"[8]。这一概念在 20 世纪 70 年代备受质疑，因为研究发现免疫功能缺失的无胸腺裸鼠发生癌症的概率没有增加[9]。但是，不久之后就证实了这些小鼠不是完全免疫缺陷的[10, 11]，且利用缺乏免疫效应分子（如干扰素 -γ，IFN-γ）的小鼠进行实验，发现癌症发生率升高[12, 13]。近期，Gavin Dunn、Lloyd Old 和 Robert Schreiber 于 2004 年提出"免疫编辑"理论[14]，该理论假设肿瘤可被免疫系统改造，免疫系统将特异性选择低免疫原性表型的肿瘤细胞。因此，我们认为癌细胞可以利用免疫系统的进化弱点，这就使我们质疑免疫系统是否真的具有清除机体所有恶性细胞的能力。幸运的是，关于这个假设似乎还有更多值得研究的方面。

癌症免疫治疗的主要决定因素之一是宿主的免疫系统是否具有靶向恶性细胞的能力；换句话说，为了使免疫排斥反应发生，免疫系统必须具备可以识别肿瘤细胞的免疫细胞。从免疫治疗的角度看，癌症是"一只披着狼皮的羊"，因为它或多或少是由正常的细胞组分组成的。大部分肿瘤抗原和正常抗原是相同的，以至于肿瘤细胞可以轻易地逃避识别抗原相关基序的先天性免疫细胞的监测。幸运的是，人类的进化赋予我们适应性免疫系统，其可以被重复训练以识别特异性分子。但是，需要再次强调的是，由于大多数肿瘤和正常组织抗原很相似，大多数可以识别同源抗原的适应性免疫细胞将被破坏或退化成无应答状态（即免疫无能）以避免自身免疫活化。尽管如此，数十年来的临床前实验表明适应性免疫细胞耗竭模型将失去抗肿瘤效能，反复证明了适应性免疫细胞确实具有靶向肿瘤细胞的能力。

早期针对肿瘤抗原的实验采取一种强力的方法：将自体癌细胞经过射线照射后制成疫苗。尽管用尽各种方法，这种治疗手段只能诱导中度且短暂的抗肿瘤效果。之后，在 20 世纪 90 年代早期，随着细胞因子基因的克隆，研究人员开始评价研究用不同免疫信号分子转染肿瘤细胞的抗肿瘤效果。尽管针对不同种类和位置的癌症的实验结果通常不同，临床前实验利用免疫调节剂——粒细胞 - 巨噬细胞集落刺激因子，常显示出显著的抗肿瘤效果[15, 16]。作为强力方法的替代，研究人员开始筛选可以被适应性免疫细胞识别的特殊肿瘤抗原[17~19]。值得注意的是，一些黑色素细胞特异性蛋白（如 MART-1）被认为可以刺激从黑色素瘤患者中分离出来的肿瘤浸润淋巴细胞（tumor infiltrating lymphocytes，TILs）[18]，在临床前实验的黑色素瘤模型中，含有这些黑色素细胞蛋白的疫苗可以引起显著的抗肿瘤应答。这是继自身反应性淋巴细胞的克隆缺失被发现后，又一个非常令人瞩目的结果[20, 21]。我们现在知道这些过程并不完整，且自身反应性免疫细胞确实存在于周围免疫系统[22]。但是，这些细胞的活化确实产生了激活自身免疫的风险，这是免疫治疗领域的关键问题[23]。尽管在部分实验中，将体外扩增的 TILs 回输给黑色素瘤患者是有效的，但是，该方法也频繁地引起自身免疫效应（如白癜风）[24, 25]——考虑到被识别抗原的性质，这种结果并不意外。虽然以一种疾病为代价去治疗另一种疾病并不是没有先例的，但自身免疫疾病和恶性癌症一样会使机体虚弱。因此，研究人员正着手寻找更安全的肿瘤特异性抗原,这在近年来逐渐成为现实。

由于 21 世纪初出现了二代测序技术(next generation sequencing,NGS),大规模的肿瘤测序工作得以迅速展开。这一技术使得在分子水平上精准地认识肿瘤细胞内部的遗传物质和转录组组成成为可能。虽然众所周知癌症是一种基因突变引起的疾病,但是在 NGS 之前,我们对这种改变没有综合性的认识。NGS 大规模应用后大部分研究结果并不令人意外:①在编码和非编码 DNA 中发现了基因突变;②癌基因和抑癌基因经常被累及;③因环境压力发展而来的肿瘤(如黑色素瘤和肺癌)具有更多的突变。不过,靶向肿瘤细胞内表达的突变或新抗原是明显可行的。使用新抗原作为免疫治疗的靶点的益处是双重的:它们本质上是肿瘤特异性的,且新抗原同源的适应性免疫细胞不太可能缺失或沉默。因此,目前主要的方向是靶向肿瘤内的肿瘤特异性新抗原谱。

大量研究证明了肿瘤特异性抗原和肿瘤相关抗原的免疫原性。那么,针对这些抗原的内源性免疫应答是如何被阻止的?部分答案在于肿瘤的发展过程。在早期,肿瘤逐渐进化出免疫抑制表型,在免疫排斥伊始通过免疫系统相关信号使其认为这是一群正常、健康的细胞。肿瘤分泌的旁分泌活性抑制分子可以抑制局部效应功能,而内分泌信号分子可以降低次级淋巴器官中新的抗肿瘤免疫细胞的活化,同时促进全身的免疫抑制。在少数不幸的例子中,免疫排斥和免疫抑制之间的平衡向利于肿瘤生长的方向倾斜。出现机体免疫抑制时,常表现为肿瘤免疫抑制细胞(如调节 T 细胞,regulatory T-cells,Tregs)的浸润、诱导基质转化为免疫抑制表型及肿瘤细胞自身产生的免疫抑制信号分子。

逆转肿瘤介导的免疫抑制作用是目前免疫治疗的焦点。该策略的历史可以追溯到 19 世纪晚期,骨科医生 William B. Coley 发现复发性颈部肉瘤患者在患丹毒或化脓链球菌感染后出现肿瘤消退的现象[26]。基于这项观察,Coley 创造出自己的鸡尾酒疗法,包含灭活的化脓链球菌和沙雷菌——称为"科利毒素(Coley's toxin)"。虽然科利毒素的抗肿瘤效果有好有坏,部分治疗之后有肿瘤消退效果的病例还是有记录可循的。针对这些细菌组分的抗肿瘤效果提出了几种解释,包括先天性免疫的 toll 样受体活化;然而,具体的机制仍未知。简单来说,在部分情况下,科利毒素对宿主免疫系统的刺激足以逆转免疫抑制,从而促进抗肿瘤应答。随着免疫学领域的发展,免疫系统的抑制通路逐渐被发现。在 20 世纪 80 年代后期,一种被称为细胞毒性 T 细胞相关抗原 4(cytotoxic T lymphocyte associated antigen 4,CTLA-4)的分子被发现[27],很快,程序性死亡受体(programmed death 1,PD-1)[28] 及其配体(PD-L1[29] 和 PD-L2[30])被发现。这些分子因其通过促进免疫抑制作用而持续控制免疫系统被统称为"检查点"。鉴于能够对多种肿瘤（如黑色素瘤和肺癌）产生潜在的抗肿瘤应答，在免疫治疗领域，通过抗体介导的封闭作用抑制检查点受到越来越多的关注[31, 32]。这些效应突出了免疫抑制在降低内源性抗肿瘤应答中的作用。遗憾的是，这些治疗方法在不同的病例和肿瘤类型中效应是不同的。在真正的效应被确定之前，进一步优化免疫检查点抑制剂的临床方案是必要的。然而，单独的检查点封闭不太可能成为 Ehrlich 在 20 世纪所期望的"灵丹妙药"。癌症涉及的免疫抑制机制非常广泛，我们将在本书中就一些机制进行探讨，同时，针对这些通路的治疗方法在特定癌症的治疗中显示出良好的前景。

免疫系统的确是一个非常复杂的由细胞和细胞进程的网络，有时似乎不可分割且令人惊讶，其个体发生过程是难以想象的。从治疗的角度看，免疫系统具有潜在的细胞毒性作用，可以分解纳米水平的结构，和传统的癌症治疗策略相比具有明显的优势。利用这些特点可以诱导安全、有选择性且持久的抗肿瘤应答，这是免疫治疗的首要目标，虽然这一领域研究困难重重，我们仍在该领域取得了极大的进展并发现了有趣的现象。大量研究不断揭示机体的确具有适当的防御网络来消除恶性细胞，但是癌细胞——通常伪装成正常细胞——非常擅长消耗战且能够选择有益于自身的免疫系统。然而，一些强有力的证据已经证明了癌症的免疫逃逸机制是可逆的，这将在本书中具体阐述。我们正处于癌症免疫治疗的"黄金时代"，且未来几年在将免疫疗法建立成为有效的癌症治疗临床手段中至关重要。

脑肿瘤免疫治疗面临的挑战

从 19 世纪偶然发现细菌介导的肿瘤抑制机制，到现代分子介导的免疫治疗，治疗应答率有了非常大的提高，免疫治疗被认为是癌症治疗的一种强有力的手段。不过，在充满希望之余也存在合理的质疑，特别是在脑肿瘤的免疫治疗方面。尽管部分类型的癌症似乎对免疫治疗干预反应良好，但脑肿瘤一些特点使得免疫治疗备受争议。

和外周组织相比，中枢神经系统具有非常特殊的免疫环境（图 2）。20 世纪初的移植实验显示，CNS 对抑制物的排斥反应产生比外周组织对移植物慢得多[33]，因此提出了 CNS 实质上是一个免疫豁免区的概念。大脑及 CNS 组织明显淋巴回流系统的缺失[34] 以及血脑屏障的存在[35] 进一步支持了这一概念。从进化的角度看，CNS 是不可或缺的组织，进化出保护自己免受炎症反应破坏的机制是合理的；不过，我们现在知道了该组织的免疫豁免不是绝对的。研究表明，免疫细胞存在进入这些区域的潜能，这在一些疾病状态，如多发性硬化和癌症中被证实。胶质细胞入侵血脑屏障，可以辅助免疫细胞浸润

CNS 定植肿瘤 [36]。此外，近期在小鼠的硬脑膜窦中发现了淋巴系统 [37]，可以将免疫细胞和抗原运送至颈部淋巴结 [38]。因此，目前已经确认的是存在针对 CNS 组织和 CNS 源性抗原的免疫监督，这种作用处于可分辨的程度，尽管不如在周围组织中那样广泛。即使如此，我们也很清楚这些机制不足以引起针对 CNS 定植肿瘤的完全内源性免疫排斥。

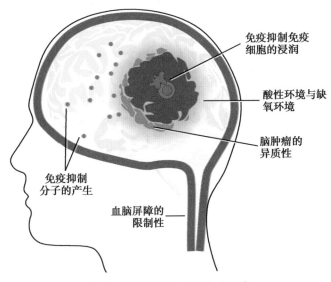

图 2 CNS 定植肿瘤的免疫屏障

此外，可能限制脑肿瘤免疫治疗有效性的因素与 CNS 解剖学关系不大，而是与结构及胶质瘤的行为有关（图 2）。免疫逃逸是肿瘤标志特点之一 [39]，而恶性胶质瘤于此尤其擅长。类似于病毒通过频繁的突变来逃避免疫清除，恶性胶质瘤展现出非常强的异质性 [40~42]，使得它们可以逃避单一免疫治疗的干预 [43]。即使大量不同的针对肿瘤效应免疫细胞被活化，恶性胶质瘤仍可以通过其他方法获得保护。例如，恶性胶质瘤微环境通常是酸性且缺氧的。这种环境对效应免疫细胞的功能非常有害，但可以支持免疫抑制性免疫细胞（如 Tregs[44]），同时可以促进血管生成 [45]。此外，恶性胶质瘤被认为可以产生一系列免疫抑制分子，如转化生长因子（transforming growth factor，TGF）-β、白介素（interleukin，IL）-10 和吲哚胺 -2, 3- 双加氧酶（indoleamine-2, 3-dioxygenase，IDO），这些可以显著地抑制免疫应答。同时，这些因子被认为还可以辅助恶性胶质瘤患者中强力的免疫抑制，表现为淋巴细胞减少症和 T 细胞功能障碍。

上述脑肿瘤的特点基本代表了免疫治疗中最糟糕的情况。几乎没有其他的癌症位于这样一个重要有具有部分免疫隔离的器官。因此，脑肿瘤需要更安全且选择性更强的治疗方法，这是不可否认的。同时，迄今为止，脑肿瘤免疫治疗的评估也不是毫无进展的。相关研究在 CNS 及 CNS 定植肿瘤的免疫学方面提供了大量的理论知识。目前很清楚的是，免疫治疗在脑肿瘤患者中具有诱导免疫改变和肿瘤内部重要分子改变的潜能[43]。下一个需要跨域的障碍是肿瘤介导的免疫抑制和肿瘤异质性，为满足这一需求，治疗策略中的一些方案正处于试验中。

章节概览

《脑肿瘤免疫治疗及转化研究》一书是美国杜克大学神经外科主任、脑肿瘤学专家 John Sampson 教授领衔编撰的脑肿瘤免疫治疗学最新权威书籍，于2017 年初由 Elsevier 出版集团发行。本书按章节叙述，旨在指导读者迅速并全面地了解这一迅猛发展的领域。本书第一部分介绍了脑肿瘤的免疫学特征，包括与之相关的免疫监控失调。第二部分则详细介绍了科学家和临床医师用于评估脑肿瘤免疫治疗的方法。最后，第三部分综合评价了目前脑肿瘤临床研究中的几种实验性免疫疗法。

第一部分是脑肿瘤的免疫学特征，我们将重点聚焦于恶性胶质瘤相关的免疫改变。从第 1 章的基本免疫学概述开始，包括对先天性免疫系统和适应性免疫系统相关内容的简要介绍。本章还从生理学角度，详细介绍了中枢神经系统相对隔绝于免疫系统的机制，包括限制性的血脑屏障，抗原呈递受限，以及最近才发现的小鼠大脑中存在非常不发达的颅内淋巴系统。

第 3、4、5 章关注了目前脑肿瘤免疫治疗中一项难以逾越的障碍：严重的免疫功能抑制。为此，作者于第 2 章开头简要回顾了最早在恶性胶质瘤患者中观察到免疫功能失调的研究历史。这些早期的研究结果有时并不一致，但大多观察到胶质瘤患者中 T 细胞功能受损和淋巴细胞减少。尽管造成这些免疫缺陷的细节和成因尚待阐明，但有研究显示恶性胶质瘤能够利用免疫信号网络和免疫抑制通路来逃避免疫排斥。第 3 章进一步介绍了恶性神经胶质瘤免疫抑制的两个重要机制：Tregs 和 IDO。Treg 细胞是专门调节免疫抑制的CD4+T 细胞亚群，能够特异性表达 Foxp3 转录因子。Treg 细胞通过肿瘤产生的趋化因子而选择性富集于恶性胶质瘤周围，能够在缺氧的肿瘤微环境中存活并起到抑制效应 T 细胞的作用，具体机制包括接触介导的细胞溶解，IL-2生长因子耗竭，免疫抑制细胞因子（如 TGF-β 和 IL-10）的协同作用，以及其他几种途径。另一种着重介绍的免疫抑制调节因子是 IDO。IDO 是必需氨基酸色氨酸分解代谢过程中的限速酶，常在胶质瘤微环境中上调表达并介导免疫抑制作用。Tregs 细胞和 IDO 一起，代表了两类最有希望的免疫治疗方向。

在第 4 章中，我们讨论了骨髓衍生抑制细胞（myeloid-derived suppressor cells，MDSCs）的作用，MDSCs 是未成熟髓系细胞中具有免疫抑制功能的异质性细胞。它们失去了未成熟髓系细胞分化为树突状细胞（dendritic cell，DC）、巨噬细胞和（或）粒细胞的能力。在 GBM 中也同样发现了 MDSCs，他们通过抑制 T 细胞功能以及其他尚未了解的机制来抑制先天性和适应性抗肿瘤免疫。本章介绍了 MDSCs 的起源、激活、增殖和已知的作用机制。

最后，这一部分在第 5 章进行了总结，本章概述了在胶质瘤中发现的保守的肿瘤特异性突变或肿瘤抗原。大规模测序已经证明，大多数基因突变在个体的肿瘤细胞中是独有的；然而，一些突变在胶质瘤中以一定的比例发生，如低级别或继发性胶质母细胞瘤中的异柠檬酸脱氢酶（IDH）R132H 突变，或是恶性胶质瘤中的 EGFRvⅢ突变，又或是小儿胶质瘤中发现的组蛋白突变。这些突变的发生频率表明他们可能在肿瘤的发生中起作用，并且鉴于他们的保守性和肿瘤的特异性，他们可能成为理想的免疫治疗的靶标。

在第二部分——脑肿瘤的免疫治疗研究中，作者回顾了脑肿瘤的免疫治疗手段。第 6 章介绍了各种研究脑肿瘤免疫治疗的临床前模型，包括小鼠自发、化学诱导、病毒诱导或转基因的胶质瘤模型。此外，向严重免疫缺陷的小鼠移植人类细胞，可以产生可靠的异种移植和人源化模型。虽然鼠胶质瘤模型在免疫治疗研究的起始阶段非常有用，但是它们和人类胶质瘤的不同之处导致研究受到限制（如缺乏异质性和自发性）。为了弥补小鼠模型和人类胶质瘤之间的差别，近期，一些研究人员将他们的临床前研究聚焦在发生频率较高的犬胶质瘤上，它们有和人类胶质瘤相似的异质性和自发性。这些非人类模型的临床前研究对于确定各种免疫疗法的安全性和治疗效能非常重要。然而，这些特性常常通过侵入性较大的方法来确定，不能转化到人类研究中。

鉴于脑的重要性，在治疗早期使用非侵入性方法来确定免疫治疗的反应可以减少不必要的临床并发症。虽然先进的成像技术可以达到这一要求，但是假性进展会让评估变得复杂起来，因为这种进展是由主动免疫引发的炎症导致的，可能与临床疗效不佳无关。常规评估标准（如实体瘤疗效评价标准 response evaluation criteria in solid tumors，RECIST）在其分析中不会考虑假性进展；因此，有效的免疫治疗可能会被错误地终止。针对这个问题，第 7 章将会仔细讨论神经肿瘤学标准中的免疫治疗反应评估，以辅助鉴别肿瘤生长与假性进展以及其他与先前评估标准有冲突的部分。

我们在第 8 章中完成了对临床试验设计的概述，其中包括了整体试验设计、受试者选择、安全性评估和反应评估等。本章设计大量神经肿瘤领域相关的免疫治疗临床试验，包括已完成或正在进行的。迄今为止，尚没有免疫治疗方案被批准应用于临床治疗胶质肿瘤；但是我们已经取得了显著的进步，且从免疫治疗的临床评估中得到了宝贵的经验。未来的临床研究有可能依赖基于新的生物标志物、胶质瘤亚型的病人分类，以及更详细的疗效反应——这可能会揭示在这种高度异质性肿瘤种类中被长期掩盖的正性抗肿瘤效应。

第二部分是试验性脑肿瘤免疫治疗，本书在对大量脑肿瘤免疫治疗方案疗效评估的讨论中结束。诚然，在这一部分中所列出的免疫治疗并非全部。主题的选择基于某种特定的免疫治疗所能提供信息的广度；但是我们承认，许多大有前景的恶性胶质瘤的免疫治疗方案如雨后春笋，如基于病毒的治疗。在这一部分的前三章中我们主要关注非细胞疗法，之后是细胞疗法。第 9 章以我们对多肽特异性疫苗的探讨为开篇。多肽疫苗大部分是通过包裹肿瘤抗原，辅以强效的佐剂在体外合成。考虑到其制造的简便性，多肽疫苗代表了一类针对靶目标特有的肿瘤特异性抗原或过表达的肿瘤相关抗原的现成的治疗方法，是比较理想的方法，而这也是本章的核心内容。为了应对由肿瘤细胞抗原缺失等免疫逃逸机制所致的肿瘤复发，多肽疫苗疗法正处于深入的研究中。考虑到内在的简便性，多肽疫苗将为今后一段时间内众多免疫治疗相关的临床研究提供基础；不过，主动免疫疗法（如疫苗）面临的主要问题是，在免疫抑制的胶质瘤患者中效应不佳。一种替代方法是使用预制的效应分子（如抗体）等进行被动免疫疗法。而这种方法的一种巧妙运用是我们将在第 10 章中讨论的——免疫毒素的使用。

免疫毒素通常由能够跟植物性或细菌毒性毒素相结合的抗体或配体组成，它们对表达靶抗原或靶受体的细胞发挥细胞毒性作用。传统意义上的免疫毒素由这两类成分——抗体与抗原或配体与受体——的化学偶联所产生，然而，现代的免疫毒素展现出一种更加合理的设计，只需要加入每种组分中最基本的元件即可。这类第三代免疫毒素往往尺寸更小，并且降低了对免疫排斥的敏感性，从而相对地增大了药物到达肿瘤以及多周期治疗的可能性。一些在恶性胶质细胞瘤中发现且呈肿瘤特异性（如 EGFRvⅢ）的、或是肿瘤细胞过表达的细胞表面抗原，可以用作基于免疫毒素疗法的首要靶点。肿瘤特异靶向药物也同样能够通过免疫毒素直接递送进入肿瘤来实现，而这得益于药物能够穿透血脑屏障。研究者正在测试结合免疫毒素的联合治疗的效果，试图克服肿瘤抗原的异质性对治疗的限制问题。其中一项可替代的基于抗体疗法在近年来取得了显著的进展，它通过抗体介导对免疫调控点的调节，这些调控点包括但不限于 CTLA-4 和 PD-1 分子。免疫调控点通过多种机制来调节对免疫应答的免疫抑制作用，而抗体阻滞对免疫调控点的抑制作用则能明显地减轻免疫抑制的效果。第 11 章节关注 GBM 免疫调控点调节剂的研究进展和研究过程中遇到的挑战。免疫调控点抑制剂在黑色素瘤和非小细肺癌的治疗中显示出惊人的结果，这些治疗是通过抑制肿瘤调节的免疫抑制作用和促进内源性抗肿瘤的 T 细胞应答来实现的。在一大类肿瘤中上述治疗策略的治疗效果正处于总结中。本章概述了基于抗体的免疫调节治疗在恶性CNS 肿瘤中的可行性，并且总结了通过免疫调控点阻滞的方法治疗 GBM 的相关研究的最新进展。

在第三部分的剩余内容中，我们将目光转移到基于细胞的免疫治疗。在第 12 章，我们将会介绍在过去 20 年来被广泛研究的、用 DC 疫苗治疗胶质瘤的研究进展来作为这个议题的开端。DCs 也被称为"自然佐剂"，是一类特殊的、有能力活化幼稚 T 细胞的免疫细胞。DC 疫苗被证明能够在恶性胶质瘤病人中以一种非常安全的模式诱发免疫应答。使用 DCs 作为疫苗平台的主要诉求之一就是可以通过各种不同的方法（如肿瘤裂解物装载，肿瘤 RNA 转染，肿瘤融合等）来使它们加载众多的肿瘤抗原，使他们成为有希望解决肿瘤抗原的异质性问题的工具。

然而，与大多数主动免疫疗法一样，在免疫抑制的胶质瘤患者中有效地诱导内源性免疫应答仍然是一项巨大的挑战。作为替代方法，我们可以采取过继细胞回输的方式，使用在体外大量扩增的效应细胞补充宿主的免疫细胞，这种方法的优势是能够提供肿瘤反应性免疫细胞，且不需要经过内源性免疫反应的所有阶段。

在第 13 章中，我们将介绍四种常见的过继治疗方法：肿瘤浸润性白细胞，离体活化肿瘤特异性 T 细胞，设计 T 细胞和嵌合抗原受体（chimeric antigen receptor，CAR）T 细胞。此外，鉴于脑肿瘤中缺乏广泛表达且单一保守的肿瘤特异性及肿瘤相关抗原，我们将对比过继性免疫治疗在转移性黑素瘤和肾癌中的成功与这些方法应用于脑肿瘤的困境。

我们将在第 14 章深入讨论脑肿瘤的 CAR T 细胞治疗。自 1989 年发明至今，该方法的技术设计有了显著的提升。CARs 通常包含可以靶向特异性分子的抗体可变区，该部分与 T 细胞受体的恒定区融合，从而通过不依赖 MHC 的方式引起 T 细胞应答。该方法虽然已经在临床试验中表现出对几种血液系统恶性肿瘤具有显著抗癌作用，但它们对人体实体瘤的有效性大体上仍是未知的。近期启动的几项 I 期临床试验涉及使用 CARs 靶向各种神经胶质瘤抗原，目的是评估这些治疗方法的安全性，因此，我们将很快获得该方法的实际免疫治疗潜力的相关信息。

以上几部分构成了针对脑肿瘤免疫治疗的大体轮廓。尽管我们试图使本书的内容尽可能的全面，但这个领域正飞速发展，每一个相关话题都卷帙浩繁。甚至在草拟本书的同时，新的发现或学说也层出不穷，这些学说可能支持或反驳本书中的一些观点。尽管本领域的发展速度令人震惊，但目前来看，免疫治疗的潜力似乎是无止境的，还没有发展减缓的趋势。未来几年将令人期待，随着几项新的免疫疗法进入临床试验阶段，毫无疑问地，我们将通过这些研究加深对免疫治疗的认识。关于免疫系统和 CNS 定植癌症之间动态的相互作用仍待大量研究。这些机制是否可以应用于安全地完全抑制胶质瘤并不能完全肯定。不过，至今还没有有力的证据证明它们不能抑制胶质瘤。

（王月坤　孔梓任　李佳桐　马文斌　译）

参考文献

1. Stupp R, Idbaih A, Steinberg DM, et al. LTBK-01: prospective, multi-center phase III trial of tumor treating fields together with temozolomide compared to temozolomide alone in patients with newly diagnosed glioblasoma. *Neuro-oncology*. 2016;18(suppl 6):i1.

2. Ostrom QT, Gittleman H, Fulop J, et al. CBTRUS statistical report: primary brain and central nervous system tumors diagnosed in the United States in 2008-2012. *Neuro Oncol*. October 2015;17(suppl 4):iv1–iv62.

3. Verhaak RG, Hoadley KA, Purdom E, et al. Integrated genomic analysis identifies clinically relevant subtypes of glioblastoma characterized by abnormalities in PDGFRA, IDH1, EGFR, and NF1. *Cancer Cell*. January 19, 2010;17(1):98–110.

4. Patel AP, Tirosh I, Trombetta JJ, et al. Single-cell RNA-seq highlights intratumoral heterogeneity in primary glioblastoma. *Science*. June 20, 2014;34(6190):1396–1401.

5. Stupp R, Taillibert S, Kanner AA, et al. Maintenance therapy with tumor-treating fields plus temozolomide vs temozolomide alone for glioblastoma a randomized clinical trial. *JAMA*. December 15, 2015;314(23):2535–2543.

6. Stupp R, Mason WP, van den Bent MJ, et al. Radiotherapy plus concomitant and adjuvant temozolomide for glioblastoma. *N Engl J Med*. March 10, 2005;352(10):987–996.

7. Strebhardt K, Ullrich A. Paul Ehrlich's magic bullet concept: 100 years of progress. Nature reviews. *Cancer*. June 2008;8(6):473–480.

8. Burnet M. Cancer: a biological approach. III. Viruses associated with neoplastic conditions. IV. Practical applications. *Br Med J*. April 13, 1957;1(5023):841–847.

9. Stutman O. Tumor development after 3-methylcholanthrene in immunologically deficient athymic-nude mice. *Science*. February 8, 1974;183(4124):534–536.

10. Maleckar JR, Sherman LA. The composition of the T cell receptor repertoire in nude mice. *J Immunol*. June 1, 1987;138(11):3873–3876.

11. Ikehara S, Pahwa RN, Fernandes G, et al. Functional T cells in athymic nude mice. *Proc Natl Acad Sci U S A*. February 1984;81(3):886–888.

12. Street SE, Trapani JA, MacGregor D, et al. Suppression of lymphoma and epithelial malignancies effected by interferon gamma. *J Exp Med*. July 1, 2002;196(1):129–134.

13. Street SE, Cretney E, Smyth MJ. Perforin and interferon-gamma activities independently control tumor initiation, growth, and metastasis. *Blood*. January 1, 2001;97(1):192–197.

14. Dunn GP, Old LJ, Schreiber RD. The three Es of cancer immunoediting. *Annu Rev Immunol*. 2004;22:329–360.

15. Dranoff G, Jaffee E, Lazenby A, et al. Vaccination with irradiated tumor cells engineered to secrete murine granulocyte-macrophage colony-stimulating factor stimulates potent, specific, and long-lasting anti-tumor immunity. *Proc Natl Acad Sci USA*. April 15, 1993;90(8):3539–3543.

16. Sampson JH, Archer GE, Ashley DM, et al. Subcutaneous vaccination with irradiated, cytokine-producing tumor cells stimulates CD8[+] cell-mediated immunity against tumors located in the "immunologically privileged" central nervous system. *Proc Natl Acad Sci U S A*. September 17, 1996;93(19):10399–10404.

17. Gaugler B, Van den Eynde B, van der Bruggen P, et al. Human gene MAGE-3 codes for an antigen recognized on a melanoma by autologous cytolytic T lymphocytes. *J Exp Med*. March 1, 1994;179(3):921–930.

18. Anichini A, Maccalli C, Mortarini R, et al. Melanoma cells and normal melanocytes share antigens recognized by HLA-A2-restricted cytotoxic T cell clones from melanoma patients. *J Exp Med*. April 1, 1993;177(4):989–998.

19. Brichard V, Van Pel A, Wolfel T, et al. The tyrosinase gene codes for an antigen recognized by autologous cytolytic T lymphocytes on HLA-A2 melanomas. *J Exp Med*. August 1, 1993;178(2):489–495.

20. Nemazee DA, Burki K. Clonal deletion of B lymphocytes in a transgenic mouse bearing anti-MHC class I antibody genes. *Nature*. February 9, 1989;337(6207):562–566.

21. Kappler JW, Roehm N, Marrack P. T cell tolerance by clonal elimination in the thymus. *Cell*. April 24, 1987;49(2):273–280.

22. Yu W, Jiang N, Ebert PJ, et al. Clonal deletion prunes but does not eliminate self-specific alphabeta CD8(+) T Lymphocytes. *Immunity*. May 19, 2015;42(5):929–941.

23. Bigner DD, Pitts OM, Wikstrand CJ. Induction of lethal experimental allergic encephalomyelitis in nonhuman primates and guinea pigs with human glioblastoma multiforme tissue. *J Neurosurg*. July 1981;55(1):32–42.

24. Dudley ME, Wunderlich JR, Robbins PF, et al. Cancer regression and autoimmunity in patients after clonal repopulation with antitumor lymphocytes. *Science*. October 25, 2002;298(5594):850–854.

25. Yeh S, Karne NK, Kerkar SP, et al. Ocular and systemic autoimmunity after successful tumor-infiltrating lymphocyte immunotherapy for recurrent, metastatic melanoma. *Ophthalmology*. May 2009;116(5):981–989. e981.

26. Coley WB. The treatment of inoperable sarcoma by bacterial toxins (the mixed toxins of the streptococcus erysipelas and the Bacillus prodigiosus). *Proc R Soc Med*. 1910;3(Surg Sect):1–48.

27. Brunet JF, Denizot F, Luciani MF, et al. A new member of the immunoglobulin superfamily–CTLA-4. *Nature*. July 16-22, 1987;328(6127):267–270.

28. Ishida Y, Agata Y, Shibahara K, et al. Induced expression of PD-1, a novel member of the immunoglobulin gene superfamily, upon programmed cell death. *EMBO J*. November 1992;11(11):3887–3895.

29. Freeman GJ, Long AJ, Iwai Y, et al. Engagement of the PD-1 immunoinhibitory receptor by a novel B7 family member leads to negative regulation of lymphocyte activation. *J Exp Med*. October 2, 2000;192(7):1027–1034.

30. Latchman Y, Wood CR, Chernova T, et al. PD-L2 is a second ligand for PD-1 and inhibits T cell activation. *Nat Immunol*. March 2001;2(3):261–268.

31. Hodi FS, O'Day SJ, McDermott DF, et al. Improved survival with ipilimumab in patients with metastatic melanoma. *N Engl J Med*. August 19, 2010;363(8):711–723.

32. Brahmer JR, Drake CG, Wollner I, et al. Phase I study of single-agent anti-programmed death-1 (MDX-1106) in refractory solid tumors: safety, clinical activity, pharmacodynamics, and immunologic correlates. *J Clin Oncol*. July 1, 2010;28(19):3167–3175.

33. Medawar PB. Immunity to homologous grafted skin; the fate of skin homografts transplanted to the brain, to subcutaneous tissue, and to the anterior chamber of the eye. *Br J Exp Pathol*. February 1948;29(1):58–69.

34. Louveau A, Harris TH, Kipnis J. Revisiting the mechanisms of CNS immune privilege. *Trends Immunol*. October 2015;36(10):569–577.

35. Saunders NR, Dreifuss JJ, Dziegielewska KM, et al. The rights and wrongs of blood–brain barrier permeability studies: a walk through 100 years of history. *Front Neurosci*. 2014;8:404.

36. Watkins S, Robel S, Kimbrough IF, Robert SM, Ellis-Davies G, Sontheimer H. Disruption of astrocyte-vascular coupling and the blood–brain barrier by invading glioma cells. *Nat Commun*. 2014;5:4196.

37. Louveau A, Smirnov I, Keyes TJ, et al. Structural and functional features of central nervous system lymphatic vessels. *Nature*. July 16, 2015;523(7560):337–341.

38. Harris MG, Hulseberg P, Ling C, et al. Immune privilege of the CNS is not the consequence of limited antigen sampling. *Sci Rep*. 2014;4:4422.
39. Hanahan D, Weinberg RA. Hallmarks of cancer: the next generation. *Cell*. March 4, 2011;144(5):646–674.
40. Kumar A, Boyle EA, Tokita M, et al. Deep sequencing of multiple regions of glial tumors reveals spatial heterogeneity for mutations in clinically relevant genes. *Genome Biol*. 2014;15(12):530.
41. Soeda A, Hara A, Kunisada T, Yoshimura S, Iwama T, Park DM. The evidence of glioblastoma heterogeneity. *Sci Rep*. 2015;5:7979.
42. Sottoriva A, Spiteri I, Piccirillo SG, et al. Intratumor heterogeneity in human glioblastoma reflects cancer evolutionary dynamics. *Proc Natl Acad Sci USA*. March 5, 2013;110(10):4009–4014.
43. Sampson JH, Heimberger AB, Archer GE, et al. Immunologic escape after prolonged progression-free survival with epidermal growth factor receptor variant III peptide vaccination in patients with newly diagnosed glioblastoma. *J Clin Oncol*. November 1, 2010;28(31):4722–4729.
44. Fecci PE, Sweeney AE, Grossi PM, et al. Systemic anti-CD25 monoclonal antibody administration safely enhances immunity in murine glioma without eliminating regulatory T cells. *Clin Cancer Res*. July 15, 2006;12(14 Pt 1):4294–4305.
45. Fukumura D, Xu L, Chen Y, Gohongi T, Seed B, Jain RK. Hypoxia and acidosis independently up-regulate vascular endothelial growth factor transcription in brain tumors in vivo. *Cancer Res*. August 15, 2001;61(16):6020–6024.

脑肿瘤的免疫学特征

第 1 章

脑肿瘤免疫治疗的前言

J.M. Komisarow ■ J.H. Sampson

Duke University Medical Center, Durham, NC, United States

引言

尽管在积极治疗条件下,恶性脑肿瘤的预后仍然不尽如人意[1]。其中胶质母细胞瘤(GBM)被认为是侵袭性最强的恶性脑肿瘤,不幸的是,它同样也是最常见的原发性脑肿瘤,严重影响人类的健康[2,3]。针对胶质母细胞瘤的标准治疗包括在安全条件下尽可能最大范围的手术切除,辅助以后续的放疗和化疗(特别是烷基化药物替莫唑胺)[1],值得指出的是这个标准化治疗方案仍需要不断地发展和改进。除了本书概述的令人振奋的新型疗法之外,一项将现有的标准化治疗方案与 NovoTTF 装置相结合的临床试验正在进行,并且很有发展前景(译者注:该临床试验结果已发表)。这项临床试验的初步数据表明,上述方案与单独使用替莫唑胺相比能给患者提供更大的生存收益。标准化治疗方案相对来说是非选择性的,从而因为对非肿瘤细胞的毒害作用而导致副作用的显著发生,这其中便包括了短期(治疗阶段发生)和长期毒害作用[4]。因此,我们迫切地需要选择性靶向癌细胞的治疗方案来改进或取代当前的标准治疗方案。免疫治疗已经被证实能够选择性靶向恶性细胞而不损伤周围的正常脑组织，从而避免了患者生活质量受限的副作用 [5~7]。免疫疗法的有效设计需要理解正常的免疫应答反应、在恶性肿瘤的情况下免疫应答的改变，以及如何选择合适的肿瘤细胞靶标 [8]。同时，肿瘤抗原的异质性也可能对免疫治疗设计的尝试产生深远的影响。

免疫应答

免疫系统是一个由特化的细胞和信号网络组成的集合，用于防御、识别和消除疾病。其缜密的机制已经进化到能够抵御意想不到的外来因素或受损宿主细胞的持续冲击。免疫系统通常被认为是在传染病的情况下发挥作用，但是免疫系统在几乎所有的疾病方式中都起着普遍的作用，其中就包括了癌症 [9~11]。

对非宿主细胞的快速鉴别和最终安全的消除是生物体存活的关键。人体免疫系统由多个层次组成，具有不同的保护机体的作用，包括将内部环境与外部隔离的物理屏障作用，以及能够识别和锁定某些分子模式从而将它们安全销毁的复杂而又快速的适应性系统。

人类的免疫系统被划分为先天性免疫和获得性免疫两部分。先天性免疫系统的组成包括隔离外在环境的物理障碍（上皮屏障）和细胞（如能够通过识别和标记作用，从而消除已知有害的可预编程的分子模式的吞噬细胞）；而获得性免疫则提供了针对几乎任何类别的分子（称为抗原）的、极其特异性和持久性的保护作用。免疫系统先天性和获得性的划分并不是意味着二者是孤立存在的，免疫系统任一分支中的细胞对抗原识别和激活的信号传导机制都能够增强免疫应答，以及协调免疫细胞之间的相互调节作用。由于其选择，靶向和消除不需要的细胞的能力，获得性免疫系统一直以来便是免疫治疗设计的合理方向 [12]。

获得性免疫由淋巴细胞直接介导，并且可以进一步分为体液免疫和细胞免疫。体液免疫是由称为 B 细胞的淋巴细胞亚群介导的，这些细胞被命名为法氏囊（Bursa of Fabricius）——它们在鸟体内的成熟部位。B 细胞能够分泌称为抗体的特殊蛋白质。抗体可以被认为是双极蛋白质，其一端识别特异性抗原，而另一端被设计用来激活某种类型的免疫应答。

细胞介导的免疫是由称为 T 细胞的淋巴细胞亚群（类似地命名方式：它们的成熟位点是在胸腺内）实行的。尽管 B 细胞能够将其抗原识别蛋白分泌到循环中，但 T 细胞拥有膜结合抗原受体——T 细胞受体。一系列的研究已经证实 T 细胞是机体免疫保护对抗肿瘤发展的重要介质 [13, 14]。

免疫耐受

免疫系统处理的一个基本问题是区分自身与非自身抗原，并通过许多机制阻止自身抗原激活免疫应答（称为广义上的自身免疫）。在胸腺中成熟的自身反应性 T 细胞的缺失是防止免疫系统破坏正常自身细胞的关键[15]。如果免疫应答（自身免疫）不受限制地进行，那么激活的选择性 T 细胞可以导致对周围组织的损害。正因如此，机体存在着抑制自身抗原识别的机制，包括了分泌的信号分子和特异性细胞，并由此调节免疫应答的特异性和范围。免疫调节细胞是 T 淋巴细胞的一个亚群，它们可以抑制免疫系统激活，从而作为对抗自身免疫的重要保卫者[16]。除此之外，其他细胞亚群，特别是骨髓来源的抑制细胞，也对免疫耐受贡献颇多。免疫耐受是免疫治疗中的一个重要概念，因为在疾病状态中它会抑制免疫应答的发生[17]。

中枢神经系统免疫应答的独特之处

中枢神经系统（central nervous system，CNS）存在于严密调控的环境中，从而相对地屏蔽全身炎症反应[18]。CNS 与身体其他部分的这种相对隔离状态，使得 CNS 成为了相对的（尽管不是绝对的）免疫豁免区[19]。一些最早的证据来自 1960 年诺贝尔生理学或医学奖得主 Peter Medawar 的工作，他证明移植在 CNS 或眼中的异种移植物比那些移植到身体其他部位的移植物能够存活更长的时间[20]。一些不同的因素有利于 CNS 这种相对缺陷的免疫功能的形成，其中发挥作用的主要因素包括血脑屏障（BBB）、经典淋巴系统的缺乏、主要组织相容性复合物（MHC）表达的减少及常驻抗原呈递细胞的受限[21]。

血脑屏障

血脑屏障（BBB）是一套独特的血管系统，它是 CNS 免疫隔离结构的构成要素之一[22]。在 19 世纪末，德国生理学家 Paul Ehrlich 通过注射白蛋白标记的染料的方式，发现染色分布在几乎所有的脑实质外的组织之中，这使人们开始注意到 CNS 与周围组织的相对分离。此后不久，Goldmann 进行了类似的实验，他发现静脉注射的台盼蓝染料不能使 CNS 着色，但直接注入脑脊液（CSF）的染料能被迅速被吸收并使脑实质着色[23]。在 20 世纪 60 年代，当 Karnovksy 注射高密度染料并观察它们在 BBB 的细胞附近富集的情况时，他通过电子显微镜观察到染料分子试图透过 BBB 时所发生的排斥现象[24]。

血脑屏障的特点是其血管具有特殊的由内皮细胞（EC）所形成的紧密连

接,从而限制细胞、蛋白质和电解质的细胞间流动。这些 EC 由星形胶质细胞和周细胞组成,有助于 BBB 的血管完整性[22]。虽然 BBB 可以保护 CNS 免受炎症反应的有害影响,但是它对于靶向 CNS 疾病的免疫治疗的设计来说也是不小的挑战。

BBB 的完整性不是绝对的,而是可以动态调节的、选择性排斥作用。脑肿瘤就能诱导血管通透性增加[25, 26],这已经通过计算机断层摄影扫描和磁共振成像在微观水平上可视化得到证实。发生这种情况的机制尚不完全清楚,但很可能主要是由水通道蛋白表达的改变引起的[27]。水通道蛋白是一类完整的膜蛋白,它通过允许水分子的选择性透过来帮助调节细胞内、外液体平衡。

有助于 BBB 完整性和特殊结构的特定蛋白包括闭锁蛋白(occludins)和闭合蛋白(claudins)。由于它们在调节 BBB 的通透性方面的特异性,这些蛋白质(特别是闭合蛋白)已成为潜在的治疗靶点[28, 29]。

CNS 的淋巴系统

淋巴系统通过免疫细胞和抗原的循环和聚结而在免疫监视中起重要作用。CNS 被认为缺乏经典的淋巴系统,从而限制了抗原——免疫的相互作用。矛盾的是,尽管中枢神经系统内缺乏传统的淋巴系统,注入中枢神经系统的分子仍会在颈部淋巴结内聚集。先前的研究认为这是由于注入的分子通过筛板进入位于鼻黏膜的淋巴通道而造成的[30, 31]。一类特异的巨噬细胞被认为驻留在 CNS 内,以相似的方式对抗原进行募集并且呈递给循环淋巴内的免疫细胞[32~35]。

这些长期以来流行的观点最近面临着挑战。新的研究数据表明 CNS 内存在淋巴系统[36]。在小鼠硬脑膜静脉窦中已经发现功能性淋巴管,它们表达许多淋巴 EC 的经典分子标记物。这些淋巴管道在结构上类似于初始传入淋巴管,并且能够排出脑脊液内的溶质,这可能是通过脑室内的蛛网膜颗粒实现的。最终,这种引流将通向颈深淋巴结。这些数据提供了初步的见解,以支持之前关于 CNS 的淋巴引流的观察结果。特别地,Kipnis 团队的研究数据表明,CNS 淋巴引流不像以前所想象的那样通过筛板,而是通过他们所阐述的脑脊膜淋巴管来实现的。虽然这些数据来自小鼠模型,但它为进一步的研究提供了有力的推动力,并可能为以前的淋巴引流的观察结果提供备选的解释选项。如果在人体上进行验证,将会极大地加深我们对免疫细胞进出 CNS 的方式的理解。

CNS 的抗原呈递

淋巴细胞活化的经典模型涉及细胞恰当地呈递非自身抗原。抗原呈递过程必不可少的部分包括抗原在细胞内适当的处理，及其在细胞表面与特定的一类分子连接后的最终呈现。主要组织相容性复合体（MHC）由一组负责抗原呈递的细胞表面分子组成。MHC 在人类中也被称为人类白细胞抗原（HLA），大致分为Ⅰ类和Ⅱ类，这种区分是基于 MHC 的最终组成所划分的。Ⅰ类和Ⅱ类 MHC 在不同的细胞类型上表达，并最终参与激活不同类型的免疫应答。Ⅰ类 MHC 几乎在所有细胞类型表达，从而能够传导感染细胞或恶性细胞的信号。Ⅰ类 MHC 与 CD_8^+ T 细胞相互作用以激活细胞免疫应答。以这种方式，"病态"细胞——被病原体感染或恶性转化的细胞，可以被细胞毒性作用靶向摧毁。Ⅱ类 MHC 的表达一般限制于通常所说的、"专业"的抗原呈递细胞，其中包括 B 细胞，树突状细胞和巨噬细胞[37]。通过 CD_4^+ T 细胞的激活，Ⅱ类 MHC 呈递抗原引发体液免疫应答。有关于 CNS 细胞中 MHC 组分表达的证据是有争论的，但是现有数据表明Ⅰ类 MHC 和Ⅱ类 MHC 在 CNS 细胞上的表达都是显著减少或缺失的。与常驻 CNS 的细胞相反，Ⅱ类 MHC 表达对于从外周迁移至 CNS 的抗原呈递细胞似乎是最重要的。抗原呈递能力的降低有利于 CNS 内的相对免疫缺陷的发生。

CNS 中的免疫应答受限于脑细胞的低水平 MHC 表达，以及表达 MHC 的抗原呈递细胞的有限[38]。CNS 似乎缺乏常驻树突状细胞或巨噬细胞，而小神经胶质则似乎是 CNS 常驻的、主要的抗原递呈免疫活性细胞。小胶质细胞是单核细胞来源的，已被证实能够搜寻 CNS 中感兴趣的潜在抗原。在激活后，它们在形态上转化成能够激活免疫应答的活化状态。小胶质细胞似乎集中在软脑膜和血管周隙之中[35]。

CNS 从全身性免疫应答中分离的各种方式为 CNS 提供了避免免疫损伤的重要保护。当然，CNS 中严重的或非选择性的炎症反应涉及多种病理过程，对此最好的研究模型之一是实验性变态反应性脑脊髓炎模型。尽管免疫隔离对 CNS 的正常细胞具有保护作用，但它也能使 CNS 中的恶性转化的细胞免受免疫检测和免疫清除。

肿瘤的免疫疗法

最近十年以来，使用靶向免疫疗法治疗恶性肿瘤取得了显著的成就，检查点抑制剂就是其中的一个成功的例子[6, 39]。免疫检查点这一术语广义上指那些涉及维持自身耐受或防止自身免疫的信号传导机制[40]，而这些途径是产生适当范围的免疫应答的关键。因为免疫检查点能够下调或"刹车终止"免疫反应，所以它们是致癌过程中的一个针对性的靶标，并且在肿瘤进展中显示存在着错误调节。基于同样的原因，它们也是有吸引力的药物靶标。几种免疫检查点调节剂处于研发和临床使用的不同阶段。其中，ipilimumab（靶向阻断 CTLA-4 的抗体）是最著名的药物之一 [41]。ipilimumab 的发展遵循以下观察结果：阻断 CTLA-4 能增强即时抗肿瘤免疫性，以及防止随后的肿瘤暴露。经过一系列成功的临床试验，ipilimumab 最终被美国食品和药品管理局（Food and Drug Administration，FDA）批准用于黑色素瘤的治疗。另一种单克隆抗体 pembrolizumab（也称为 lambrolizumab）能够靶向 PD-1，也被批准用于黑色素瘤的治疗 [42]。最近，lambrolizumab 已经获得批准，用于治疗表达 PD-L1 的非小细胞肺癌 [43]。与长期使用的多西紫杉醇相比，近期的研究发现靶向 PD-1 的 nivolumab 治疗肺鳞癌的效果是更为优越的 [44,45]。尽管所有这些研究都带有警示和告诫的意味，但是它们对于利用免疫系统治疗癌症提供了极大的激励作用。

　　CNS 相关的特异的免疫应答对 CNS 提供了重要的保护措施，这也给针对 CNS 恶性肿瘤的免疫疗法的设计带来不小的挑战，而对非 CNS 肿瘤的靶向免疫疗法则不造成影响。尽管存在着挑战，但是已经有了成功用免疫疗法来治疗 CNS 恶性肿瘤的尝试。可以认为，其中最成功的尝试是创造了针对表皮生长因子受体变异体Ⅲ（EGFRvⅢ）的疫苗。EGFRvⅢ是 EGFR 的肿瘤特异性突变型，在大部分 GBM 和一些其他常见恶性肿瘤中表达 [46]。目前已经研发出针对 EGFRvⅢ的多肽疫苗，并在多项动物和人体试验中证实其存在着免疫原性。塞德斯医疗（Celldex Therapeutics）研发的靶向 EGFRvⅢ的疫苗 rindopepimut 已在三个Ⅱ期临床试验中被证明是安全的和潜在有效的。一项对复发性 GBM 患者进行的Ⅱ期随机对照临床试验证实 rindopepimut 能够有效提高这类患者的生存收益，然而，一项国际多中心Ⅲ期临床试验未能证实 rindopepimut 对新诊断 GBM 患者的疗效。上述的研究是与包括强效烷化剂替莫唑胺在内的 GBM 标准治疗一起进行的。替莫唑胺的治疗会导致严重的淋巴细胞缺失 [47]。先验的观念认为淋巴细胞的这种缺失会减弱疫苗的应答，因为免疫记忆是依赖于淋巴细胞的。有趣的是，上述解释可能并不正确，疫苗作用的减弱可能通过基于免疫重建期间获得的抗原偏好来得到更好的解释。

　　之前概述的检查点抑制剂的成功使用不限于非 CNS 肿瘤的治疗。基于动物模型的一项重要研究已经证明 CTLA-4 和 PD-1 在胶质瘤发病机制中起关键作用。此外，上述实验表明阻断这些通路能够增强小鼠免疫介导的肿瘤控制作用。探索使用 nivolumab 和 pembrolizumab（两种 PD-1 抗体）治疗胶质瘤的临床试验目前正在进行之中。

（黄钰洲　孔梓任　王雅宁　陈雯琳　王裕　译）

参考文献

1. Stupp R, Mason WP, van den Bent MJ, et al. Radiotherapy plus concomitant and adjuvant temozolomide for glioblastoma. *N Engl J Med*. 2005;352(10):987–996. http://dx.doi.org/10.1056/NEJMoa043330.
2. Fisher JL, Schwartzbaum JA, Wrensch M, Wiemels JL. Epidemiology of brain tumors. *Neurol Clin*. 2007;25(4):867–890. http://dx.doi.org/10.1016/j.ncl.2007.07.002. vii.
3. Ostrom QT, Gittleman H, Fulop J, et al. CBTRUS statistical report: primary brain and central nervous system tumors diagnosed in the United States in 2008–2012. *Neuro-oncology*. 2015;17(suppl 4):iv1–iv62. http://dx.doi.org/10.1093/neuonc/nov189.
4. Lawrence YR, Wang M, Dicker AP, et al. Early toxicity predicts long-term survival in high-grade glioma. *Br J Cancer*. 2011;104(9):1365–1371. http://dx.doi.org/10.1038/bjc.2011.123.
5. Okada H, Weller M, Huang R, et al. Immunotherapy response assessment in neuro-oncology: a report of the RANO working group. *Lancet Oncol*. 2015;16(15):e534–e542. http://dx.doi.org/10.1016/S1470-2045(15)00088-1.
6. Preusser M, Lim M, Hafler DA, Reardon DA, Sampson JH. Prospects of immune checkpoint modulators in the treatment of glioblastoma. *Nat Rev Neurol*. 2015;11(9):504–514. http://dx.doi.org/10.1038/nrneurol.2015.139.
7. Suryadevara CM, Verla T, Sanchez-Perez L, et al. Immunotherapy for malignant glioma. *Surg Neurol Int*. 2015;6(suppl 1):S68–S77. http://dx.doi.org/10.4103/2152-7806.151341.
8. Rolle CE, Sengupta S, Lesniak MS. Challenges in clinical design of immunotherapy trials for malignant glioma. *Neurosurg Clin N Am*. 2010;21(1):201–214. http://dx.doi.org/10.1016/j.nec.2009.08.002.
9. Koebel CM, Vermi W, Swann JB, et al. Adaptive immunity maintains occult cancer in an equilibrium state. *Nature*. 2007;450(7171):903–907. http://dx.doi.org/10.1038/nature06309.
10. Dunn GP, Bruce AT, Ikeda H, Old LJ, Schreiber RD. Cancer immunoediting: from immunosurveillance to tumor escape. *Nat Immunol*. 2002;3(11):991–998. http://dx.doi.org/10.1038/ni1102-991.
11. de Visser KE, Eichten A, Coussens LM. Paradoxical roles of the immune system during cancer development. *Nat Rev Cancer*. 2006;6(1):24–37. http://dx.doi.org/10.1038/nrc1782.
12. Vesely MD, Kershaw MH, Schreiber RD, Smyth MJ. Natural innate and adaptive immunity to cancer. *Annu Rev Immunol*. 2011;29:235–271. http://dx.doi.org/10.1146/annurev-immunol-031210-101324.
13. Smyth MJ, Thia KY, Street SE, et al. Differential tumor surveillance by natural killer (NK) and NKT cells. *J Exp Med*. 2000;191(4):661–668.
14. Smyth MJ, Thia KY, Street SE, MacGregor D, Godfrey DI, Trapani JA. Perforin-mediated cytotoxicity is critical for surveillance of spontaneous lymphoma. *J Exp Med*. 2000;192(5):755–760.
15. Kappler JW, Roehm N, Marrack P. T cell tolerance by clonal elimination in the thymus. *Cell*. 1987;49(2):273–280.
16. Josefowicz SZ, Lu L-F, Rudensky AY. Regulatory T cells: mechanisms of differentiation and function. *Annu Rev Immunol*. 2012;30:531–564. http://dx.doi.org/10.1146/annurev.immunol.25.022106.141623.
17. Mapara MY, Sykes M. Tolerance and cancer: mechanisms of tumor evasion and strategies for breaking tolerance. *J Clin Oncol*. 2004;22(6):1136–1151. http://dx.doi.org/10.1200/JCO.2004.10.041.
18. Pachter JS, de Vries HE, Fabry Z. The blood–brain barrier and its role in immune privilege in the central nervous system. *J Neuropathol Exp Neurol*. 2003;62(6):593–604.
19. Ransohoff RM, Engelhardt B. The anatomical and cellular basis of immune surveillance in the central nervous system. *Nat Rev Immunol*. 2012;12(9):623–635. http://dx.doi.org/10.1038/nri3265.

20. Medawar PB. Immunity to homologous grafted skin; the fate of skin homografts transplanted to the brain, to subcutaneous tissue, and to the anterior chamber of the eye. *Br J Exp Pathol.* 1948;29(1):58–69.

21. Wilson EH, Weninger W, Hunter CA. Trafficking of immune cells in the central nervous system. *J Clin Invest.* 2010;120(5):1368–1379. http://dx.doi.org/10.1172/JCI41911.

22. Abbott NJ, Rönnbäck L, Hansson E. Astrocyte-endothelial interactions at the blood–brain barrier. *Nat Rev Neurosci.* 2006;7(1):41–53. http://dx.doi.org/10.1038/nrn1824.

23. Bentivoglio M, Kristensson K. Tryps and trips: cell trafficking across the 100-year-old blood–brain barrier. *Trends Neurosci.* 2014;37(6):325–333. http://dx.doi.org/10.1016/j.tins.2014.03.007.

24. Reese TS, Karnovsky MJ. Fine structural localization of a blood–brain barrier to exogenous peroxidase. *J Cell Biol.* 1967;34(1):207–217.

25. Long DM. Capillary ultrastructure and the blood–brain barrier in human malignant brain tumors. *J Neurosurg.* 1970;32(2):127–144. http://dx.doi.org/10.3171/jns.1970.32.2.0127.

26. Dubois LG, Campanati L, Righy C, et al. Gliomas and the vascular fragility of the blood–brain barrier. *Front Cell Neurosci.* 2014;8:418. http://dx.doi.org/10.3389/fncel.2014.00418.

27. Papadopoulos MC, Saadoun S, Binder DK, Manley GT, Krishna S, Verkman AS. Molecular mechanisms of brain tumor edema. *Neuroscience.* 2004;129(4):1011–1020. http://dx.doi.org/10.1016/j.neuroscience.2004.05.044.

28. Morin PJ. Claudin proteins in human cancer: promising new targets for diagnosis and therapy. *Cancer Res.* 2005;65(21):9603–9606. http://dx.doi.org/10.1158/0008-5472.CAN-05-2782.

29. Singh AB, Sharma A, Dhawan P. Claudin family of proteins and cancer: an overview. *J Oncol.* 2010;2010:541957. http://dx.doi.org/10.1155/2010/541957.

30. Cserr HF, Harling-Berg CJ, Knopf PM. Drainage of brain extracellular fluid into blood and deep cervical lymph and its immunological significance. *Brain Pathol.* 1992;2(4):269–276.

31. Goldmann J, Kwidzinski E, Brandt C, Mahlo J, Richter D, Bechmann I. T cells traffic from brain to cervical lymph nodes via the cribroid plate and the nasal mucosa. *J Leukoc Biol.* 2006;80(4):797–801. http://dx.doi.org/10.1189/jlb.0306176.

32. Kreutzberg GW. Microglia: a sensor for pathological events in the CNS. *Trends Neurosci.* 1996;19(8):312–318.

33. Graeber MB, Scheithauer BW, Kreutzberg GW. Microglia in brain tumors. *Glia.* 2002;40(2):252–259. http://dx.doi.org/10.1002/glia.10147.

34. Nimmerjahn A, Kirchhoff F, Helmchen F. Resting microglial cells are highly dynamic surveillants of brain parenchyma in vivo. *Science.* 2005;308(5726):1314–1318. http://dx.doi.org/10.1126/science.1110647.

35. Soulet D, Rivest S. Microglia. *Curr Biol.* 2008;18(12):R506–R508. http://dx.doi.org/10.1016/j.cub.2008.04.047.

36. Louveau A, Smirnov I, Keyes TJ, et al. Structural and functional features of central nervous system lymphatic vessels. *Nature.* 2015;523(7560):337–341. http://dx.doi.org/10.1038/nature14432.

37. Zinkernagel RM, Doherty PC. The discovery of MHC restriction. *Immunol Today.* 1997;18(1):14–17.

38. Massa PT. Specific suppression of major histocompatibility complex class I and class II genes in astrocytes by brain-enriched gangliosides. *J Exp Med.* 1993;178(4):1357–1363.

39. Pardoll DM. The blockade of immune checkpoints in cancer immunotherapy. *Nat Rev Cancer.* 2012;12(4):252–264. http://dx.doi.org/10.1038/nrc3239.

40. Zou W, Chen L. Inhibitory B7-family molecules in the tumour microenvironment. *Nat Rev Immunol.* 2008;8(6):467–477. http://dx.doi.org/10.1038/nri2326.

41. Hodi FS, O'Day SJ, McDermott DF, et al. Improved survival with ipilimumab in patients with metastatic melanoma. *N Engl J Med.* 2010;363(8):711–723. http://dx.doi.org/10.1056/NEJMoa1003466.

42. Watson I, Dominguez PP, Donegan E, Charles Z, Robertson J, Adam EJ. NICE guidance on pembrolizumab for advanced melanoma. *Lancet Oncol.* 2016;17(1):21–22. http://dx.doi.org/10.1016/S1470-2045(15)00547-1.

43. Herbst RS, Baas P, Kim D-W, et al. Pembrolizumab versus docetaxel for previously treated, PD-L1-positive, advanced non-small-cell lung cancer (KEYNOTE-010): a randomised controlled trial. *Lancet*. December 2015. http://dx.doi.org/10.1016/S0140-6736(15)01281-7.

44. Borghaei H, Paz-Ares L, Horn L, et al. Nivolumab versus docetaxel in advanced nonsquamous non-small-cell lung cancer. *N Engl J Med*. 2015;373(17):1627–1639. http://dx.doi.org/10.1056/NEJMoa1507643.

45. Brahmer J, Reckamp KL, Baas P, et al. Nivolumab versus docetaxel in advanced squamous-cell non-small-cell lung cancer. *N Engl J Med*. 2015;373(2):123–135. http://dx.doi.org/10.1056/NEJMoa1504627.

46. Wong AJ, Ruppert JM, Bigner SH, et al. Structural alterations of the epidermal growth factor receptor gene in human gliomas. *Proc Natl Acad Sci USA*. 1992;89(7):2965–2969.

47. Sengupta S, Marrinan J, Frishman C, Sampath P. Impact of temozolomide on immune response during malignant glioma chemotherapy. *Clin Dev Immunol*. 2012;2012(3):1–7. http://dx.doi.org/10.1155/2012/831090.

第 2 章

脑肿瘤患者的免疫系统组成

J. Berry-Candelario ■ S.H. Farber ■ P.E. Fecci

Duke University Medical Center, Durham, NC, United States

引言

多年以前，就有文献记载胶质母细胞瘤（glioblastoma，GBM）患者存在免疫缺陷。早在 20 世纪 70 年代和 80 年代，William Brooks、Thomas Roszman 和 Steve Mahaley 进行了许多开创性的工作，证明了 GBM 患者脑组织中存在细胞介导的免疫（cell-mediated immunity，CMI）损伤。最早的论文是由 Brooks 等人[1]于 1972 年发表的，研究分析了 23 例良性和恶性颅脑肿瘤患者的免疫应答。参加这项研究的患者接受了皮肤的迟发型超敏反应试验，与20名健康志愿者对比，发现脑肿瘤患者对二硝基氯苯的敏感性降低，而且对四种常见皮肤反应试验抗原［纯化蛋白衍生物（purified protein derivative，PPD）、链激酶-链球菌脱氧核糖核酸酶（streptokinase-streptodornase，SK-SD）和毛癣菌（trichophyton，TRICH）、念珠菌（Candida，CAND）］中前三种的敏感性也降低。这项研究还评估了患者淋巴细胞增殖反应，发现与皮肤试验结果相一致，即极少数患者对PPD和SK-SD有反应。而22位患者没有观察到对CAND、TRICH以及植物凝集素（phytohemagglutinin，PHA）的反应具有显著差异，虽然其中5人的淋巴细胞对PHA无反应。在这项最早的研究中，没有观察到研究对象存在贫血、粒细胞减少症或淋巴细胞减少症，且患者的淋巴细胞在混合白细胞反应或与自体肿瘤细胞一起培养时表现良好，但当用患者血浆代替正常血浆培养时，免疫应答显著受阻。研究表明，患者血浆具有阻碍正常淋巴细胞免疫应答的能力，进而推测患者血清中存在免疫抑制因子。研究者发现这种免疫抑制因子定位于患者血清的IgG片段上，因此推断该抑制因子可能是一种可与淋巴细胞细胞膜上的受体结合的抗体，从而限制淋巴细胞的功能。

随后，1974年发表的一篇文章[2]也重复了先前的发现，但其实验对象限制于胶质瘤患者（1例GBM，7例星形细胞瘤）。研究者试图将观察到的免疫抑制效应与肿瘤恶性程度相关联，但结果并无统计学意义（但Young等在1976年发表的一篇论文发现III级和IV级肿瘤患者的免疫活性有改变，而I级和II级肿瘤没有改变[3]）。然而，本研究中值得一提的发现是CMI的"体液"抑制作用在肿瘤切除后消失，这项结果强调了免疫抑制状态可能会成为临床上诊断肿瘤复发的实用工具。

最早涉足原发性颅内肿瘤免疫生物学的报道是由Mahaley等人于1977年发表[4]，该项研究介绍了脑肿瘤患者细胞及体液免疫功能的某些参数。该研究纳入了42例GBM患者、17例间变性胶质瘤患者和17例脑膜瘤患者。该研究采用如下方法对细胞和体液免疫情况进行判定：术前淋巴细胞计数及对SK-SD、流行性腮腺炎抗原、TRICH和PPD的迟发型超敏反应（delayed hypersensitivity reactions，DHRs）来反映细胞免疫能力；血清IgG、IgM和IgA水平以及破伤风、流感抗体滴度来反映体液免疫能力。在GBM患者组中，对两种或两种以上抗原产生迟发型超敏反应者数量最少（实验组为31%，对照组为95%），也是唯一一组在术前基线和术后每两个月的系列检测中发现明显的淋巴细胞减少。尽管IgM水平在开始有升高然后随时间降低，GBM患者的平均IgG、IgM和IgA水平始终在正常范围内。血清破伤风抗体水平出现反应性增高，但血清流感抗体水平虽然也增高，但最终逐渐下降。这篇文章是最早研究脑肿瘤患者体液免疫的论文，也是最早报道脑肿瘤患者淋巴细胞减少的研究之一，而在此之前的一些研究则报道脑肿瘤患者淋巴细胞计数正常[1, 5]。

　　不断有研究证明 GBM 患者皮肤对常见抗原的反应性降低，患者血清能抑制白细胞混合性反应或对丝裂原（如 PHA）的淋巴细胞应答。1976 年，Young 等人又观察到，即使是在正常血清培养环境下，大约 50% 的 GBM 患者对 PHA 或刀豆球蛋白 A（concanavalin, ConA）的淋巴细胞应答受到显著抑制。这一发现结合 Brooks 等人所观察到的患者 T 细胞与绵羊红细胞（sheep erythrocytes, E-RFC）形成玫瑰花环的趋势降低的现象，提示淋巴细胞成分本身可能存在附加缺陷。随后，1977 年发表的一篇报告[6]，对原发性脑肿瘤患者的淋巴细胞亚群进行了更进一步分析。该研究证明胶质细胞肿瘤患者存在淋巴细胞减少症，且淋巴细胞减少症的严重程度与肿瘤分级相关，如 GBM 患者循环淋巴细胞数量减少了 37%。此外，这种淋巴细胞减少表现为 T 细胞选择性减少，而 B 细胞水平保持正常（根据淋巴细胞减少症而校正）。

　　1980 年，有关"循环体液因素无法解释原发性脑肿瘤患者存在的大量 CMI 损伤"的观点越来越明确。虽然用正常血清培养患者来源的淋巴细胞可以使其活性有所改善，但是这些细胞的免疫应答能力仍远低于预期，这意味着患者来源的淋巴细胞存在固有缺陷。Roszman 和 Brooks 报道，在所有浓度的 PHA 刺激下，尽管在正常人血清中培养，正常人外周血淋巴细胞（peripheral blood lymphocytes, PBL）的免疫应答能力是患者 PBL 的 3～3.7 倍[7]。重要的是，T 淋巴细胞减少症不能解释这些现象，因为经纯化的 T 细胞群仍然出现类似结果。不论是增加培养体系中淋巴细胞的数量，还是改变培养时间，都不能纠正观察到的增殖缺陷。这就提供了胶质瘤患者来源的淋巴细胞存在功能性质改变的第一手确凿证据，后续的许多研究都旨在解释 T 细胞功能障碍这一热点问题。

现有的理解：分析系统性免疫功能障碍

淋巴细胞减少症

　　GBM 患者治疗前的淋巴细胞减少症，是由 Mahaley 等人于 1977 年发表的文章中最先提及[4]。近来，其他学者也报告了这一现象，并证实了 T 细胞，尤其是 CD_4^+ 辅助 T 细胞亚群似乎是最受影响的亚群[8]。相反，有些研究团队提出，淋巴细胞减少症仅出现于放疗和 / 或化疗后[9, 10]，这在患者体内淋巴细胞消减的时机与病因两方面引起某些争议。当然，其病因仍未明确。1999 年，Morford 等人提出了可能机制之一[11]。他们用荧光染色技术发现，胶质瘤患者外周血 T 淋巴细胞出现凋亡过程。此外，暴露于体外胶质瘤细胞培养上清液中的 T 细胞在 T 细胞受体（T cell receptor，TCR）刺激时表现出凋亡[11]。然而，更多最新的研究提示 T 细胞事实上是保存功能的，只是这些 T 细胞退隐在其他免疫成分中，造成了功能障碍[12]。

淋巴细胞功能紊乱

胶质瘤患者来源的 PBL 对 T 细胞丝裂原，包括 ConA，PHA 和抗 CD_3 单克隆抗体（mAb），表现出不同程度的无应答[13, 14]。凭借着纯化的 T 细胞群对刺激应答不佳的证据，T 细胞成为脑肿瘤患者淋巴细胞功能障碍的研究焦点。这里的"功能障碍"，逐渐缩小到 CD_4^+ 辅助 T 细胞亚群内，因为患者来源的 T 细胞被证实不能在"商路丝裂原"（Pokeweed Mitogen，PWM）的刺激下产生足够的辅助活性。相应的是，患者 PBL 中的 CD_4^+ T 细胞显著减少（实验组 40%，对照组 55%），而 CD_8^+ T 细胞的比例保持正常[15, 16]。此外，后来一项研究显示，同一患者来源的 CD_4^+ T 细胞与 CD_8^+ T 细胞或与健康对照组相比，前者 CD_4^+ T 细胞对于丝裂原刺激的应答增殖能力有所下降（表 2.1）。

虽然异体 PWM 将 T 细胞亚群缺陷定位到 CD_4^+ T 细胞，但是 PHA 诱导 $[^3H]$- 胸苷掺入的细胞动力学分析表明，脑肿瘤患者 PBL 功能缺陷存在克隆性扩大。对培养基上清液中白细胞介素 2（IL-2）的活性检测显示，当培养中含有患者细胞时，细胞因子水平明显较低（该水平不是直接测量的，而是根据功能判断，即上清液对已克隆的小鼠 IL-2 依赖性细胞毒性细胞系的生长支持）。添加外源性 IL-2 不能逆转已经存在的增殖缺陷[17, 18]。患者淋巴细胞分泌的 IL-2 减少，在认识 T 细胞缺陷的机制研究中，已被证明是一个关键的发现（尽管有研究发现在念珠菌甘露糖蛋白（mannoprotein，MP）刺激下，白介素 -2 产生减少，但不能再现 PHA 刺激所见的缺陷[18]）。此外，加入外源性 IL-2 不能改善患者淋巴细胞的丝裂原反应性，这提示 IL-2 受体（IL-2R）信号或其表达也可能存在缺陷。在此方面最早的研究之一检测了 PHA 刺激后不同时间点 $IL-2R^+$ 淋巴细胞的比例，发现该数值低于正常值[19]。这项研究使用的是间接免疫荧光测定，并在刺激后 24 小时报告数值；其中并没有可用的静息淋巴细胞 IL-2R 水平的数据。因此，这项研究得出的结论是，脑肿瘤患者表现出可诱导的 IL-2R 相关 PBL 的数量缺陷。该作者后来的研究主张，在已激活的患者 T 细胞上，所诱发的 IL-2 产量减少和 IL-2R 表达减少，为一种未确定的"胶质瘤来源的抑制因子"发挥作用所致[20]。

对恶性胶质瘤（Malignant Glioma，MG）患者 T 细胞无能的深入研究发现，患者 T 细胞中 TCR 介导的信号转导是有缺陷的。例如，1997 年 Morford 等人[21] 的一项研究，从患者体内获得的经 PHA 和抗 CD_3 单克隆抗体刺激的 PBL 以及 T 细胞，通过测定各种蛋白的酪氨酸磷酸化，都发现在早期跨膜信号转

表 2.1　GBM 患者全身及局部免疫缺陷

全身性免疫缺陷
DTH 应答减弱
淋巴细胞减少
淋巴细胞增殖反应减弱
Th2 偏转细胞因子产生
体液免疫改变
CD_4^+ T 细胞中调节性 T 细胞比例升高
骨髓来源的抑制细胞增多
可溶性循环 NKG2D 配体
T 细胞本身缺陷
功能性应答能力减弱、无应答
细胞凋亡
退隐在其他免疫阁室
抑制性受体 / 免疫检查点表达增高
IL-2 表达或 IL-2R 信号转导缺陷
T 细胞受体信号转导缺陷
Th2 偏转细胞因子产生
局部免疫缺陷
肿瘤微环境
调节性 T 细胞在 TILS 中比例升高
局部免疫抑制因子增加：TGF-β、IL-10、和 PGE2
TIL 功能减弱，TIL 耗竭增加
抑制肿瘤相关巨噬细胞与小胶质细胞
骨髓源性抑制细胞增多
肿瘤细胞本身
肿瘤细胞表面 PD-L1 表达
STAT3 表达
IDO1 表达
抗原呈递被破坏
共刺激分子减少
可溶性 NKG2D 配体的释放
HLA-E 与 HLA-G 表达

DTH，迟发型超敏反应；*HLA*，人白细胞分化抗原；*IDO*，吲哚胺 -2, 3- 双加氧酶；*NKG2D*，自然杀伤组 2D；*PGE2*，前列腺素 E2；*PD-L1*，程序性死亡配体 1；*STAT3*，信号传导与激活转录因子 3；*TGF-β*，转化生长因子 -β；*TH*，辅助 T 细胞；*TLLs*，肿瘤浸润性淋巴细胞

导中有明显缺陷。例如，T 细胞裂解物的蛋白印迹分析显示，磷酸化 pp100 和磷脂酶 Cg1（PLCg1）降低。另外，在患者 T 细胞中 PLCg1 和 p56^{lck} 蛋白水平降低，在 PHA 刺激或离子霉素处理后，比正常 T 细胞动员的钙减少。用佛波醇 12- 肉豆蔻酸酯 13- 乙酸酯（phorbol 12-myristate 13-acetate，PMA）和离子霉素刺激后，增殖能力未恢复，这表明患者 T 细胞无应答可归咎于与 TCR/CD$_3$刺激相关的早期跨膜信号转导缺陷。

调节性 T 细胞

Brooks 和 Roszman 的长期研究指出，从胶质瘤患者纯化而来的 T 细胞的无应答和 CMI 损伤，部分原因是 T 细胞成分缺陷[7]。他们最终推断，在原发性脑肿瘤患者中存在可诱导的非特异性抑制性细胞群[22]。早在 1971 年，Gershon 就假设存在这种抑制性细胞群[23]。Sakaguchi[24] 和 Shevach[25] 的开创性工作提供了进一步的线索，通过聚焦于 CD$_4^+$ T 细胞中 CD$_{25}^+$（IL-2a 受体$^+$）细胞来揭示免疫调节细胞活性，带来了向现代免疫学的模式转变。这些调节性 T 细胞（regulatory Tcells，Tregs）代表 CD$_4^+$ T 细胞中 CD$_{25}$FOXP3$^+$ 亚群。这些细胞在正常个体的血液中占 CD$_4^+$ T 细胞的 5%～10%，但是在包括 GBM 在内的多种癌症患者中占 CD$_4^+$ T 细胞的比例增高[8, 26~29]。Tregs 在胸腺中通过它们对自身肽的亲和力而产生，作用是外周性抑制对自身抗原或外源性抗原产生反应的 CD$_4^+$ 和 CD$_8^+$ T 细胞。Tregs 抑制 T 细胞活化和增殖反应，并下调 IL-2 和 γ- 干扰素（IFN-γ）的产生，从而促进 Th2 细胞因子、IL-10 和转化生长因子 -β（TGF-β）分泌。因此，Fecci 等人研究发现，GBM 患者在 Tregs 耗竭的情况下，全身的 T 细胞功能障碍出现逆转，并且在体内实验中，小鼠的 Tregs 耗竭能强烈逆转 T 细胞缺陷，甚至延长生存[8, 30, 31]。El Andaloussi 的另一项研究分析了 10 例 GBM 患者的肿瘤浸润性淋巴细胞（TILs），发现超过 50% 的 CD$_4^+$ TILs 出现 FOXP3 表达。这些数据为胶质瘤患者 TILs 中存在 Tregs 提供了有力的证据，也进一步指明了胶质瘤微环境的关键节点。

现有的理解：分析肿瘤

细胞因子失调

GBM 似乎可以使产生的细胞因子，从抗肿瘤通路的参与者转变为细胞因子失调节剂和免疫抑制剂。值得注意的是，GBM 细胞产生 TGF-β，IL-10 和前列腺素 E2（PGE2），特别是 TGF-β1 和 β2 具有深远的作用，包括：抑制来自 PBLs 和 TILs 的 IL-2 依赖性细胞毒性 T 淋巴细胞（CTL）的产生，抑制 T 细胞上的 IL-2 受体表达, 减少 IL-1 和 IL-2 依赖性 T、B 细胞的增殖, 减少 IFN-γ 的产生和消除 CMI[32]。另外, 胶质瘤患者的外周淋巴细胞和 TILs 自身所产生细胞因子形成高度促肿瘤作用的细胞因子谱。外周血淋巴细胞产生较高水平的 IL-10, 同时 IL-12 减少[27]。从胶质瘤样本中分离的 TILs 表达高于正常的 IL-4 和粒细胞 - 巨噬细胞集落刺激因子, 但 IFN-γ、IL-2、TNF-β 的表达并不增高[33]。总的来说, 从产生具有细胞毒诱导作用的 Th1 型细胞因子转变成了产生 Th2 型细胞因子。最近, 有证据表明, GBM 可以通过细胞表面表达程序性死亡受体配体 1 (programmed death receptor ligand 1, PD-L1, 也称为 B7-H1) 直接负性调节 T 细胞细胞因子的产生和 T 细胞增殖, 所述 PD-L1 将与肿瘤特异性 T 细胞上的 PD-1 相互作用, 并能使肿瘤逃逸宿主免疫系统[34]。

信号转导因子和转录激活因子 -3

信号转导因子和转录激活因子 3 (signal transducer and activator of transceiption-3, STAT3) 已证明在各种癌症的发生中起主要作用[35~37]。从机制上看, STAT3 在胶质瘤模型中被组成性激活, 促进肿瘤源性特征, 如血管生成, 细胞增殖和抗凋亡, 还可以协助表皮生长因子受体变异体Ⅲ (epidermal growth factor receptor variant Ⅲ, EGFRvⅢ) 的促肿瘤作用[37~39]。最后, STAT3 通过诱导肿瘤细胞因子产生, 如：血管内皮生长因子 (vascular endothelial growth factor, VEGF)、IL-6 和 IL-10, 在 Tregs 增殖和树突状细胞衰减中起上游调控作用, 在先天和适应性免疫成分中促进 STAT3 介导的细胞毒性损伤[40, 41]。尽管有这些数据作为支撑, STAT3 分子机制仍是非常复杂。越来越多的证据表明, STAT3 具有促肿瘤 / 抗肿瘤的两面性。一方面, Fujita 等人发现系统性抑制 STAT3, 可以延长小鼠胶质瘤模型的免疫介导的存活[42]。相反, 在没有磷酸酶和张力同源蛋白时, STAT3 表现出肿瘤抑制因子的作用[43, 44]。总之, 这些数据说明 STAT3 在胶质瘤发生中具有环境依赖性的免疫和非免疫功能, 这需要在临床中进一步研究。

吲哚胺 -2, 3- 双加氧酶

吲哚胺 -2, 3- 双加氧酶 1 (indoleamine-2, 3-dioxyenase 1, IDO1) 是色氨酸分解代谢过程中可诱导性的限速酶, 其在 GBM 发生中的作用正被逐步阐明。确定色氨酸分解代谢在癌症中的确定作用可以追溯至 20 世纪 50 年代, 在乳腺癌和前列腺癌中发现了色氨酸的尿代谢产物[45]。Friberg 等人在一篇前期研究中报告, 培养中加入 IDO1 抑制剂, 同种异体 T 细胞对 Lewis 肺癌免疫反应较强烈, 遂提出了肿瘤表达 IDO1 可能促进免疫逃避的想法[46]。更进一步, 作者观察到系统性给予同一抑制剂时, 肿瘤生长延缓。

Nakamura 等人在宫颈癌发生发展中观察到 IDO1 与 Treg 丰度之间的关系 [47]。宫颈上皮内瘤细胞培养显示 IDO1 高表达，而 Treg 的数量同样升高。Wainwright 等人用同源性 GL261 颅内恶性胶质瘤模型证明，表达 IDO1 的肿瘤来源的树突状细胞是招募 Treg 和抑制抗脑肿瘤免疫应答所必需的。当 GL261 脑肿瘤的 IDO1 被抑制时，Treg 招募显著下降且生存期延长 [48]。从转化策略角度，单独抑制 IDO1 没有表现出抗肿瘤效应，但放疗、替莫唑胺、IDO1 抑制三联治疗与单独放疗和 TMZ 化疗相比，有更好的生存获益 [48, 49]。临床方面，IDO1 在 mRNA 水平的上调与 GBM 患者总生存期缩短相关 [50]。在胶质瘤中发现了 IDO1 的高频表达，且在较高级别肿瘤中表达更强 [51, 52]，同样继发性GBM 与其相应的低级别阶段的胶质瘤相比，也是如此。最后，IDO1 上调的临床意义及其对 GBM 的影响仍需进一步阐明，但现有的研究结果肯定了其免疫抑制作用。

临床机遇

目前 GBM 的大量临床前工作集中于用各种方法来开发激活对抗肿瘤和肿瘤抗原的免疫应答的治疗手段。同样，对 GBM 患者进行的临床试验也是依此思路，现在使用的治疗包括多肽和树突状细胞疫苗，以及淋巴细胞过继转移（adoptive lymphocyte transfers，ALTs）。但是，这些免疫疗法都没有考虑到 GBM 有着免疫抑制的能力。因此，疗效会受到 GBM 介导的免疫抑制机制的影响和限制。就像开车，司机在踩油门之前必须把她 / 他的脚从刹车板上移开。在我们不断增进对 GBM 相关免疫缺陷的理解的同时，必须将这些知识用在治疗手段上：在激活免疫系统（踩紧油门）的同时，抑制引起免疫功能紊乱的各种调控因素（松开刹车板）（表 2.2）。

针对 T 细胞功能缺陷：免疫检查点阻滞

GBM 免疫治疗的新兴领域之一是免疫检查点阻滞。T 细胞活化后其免疫检查点上调，并起到减轻免疫应答的作用。例如程序性细胞死亡受体 -1（programmed cell death-1，PD-1）和细胞毒性 T 淋巴细胞相关抗原 -4（cytotoxic T-lymphocyte-associated antigen 4，CTLA-4）。PD-1 与 GBM 等肿瘤表达的配体（PD-L1 和 PD-L2）结合，会促使 T 细胞功能关闭和凋亡；而 CTLA-4 负责下调 T 细胞增殖并废除活性 T 细胞的应答 [53]。nivolumab 和 pembrolizumab 是针对 PD-1 的单克隆抗体，而 ipilimumab 是一种抗 CTLA-4 的单克隆抗体。这三个单抗都已经通过美国食品和药品管理局（Food and Drug Administration，FDA）批准用于治疗转移性黑色素瘤 [54, 55]，这也促进了这些药物在包括 GBM

在内的其他癌症中的应用。把这些药物与其他各种治疗方法结合起来的临床试验正在进行中。一项 I 期临床试验正在对新诊断 GBM 患者评估 ipilimumab 和 nivolumab 与 TMZ 联用时的剂量限制性毒性（NCT02311920）。另一项目前正在招募的 I 期临床试验将评估复发恶性胶质瘤患者 nivolumab 与树突状细胞疫苗联用的安全性（NCT02529072）。nivolumab 与 FPA008（一种能阻滞免疫抑制性肿瘤相关巨噬细胞的单抗）的联用也在试验中。这个 I 期临床试验将评估药物的安全性、推荐剂量和治疗的客观反应率（NCT02526017）。nivolumab 的新辅助治疗正在对原发性和复发性 GBM 患者在肿瘤手术切除前用药进行试验。这项 II 期研究将检测肿瘤细胞和淋巴细胞 PD-L1 基线表达和治疗后的表达变化。这种治疗方法的安全性和有效性将依靠通用毒性标准和神经肿瘤反应判断标准分别进行评估（NCT02550249）。一项 I/II 期联合研究将评估磁共振引导的激光消融（magnetic resonance imaging-guided laser ablation，MLA）与 MK-3475（pembrolizumab）的协同作用。该试验旨在用 MLA 开放血脑屏障（blood-brain barrier，BBB），增加到达肿瘤的药物总量，同时通过 pembrolizumab 的效应最大限度地提高肿瘤特异性反应。目前这项研究正在招募参与者（NCT02311582）。

　　这些治疗的疗效也在两个随机化 III 期临床试验中进行了检验。第一项研究 CheckMate 143 比较了 nivolumab 和贝伐单抗（抗 VEGF），以及 nivolumab 单药或联用 ipilimumab 治疗复发性 GBM 的情况。这项研究将在 2018 年 1 月完成（NCT02017717）。第二项研究 CheckMate 498，新诊断 GBM 的患者接受 nivolumab 联合放疗与 TMZ 联合放疗的标准治疗，比较 3 年总生存期和 2 年无进展生存期。这项研究目前正在招募参与者（NCT02617589）。

针对调节性 T 细胞和淋巴细胞减少

　　鉴于 Tregs 细胞在 GBM 患者中对正常 T 细胞功能的破坏，耗竭 Tregs 已不再是少有的治疗目标。由于 IL-2R-alpha（α）/CD$_{25}$ 在 Tregs 细胞组成性表达，耗竭 Tregs 治疗的首次尝试就是靶向 IL-2R-alpha（α）/CD$_{25}$[56~59]。我们实验室和其他人的研究已经在小鼠模型上证明，抗 IL-2R 单克隆抗体可抑制或耗竭 Tregs[60, 61]。临床证据亦是如此。Jacobs 等人在应用了抗肿瘤疫苗的转移性黑色素瘤患者中运用人源化抗 IL-2Rα 的药物 daclizumab 耗竭 Tregs 细胞。遗憾的是，尽管耗竭了 Tregs，患者在使用疫苗后无法建立任何效应性 T 细胞反应[62]。

　　未来在 GBM 患者中的研究或许可以获益于有目的的使用骨髓抑制剂量的 TMZ。从淋巴细胞过继转移中获得的最大经验之一就是，在过继转移之前进行骨髓调节可以产生抗肿瘤效应[63]。在小鼠和人类通过全身照射或骨髓

表 2.2　正在开展的临床试验

注册号	项目名称	干预方案	状态	分期	地点	疾病
NCT02529072	nivolumab 联合 DC 疫苗治疗复发性脑肿瘤（AVERT）	DC 疫苗 + nivolumab	招募中	I	杜克大学医学中心，北卡罗来纳州，美国	复发 MG
NCT02526017	FPA008 联合 nivolumab 治疗部分进展性癌症的研究（FPA008-003）	FPA008 + nivolumab	招募中	I	多中心	部分进展性癌症（包括 GBM）
NCT02311582	MK-3475 联合 MRI 引导的激光消融治疗复发 MG	MK-3475 + 激光消融	招募中	I/II	多中心	MG
NCT02311920	ipilimumab 和 / 或 nivolumab 联合 TMZ 治疗新诊断的 GBM 或胶质肉瘤患者	ipilimumab, nivolumab, TMZ	招募中	I	多中心	GBM，胶质肉瘤
NCT02550249	GBM 的新辅助治疗（neo-nivo）	nivolumab	招募中	II	纳瓦拉大学，西班牙	GBM
NCT02017717	nivolumab vs. 贝伐单抗和 nivolumab 联合或不联合 ipilimumab 对处于不同治疗阶段的 GBM 患者的有效性和安全性研究	ipilimumab, nivolumab, bevacizumab	招募中	III	多中心	复发 GBM
NCT02617589	nivolumab vs. TMZ 联合放疗治疗新诊断的 GBM 患者（恶性脑肿瘤）的研究（CheckMate 498）	nivolumab, TMZ, radiotherapy	招募中	III	多中心	GBM
NCT01582269	一个关于复发 GBM 的研究	LY2157299, lomustine	进行中，未招募	II	多中心	GBM

续表

注册号	项目名称	干预方案	状态	分期	地点	疾病
NCT02502708	IDO通路抑制剂indoximod和TMZ治疗儿童原发性恶性脑肿瘤的研究	indoximod, TMZ, radiation	招募中	I	乔治亚摄政大学，乔治亚州，美国	MG
NCT02327078	epacadostat联合nivolumab治疗部分进展性恶性脑肿瘤的安全性、耐受性的研究	nivolumab + epacadostat	招募中	I/II	多中心	进展性实体肿瘤和淋巴瘤（包括GBM）
NCT02648633	立体定向放疗联合nivolumab、丙戊酸钠治疗复发GBM患者	立体定向放疗+nivolumab、丙戊酸钠	招募中	I	弗吉尼亚大学，夏洛茨维尔市，美国	GBM
NCT02667587	TMZ加放疗联合nivolumab或安慰剂治疗新诊断GBM（恶性脑肿瘤）患者的研究（CheckMate548）	nivolumab, TMZ, radiotherapy	招募中	II	多中心	脑肿瘤
NCT02658981	anti-LAG-3或urelumab单药及联合nivolumab治疗复发GBM患者	anti-LAG3, anti-PD1	招募中	I	多中心	复发GBM
NCT02335918	抗CD27（varlilumab）和抗PD-1（nivolumab）在进展性难治性实体肿瘤中剂量爬坡和队列扩展研究	varlilumab和nivolumab	招募中	II	多中心	实体肿瘤（包括GBM）

收录的临床试验信息截至2016年12月。

GBM，胶质母细胞瘤（glioblastoma）；IDO，吲哚胺-2，3-双加氧酶（indoleamine-2, 3-dioxygenase）；MG，恶性胶质瘤（malignant glioma）；MRI，磁共振成像（magnetic resonance imaging）；TMZ，替莫唑胺.（temozolomide）

抑制剂量的化疗清除淋巴细胞，利用自稳细胞因子诱导和随后的 T 细胞增殖，已应用于免疫治疗的优化 [64]。其实，已证明这种治疗能诱发大量的 T 细胞增殖和肿瘤特异性免疫应答 [64]。在恢复期内占优势的抗原，如同以疫苗形式提供的抗原，针对这些抗原的淋巴细胞具有竞争性优势并且在恢复中的淋巴细胞群中这些抗原被不成比例的过呈递 [65, 66]。在 GBM 中，用于标准治疗的 TMZ 也可诱导淋巴细胞耗竭，理论上可以消除免疫应答，特别是在序贯使用时。然而，已发表的临床前数据表明，当 TMZ 诱导的淋巴细胞耗竭到达最低点后，在自稳 T 细胞恢复期给予疫苗，TMZ 治疗能通过升高循环自稳细胞因子水平与疫苗和 T 细胞过继治疗起协同作用 [63]。这些作用是剂量依赖性的，且在最高剂量 TMZ 时疗效增强，原因可能为宿主淋巴细胞耗竭程度更高 [67]。

考虑到免疫抑制机制的逆转，淋巴细胞耗竭也可以特异性清除 Tregs。Tregs 细胞的功能和存活仅依赖于高亲和性 IL-2Rα（CD₂₅），并且小鼠和人类的 IL-2Rα 缺陷会导致多器官炎性浸润。阻断 IL-2Rα 的单克隆抗体在动物模型中可以废除 Treg 的功能，但也可以在小鼠和人类自身免疫性疾病和器官移植中抑制有效的抗肿瘤免疫应答 [31]。免疫应答已被激活情况下发生的这种负面作用，很可能是因为效应性 T 细胞需要 IL-2Rα 信号，或者是因为最近所描述的 IL-2Rα 特异性单抗激活了调节性 NK 细胞从而间接消除了效应性 T 细胞。初步数据表明，在小鼠响应暂时性淋巴细胞耗竭（例如在 TMZ 等细胞毒性化疗的周期治疗中所出现的淋巴细胞耗竭）而经历的自稳增殖中，抗 IL-2Rα 单抗对已激活的免疫应答具有非常不同的作用。在淋巴细胞耗竭所诱导的 γ 通用细胞因子稳态背景下，IL-2 对于效应 T 细胞或许并非必需，而 Tregs 细胞依然完全依赖它。这种情况下，在稳态增殖时给予抗 CD₂₅ 处理，可能触发 Tregs 细胞的耗竭而保留了效应性 T 细胞 [68]。的确，对接受 TMZ 治疗的 GBM 患者单剂量给予抗 -IL-2Rα 单抗 daclizumab，并同时给予 EGFRvⅢ 靶向疫苗，可以耗竭 CD₄⁺Foxp3 + Tregs 而不影响疫苗诱导的免疫应答 [69]。

针对细胞因子失调

胶质瘤相关免疫抑制中另一个可能的靶点介质是 TGF-β。对于在 GBM 中开发抑制 TGF-β 或其信号转导通路的策略人们均十分感兴趣 [70]。虽然早期的研究结果很差 [71]，第一个临床试验是通过在肿瘤内部对流增强给予 TGF-β 反义寡核苷酸抑制 GBM 组织中 TGF-β 的转录。但这项研究有局限性。特别是，trabedersen（AP 12009）为合成的与人类 TGF-β2mRNA 互补的反义磷硫酰寡核苷酸，对靶组织的渗透并不充分。由于系统性副作用抑制 TGF-β 信号转导可以促进马凡氏综合征相关性动脉瘤的证据，使得药物研究进程放慢。最近进行的Ⅰb/Ⅱa期临床试验（NCT01582269），对 GBM 患者使用 TGF-β 信号阻滞剂 LY2157299，150mg/ 次，每天 2 次，给药 14 天，间隔 14 天的交替给药方案。对新诊断 GBM 且无主动脉动脉瘤的患者在 TMZ 标准放化疗基础上联用此药。在另一个试验中，在三臂 2 期随机安慰剂对照试验（NCT01582269）中采用相同的剂量方案。LY2157299 或安慰剂单药或洛莫司汀联用治疗无主动脉动脉瘤的复发性 GBM。两项试验均已完成招募。LY2157299 表现安全而且在外周环境中具有生物活性[72]。

针对肿瘤 STAT3 和 IDO 表达

正如前面所讨论的，越来越多的证据表明 IDO 和 GBM 之间存在联系。事实上，临床前模型显示，IDO 阻断药联合 TMZ 放化疗显著延长生存期。NCT02502708 和 NCT02052648 都是应用 IDO 抑制剂 indoximod 在儿童和成人脑肿瘤中进行的Ⅰ期临床试验。在儿童研究中，indoximod 联合 TMZ 用于所有原发性小儿脑肿瘤的治疗。在成人研究中，indoximod 联合 TMZ 用于 GBM 患者。两个试验都处于开放和招募的状态。另一个非随机对照研究，NCT02327078，评估 epacadostat（一种口服羟基脲和 IDO1 抑制剂）的安全性、耐受性和疗效。在剂量爬坡试验中，epacadostat 联合 nivolumab 用于多种实体肿瘤（包括 GBM）和淋巴瘤患者的治疗。这项临床试验正处于开放和招募患者的状态。

目前在 GBM 中还没有靶向 STAT3 通路的开放临床试验。靶向肿瘤细胞 STAT3 通路的小分子抑制剂 WP1066 已获批即将展开Ⅰ期临床爬坡试验，入选患者包括中枢神经系统黑色素瘤和复发性 GBM 患者。

结论与展望

本章探讨了我们对 GBM 免疫抑制机制认识的演变。GBM 患者中免疫系统的破坏是严重的、全系统的，并导致淋巴细胞减少和 / 或固有免疫和细胞免疫功能紊乱。关于淋巴细胞减少的时机和病因的争论仍悬而未决，但它的存在是公认的。进一步的研究是必要的，各种免疫成分和淋巴器官的特性描述可能启发我们对 GBM 免疫抑制的理解。然而，固有免疫和细胞免疫功能障碍的证据是充足的且与 GBM 及其肿瘤衍生细胞因子信号的骨干成分存在剂量相关。旨在确定参与肿瘤引起的免疫功能下降的细胞因子的研究，已提供了许多如 STAT3、IDO 的标志物用于进一步研究。同样，持续的证据还强调了 Tregs 是一个促进 T 细胞抑制和对肿瘤耐受的重要细胞群。

由于 GBM 患者免疫功能缺陷严重，对其机制的进一步理解和逆转这些紊乱都是免疫治疗取得成功的必要条件。许多之前强调的临床试验都是为了开发和评估这样的策略，包括免疫检查点阻滞、Tregs 的消除亦或其功能抑制、阻滞免疫逃逸相关的肿瘤固有信号通路、中和 TGF-β 和其他细胞因子信号级联通路。这些策略能否成功将在很大程度上取决于我们对中枢神经系统和免疫系统之间联系的理解。

（刘沛东　童鹿青　杨学军　译）

参考文献

1. Brooks WH, Netsky MG, Normansell DE, Horwitz DA. Depressed cell-mediated immunity in patients with primary intracranial tumors. Characterization of a humoral immunosuppressive factor. *J Exp Med*. December 1, 1972;136(6):1631–1647.
2. Brooks WH, Caldwell HD, Mortara RH. Immune responses in patients with gliomas. *Surg Neurol*. November 1974;2(6):419–423.
3. Young HF, Sakalas R, Kaplan AM. Inhibition of cell-mediated immunity in patients with brain tumors. *Surg Neurol*. January 1976;5(1):19–23.
4. Mahaley Jr MS, Brooks WH, Roszman TL, Bigner DD, Dudka L, Richardson S. Immunobiology of primary intracranial tumors. Part 1: studies of the cellular and humoral general immune competence of brain-tumor patients. *J Neurosurg*. April 1977;46(4):467–476.
5. Brooks WH, Roszman TL, Rogers AS. Impairment of rosette-forming T lymphocytes in patients with primary intracranial tumors. *Cancer*. 1976;37(4):1869–1873.
6. Brooks WH, Roszman TL, Mahaley MS, Woosley RE. Immunobiology of primary intracranial tumours. II. Analysis of lymphocyte subpopulations in patients with primary brain tumours. *Clin Exp Immunol*. July 1977;29(1):61–66.
7. Roszman TL, Brooks WH. Immunobiology of primary intracranial tumours. III. Demonstration of a qualitative lymphocyte abnormality in patients with primary brain tumours. *Clin Exp Immunol*. February 1980;39(2):395–402.
8. Fecci PE, Mitchell DA, Whitesides JF, et al. Increased regulatory T-cell fraction amidst a diminished CD4 compartment explains cellular immune defects in patients with malignant glioma. *Cancer Res*. March 15, 2006;66(6):3294–3302.
9. Yovino S, Grossman SA. Severity, etiology and possible consequences of treatment-related lymphopenia in patients with newly diagnosed high-grade gliomas. *CNS Oncol*. November 2012;1(2):149–154.
10. Yovino S, Kleinberg L, Grossman SA, Narayanan M, Ford E. The etiology of treatment-related lymphopenia in patients with malignant gliomas: modeling radiation dose to circulating lymphocytes explains clinical observations and suggests methods of modifying the impact of radiation on immune cells. *Cancer Invest*. February 2013;31(2):140–144.
11. Morford LA, Dix AR, Brooks WH, Roszman TL. Apoptotic elimination of peripheral T lymphocytes in patients with primary intracranial tumors. *J Neurosurg*. December 1999;91(6):935–946.
12. Schietinger A, Greenberg PD. Tolerance and exhaustion: defining mechanisms of T cell dysfunction. *Trends Immunol*. February 2014;35(2):51–60.
13. Grulich AE, van Leeuwen MT, Falster MO, Vajdic CM. Incidence of cancers in people with HIV/AIDS compared with immunosuppressed transplant recipients: a meta-analysis. *Lancet*. July 7, 2007;370(9581):59–67.
14. Dix AR, Brooks WH, Roszman TL, Morford LA. Immune defects observed in patients with primary malignant brain tumors. *J Neuroimmunol*. December 1999;100(1–2):216–232.

15. Roszman TL, Brooks WH, Steele C, Elliott LH. Pokeweed mitogen-induced immuno-globulin secretion by peripheral blood lymphocytes from patients with primary intra-cranial tumors. Characterization of T helper and B cell function. *J Immunol*. March, 1985;134(3):1545–1550.

16. Elliott LH, Brooks WH, Roszman TL. Activation of immunoregulatory lymphocytes obtained from patients with malignant gliomas. *J Neurosurg*. August 1987;67(2):231–236.

17. Elliott LH, Brooks WH, Roszman TL. Cytokinetic basis for the impaired activation of lymphocytes from patients with primary intracranial tumors. *J Immunol*. March 1984;132(3):1208–1215.

18. Ausiello CM, Palma C, Maleci A, et al. Cell mediated cytotoxicity and cytokine pro-duction in peripheral blood mononuclear cells of glioma patients. *Eur J Cancer*. 1991;27(5):646–650.

19. Elliott L, Brooks W, Roszman T. Role of interleukin-2 (IL-2) and IL-2 receptor expression in the proliferative defect observed in mitogen-stimulated lymphocytes from patients with gliomas. *J Natl Cancer Inst*. May 1987;78(5):919–922.

20. Elliott LH, Brooks WH, Roszman TL. Suppression of high affinity IL-2 receptors on mito-gen activated lymphocytes by glioma-derived suppressor factor. *J Neurooncol*. September 1992;14(1):1–7.

21. Morford LA, Elliott LH, Carlson SL, Brooks WH, Roszman TL. T cell receptor-medi-ated signaling is defective in T cells obtained from patients with primary intracranial tumors. *J Immunol*. November 1, 1997;159(9):4415–4425.

22. Roszman TL, Brooks WH, Elliott LH. Immunobiology of primary intracranial tumors. VI. Suppressor cell function and lectin-binding lymphocyte subpopulations in patients with cerebral tumors. *Cancer*. October 1, 1982;50(7):1273–1279.

23. Gershon RK, Kondo K. Infectious immunological tolerance. *Immunology*. December 1971;21(6):903–914.

24. Sakaguchi S, Sakaguchi N, Asano M, Itoh M, Toda M. Immunologic self-tolerance main-tained by activated T cells expressing IL-2 receptor alpha-chains (CD25). Breakdown of a single mechanism of self-tolerance causes various autoimmune diseases. *J Immunol*. August 1, 1995;155(3):1151–1164.

25. Suri-Payer E, Amar AZ, Thornton AM, Shevach EM. CD4+CD25+ T cells inhibit both the induction and effector function of autoreactive T cells and represent a unique lineage of immunoregulatory cells. *J Immunol*. February 1, 1998;160(3):1212–1218.

26. El Andaloussi A, Lesniak MS. An increase in CD4+CD25+FOXP3+ regulatory T cells in tumor-infiltrating lymphocytes of human glioblastoma multiforme. *Neuro Oncol*. July 2006;8(3):234–243.

27. Zou JP, Morford LA, Chougnet C, et al. Human glioma-induced immunosuppression involves soluble factor(s) that alters monocyte cytokine profile and surface markers. *J Immunol*. April 15, 1999;162(8):4882–4892.

28. Bodmer S, Strommer K, Frei K, et al. Immunosuppression and transforming growth fac-tor-beta in glioblastoma. Preferential production of transforming growth factor-beta 2. *J Immunol*. November 15, 1989;143(10):3222–3229.

29. Wrann M, Bodmer S, de Martin R, et al. T cell suppressor factor from human glio-blastoma cells is a 12.5-kd protein closely related to transforming growth factor-beta. *EMBO J*. June 1987;6(6):1633–1636.

30. El Andaloussi A, Han Y, Lesniak MS. Prolongation of survival following depletion of CD4+CD25+ regulatory T cells in mice with experimental brain tumors. *J Neurosurg*. September 2006;105(3):430–437.

31. Learn CA, Fecci PE, Schmittling RJ, et al. Profiling of CD4, CD8, and CD4 CD25 CD45RO FoxP3 T cells in patients with malignant glioma reveals differential expression of the immunologic transcriptome compared with T cells from healthy volunteers. *Clin Cancer Res*. 2006;12(24):7306–7315.

32. Torre-Amione G, Beauchamp RD, Koeppen H, et al. A highly immunogenic tumor trans-fected with a murine transforming growth factor type beta 1 cDNA escapes immune surveillance. *Proc Natl Acad Sci USA*. February 1990;87(4):1486–1490.

33. Roussel E, Gingras MC, Grimm EA, Bruner JM, Moser RP. Predominance of a type 2 intratumoural immune response in fresh tumour-infiltrating lymphocytes from human gliomas. *Clin Exp Immunol*. 1996;105(2):344–352. 1996/8.

34. Wintterle S, Schreiner B, Mitsdoerffer M, et al. Expression of the B7-related molecule B7-H1 by glioma cells: a potential mechanism of immune paralysis. *Cancer Res*. November 1, 2003;63(21):7462–7467.

35. Haura EB, Turkson J, Jove R. Mechanisms of disease: Insights into the emerging role of signal transducers and activators of transcription in cancer. *Nat Clin Pract Oncol*. June 2005;2(6):315–324.

36. Brantley EC, Benveniste EN. Signal transducer and activator of transcription-3: a molecular hub for signaling pathways in gliomas. *Mol Cancer Res*. May 2008;6(5):675–684.

37. Carro MS, Lim WK, Alvarez MJ, et al. The transcriptional network for mesenchymal transformation of brain tumours. *Nature*. January 21, 2010;463(7279):318–325.

38. Buettner R, Mora LB, Jove R. Activated STAT signaling in human tumors provides novel molecular targets for therapeutic intervention. *Clin Cancer Res*. April 2002;8(4):945–954.

39. Inda MM, Bonavia R, Mukasa A, et al. Tumor heterogeneity is an active process maintained by a mutant EGFR-induced cytokine circuit in glioblastoma. *Genes Dev*. August 15, 2010;24(16):1731–1745.

40. Yu H, Kortylewski M, Pardoll D. Crosstalk between cancer and immune cells: role of STAT3 in the tumour microenvironment. *Nat Rev Immunol*. January 2007;7(1):41–51.

41. Wang T, Niu G, Kortylewski M, et al. Regulation of the innate and adaptive immune responses by Stat-3 signaling in tumor cells. *Nat Med*. January 2004;10(1):48–54.

42. Fujita M, Zhu X, Sasaki K, et al. Inhibition of STAT3 promotes the efficacy of adoptive transfer therapy using type-1 CTLs by modulation of the immunological microenvironment in a murine intracranial glioma. *J Immunol*. February 15, 2008;180(4):2089–2098.

43. de la Iglesia N, Konopka G, Lim K-L, et al. Deregulation of a STAT3-interleukin 8 signaling pathway promotes human glioblastoma cell proliferation and invasiveness. *J Neurosci*. June 4, 2008;28(23):5870–5878.

44. de la Iglesia N, Konopka G, Puram SV, et al. Identification of a PTEN-regulated STAT3 brain tumor suppressor pathway. *Genes Dev*. February 15, 2008;22(4):449–462.

45. Boyland E, Williams DC. The estimation of tryptophan metabolites in the urine of patients with cancer of the bladder. *Biochem J*. March 19, 1955;60 (Annual General Meeting):v.

46. Friberg M, Maria F, Ronald J, et al. Indoleamine 2,3-dioxygenase contributes to tumor cell evasion of T cell-mediated rejection. *Int J Cancer*. 2002;101(2):151–155.

47. Nakamura T, Takafumi N, Tomoko S, et al. Expression of indoleamine 2, 3-dioxygenase and the recruitment of Foxp3-expressing regulatory T cells in the development and progression of uterine cervical cancer. *Cancer Sci*. 2007;98(6):874–881.

48. Wainwright DA, Chang AL, Dey M, et al. Durable therapeutic efficacy utilizing combinatorial blockade against IDO, CTLA-4, and PD-L1 in mice with brain tumors. *Clin Cancer Res*. 2014;20(20):5290–5301.

49. Li M, Bolduc AR, Hoda MN, et al. The indoleamine 2,3-dioxygenase pathway controls complement-dependent enhancement of chemo-radiation therapy against murine glioblastoma. *J Immunother Cancer*. July 7, 2014;2:21.

50. Wainwright DA, Balyasnikova IV, Chang AL, et al. IDO expression in brain tumors increases the recruitment of regulatory T cells and negatively impacts survival. *Clin Cancer Res*. 2012;18(22):6110–6121.

51. Mitsuka K, Kentaro M, Tomoyuki K, et al. Expression of indoleamine 2,3-dioxygenase and correlation with pathological malignancy in gliomas. *Neurosurgery*. 2013;72(6):1031–1039.

52. Berghoff AS, Kiesel B, Widhalm G, et al. Programmed death ligand 1 expression and tumor-infiltrating lymphocytes in glioblastoma. *Neuro Oncol*. August 2015;17(8):1064–1075.

53. Sharma P, Allison JP. The future of immune checkpoint therapy. *Science*. April 3, 2015;348(6230):56–61.

54. Hodi FS, O'Day SJ, McDermott DF, et al. Improved survival with ipilimumab in patients

with metastatic melanoma. *N Engl J Med.* August 19, 2010;363(8):711–723.

55. Sunshine J, Taube JM. PD-1/PD-L1 inhibitors. *Curr Opin Pharmacol.* August 2015;23:32–38.

56. Morse MA, Hobeika AC, Osada T, et al. Depletion of human regulatory T cells specifically enhances antigen-specific immune responses to cancer vaccines. *Blood.* August 1, 2008;112(3):610–618.

57. Dannull J, Su Z, Rizzieri D, et al. Enhancement of vaccine-mediated antitumor immunity in cancer patients after depletion of regulatory T cells. *J Clin Invest.* December 2005;115(12):3623–3633.

58. Attia P, Maker AV, Haworth LR, Rogers-Freezer L, Rosenberg SA. Inability of a fusion protein of IL-2 and diphtheria toxin (Denileukin Diftitox, DAB389IL-2, ONTAK) to eliminate regulatory T lymphocytes in patients with melanoma. *J Immunother.* November–December 2005;28(6):582–592.

59. Powell Jr DJ, Felipe-Silva A, Merino MJ, et al. Administration of a CD25-directed immunotoxin, LMB-2, to patients with metastatic melanoma induces a selective partial reduction in regulatory T cells in vivo. *J Immunol.* October 1, 2007;179(7):4919–4928.

60. Kohm AP, McMahon JS, Podojil JR, et al. Cutting Edge: Anti-CD25 monoclonal antibody injection results in the functional inactivation, not depletion, of CD4$^+$CD25$^+$ T regulatory cells. *J Immunol.* March 15, 2006;176(6):3301–3305.

61. Fecci PE, Sweeney AE, Grossi PM, et al. Systemic anti-CD25 monoclonal antibody administration safely enhances immunity in murine glioma without eliminating regulatory T cells. *Clin Cancer Res.* July 15, 2006;12(14 Pt. 1):4294–4305.

62. Jacobs JF, Punt CJ, Lesterhuis WJ, et al. Dendritic cell vaccination in combination with anti-CD25 monoclonal antibody treatment: a phase I/II study in metastatic melanoma patients. *Clin Cancer Res.* October 15, 2010;16(20):5067–5078.

63. Sanchez-Perez LA, Choi BD, Archer GE, et al. Myeloablative temozolomide enhances CD8$^+$T-cell responses to vaccine and is required for efficacy against brain tumors in mice. *PLoS One.* March 18, 2013;8(3):e59082.

64. Dudley ME, Wunderlich JR, Robbins PF, et al. Cancer regression and autoimmunity in patients after clonal repopulation with antitumor lymphocytes. *Science.* October 25, 2002;298(5594):850–854.

65. Dummer W, Niethammer AG, Baccala R, et al. T cell homeostatic proliferation elicits effective antitumor autoimmunity. *J Clin Invest.* July 2002;110(2):185–192.

66. Asavaroengchai W, Kotera Y, Koike N, Pilon-Thomas S, Mulé JJ. Augmentation of antitumor immune responses after adoptive transfer of bone marrow derived from donors immunized with tumor lysate-pulsed dendritic cells. *Biol Blood Marrow Transplant.* August 2004;10(8):524–533.

67. Sampson JH, Aldape KD, Archer GE, et al. Greater chemotherapy-induced lymphopenia enhances tumor-specific immune responses that eliminate EGFRvIII-expressing tumor cells in patients with glioblastoma. *Neuro Oncol.* March 2011;13(3):324–333.

68. Mitchell DA, Cui X, Schmittling RJ, et al. Monoclonal antibody blockade of IL-2 receptor alpha during lymphopenia selectively depletes regulatory T cells in mice and humans. *Blood.* September 15, 2011;118(11):3003–3012.

69. Sampson JH, Schmittling RJ, Archer GE, et al. A pilot study of IL-2Ralpha blockade during lymphopenia depletes regulatory T-cells and correlates with enhanced immunity in patients with glioblastoma. *PLoS One.* 2012;7(2):e31046.

70. Platten M, Wick W, Weller M. Malignant glioma biology: role for TGF-beta in growth, motility, angiogenesis, and immune escape. *Microsc Res Tech.* February 15, 2001;52(4):401–410.

71. Bogdahn U, Hau P, Stockhammer G, et al. Targeted therapy for high-grade glioma with the TGF-β2 inhibitor trabedersen: results of a randomized and controlled phase IIb study. *Neuro Oncol.* January 2011;13(1):132–142.

72. Rodon J, Carducci MA, Sepulveda-Sanchez JM, et al. First-in-human dose study of the novel transforming growth factor-β receptor I kinase inhibitor LY2157299 monohydrate in patients with advanced cancer and glioma. *Clin Cancer Res.* 2014;21(3):553–560. February 1, 2015.

第 3 章

调节性 T 细胞及吲哚胺 -2, 3- 双加氧酶
在脑肿瘤免疫抑制中扮演的角色

M. Dey ■ A.L. Chang ■ J. Miska ■ J. Qiao ■ M.S. Lesniak

The University of Chicago, Chicago, IL, United States

引言

开发抗胶质瘤疗法的最大障碍之一是恶性脑胶质瘤（malignant gliomas，MGs）相关的深度免疫抑制。现有用于治疗 MG 的各种药物均告失败。尽管 MG 病灶中存在相当多的免疫细胞浸润，但其肿瘤环境在很大程度上仍是免疫抑制性的，因此阻碍了潜在的抗肿瘤反应。这种免疫抑制可能是由下述因素造成的，包括：①免疫抑制性细胞如调节性 T 细胞（regulatory T cells，Tregs）[1~3]，

肿瘤相关骨髓源性抑制细胞（myeloid-derived suppressor cells，MDSC）[4, 5]，浆细胞样树突细胞（plasmacytoid dendritic cells，pDC）[6, 7]，等；② TGF-β[8]，IL-10[9]，等细胞因子；③酶，诸如血红素加氧酶 -1（heme-oxygenase-1，HO1）[1, 10]，吲哚胺 -2，3- 双加氧酶（indoleamine-2，3-dioxygenase，IDO）[11, 12] 等酶。而在这些机制中，研究最多的即是 Tregs 和一些调节其功能的因子。

调节性 T 细胞的起源

　　Tregs 已被证实属于 CD_4^+ T 细胞亚群，且具有抑制 T 细胞增殖的能力[13]。尽管在很长一段时间内，上述发现都被认为具有一定疑点。但随后 Treg 主要功能调控因子 Foxp3 的发现，确认了这类细胞的存在[14]。而在这些开创性的发现出现之后，科研工作者付出很多的努力以确定下述问题：这些抑制性细胞的起源是什么？其免疫抑制功能背后的机制是什么？以及如何才能使它们在疾病中失去功能？

　　基于它们的起源，Tregs 被分成两个子集：自然 Tregs（n Tregs）和诱导产生的 Tregs（i Tregs）。n Tregs 在胸腺中发育时，会经历与所有 T 细胞经历相同的"教育"过程。在此过程中，"亲和性窗口"假说是决定其后续命运的核心因素。即发育中的胸腺细胞的 T 细胞受体（T cell receptor，TCR）与胸腺抗原呈递细胞（antigen presenting cell，APC）上的肽类主要组织相容性复合体（major histocompatibility complex，MHC）需保持适当的亲和性[15]。如果 TCR 与 MHC 相互作用的亲和力太高（或太低），那么该胸腺细胞将被移除；仅在处于适当的亲和性范围内时，T 细胞才被容许继续发育。最终，TCR 亲和力是否处于该"窗口"决定了某胸腺细胞是否会发育成一个 nTreg[16]。然而，该理论并不绝对，其他机制可能也在此过程中发挥作用[17]。但总的来说，大多数 Tregs 被认为是由胸腺来源的细胞构成的。

　　另外，在一些情况下，外周分布的 T 细胞也可以分化成被称为 iTregs 的 Tregs 亚群。体外实验最早证实，外周 CD_4^+ T 细胞可以转化为 Treg 系细胞[18]。Chen 等证明 TCR 刺激过程中，转化生长因子 β（TGF-β）处理造成的 T 细胞极化可将幼稚 T 细胞"转化"为 Foxp3+ 抑制性 T 细胞。后续研究发现，白细胞介素（interleukin，IL）-2 和视黄酸是产生这些 iTregs 的重要辅助信号[19]。TGF-β 敲除小鼠[20] 和抗 TGF-β 抗体[21] 验证了上述相关性。在下一节中，我们将描述 Tregs 抑制免疫反应的各种机制。

调节性 T 细胞的功能

确立 Foxp3 作为 Tregs 谱系特异性标记为后续对 Treg 抑制其靶细胞机制的探索提供了可能。Tregs 拥有一系列令人印象深刻的抑制其效应细胞免疫反应的机制,而这些机制都和其本身具有的特性相关。体外试验中,研究人员首先发现 Tregs 细胞具有接触依赖性,因此 Tregs 细胞表达穿孔素和颗粒酶(从而在接触靶细胞后介导其裂解)[22] 是最早的几个发现之一 [22]。而随后在肿瘤微环境中的相关研究也证实了这一点 [23],强调了上述通路与体内实验结果的相关性。细胞毒性 T 淋巴细胞抗原 -4(cytotoxic tlymphocyte antigen-4,CTLA-4)是研究 Treg 功能的开创性标记物 [24],由 Tregs 组成型表达。其在细胞隔室中的敲除可引起小鼠致死性自身免疫病 [25]。因此被认为可能影响 T 细胞与 DC 相互作用及 Treg 与其效应 T 细胞的相互作用,这些内容不在本章范围之内。

Tregs 细胞可以生成强有力的免疫抑制性细胞因子,从而增强其免疫抑制能力,例如 TGF-β[26] 和 IL-10[27]。其他可以解释 Treg 细胞的免疫抑制功能的潜在机制包括其对效应细胞的物理限制 [28],对 IL-2 的作用 [29],通过 Treg CD$_{39}$/73(一对胞外核苷酸酶)表达产生胞外 AMP[30] 等等。上述机制可能作为其功能的备份,也可能暗示着不同位置(即不同引流淋巴结与目标组织)的 Treg 可能扮演不同角色。总而言之,恶性肿瘤中 Treg"劫持"免疫细胞以抑制抗肿瘤反应,已经成为肿瘤诱导的免疫抑制的核心问题。

肿瘤免疫周期中的调节性 T 细胞

历史上曾认为,免疫系统对肿瘤是完全忽视的。然而在过去的二十年中,相关研究已经明确免疫系统对恶性肿瘤存在持续性的监视作用,并且完全有能力消除它们 [31]。从理论上讲,在恶性肿瘤发展过程中,肿瘤细胞死亡释放的危险信号,抗原提呈过程的激活和免疫细胞招募作用应该可以导致免疫的"循环",从而有效地从我们的机体中去除肿瘤 [32]。在许多情况下,上述过程是有效的。但也有很多时候,肿瘤仍能生长。现已有很多机制用以阐明肿瘤是如何防止其自身被破坏的。在这些机制中(对于感兴趣的读者,推荐阅读 the Hallmarks of Cancer [33]),我们将在这里集中讨论 Tregs 扮演的角色和它们在抑制机体抗肿瘤免疫方面扮演的角色。

Tregs 可能对于恶性肿瘤致病过程有重要意义的证据首先来自于其在多种肿瘤中具有明确丰度。在头颈部鳞状细胞癌(head and neck squamous cell carcinoma,

HNSCC)[34]、结直肠癌 [35]、肝癌 [36]、胃癌 [37]、黑色素瘤 [38] 和胶质瘤 [39]（将在稍后详细讨论）（图 3.1）中均发现了 Tregs 的富集。恶性肿瘤对 Tregs 的广泛利用强调了 Tregs 在抑制机体抗肿瘤免疫反应过程中扮演的中心角色。

现已有一些学说用于解释 Tregs 在肿瘤微环境中富集的原因。如 Tregs 表达的多种趋化因子受体，如 C-C 趋化因子受体 2 型（C-C chemokine receptor type 2，CCR2）、4 型和 8 型可导致 Tregs 被特异性招募至肿瘤微环境中 [40]。即肿瘤源性的趋化因子可选择性招募 Tregs 至肿瘤发生位置 [37]。同时恶性肿瘤也可以招募及拉拢具有免疫抑制作用的髓系细胞，如骨髓源性抑制细胞（MDSC），产生可增加 Tregs 招募的趋化因子 [41]。

除招募机制外，考虑到 Tregs 的本身属性，其在肿瘤组织内部富集的特性也可以解释。由肿瘤相关巨噬细胞和 Tregs 本身产生的 TGF-β 不仅增强了肿瘤内的 Tregs 数量，同时还抑制了 T 细胞对肿瘤组织的免疫应答 [42]。Tregs 也

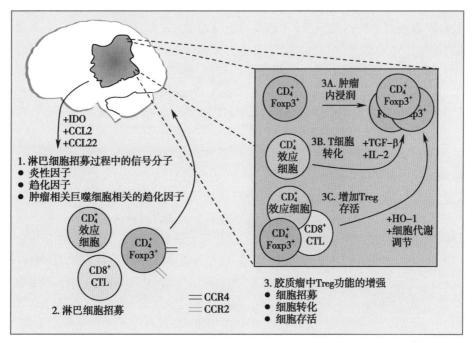

图 3.1　参与胶质瘤中调节性 T 细胞（Treg）招募的因素。许多机制参与胶质母细胞瘤微环境中 Treg 的积聚。包括：①在机体对肿瘤的固有免疫响应过程中，一系列细胞因子和趋化因子被释放到肿瘤微环境中，从而吸引了淋巴细胞的积聚。②有研究表明 Tregs 可通过不同的趋化因子受体表达和其他可溶性因子优先募集到肿瘤部位。③在胶质瘤微环境中，也有一些潜在的机制可解释 Tregs 的主导优势，如 Tregs 的肿瘤内增殖，幼稚 CD4+ T 细胞转化为 Tregs，以及 Tregs 本身具有可在严酷的胶质瘤微环境中生存的能力。上述这些机制对于可在许多胶质瘤患者肿瘤内见到的 Tregs 累积可能都是重要的。CD8 + CTL，CD8+ 细胞毒性 T 淋巴细胞；CCR2/4-C，C 趋化因子受体 2/4 型；HO-1，血红素加氧酶 -1 调节

具有不同的代谢需求，可能影响其在肿瘤组织内的生存[43]，这也是该领域的一个新兴研究方向。此外，Tregs本身有一些基因的差异性表达，允许其在缺氧的环境中存活，如HO1[10]，或缺氧诱导因子（hypoxic inducible factor，HIF）[44,45]。以上仅是解释肿瘤组织中Tregs丰度的部分机制，接下来我们将讨论这些因素在胶质瘤中的作用。

调节性T细胞与胶质瘤

直到最近，研究者才对颅内的淋巴引流具有非常有限的认识[46]，这使得T细胞在胶质瘤中的激活和募集这一现象十分难以解释。但早在认识到颅内存在淋巴引流之前，人们就已经发现在人类和小鼠中存在胶质瘤组织内的Tregs积聚[39,47,48]。在小鼠胶质瘤模型中，Treg在肿瘤中即存在积聚，并且去除这些Tregs可使动物生存时间增加[49]。而这种积聚的原因与其他已建立的肿瘤模型有很多相同之处。胶质瘤（和相关的巨噬细胞/小胶质细胞）产生的各种趋化因子，例如C-C基序趋化因子配体2（C-C motif chemokine ligand 2，CCL2）和CCL22，在体外模型和小鼠模型中均被发现可选择性募集Tregs[49~51]。此外，胶质瘤产生的各种可溶性因子也可增强Tregs的存活和增殖，引起其效应细胞的凋亡[52]。而对于肿瘤组织中幼稚T细胞向iTregs的转化仍具有一些争议，相关研究既有支持该观点[52,53]，亦有反对该观点的[2]。

Treg本身具有的一些性质也可能有助于其在胶质瘤微环境中的存活。如在低氧肿瘤微环境中，Tregs可表达保护其细胞的HO1。其与疾病进展相关[1]，且在胶质母细胞瘤（glioblastoma，GBM）动物模型中对其的抑制可延长相关动物生存期[10]。此外，肿瘤内的低氧环境实际上可驱动Tregs的发展[44,54]。动物模型虽然为胶质瘤生物特性的研究提供了大量有价值的信息，但在最近针对人类胶质瘤样本的综合基因分析中发现了仅在人类样本中存在的四种肿瘤亚型：包括经典型（classical），神经元型（neural），间质型（mesenchymal）和前神经元型（proneural）[55]。每种亚型在其假设的起源细胞，侵袭性，周围的环境均具有差别。有趣的是，最近发现GBM的间叶型具有最多的免疫细胞募集，对应该肿瘤组织中大量Tregs流入[56]。上述数据表明，不同胶质瘤亚型中，上述免疫细胞可能扮演不同角色。因此针对某种亚型患者的靶向治疗可能带来较其对其他亚型患者更佳的治疗效果。

免疫和肿瘤中的色氨酸代谢

近来癌症生物学的新兴领域之一为肿瘤细胞的代谢需要及代谢调节。其中，从色氨酸（tryptophan, Trp）到 N- 甲酰犬尿氨酸（N-formylkynurenine, Kyn）的分解代谢（图 3.2）是固有和适应性免疫反应的主要调节模式。这种代谢免疫调节通过沿 Kyn 通路上 Trp 的氧化分解代谢进行。在 Trp 降解为 Kyn 的过程中，

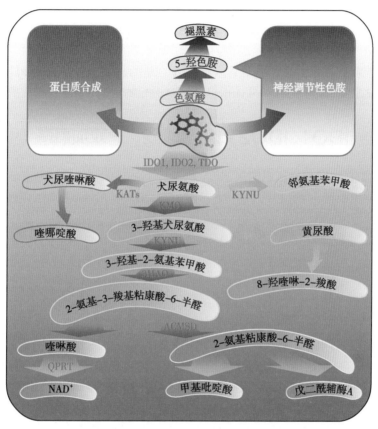

图 3.2　犬尿氨酸代谢通路。必需氨基酸 L- 色氨酸可用于蛋白质的合成，也可转化为色胺或分流到 5- 羟色胺合成通路。而犬尿氨酸途径则起始于色氨酸在吲哚胺 -2, 3- 双加氧酶 1（IDO1），IDO2 及色氨酸 -2, 3- 双加氧酶的催化下，转化为 N- 甲酰犬尿氨酸。犬尿氨酸又可通过三个下游通路进行代谢。如犬尿氨酸可通过犬尿氨酸氨基转移酶家族（kynurenine aminotransferases, KAT）催化，发生不可逆的转氨基反应，形成犬尿喹啉酸。或借由犬尿氨酸酶（kynurenase, KYNU）催化，犬尿氨酸可降解为邻氨基苯甲酸，在通过非特异性羟基化作用转化为 3- 羟基邻氨基苯甲酸后，在更下游重新进入犬尿氨酸途径。还可以经过犬尿氨酸 -3- 单加氧酶（kynurenine-3-monooxygenase, KMO）催化将犬尿氨酸转化为 3- 羟基犬尿氨酸，然后通过 KYNU 活性将其降解为 3- 羟基邻氨基苯甲酸。3- 羟基邻氨基苯甲酸是 3- 羟基邻氨基苯甲酸氧化酶（3-hydroxyanthranilate oxidase, 3HAO）的底物，最终产生 2- 氨基 -3- 羧基粘康酸 -6- 半醛（ACMS）。ACMS 经历重排后形成喹啉酸，其可通过喹啉酸磷酸核糖转移酶（quinolinate phosphoribosyltransferase, QPRT）用于 NAD+ 合成。或借助 2- 氨基 -3- 羧基粘康酸 -6- 半醛 - 脱羧酶可使 ACMS 的分解代谢级联继续至甲基吡啶酸或戊二酰辅酶 A（CoA）

主要有三种酶参与催化：IDO1，IDO2和色氨酸-2,3-双加氧酶（tryptophan-2, 3-dioxygenase，TDO）。其中，IDO途径包括三种参与降解Trp的酶，Kyn的直接代谢产物和存在于Kyn下游的代谢产物（例如喹啉酸和吡啶甲酸）。Trp耗竭能够触发氨基酸感应途径以限制效应细胞内的免疫应答[57]。另外，Kyn是芳香烃受体（aryl hydrocarbon receptor，AhR）的内源性配体，其可介导下游免疫调节功能。[58]AhR传统上被认为是环境毒素的受体，其在免疫调节中的作用最近越发被认识到。IDO通路可减弱正在进行的免疫反应，而该能力可在肿瘤中发生失调，并在耐受机体抵抗肿瘤方面起到重要作用。

IDO1、IDO2和色氨酸-2,3-双加氧酶

　　IDO1是Trp分解代谢的限速酶，也是三个公认的催化色氨酸Trp吲哚环氧化解离生成Kyn的酶其中之一[59]（图3.3）。IDO1在抗原提呈细胞（如树突状细胞或巨噬细胞）、上皮细胞、内皮细胞以及肿瘤细胞等多种细胞中都有表达[60]。20世纪70年代后期，一些早期的研究工作将IDO1作为第一个干扰素激活基因进行了详细描述[61]。单核和基质细胞中的干扰素能明显增强IDO的表达[62~64]。在单核细胞中，γ-干扰素依赖诱导的IDO1表达依赖于信号转导和转录激活因子1（signal transducer and activator of transcription 1，STAT1）和干扰素调节因子4（interferon regulatory factor 4，IRF4）的活化作用。一项独立的研究表明：脾脏CD_{19}^+树突状细胞（DCs）中IDO1的表达上调是由共刺激分子$CD_{80/86}$与可溶性细胞毒性T淋巴细胞抗原4免疫球蛋白（CLTA4-Ig）结合所介导的[65]。同时，CpG寡核苷酸序列激活Toll样受体-9（TLR9）也会造成脾脏中CD_{19}^+树突状细胞（CDs）的IDO表达上调[66]。而TLR9和$CD_{80/86}$两种IDO1表达调节模式都依赖于IFN-α的产生。最早的关于IDO1的免疫学作用的论述来自于小鼠同种异体胚胎排斥反应研究。在使用IDO抑制剂1-甲基色氨酸（1-methyltryptophan，1-MT）治疗同种异体受孕小鼠模型后导致排斥反应，提示IDO的活性对预防母体淋巴细胞介导的胎儿排斥反应至关重要[67]。IDO1还可以通过募集SHP1和SHP2而作为独立于其酶活性的信号分子，而这一信号复合体需要浆细胞样树突状细胞（pDCs）中转化生长因子β的持续耐受来维持[68]。

　　Trp的分解代谢也可以通过IDO2完成。IDO2基因与IDO1基因密切相关，位于人和鼠8号染色体上的IDO1基因附近，且和IDO1基因在组织之间的表达模式几乎没有重叠[69~73]：IDO1主要在结肠和附睾表达，而IDO2最早发现在大脑皮层、肝脏和肾脏表达。并且这两个基因表达可能是被分别调控，因为发现在小鼠间充质干细胞中的IFN-γ并不能诱导IDO2基因的全长表达[64]。IDO2的

表达也受到某些炎症刺激如病原体的调节：如脑弓形虫感染的患者，IDO2 和 IDO1 的表达都上调[74]。IDO2 的 Km 值比 Trp 的生理浓度高几乎 100 倍，这表明 IDO2 对 Trp 的降解并不起主要作用。IDO2 的减弱作用的额外证据也可以在人类中存在的 IDO2 的两种基因多态性：R248W 和 Y359X 中找到。

尽管 R248W 多态性 IDO2 基因编码的酶活性显著降低，Y359X 多态性 IDO2 基因编码缩短的非功能蛋白，但这些基因多态性在 50% 的白人种群中存在。然而，在小鼠模型中，IDO2 又确实对 Tregs 产生以及作为自身免疫性关节炎的炎症介质等免疫情况中发挥作用[65, 75~78]。

肝脏中的 Trp 转化为 Kyn 也可由活性 TDO 所介导。就一级结构和四级结构而言，TDO 与 IDO 在酶的蛋白结构上并无关联。相反，与 IDO1 和 IDO2 的单体结构不同，TDO 是以四聚体的形式来执行功能的[72]。TDO 是分解代谢食物中来源 Trp 的主要酶类，并受到血液中的 Trp 浓度的正向调节。也有新

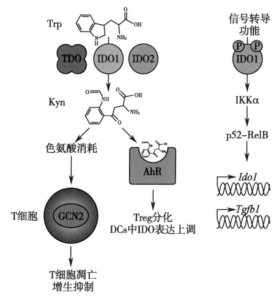

图 3.3　Trp 由 IDO1、IDO2 以及 TDO 三种主要的酶来分解代谢。TDO 与其他两个紧密相关的 IDO 基因并不共享序列和结构同源，并且以四聚体而不是单体的形式行使功能。Trp 的分解代谢是通过 Trp 消耗以及 Kyn 与 AhR 结合两种方式所介导的。T 细胞通过 GCN2 来感受色氨酸缺乏，从而抑制 T 细胞增殖及诱导凋亡。与 Kyn 结合后，AhR 就会作为转录因子转移入核。AhR 的下游活化效应包括促进 Tregs 分化，诱导树突状细胞中 IDO 的表达。IDO1 也有独立于其酶解活性的信号转导功能。IDO1 上的两个络氨酸结合抑制位点处的免疫受体磷酸化后，通过 IKKα 途径，激活下游的信号转导通路，从而增强 IDO 和 TGF-β 的转录。Trp，色氨酸；TDO，色氨酸 -2, 3- 双加氧酶；IDO1，吲哚胺 -2, 3- 双加氧酶 1；IDO2，吲哚胺 -2, 3- 双加氧酶 2；Kyn，N- 甲酰犬尿氨酸；GCN2，一般性调控阻遏蛋白激酶 2；AhR，芳香烃受体

的证据表明 TDO 在大脑中也有表达,可能是作为神经活性 kyn 代谢途径的调节因子而行使功能 [79]。与正常肝脏中行使功能的 TDO 相比,肝细胞肝癌中 TDO 的表达水平在一个较高水平。TDO 的持续表达现已在来源于胶质母细胞瘤、结肠直肠癌、头颈部鳞癌和胆囊癌这几种肿瘤的细胞系中有所描述 [80, 81]。

芳香烃受体

AhR 是一种配体激活的转录因子,最初被当做 2,3,7,8- 四氯二苯并二噁英 (2,3,7,8-tetrachlorodibenzo-p-dioxin, TCDD) 和其他的多环芳香烃的一种受体 [82]。一旦与配体结合后,胞质中的 AhR 转移入核并促进细胞色素 P450 基因簇的转录,这其中许多基因主要编码与毒素代谢相关的酶。通过观察 TCDD 暴露导致胸腺萎缩和免疫抑制这一现象,最早确认了 AhR 的免疫相关活性 [83]。由于吲哚以及其他的 Trp 衍生物一直被当做 AhR 的潜在配体,Trp 分解代谢的产物 Kyn 的免疫调节作用被认识以后,AhR 也被当成 Kyn 的潜在受体来研究。的确也已经证实 Kyn 是 T 细胞上 AhR 的一种内源性配体,而且这种(受体与配体结合)相互作用对 Treg 细胞的体外增殖至关重要 [84, 85]。AhR 配体也能调节 DCs 中的 IDO 的表达水平,并在 DCs 的免疫调节过程中发挥作用 [85, 86]。

IDO 通路调节免疫的机制

现在认为,IDO 通路主要通过两个机制来调节免疫系统:即 Trp 消耗和 Kyn 途径代谢产物的下游激活作用。T 细胞通过未结合氨基酸的 tRNA 来感受 Trp 消耗,其可激活一般性调控阻遏蛋白激酶 2(general control nonderepressible 2, GCN2),这种酶会导致细胞周期停滞以及诱导失能 [87]。GCN2 通过使起始因子 eIF-2α 磷酸化而有效地阻滞绝大多数信使 RNA(mRNA)转录本的翻译过程。但是在这个过程中,其他一些转录因子如诱导产生白细胞介素 6(IL-6)和 CCL2 的免疫调节转录因子肝抑制蛋白(LIP)的翻译反而变得更加有利 [88]。Trp 消耗对 T 细胞产生的影响还包括通过雷帕霉素(mechanistic target of rapamycin complex, mTOR)复合体通路机制靶标的激活导致 T 细胞增殖清除 [89]。在这一过程中,IDO 介导的 Trp 分解代谢抑制雷帕霉素复合体 -1(mTOR complex 1, mTORC1)功能,最终导致 Trp 缺乏的 T 细胞启动自噬。在配体脂多糖再激发试验的耐受模型中,深入研究 L-Kyn 作为 AhR 内源性配体的作用时发现,它对于 AhR 途径、IDO1 功活化以及 TGF-β 途径都是必要的 [90]。在这项研究中,研究人员发现:IDO 途径依赖的脂多糖(lipopolysaccharide, LPS)再激发试验耐受对于抗伤寒沙门杆菌感染以及 B 族链球菌介导的脓毒性关节炎的免疫保护至关重要。AhR 的下游活性是高度配体依赖性的：某些 AhR 配体能够增加 Tregs 的产生或支持 T 辅助细胞（T helper 17cell，Th17）分化[91，92]。

肿瘤和胶质瘤中的 IDO 通路

20 世纪 50 年代，对癌症患者的早期观察发现 Trp 分解代谢增强与肿瘤息息相关[93]。许多类型的肿瘤中都发现 IDO1 的过表达，并且和不良预后有关[94~96]。肿瘤中的 IDO1 过表达有可能造成抑癌基因 Bin1 的缺失，因为 Bin1 的表达通常随着肿瘤进展而受到抑制[97]。在小鼠肺癌和乳腺癌转移模型中进一步研究发现：IDO 通过影响炎症微环境驱动癌症进展[98]。在癌症背景下，IDO 通路的免疫抑制特性可能是因为其在肿瘤细胞或肿瘤微环境内的细胞中活化所致。在一项涵盖 15 种癌症类型，866 个肿瘤样品的大型研究中发现，IDO1 免疫组织化学染色的结果有三种分布模式：肿瘤细胞（20% 的样品），位于肿瘤基质的淋巴细胞浸润部分中的间质细胞（47% 的样品），内皮细胞（14% 的样品），这三种分布可以分别出现或组合出现[95]。肿瘤和宿主细胞中的 IDO1 表达被认为是抗检查点免疫治疗的抵抗机制。在胶质瘤中，TDO、Kyn 和 AhR 在促进肿瘤细胞运动、存活以及抑制抗瘤 T 细胞应答等过程中发挥作用[80]。这项研究还发现，AhR 的过表达与几种癌症的不良预后相关。作者课题组的研究也表明 IDO 能够聚集 Tregs 于脑肿瘤部位从而参与组成高度免疫抑制的胶质瘤微环境。鉴于 IDO1 的调节依赖于干扰素，肿瘤可以表达 IDO1 来响应肿瘤微环境内活化的淋巴细胞产生的 IFN-γ。然而，肿瘤也能不依赖炎症刺激而获得 IDO1 的表达，可能在致癌转化过程中作为防御机制来抵抗免疫系统的作用，促进肿瘤发生。特别是大脑中的 Trp 似乎是作为中枢神经系统"免疫豁免"（避免异常的免疫应答对中枢神经系统组织的破坏）的一部分而存在[80，100，101]。IDO 途径介导的 Trp 代谢能够被进展中的脑肿瘤选择并扩增为免疫逃避的长效机制。

靶向调节性 T 细胞的临床前模型

现已证明即便在肿瘤发展的早期过程中，Tregs 都参与并诱导免疫抑制；科学家现已探索了治疗性消耗及功能性灭活体内的 Tregs 等不同的策略，来增强抗瘤免疫效应和免疫治疗[104~107]。在荷瘤小鼠模型中，CD_{25} 单克隆抗体（mAb）被用来中和 CD_{25} 阳性的 Tregs 从而达到促进免疫监视、增强宿主肿瘤免疫以及免疫治疗的作用[104~106]。CD_{25} 单抗不仅降低肿瘤中的 CD_4^+、CD_{25}^+ T

细胞的浸润程度，还清除了它们的抑制活性；并抑制 Tregs 的功能，从而导致淋巴细胞的增殖增强、产生的 IFN-γ 增多，最终使得高达 80% 的体外培养的胶质瘤细胞裂解[108]。我们和其他几个研究小组用接种 GL261 胶质瘤细胞的小鼠模型证明：使用 CD_{25} 单抗预处理的小鼠生存寿命显著长于那些携带肿瘤以及接受对照 IgG 抗体的小鼠[109]。而且，与 CD_{25} 单抗全身静脉给药相比较，腹腔和颅内联合注射 CD_{25} 单抗的方法能彻底抑制肿瘤生长，进一步延长生存时间[108, 110]。通过 CD_{25} 单抗杀伤 Tregs 也显著增强了 DC 疫苗的功效。但是，这种方法应用的主要的局限之一是：在活化的效应 T 细胞中，也有 CD_{25} 的表达，甚至在活化的骨髓树突状细胞（DCs）上也存在瞬时表达[112, 113]。因此，使用靶向 CD_{25} 抗体的方法可能会致使其他执行抗瘤应答的免疫细胞死亡[114]。因为 Foxp3 是目前已知的几乎只在小鼠 Tregs 上特异表达的基因产物，理论上，它可用做清除 Tregs 的首选靶标。在荷瘤小鼠模型中，CD_{25} 单抗介导与 Foxp3 靶向的 Tregs 清除作用稍有不同：CD_{25} 单抗杀伤全身的 Tregs，而 Foxp3 疫苗只针对瘤内的 Tregs，并不会对外周的 Tregs 产生影响[115]。通过使用 Foxp3mRNA 转染 DC 细胞，携带 Foxp3 的 Tregs 细胞可以在小鼠模型中成为靶点。经过 Foxp3mRNA 转染后的 DCs 会引发强烈的 Foxp3 特异性 T 细胞应答和疫苗相关的保护性免疫。疫苗改造后的效应 T 细胞可差异特异地靶向异常程序化，且表型不同的瘤内 Tregs[11, 116~118]。另一种靶向 Tregs 中 Foxp3 的策略就是利用合成多肽 P60。它能够直接与 Foxp3 结合并抑制其转移入核，降低 Foxp3 对 NF-kB 和活化 T 细胞核因子（NFAT）转录的抑制作用。在临床前小鼠模型中，P60 能够有效激活抗植入肿瘤的免疫相关保护作用[119]。虽已证明它在预临床模型中是一个有潜力的对策，但是仍有待在临床中继续进行验证。

　　化疗药物最常见和最明显的副作用之一是淋巴细胞减少症。有趣的是，许多化疗药能以时间或剂量依赖性的方式导致 Tregs 的优先消耗。目前广泛使用的 DNA- 烷化剂环磷酰胺（CTX）能消灭疫苗接种模型中的调节性和效应性 T 细胞。然而，由于效应 T 细胞的重构早于 Tregs，所以最终还是强化了肿瘤特异性疫苗的作用[107]。此外，在不妨碍效应 CD_4^+ T 细胞活力情况下，低剂量 CTX 化疗（也称为 CTX 节律化疗）可诱导 Treg 细胞凋亡、扩展抗原特异性的肿瘤反应性 T 细胞，并恢复 DCs 稳态[120~123]。研究发现 CTX 诱导的 Tregs 抑制是由 DC 细胞内不同隔室间不平衡所致。它优先杀伤 CD_8^+ 的淋巴内 DC，并且能增强 DC 细胞迁移、产生细胞因子和抗原提呈的能力[124]。在小鼠结肠癌模型上联合使用 IL-12 和 CTX 不仅能够杀伤肿瘤内的 Tregs，对 MDSCs 也有杀伤效果，同时又能够刺激肿瘤微环境中的髓系来源的促炎性细胞，导致肿瘤生长抑制[125]；在犬的癌症模型中联合使用 IL-12 和 CTX 后也报道了与 CTX 单独使用时相似的结果：犬外周血中 Tregs 的总数和比例降低，同时血清中的 IFN-α 浓度升高 [126, 127]。因为使用低剂量 CTX 选择性杀伤 Tregs 可以恢复 NK 细胞的抗瘤活性，所以 Tregs 的消耗可以恢复恶性肿瘤中的 NK 细胞功能。瘤内注射肿瘤坏死因子（TNF）家族共刺激受体 OX40 的单抗可灭活 Tregs 而增加 NK 细胞活性，导致小鼠肿瘤的生长受到抑制 [128]。另一种广泛使用的恶性胶质瘤（MG）一线化疗药替莫唑胺（temozolomide），其抑制 Treg 的能力也已熟知，这部分内容在临床试验部分详细讨论。

随着对 Tregs 细胞发育、活化及功能相关的分子和细胞学基础的理解的深入，调控 Tregs 功能的策略也应运而生。TGF-β 能促进 nTregs 的增殖，在刺激幼稚 CD$_4^+$ T 辅助细胞分化 i Treg 的过程中也发挥着关键作用 [129]。使用 TGF-β 抗体治疗肿瘤可以增强抗肿瘤免疫效果。

调控 Tregs 的另一个潜在的方法是通过抑制分子 CTLA-4。T 细胞上的 CTLA-4 与其在 DC 上的配体的结合后可诱导 Tregs 的活化，阻止效应 T 细胞激活，妨碍 DC 功能以及 Tregs 的产生 [130]。CTLA-4 不仅与胶质瘤进展和预后有关，其多态性也是鉴定胶质瘤发展风险潜在的临床相关分子标志 [131]。在使用 DCs 疫苗的情况下，结合 Tregs 清除与 CTLA-4 靶向不仅造成由胶质瘤特异性细胞毒性 T 细胞以及 Tconv 效应 T 细胞应答所介导的局部肿瘤生长抑制，同时也增加了抗神经胶质瘤的抗体滴度 [132]。CTLA-4 的中和抗体 9H10 已被成功地用于临床前胶质瘤模型中，能恢复正常的 CD$_4$ 细胞数量、降低 Tregs 的比例并延长生存时间 [133]。有研究报道肿瘤中表达 PD-L1 的 DCs 可诱导 Tregs 分化并促进 Tregs 的增殖 [134]。此外，在其他恶性肿瘤中，联合靶向 CTLA-4 和 / 或 PD-L1 会妨碍 Tregs 的诱导与增殖，形成更有效的抗肿瘤免疫应答 [135]。再者，将抗 CTLA-4 和 PD-1 的抗体与来那度胺和泊马度胺等化疗药联合使用 [136~138]，通过抑制 Tregs 的增殖和功能来促进 NK 细胞活化，从而增强抗肿瘤作用。

到目前为止，大量的研究工作致力于开发专门消耗和调控肿瘤中 Tregs 功能的策略。然而除去 Tregs 也会产生诸如自身免疫性病理改变的后遗症。更加深入的认识 Tregs 与其他免疫细胞之间相互作用的机制能为制定最有效的杀伤 Tregs 的方法提供宝贵的信息，在不产生显著副作用的同时，保存效应（NK 或 T）细胞和 Treg 细胞的积极作用来实现抗肿瘤功效。

靶向 IDO 的临床前模型

部分研究表明：在肿瘤发展和进展的过程中，IDO 的表达与 Tregs 丰度之间存在很强的相关性 [77, 139]，尤其是表达 IDO 的 DCs 能调节 Tregs 的增殖和活

化 [77, 140]。也有研究表明，IDO 抑制剂全身静脉给药能够延缓小鼠肿瘤的生长 [141]。更重要的是，在接种了转染表达 IDO1、抵抗免疫介导的肿瘤排斥反应的 p815B 细胞株的荷瘤小鼠上，静脉注射 IDO1 抑制剂能够逆转这种免疫耐受，从而有效地抑制肿瘤生长 [96]。在同样族系的小鼠 GL261 胶质瘤模型中，我们发现肿瘤细胞来源的 IDO1 募集 Tregs 进入肿瘤的能力更强，而沉默 IDO1 基因能够显著降低渗透进肿瘤的 Tregs，并延长小鼠的生存时间 [11, 12]。尽管在我们的研究中，单独使用 IDO1 抑制剂（L-1-MT）并不能抑制肿瘤的生长，但是与放疗和 TMZ 合用相比较，联合使用另一种抑制剂（DL-1-MT）、放射治疗（RT）和 TMZ 具有明显的生存收益 [142]。

临床试验数据

目前科学界对降低 Treg 数量和 / 或功能影响最大的单一疗法和 / 或组合疗法的研究非常活跃。然而，由于大多数细胞毒性化疗药物会引起骨髓抑制和相关的淋巴细胞减少症，如果将化疗与免疫治疗相结合将使免疫治疗减效。而近来部分文献提示，这种全身淋巴细胞减少可能仅为为特定的 T 细胞亚群减少，为这一领域研究带来了曙光。

第二代 DNA 烷化剂 TMZ 可以使 DNA 的鸟嘌呤 O6 位甲基化，引起双链 DNA 交联和 DNA 损伤，是恶性胶质瘤的一线化疗药物。其耐受性良好，可延长患者的生存期，但存在淋巴细胞减少，诱导免疫抑制等问题 [143, 144]。研究发现，与 TMZ 有关的淋巴细胞减少症为选择性消耗 $CD_4^+CD_{25}^+$ 的 Treg [145]。Heimberger 等巧妙地利用了 TMZ 的这一特性，在 TMZ 诱导的 Treg 消耗达到最大值时，可把握时机使用靶向于表皮生长因子受体变异体Ⅲ（epidermal growth factor receptor variant Ⅲ，EGFRvⅢ）的肽疫苗进行治疗。通过这种策略，他们证明了化疗和免疫治疗可同时进行，而不会消除免疫治疗效果 [146]。而上述观察结论在对新诊断的 GBM 患者应用 EGFRvⅢ疫苗的一个大规模多中心Ⅱ期临床试验（ACT Ⅲ试验）已得到证实，该试验表明在 Treg 消耗过程中的适当时间点联合免疫增强疫苗可为现有的标准治疗提供额外的生存获益 [147]。目前一项正在进行的Ⅲ期双盲随机试验（"ACT Ⅳ"）正在进一步验证该结论。由于 TMZ 是当前胶质瘤患者的标准治疗，因此，这种调控 TMZ 诱导的有益"副作用"以进行的治疗对该类胶质瘤患者是尤其具有吸引力的。

另一种烷化剂，CTX，最近被发现通过刺激免疫应答的效应臂来诱导抗肿瘤免疫反应，同时在实验室研究中发现有抑制抑制臂的作用 [148, 149]。在一项 12 名难治性转移性乳腺癌患者入组的临床研究中，单药 CTX 治疗使循环 Treg 一过性降低超过 40%。然而，治疗中 Treg 细胞增殖活性的增加，最终导致 Treg 细胞水平回到了使用 CTX 药物治疗前的水平[150]。这种一过性 Treg 消耗引起了乳腺中肿瘤反应性 T 细胞的增加，并在整个疗程保持高位，与疾病稳定和总体生存时间相关。临床上已经尝试在包括 MG 在内的多种人类癌症中进行节律 CTX 化疗以促进 Treg 消耗[151~155]。然而，该治疗的最佳时机仍需要根据肿瘤的具体位置和病理情况进行进一步研究以确认。

　　在临床前研究中显示可有效消耗 Tregs 的另一种方法是靶向 CD_{25} 治疗，CD_{25} 是 Tregs 上组成型表达的一种表面标记物。在临床上，Kreitman 等的 I 期临床试验使用 LMB-2（一种与截短的假单胞菌外毒素偶联的 CD_{25} 单抗），在血液恶性肿瘤患者中得到了良好的疗效[156]。然而对于转移性黑色素瘤，LMB-2 虽然也可诱导 Treg 一过性降低，但不能增强对肿瘤疫苗的免疫应答[157]。类似的混杂结果也在重组 IL-2 白喉毒素偶联物，DAB（389）IL-2（也称为地尼白介素）中被报道，它们都是以 Treg 消耗剂的身份被设计的[158~160]。在一项皮肤 T 细胞淋巴瘤的 III 期临床试验中，地尼白介素（denileukin diftitox）对临床疗效和无进展生存期（progression-free survival, PFS）具有显著且持久的影响，且有良好的安全性[161]。然而，在非霍奇金淋巴瘤中，地尼白介素与利妥昔单抗（rituximab）联合治疗具有显著增加的毒性，而并不改善临床疗效或延缓进展时间[162]。在关于恶性胶质瘤的一项随机、安慰剂对照的初步研究中，人源化 CD_{25} 单抗、达利珠单抗（daclizumab）及针对 EGFRvIII 的肽疫苗联合 TMZ 治疗，可安全地选择性地消耗 Treg，而不产生自身免疫毒性症状[163]。

　　基于相关的临床前试验，人源化 CTLA-4 单抗已经成功地在临床试验中被证实可用于治疗转移性黑素瘤[164, 165]。然而，这些早期临床试验也发现了一些抗 CTLA-4 抗体治疗引起的免疫相关不良反应，如垂体炎，脑膜炎和吉兰 - 巴雷综合征等[166]。目前抗 CTLA-4 抗体已被试用于 MG 的治疗，但这些临床试验的结果仍尚未报道[167~169]。

　　此外，糖皮质激素诱导的肿瘤坏死因子受体（glucocorticoid-induced tumour necrosis factor receptor, GITR）也在 Treg 上持续高表达[116]。GITR-GITR 配体相互作用可使 T 细胞更不易受 Treg 抑制影响，也可直接抑制 Tregs 对 T 细胞的抑制能力[170]。在临床前试验中，激动性 GITR 单抗引起 T 细胞兴奋可减弱 Treg 介导的抑制作用，并通过细胞毒性 T 细胞和经典 T 细胞增加 IFN-γ 分泌增强杀伤肿瘤作用。目前，已有一种人源化 GITR 单抗（TRX518）正处于 I 期安全性和耐受性剂量递增临床试验中，入组的患者为具有可切除肿瘤的晚期（III 和 IV 期）黑素瘤患者。此外，OX40 作为在 Treg 上表达的 TNF 受体家族的另一成员，也可用于临床靶向治疗。尽管 OX40 尚未对 MG 进行试验，但 OX40 单克隆抗体已被用于一项治疗转移性黑色素瘤患者的 I/II 期临床试验（NCT01689870），以及治疗晚期癌症的 I 期临床试验（NCT01644968）。

IDO1，IDO2 和 TDO 的活性可被一些化学抑制剂抑制。而现有 1-MT 的 L 和 D- 立体异构体即是在临床试验中较为热门的此类抑制剂。这两种抑制剂可以不同的亲和力与 IDO1、IDO2 和 TDO 结合，并展现复杂的与酶结合及抑制其功能的关系。其中，IDO1 与 L-1-MT 的结合亲和力比 D-1-MT 高 10 倍 [171]，IDO2 则被 L-1-MT 更有效抑制 [172~174]，而 D-1-MT 的治疗效果为 IDO1 依赖性 [175]。基于上述发现，D-1-MT 已经在 I 期临床试验中被试用于治疗转移性和 / 或难治性实体肿瘤（NCT00567931），结果仍未明确。由于 IDO 在免疫抑制中发挥重要的作用，对特异性 IDO1、IDO2 和 TDO 抑制剂的研究一直是一个非常活跃的领域，而这一领域目前已经产生了一些有前景的发现，如 INCB024360 和 Amg-1 可选择性抑制 IDO1[176, 177]，泰妥拉唑（tenatoprazole）可选择性抑制 IDO2[178]，LM10 可选择性抑制 TDO[81]。目前已有一些临床试验正在评估这些 IDO 抑制剂在多种肿瘤治疗中的安全性和有效性（表 3.1）。

表 3.1　目前正在临床试验测试的各种吲哚胺 -2,3- 双加氧酶(IDO)抑制剂

试验注册号	IDO 抑制剂	肿瘤类型	试验说明	状态
NCT02042430	INCB024360	卵巢癌、输卵管癌或原发腹膜癌	INCB024360 用于术前治疗新诊断的 III-IV 期上皮性卵巢癌，输卵管癌或原发性腹膜癌患者	招募
NCT01982487	INCB024360	卵巢癌、输卵管癌或原发腹膜癌	疫苗疗法和 IDO1 抑制剂 INCB024360 用于治疗缓解期的卵巢上皮癌，输卵管癌或原发性腹膜癌患者	取消
NCT01219348	IDO 肽疫苗	非小细胞型肺癌	IDO 肽疫苗用于 III-IV 期非小细胞肺癌患者（IDO 疫苗）	完成
NCT02166905	INCB024360	卵巢癌、输卵管癌或原发腹膜癌	DEC-205/NY-ESO-1 融合蛋白 CDX-1401, poly ICLC 和 IDO1 抑制剂 INCB024360 用于治疗缓解期的卵巢癌，输卵管癌或原发性腹膜癌患者	招募
NCT01961115	INCB024360	黑色素瘤	INCB024360 和疫苗疗法应用于治疗 III-IV 期黑素瘤患者	招募
NCT01685255	INCB024360	卵巢癌、输卵管癌或原发腹膜癌	IDO 抑制剂 INCB024360 对比他莫西芬（tamoxifen）治疗上皮性卵巢癌、原发性腹膜癌或输卵管癌一线化疗完全缓解后生化复发的 II 期研究	完成

续表

试验注册号	IDO 抑制剂	肿瘤类型	试验说明	状态
NCT02118285	INCB024360	卵巢癌、输卵管癌或原发腹膜癌	腹腔内自然杀伤细胞和 INCB024360 用于复发性卵巢癌,输卵管癌和原发性腹膜	招募
NCT01792050	D-1-MT(D-1- 甲基色氨酸)	乳腺癌	化疗联合 IDO 抑制剂治疗转移性乳腺癌的研究	招募
NCT02460367	D-1-MT	非小细胞肺癌	经过治疗的高级别非小细胞肺癌的免疫治疗联合研究	未招募
NCT00739609	D-1-MT	实体肿瘤	IDO 抑制剂治疗复发或难治性实体瘤的研究(D-1-MT)	终止
NCT02502708	D-1-MT	胶质瘤	IDO 通路抑制剂 D-1-MT(indoximod)和 TMZ 治疗原发性恶性脑肿瘤患儿的研究	未招募
NCT02052648	D-1-MT	胶质瘤	IDO 抑制剂和 TMZ 治疗成人原发性恶性脑肿瘤的研究	招募
NCT02048709	GDC-0919	实体肿瘤	IDO 抑制剂在晚期实体瘤中的应用	招募
NCT02077881	D-1-MT	胰腺癌	IDO 抑制剂联合吉西他滨(gemcitabine)和纳米白蛋白结合型紫杉醇(nabpaclitaxel)治疗转移性胰腺癌的研究	招募
NCT00567931	D-1-MT	实体肿瘤	1- 甲基 -D- 色氨酸治疗无法通过手术切除的转移性或难治性实体瘤	完成
NCT02559492	INCB024360	实体肿瘤	INCB039110 联合 INCB024360 和 / 或 INCB039110 联合 INCB050465 用于晚期实体瘤	未招募
NCT01543464	IDO/ 生存素肽疫苗	黑色素瘤	肽疫苗和 TMZ 治疗转移性黑色素瘤患者	终止
NCT02073123	D-1-MT	黑色素瘤	IDO 抑制剂联合伊匹单抗(ipilimumab)治疗成人转移性黑色素瘤的研究	招募
NCT01604889	INCB024360	黑色素瘤	伊匹单抗联合 INCB024360 或安慰剂治疗不可切除或转移性黑素瘤的随机且使用盲法、进行安慰剂对照的 I/II 期研究	申请阶段,尚未招募

结论

现有的临床前试验和临床试验显示，免疫治疗的成功有赖于免疫抑制的问题的解决。而对于 MG 的治疗，Tregs 和 IDO 作为两种被深入研究的因素，其与肿瘤微环境中的深度免疫抑制密切相关，但在此过程中设计的具体机制仍尚未被完全研究清楚。现有的一些正在进行的临床试验可能在不久的将来向我们给出上述问题的答案，并有助于提高这些免疫治疗的疗效及进一步优化针对肿瘤诱导免疫抑制的靶向治疗。

（曹航　黄琦　刘培堃　李学军　译）

参考文献

1. El Andaloussi A, Lesniak MS. CD4(+)CD25(+)FoxP3(+) T-cell infiltration and heme oxygenase-1 expression correlate with tumor grade in human gliomas. *J Neuro Oncol.* 2007;83:145–152.
2. Wainwright DA, Sengupta S, Han Y, Lesniak MS. Thymus-derived rather than tumor-induced regulatory T cells predominate in brain tumors. *Neuro Oncol.* 2011;13:1308–1323.
3. Wainwright DA, Dey M, Chang A, Lesniak MS. Targeting Tregs in malignant brain cancer: overcoming IDO. *Front Immunol.* 2013;4:116.
4. Fujita M, Kohanbash G, Fellows-Mayle W, et al. COX-2 blockade suppresses glioma-genesis by inhibiting myeloid-derived suppressor cells. *Cancer Res.* 2011;71:2664–2674.
5. Kohanbash G, Okada H. Myeloid-derived suppressor cells (MDSCs) in gliomas and glioma-development. *Immunol Invest.* 2012;41:658–679.
6. Wang R, Zhang JL, Wei B, et al. Upregulation of plasmacytoid dendritic cells in glioma. *Tumour Biol.* 2014;35:9661–9666.
7. Dey M, Chang AL, Miska J, et al. Dendritic cell-based vaccines that utilize myeloid rather than plasmacytoid cells offer a superior survival advantage in malignant glioma. *J Immunol.* 2015;195:367–376.
8. Han J, Alvarez-Breckenridge CA, Wang QE, Yu J. TGF-beta signaling and its targeting for glioma treatment. *Am J Cancer Res.* 2015;5:945–955.
9. Qiu B, Zhang D, Wang C, et al. IL-10 and TGF-beta2 are overexpressed in tumor spheres cultured from human gliomas. *Mol Biol Rep.* 2011;38:3585–3591.
10. Dey M, Chang AL, Wainwright DA, et al. Heme oxygenase-1 protects regulatory T cells from hypoxia-induced cellular stress in an experimental mouse brain tumor model. *J Neuroimmunol.* 2014;266:33–42.
11. Wainwright DA, Balyasnikova IV, Chang AL, et al. IDO expression in brain tumors increases the recruitment of regulatory T cells and negatively impacts survival. *Clin Cancer Res.* 2012;18:6110–6121.
12. Wainwright DA, Chang AL, Dey M, et al. Durable therapeutic efficacy utilizing combinatorial blockade against IDO, CTLA-4, and PD-L1 in mice with brain tumors. *Clin Cancer Res.* 2014;20:5290–5301.
13. Sakaguchi S, Sakaguchi N, Asano M, Itoh M, Toda M. Immunologic self-tolerance maintained by activated T cells expressing IL-2 receptor alpha-chains (CD25). Breakdown of a single mechanism of self-tolerance causes various autoimmune diseases. *J Immunol.* 1995;155:1151–1164.
14. Hori S, Nomura T, Sakaguchi S. Control of regulatory T cell development by the transcription factor Foxp3. *Science.* 2003;299:1057–1061.

15. Alam SM, Travers PJ, Wung JL, et al. T-cell-receptor affinity and thymocyte positive selection. *Nature*. 1996;381:616–620.
16. Moran AE, Holzapfel KL, Xing Y, et al. T cell receptor signal strength in Treg and iNKT cell development demonstrated by a novel fluorescent reporter mouse. *J Exp Med*. 2011;208:1279–1289.
17. Benoist C, Mathis D. Treg cells, life history, and diversity. *Cold Spring Harb Perspect Biol*. 2012;4:a007021.
18. Chen W, Jin W, Hardegen N, et al. Conversion of peripheral CD4+CD25− naive T cells to CD4+CD25+ regulatory T cells by TGF-beta induction of transcription factor *Foxp3*. *J Exp Med*. 2003;198:1875–1886.
19. Fu S, Zhang N, Yopp AC, et al. TGF-beta induces Foxp3+ T-regulatory cells from CD4+ CD25− precursors. *Am J Transplant*. 2004;4:1614–1627.
20. Marie JC, Letterio JJ, Gavin M, Rudensky AY. TGF-beta1 maintains suppressor function and Foxp3 expression in CD4+CD25+ regulatory T cells. *J Exp Med*. 2005;201:1061–1067.
21. Moo-Young TA, Larson JW, Belt BA, et al. Tumor-derived TGF-beta mediates conversion of CD4+Foxp3+ regulatory T cells in a murine model of pancreas cancer. *J Immunother*. 2009;32:12–21.
22. Grossman WJ, Verbsky JW, Barchet W, Colonna M, Atkinson JP, Ley TJ. Human T regulatory cells can use the perforin pathway to cause autologous target cell death. *Immunity*. 2004;21:589–601.
23. Cao XF, Cai SF, Fehniger TA, et al. Granzyme B and perforin are important for regulatory T cell-mediated suppression of tumor clearance. *Immunity*. 2007;27:635–646.
24. Wu YQ, Borde M, Heissmeyer V, et al. Foxp3 controls regulatory T cell function through cooperation with NFAT. *Cell*. 2006;126:375–387.
25. Wing K, Onishi Y, Prieto-Martin P, et al. CTLA-4 control over Foxp3(+) regulatory T cell function. *Science*. 2008;322:271–275.
26. Stockis J, Colau D, Coulie PG, Lucas S. Membrane protein GARP is a receptor for latent TGF-beta on the surface of activated human Treg. *Eur J Immunol*. 2009;39:3315–3322.
27. O'Garra A, Vieira PL, Vieira P, Goldfeld AE. IL-10-producing and naturally occurring CD4+ Tregs: limiting collateral damage. *J Clin Invest*. 2004;114:1372–1378.
28. Miska J, Abdulreda MH, Devarajan P, et al. Real-time immune cell interactions in target tissue during autoimmune-induced damage and graft tolerance. *J Exp Med*. 2014;211:441–456.
29. Busse D, de la Rosa M, Hobiger K, et al. Competing feedback loops shape IL-2 signaling between helper and regulatory T lymphocytes in cellular microenvironments. *Proc Natl Acad Sci USA*. 2010;107:3058–3063.
30. Borsellino G, Kleinewietfeld M, Di Mitri D, et al. Expression of ectonucleotidase CD39 by Foxp3+ Treg cells: hydrolysis of extracellular ATP and immune suppression. *Blood*. 2007;110:1225–1232.
31. Swann JB, Smyth MJ. Immune surveillance of tumors. *J Clin Invest*. 2007;117:1137–1146.
32. Chen DS, Mellman I. Oncology meets immunology: the cancer-immunity cycle. *Immunity*. 2013;39:1–10.
33. Hanahan D, Weinberg RA. Hallmarks of cancer: the next generation. *Cell*. 2011;144:646–674.
34. Duray A, Demoulin S, Hubert P, Delvenne P, Saussez S. Immune suppression in head and neck cancers: a review. *Clin Dev Immunol*. 2010;2010:701657.
35. Lin YC, Mahalingam J, Chiang JM, et al. Activated but not resting regulatory T cells accumulated in tumor microenvironment and correlated with tumor progression in patients with colorectal cancer. *Int J Cancer*. 2013;132:1341–1350.
36. Pedroza-Gonzalez A, Verhoef C, Ijzermans JN, et al. Activated tumor-infiltrating CD4+ regulatory T cells restrain antitumor immunity in patients with primary or metastatic liver cancer. *Hepatology*. 2013;57:183–194.
37. Mizukami Y, Kono K, Kawaguchi Y, et al. CCL17 and CCL22 chemokines within tumor microenvironment are related to accumulation of Foxp3(+) regulatory T cells in gastric

cancer. *Int J Cancer*. 2008;122:2286–2293.

38. Jandus C, Bioley G, Speiser DE, Romero P. Selective accumulation of differentiated Foxp3(+) CD4(+) T cells in metastatic tumor lesions from melanoma patients compared to peripheral blood. *Cancer Immunol Immunother*. 2008;57:1795–1805.

39. Grauer OM, Nierkens S, Bennink E, et al. CD4+FoxP3+ regulatory T cells gradually accumulate in gliomas during tumor growth and efficiently suppress antiglioma immune responses in vivo. *Int J Cancer*. 2007;121:95–105.

40. Franciszkiewicz K, Boissonnas A, Boutet M, Combadiere C, Mami-Chouaib F. Role of chemokines and chemokine receptors in shaping the effector phase of the antitumor immune response. *Cancer Res*. 2012;72:6325–6332.

41. Schlecker E, Stojanovic A, Eisen C, et al. Tumor-infiltrating monocytic myeloid-derived suppressor cells mediate CCR5-dependent recruitment of regulatory T cells favoring tumor growth. *J Immunol*. 2012;189:5602–5611.

42. Chen ZB, Benoist C, Mathis D. How defects in central tolerance impinge on a deficiency in regulatory T cells. *Proc Natl Acad Sci USA*. 2005;102:14735–14740.

43. Michalek RD, Gerriets VA, Jacobs SR, et al. Cutting edge: distinct glycolytic and lipid oxidative metabolic programs are essential for effector and regulatory CD4(+) T cell subsets. *J Immunol*. 2011;186:3299–3303.

44. Clambey ET, McNamee EN, Westrich JA, et al. Hypoxia-inducible factor-1 alpha-dependent induction of FoxP3 drives regulatory T-cell abundance and function during inflammatory hypoxia of the mucosa. *Proc Natl Acad Sci USA*. 2012;109:E2784–E2793.

45. Ben-Shoshan J, Maysel-Auslender S, Mor A, Keren G, George J. Hypoxia controls CD4(+)CD25(+) regulatory T-cell homeostasis via hypoxia-inducible factor-1 alpha. *Eur J Immunol*. 2008;38:2412–2418.

46. Louveau A, Smirnov I, Keyes TJ, et al. Structural and functional features of central nervous system lymphatic vessels. *Nature*. 2015;523.

47. Jacobs JF, Idema AJ, Bol KF, et al. Prognostic significance and mechanism of Treg infiltration in human brain tumors. *J Neuroimmunol*. 2010;225:195–199.

48. Fecci PE, Mitchell DA, Whitesides JF, et al. Increased regulatory T-cell fraction amidst a diminished CD4 compartment explains cellular immune defects in patients with malignant glioma. *Cancer Res*. 2006;66:3294–3302.

49. Sonabend AM, Rolle CE, Lesniak MS. The role of regulatory T cells in malignant glioma. *Anticancer Res*. 2008;28:1143–1150.

50. Jordan JT, Sun W, Hussain SF, DeAngulo G, Prabhu SS, Heimberger AB. Preferential migration of regulatory T cells mediated by glioma-secreted chemokines can be blocked with chemotherapy. *Cancer Immunol Immunother*. 2008;57:123–131.

51. Vasco C, Canazza A, Rizzo A, et al. Circulating T regulatory cells migration and phenotype in glioblastoma patients: an in vitro study. *J Neuro Oncol*. 2013;115:353–363.

52. Crane CA, Ahn BJ, Han SJ, Parsa AT. Soluble factors secreted by glioblastoma cell lines facilitate recruitment, survival, and expansion of regulatory T cells: implications for immunotherapy. *Neuro Oncol*. 2012;14:584–595.

53. Xu S, Shao QQ, Sun JT, et al. Synergy between the ectoenzymes CD39 and CD73 contributes to adenosinergic immunosuppression in human malignant gliomas. *Neuro Oncol*. 2013;15:1160–1172.

54. Wei J, Wu A, Kong LY, et al. Hypoxia potentiates glioma-mediated immunosuppression. *PLoS One*. 2011;6.

55. Verhaak RG, Hoadley KA, Purdom E, et al. Integrated genomic analysis identifies clinically relevant subtypes of glioblastoma characterized by abnormalities in PDGFRA, IDH1, EGFR, and NF1. *Cancer Cell*. 2010;17:98–110.

56. Doucette T, Rao G, Rao A, et al. Immune heterogeneity of glioblastoma subtypes: extrapolation from the cancer genome atlas. *Cancer Immunol Res*. 2013;1:112–122.

57. McGaha TL, Huang L, Lemos H, et al. Amino acid catabolism: a pivotal regulator of innate and adaptive immunity. *Immunol Rev*. 2012;249:135–157.

58. Platten M, von Knebel Doeberitz N, Oezen I, Wick W, Ochs K. Cancer immunotherapy by targeting IDO1/TDO and their downstream effectors. *Front Immunol*. 2014;5:673.

59. Ball HJ, Jusof FF, Bakmiwewa SM, Hunt NH, Yuasa HJ. Tryptophan-catabolizing enzymes – party of three. *Front Immunol*. 2014;5:485.
60. Yeung AW, Terentis AC, King NJ, Thomas SR. Role of indoleamine 2,3-dioxygenase in health and disease. *Clin Sci*. 2015;129:601–672.
61. Yoshida R, Imanishi J, Oku T, Kishida T, Hayaishi O. Induction of pulmonary indoleamine 2,3-dioxygenase by interferon. *Proc Natl Acad Sci USA*. 1981;78:129–132.
62. Chon SY, Hassanain HH, Gupta SL. Cooperative role of interferon regulatory factor 1 and p91 (STAT1) response elements in interferon-gamma-inducible expression of human indoleamine 2,3-dioxygenase gene. *J Biol Chem*. 1996;271:17247–17252.
63. Konan KV, Taylor MW. Importance of the two interferon-stimulated response element (ISRE) sequences in the regulation of the human indoleamine 2,3-dioxygenase gene. *J Biol Chem*. 1996;271:19140–19145.
64. Croitoru-Lamoury J, Lamoury FM, Caristo M, et al. Interferon-gamma regulates the proliferation and differentiation of mesenchymal stem cells via activation of indoleamine 2,3 dioxygenase (IDO). *PLoS One*. 2011;6:e14698.
65. Baban B, Hansen AM, Chandler PR, et al. A minor population of splenic dendritic cells expressing CD19 mediates IDO-dependent T cell suppression via type I IFN signaling following B7 ligation. *Int Immunol*. 2005;17:909–919.
66. Mellor AL, Baban B, Chandler PR, Manlapat A, Kahler DJ, Munn DH. Cutting edge: CpG oligonucleotides induce splenic CD19$^+$ dendritic cells to acquire potent indoleamine 2,3-dioxygenase-dependent T cell regulatory functions via IFN Type 1 signaling. *J Immunol*. 2005;175:5601–5605.
67. Munn DH, Zhou M, Attwood JT, et al. Prevention of allogeneic fetal rejection by tryptophan catabolism. *Science*. 1998;281:1191–1193.
68. Pallotta MT, Orabona C, Volpi C, et al. Indoleamine 2,3-dioxygenase is a signaling protein in long-term tolerance by dendritic cells. *Nat Immunol*. 2011;12:870–878.
69. Ball HJ, Sanchez-Perez A, Weiser S, et al. Characterization of an indoleamine 2,3-dioxygenase-like protein found in humans and mice. *Gene*. 2007;396:203–213.
70. Metz R, Duhadaway JB, Kamasani U, Laury-Kleintop L, Muller AJ, Prendergast GC. Novel tryptophan catabolic enzyme IDO2 is the preferred biochemical target of the antitumor indoleamine 2,3-dioxygenase inhibitory compound D-1-methyl-tryptophan. *Cancer Res*. 2007;67:7082–7087.
71. Prendergast GC, Metz R, Muller AJ, Merlo LM, Mandik-Nayak L. IDO2 in immunomodulation and autoimmune disease. *Front Immunol*. 2014;5:585.
72. van Baren N, Van den Eynde BJ. Tryptophan-degrading enzymes in tumoral immune resistance. *Front Immunol*. 2015;6:34.
73. Yuasa HJ, Takubo M, Takahashi A, Hasegawa T, Noma H, Suzuki T. Evolution of vertebrate indoleamine 2,3-dioxygenases. *J Mol Evol*. 2007;65:705–714.
74. Divanovic S, Sawtell NM, Trompette A, et al. Opposing biological functions of tryptophan catabolizing enzymes during intracellular infection. *J Infect Dis*. 2012;205:152–161.
75. Merlo LM, Pigott E, DuHadaway JB, et al. IDO2 is a critical mediator of autoantibody production and inflammatory pathogenesis in a mouse model of autoimmune arthritis. *J Immunol*. 2014;192:2082–2090.
76. Metz R, Smith C, DuHadaway JB, et al. IDO2 is critical for IDO1-mediated T-cell regulation and exerts a non-redundant function in inflammation. *Int Immunol*. 2014;26:357–367.
77. Sharma MD, Baban B, Chandler P, et al. Plasmacytoid dendritic cells from mouse tumor-draining lymph nodes directly activate mature Tregs via indoleamine 2,3-dioxygenase. *J Clin Invest*. 2007;117:2570–2582.
78. Trabanelli S, Ocadlikova D, Ciciarello M, et al. The SOCS3-independent expression of IDO2 supports the homeostatic generation of T regulatory cells by human dendritic cells. *J Immunol*. 2014;192:1231–1240.
79. Kanai M, Funakoshi H, Takahashi H, et al. Tryptophan 2,3-dioxygenase is a key modulator of physiological neurogenesis and anxiety-related behavior in mice. *Mol Brain*. 2009;2:8.
80. Opitz CA, Litzenburger UM, Sahm F, et al. An endogenous tumour-promoting ligand of the human aryl hydrocarbon receptor. *Nature*. 2011;478:197–203.

81. Pilotte L, Larrieu P, Stroobant V, et al. Reversal of tumoral immune resistance by inhibition of tryptophan 2,3-dioxygenase. *Proc Natl Acad Sci USA*. 2012;109:2497–2502.

82. Julliard W, Fechner JH, Mezrich JD. The aryl hydrocarbon receptor meets immunology: friend or foe? A little of both. *Front Immunol*. 2014;5:458.

83. Nohara K, Pan X, Tsukumo S, et al. Constitutively active aryl hydrocarbon receptor expressed specifically in T-lineage cells causes thymus involution and suppresses the immunization-induced increase in splenocytes. *J Immunol*. 2005;174:2770–2777.

84. Funatake CJ, Marshall NB, Steppan LB, Mourich DV, Kerkvliet NI. Cutting edge: activation of the aryl hydrocarbon receptor by 2,3,7,8-tetrachlorodibenzo-p-dioxin generates a population of CD4+ CD25+ cells with characteristics of regulatory T cells. *J Immunol*. 2005;175:4184–4188.

85. Mezrich JD, Fechner JH, Zhang X, Johnson BP, Burlingham WJ, Bradfield CA. An interaction between kynurenine and the aryl hydrocarbon receptor can generate regulatory T cells. *J Immunol*. 2010;185:3190–3198.

86. Vorderstrasse BA, Kerkvliet NI. 2,3,7,8-Tetrachlorodibenzo-p-dioxin affects the number and function of murine splenic dendritic cells and their expression of accessory molecules. *Toxicol Appl Pharmacol*. 2001;171:117–125.

87. Munn DH, Sharma MD, Baban B, et al. GCN2 kinase in T cells mediates proliferative arrest and anergy induction in response to indoleamine 2,3-dioxygenase. *Immunity*. 2005;22:633–642.

88. Hu HM, Tian Q, Baer M, et al. The C/EBP bZIP domain can mediate lipopolysaccharide induction of the proinflammatory cytokines interleukin-6 and monocyte chemoattractant protein-1. *J Biol Chem*. 2000;275:16373–16381.

89. Metz R, Rust S, Duhadaway JB, et al. IDO inhibits a tryptophan sufficiency signal that stimulates mTOR: a novel IDO effector pathway targeted by D-1-methyl-tryptophan. *Oncoimmunology*. 2012;1:1460–1468.

90. Bessede A, Gargaro M, Pallotta MT, et al. Aryl hydrocarbon receptor control of a disease tolerance defence pathway. *Nature*. 2014;511:184–190.

91. Quintana FJ, Basso AS, Iglesias AH, et al. Control of T(reg) and T(H)17 cell differentiation by the aryl hydrocarbon receptor. *Nature*. 2008;453:65–71.

92. Veldhoen M, Hirota K, Westendorf AM, et al. The aryl hydrocarbon receptor links TH17-cell-mediated autoimmunity to environmental toxins. *Nature*. 2008;453:106–109.

93. Boyland E, Williams DC. The metabolism of tryptophan. 2. The metabolism of tryptophan in patients suffering from cancer of the bladder. *Biochem J*. 1956;64:578–582.

94. Godin-Ethier J, Hanafi LA, Piccirillo CA, Lapointe R. Indoleamine 2,3-dioxygenase expression in human cancers: clinical and immunologic perspectives. *Clin Cancer Res*. 2011;17:6985–6991.

95. Theate I, van Baren N, Pilotte L, et al. Extensive profiling of the expression of the indoleamine 2,3-dioxygenase 1 protein in normal and tumoral human tissues. *Cancer Immunol Res*. 2015;3:161–172.

96. Uyttenhove C, Pilotte L, Theate I, et al. Evidence for a tumoral immune resistance mechanism based on tryptophan degradation by indoleamine 2,3-dioxygenase. *Nat Med*. 2003;9:1269–1274.

97. Muller AJ, DuHadaway JB, Donover PS, Sutanto-Ward E, Prendergast GC. Inhibition of indoleamine 2,3-dioxygenase, an immunoregulatory target of the cancer suppression gene Bin1, potentiates cancer chemotherapy. *Nat Med*. 2005;11:312–319.

98. Smith C, Chang MY, Parker KH, et al. IDO is a nodal pathogenic driver of lung cancer and metastasis development. *Cancer Discov*. 2012;2:722–735.

99. Holmgaard RB, Zamarin D, Munn DH, Wolchok JD, Allison JP. Indoleamine 2,3-dioxygenase is a critical resistance mechanism in antitumor T cell immunotherapy targeting CTLA-4. *J Exp Med*. 2013;210:1389–1402.

100. Galea I, Bechmann I, Perry VH. What is immune privilege (not)? *Trends Immunol*. 2007;28:12–18.

101. Kwidzinski E, Bunse J, Aktas O, et al. Indolamine 2,3-dioxygenase is expressed in the CNS and down-regulates autoimmune inflammation. *FASEB J*. 2005;19:1347–1349.

102. Woo EY, Chu CS, Goletz TJ, et al. Regulatory CD4(+)CD25(+) T cells in tumors from patients with early-stage non-small cell lung cancer and late-stage ovarian cancer. *Cancer Res.* 2001;61:4766–4772.

103. Sakaguchi S, Yamaguchi T, Nomura T, Ono M. Regulatory T cells and immune tolerance. *Cell.* 2008;133:775–787.

104. Shimizu J, Yamazaki S, Sakaguchi S. Induction of tumor immunity by removing CD25⁺CD4⁺ T cells: a common basis between tumor immunity and autoimmunity. *J Immunol.* 1999;163:5211–5218.

105. Sutmuller RP, van Duivenvoorde LM, van Elsas A, et al. Synergism of cytotoxic T lymphocyte-associated antigen 4 blockade and depletion of CD25(+) regulatory T cells in antitumor therapy reveals alternative pathways for suppression of autoreactive cytotoxic T lymphocyte responses. *J Exp Med.* 2001;194:823–832.

106. Onizuka S, Tawara I, Shimizu J, Sakaguchi S, Fujita T, Nakayama E. Tumor rejection by in vivo administration of anti-CD25 (interleukin-2 receptor alpha) monoclonal antibody. *Cancer Res.* 1999;59:3128–3133.

107. Ghiringhelli F, Larmonier N, Schmitt E, et al. CD4⁺CD25⁺ regulatory T cells suppress tumor immunity but are sensitive to cyclophosphamide which allows immunotherapy of established tumors to be curative. *Eur J Immunol.* 2004;34:336–344.

108. Fecci PE, Sweeney AE, Grossi PM, et al. Systemic anti-CD25 monoclonal antibody administration safely enhances immunity in murine glioma without eliminating regulatory T cells. *Clin Cancer Res.* 2006;12:4294–4305.

109. El Andaloussi A, Han Y, Lesniak MS. Prolongation of survival following depletion of CD4⁺CD25⁺ regulatory T cells in mice with experimental brain tumors. *J Neurosurg.* 2006;105:430–437.

110. Poirier MD, Haban H, El Andaloussi A. A combination of systemic and intracranial anti-CD25 immunotherapy elicits a long-time survival in murine model of glioma. *J Oncol.* 2009;2009:963037.

111. Maes W, Rosas GG, Verbinnen B, et al. DC vaccination with anti-CD25 treatment leads to long-term immunity against experimental glioma. *Neuro Oncol.* 2009;11:529–542.

112. Jacobs JF, Punt CJ, Lesterhuis WJ, et al. Dendritic cell vaccination in combination with anti-CD25 monoclonal antibody treatment: a phase I/II study in metastatic melanoma patients. *Clin Cancer Res.* 2010;16:5067–5078.

113. Wuest SC, Edwan JH, Martin JF, et al. A role for interleukin-2 trans-presentation in dendritic cell-mediated T cell activation in humans, as revealed by daclizumab therapy. *Nat Med.* 2011;17:604–609.

114. Colombo MP, Piconese S. Regulatory-T-cell inhibition versus depletion: the right choice in cancer immunotherapy. *Nat Rev Cancer.* 2007;7:880–887.

115. Nair S, Boczkowski D, Fassnacht M, Pisetsky D, Gilboa E. Vaccination against the forkhead family transcription factor Foxp3 enhances tumor immunity. *Cancer Res.* 2007;67:371–380.

116. Cohen AD, Schaer DA, Liu C, et al. Agonist anti-GITR monoclonal antibody induces melanoma tumor immunity in mice by altering regulatory T cell stability and intratumor accumulation. *PLoS One.* 2010;5:e10436.

117. Wainwright DA, Sengupta S, Han Y, Ulasov IV, Lesniak MS. The presence of IL-17A and T helper 17 cells in experimental mouse brain tumors and human glioma. *PLoS One.* 2010;5:e15390.

118. Blatner NR, Mulcahy MF, Dennis KL, et al. Expression of RORgammat marks a pathogenic regulatory T cell subset in human colon cancer. *Sci Transl Med.* 2012;4:164ra159.

119. Casares N, Rudilla F, Arribillaga L, et al. A peptide inhibitor of Foxp3 impairs regulatory T cell activity and improves vaccine efficacy in mice. *J Immunol.* 2010;185:5150–5159.

120. Lutsiak ME, Semnani RT, De Pascalis R, Kashmiri SV, Schlom J, Sabzevari H. Inhibition of CD4⁺25⁺ T regulatory cell function implicated in enhanced immune response by low-dose cyclophosphamide. *Blood.* 2005;105:2862–2868.

121. Motoyoshi Y, Kaminoda K, Saitoh O, et al. Different mechanisms for anti-tumor effects

of low- and high-dose cyclophosphamide. *Oncol Rep*. 2006;16:141–146.

122. Ghiringhelli F, Menard C, Puig PE, et al. Metronomic cyclophosphamide regimen selectively depletes CD4+CD25+ regulatory T cells and restores T and NK effector functions in end stage cancer patients. *Cancer Immunol Immunother*. 2007;56:641–648.

123. Radojcic V, Bezak KB, Skarica M, et al. Cyclophosphamide resets dendritic cell homeostasis and enhances antitumor immunity through effects that extend beyond regulatory T cell elimination. *Cancer Immunol Immunother*. 2010;59:137–148.

124. Nakahara T, Uchi H, Lesokhin AM, et al. Cyclophosphamide enhances immunity by modulating the balance of dendritic cell subsets in lymphoid organs. *Blood*. 2010;115:4384–4392.

125. Medina-Echeverz J, Fioravanti J, Zabala M, Ardaiz N, Prieto J, Berraondo P. Successful colon cancer eradication after chemoimmunotherapy is associated with profound phenotypic change of intratumoral myeloid cells. *J Immunol*. 2011;186:807–815.

126. Burton JH, Mitchell L, Thamm DH, Dow SW, Biller BJ. Low-dose cyclophosphamide selectively decreases regulatory T cells and inhibits angiogenesis in dogs with soft tissue sarcoma. *J Vet Intern Med*. 2011;25:920–926.

127. Mitchell L, Thamm DH, Biller BJ. Clinical and immunomodulatory effects of toceranib combined with low-dose cyclophosphamide in dogs with cancer. *J Vet Intern Med*. 2012;26:355–362.

128. Piconese S, Valzasina B, Colombo MP. OX40 triggering blocks suppression by regulatory T cells and facilitates tumor rejection. *J Exp Med*. 2008;205:825–839.

129. Valzasina B, Piconese S, Guiducci C, Colombo MP. Tumor-induced expansion of regulatory T cells by conversion of CD4+CD25- lymphocytes is thymus and proliferation independent. *Cancer Res*. 2006;66:4488–4495.

130. Vignali DA, Collison LW, Workman CJ. How regulatory T cells work. *Nat Rev Immunol*. 2008;8:523–532.

131. Wu Q, Zhan X, Dou T, et al. CTLA4 A49G polymorphism shows significant association with glioma risk in a Chinese population. *Biochem Genet*. 2011;49:190–201.

132. Grauer O, Poschl P, Lohmeier A, Adema GJ, Bogdahn U. Toll-like receptor triggered dendritic cell maturation and IL-12 secretion are necessary to overcome T-cell inhibition by glioma-associated TGF-beta2. *J Neuro Oncol*. 2007;82:151–161.

133. Fecci PE, Ochiai H, Mitchell DA, et al. Systemic CTLA-4 blockade ameliorates glioma-induced changes to the CD4+ T cell compartment without affecting regulatory T-cell function. *Clin Cancer Res*. 2007;13:2158–2167.

134. Selenko-Gebauer N, Majdic O, Szekeres A, et al. B7-H1 (programmed death-1 ligand) on dendritic cells is involved in the induction and maintenance of T cell anergy. *J Immunol*. 2003;170:3637–3644.

135. Wolchok JD, Kluger H, Callahan MK, et al. Nivolumab plus ipilimumab in advanced melanoma. *N Engl J Med*. 2013;369:122–133.

136. Peggs KS, Quezada SA, Chambers CA, Korman AJ, Allison JP. Blockade of CTLA-4 on both effector and regulatory T cell compartments contributes to the antitumor activity of anti-CTLA-4 antibodies. *J Exp Med*. 2009;206:1717–1725.

137. Curran MA, Montalvo W, Yagita H, Allison JP. PD-1 and CTLA-4 combination blockade expands infiltrating T cells and reduces regulatory T and myeloid cells within B16 melanoma tumors. *Proc Natl Acad Sci USA*. 2010;107:4275–4280.

138. Galustian C, Meyer B, Labarthe MC, et al. The anti-cancer agents lenalidomide and pomalidomide inhibit the proliferation and function of T regulatory cells. *Cancer Immunol Immunother*. 2009;58:1033–1045.

139. Nakamura T, Shima T, Saeki A, et al. Expression of indoleamine 2,3-dioxygenase and the recruitment of Foxp3-expressing regulatory T cells in the development and progression of uterine cervical cancer. *Cancer Sci*. 2007;98:874–881.

140. Chung DJ, Rossi M, Romano E, et al. Indoleamine 2,3-dioxygenase-expressing mature human monocyte-derived dendritic cells expand potent autologous regulatory T cells. *Blood*. 2009;114:555–563.

141. Friberg M, Jennings R, Alsarraj M, et al. Indoleamine 2,3-dioxygenase contributes to

tumor cell evasion of T cell-mediated rejection. *Int J Cancer*. 2002;101:151–155.

142. Li M, Bolduc AR, Hoda MN, et al. The indoleamine 2,3-dioxygenase pathway controls complement-dependent enhancement of chemo-radiation therapy against murine glioblastoma. *J Immunother Cancer*. 2014;2:21.

143. Lanzetta G, Campanella C, Rozzi A, et al. Temozolomide in radio-chemotherapy combined treatment for newly-diagnosed glioblastoma multiforme: phase II clinical trial. *Anticancer Res*. 2003;23:5159–5164.

144. Kocher M, Kunze S, Eich HT, Semrau R, Muller RP. Efficacy and toxicity of postoperative temozolomide radiochemotherapy in malignant glioma. *Strahlenther Onkol*. 2005;181:157–163.

145. Su YB, Sohn S, Krown SE, et al. Selective CD4+ lymphopenia in melanoma patients treated with temozolomide: a toxicity with therapeutic implications. *J Clin Oncol*. 2004;22:610–616.

146. Heimberger AB, Sun W, Hussain SF, et al. Immunological responses in a patient with glioblastoma multiforme treated with sequential courses of temozolomide and immunotherapy: case study. *Neuro Oncol*. 2008;10:98–103.

147. Schuster J, Lai RK, Recht LD, et al. A phase II, multicenter trial of rindopepimut (CDX-110) in newly diagnosed glioblastoma: the ACT III study. *Neuro Oncol*. 2015;17:854–861.

148. Langroudi L, Hassan ZM, Ebtekar M, Mahdavi M, Pakravan N, Noori S. A comparison of low-dose cyclophosphamide treatment with artemisinin treatment in reducing the number of regulatory T cells in murine breast cancer model. *Int Immunopharmacol*. 2010;10:1055–1061.

149. Sharabi A, Laronne-Bar-On A, Meshorer A, Haran-Ghera N. Chemoimmunotherapy reduces the progression of multiple myeloma in a mouse model. *Cancer Prev Res*. 2010;3:1265–1276.

150. Ge Y, Domschke C, Stoiber N, et al. Metronomic cyclophosphamide treatment in metastasized breast cancer patients: immunological effects and clinical outcome. *Cancer Immunol Immunother*. 2012;61:353–362.

151. Vermeij R, Leffers N, Hoogeboom BN, et al. Potentiation of a p53-SLP vaccine by cyclophosphamide in ovarian cancer: a single-arm phase II study. *Int J Cancer*. 2012;131:E670–E680.

152. Peng S, Lyford-Pike S, Akpeng B, et al. Low-dose cyclophosphamide administered as daily or single dose enhances the antitumor effects of a therapeutic HPV vaccine. *Cancer Immunol Immunother*. 2013;62:171–182.

153. Huijts CM, Santegoets SJ, van den Eertwegh AJ, et al. Phase I–II study of everolimus and low-dose oral cyclophosphamide in patients with metastatic renal cell cancer. *BMC Cancer*. 2011;11:505.

154. Berd D, Maguire Jr HC, McCue P, Mastrangelo MJ. Treatment of metastatic melanoma with an autologous tumor-cell vaccine: clinical and immunologic results in 64 patients. *J Clin Oncol*. 1990;8:1858–1867.

155. Plautz GE, Miller DW, Barnett GH, et al. T cell adoptive immunotherapy of newly diagnosed gliomas. *Clin Cancer Res*. 2000;6:2209–2218.

156. Kreitman RJ, Wilson WH, White JD, et al. Phase I trial of recombinant immunotoxin anti-Tac(Fv)-PE38 (LMB-2) in patients with hematologic malignancies. *J Clin Oncol*. 2000;18:1622–1636.

157. Powell Jr DJ, Felipe-Silva A, Merino MJ, et al. Administration of a CD25-directed immunotoxin, LMB-2, to patients with metastatic melanoma induces a selective partial reduction in regulatory T cells in vivo. *J Immunol*. 2007;179:4919–4928.

158. Attia P, Maker AV, Haworth LR, Rogers-Freezer L, Rosenberg SA. Inability of a fusion protein of IL-2 and diphtheria toxin (Denileukin Diftitox, DAB389IL-2, ONTAK) to eliminate regulatory T lymphocytes in patients with melanoma. *J Immunother*. 2005;28:582–592.

159. Dannull J, Su Z, Rizzieri D, et al. Enhancement of vaccine-mediated antitumor immunity in cancer patients after depletion of regulatory T cells. *J Clin Invest*. 2005;115:3623–3633.

160. Mahnke K, Schonfeld K, Fondel S, et al. Depletion of CD4+CD25+ human regulatory T cells in vivo: kinetics of Treg depletion and alterations in immune functions in vivo and

in vitro. *Int J Cancer*. 2007;120:2723–2733.

161. Prince HM, Duvic M, Martin A, et al. Phase III placebo-controlled trial of denileukin diftitox for patients with cutaneous T-cell lymphoma. *J Clin Oncol*. 2010;28:1870–1877.

162. Ansell SM, Tang H, Kurtin PJ, et al. Denileukin diftitox in combination with ritux-imab for previously untreated follicular B-cell non-Hodgkin's lymphoma. *Leukemia*. 2012;26:1046–1052.

163. Sampson JH, Schmittling RJ, Archer GE, et al. A pilot study of IL-2Ralpha blockade dur-ing lymphopenia depletes regulatory T-cells and correlates with enhanced immunity in patients with glioblastoma. *PLoS One*. 2012;7:e31046.

164. Mathew M, Tam M, Ott PA, et al. Ipilimumab in melanoma with limited brain metasta-ses treated with stereotactic radiosurgery. *Melanoma Res*. 2013;23:191–195.

165. Wilgenhof S, Du Four S, Vandenbroucke F, et al. Single-center experience with ipilim-umab in an expanded access program for patients with pretreated advanced melanoma. *J Immunother*. 2013;36:215–222.

166. Bot I, Blank CU, Boogerd W, Brandsma D. Neurological immune-related adverse events of ipilimumab. *Pract Neurol*. 2013;13:278–280.

167. Phan GQ, Yang JC, Sherry RM, et al. Cancer regression and autoimmunity induced by cytotoxic T lymphocyte-associated antigen 4 blockade in patients with metastatic mela-noma. *Proc Natl Acad Sci USA*. 2003;100:8372–8377.

168. Attia P, Phan GQ, Maker AV, et al. Autoimmunity correlates with tumor regression in patients with metastatic melanoma treated with anti-cytotoxic T-lymphocyte antigen-4. *J Clin Oncol*. 2005;23:6043–6053.

169. Maker AV, Phan GQ, Attia P, et al. Tumor regression and autoimmunity in patients treated with cytotoxic T lymphocyte-associated antigen 4 blockade and interleukin 2: a phase I/II study. *Ann Surg Oncol*. 2005;12:1005–1016.

170. Shevach EM, Stephens GL. The GITR-GITRL interaction: co-stimulation or contrasup-pression of regulatory activity? *Nat Rev Immunol*. 2006;6:613–618.

171. Peterson AC, Migawa MT, Martin MJ, et al. Evaluation of functionalized tryptophan derivatives and related compounds as competitive inhibitors of indoleamine 2,3-dioxy-genase. *Med Chem Res*. 1994;3:531–544.

172. Austin CJ, Mailu BM, Maghzal GJ, et al. Biochemical characteristics and inhibitor selec-tivity of mouse indoleamine 2,3-dioxygenase-2. *Amino Acids*. 2010;39:565–578.

173. Qian F, Liao J, Villella J, et al. Effects of 1-methyltryptophan stereoisomers on IDO2 enzyme activity and IDO2-mediated arrest of human T cell proliferation. *Cancer Immunol Immunother*. 2012;61:2013–2020.

174. Yuasa HJ, Ball HJ, Austin CJ, Hunt NH. 1-L-methyltryptophan is a more effective inhib-itor of vertebrate IDO2 enzymes than 1-D-methyltryptophan. *Comp Biochem Physiol B Biochem Mol Biol*. 2010;157:10–15.

175. Hou DY, Muller AJ, Sharma MD, et al. Inhibition of indoleamine 2,3-dioxygenase in dendritic cells by stereoisomers of 1-methyl-tryptophan correlates with antitumor responses. *Cancer Res*. 2007;67:792–801.

176. Liu X, Shin N, Koblish HK, et al. Selective inhibition of IDO1 effectively regulates medi-ators of antitumor immunity. *Blood*. 2010;115:3520–3530.

177. Meininger D, Zalameda L, Liu Y, et al. Purification and kinetic characterization of human indoleamine 2,3-dioxygenases 1 and 2 (IDO1 and IDO2) and discovery of selec-tive IDO1 inhibitors. *Biochim Biophys Acta*. 2011;1814:1947–1954.

178. Bakmiwewa SM, Fatokun AA, Tran A, Payne RJ, Hunt NH, Ball HJ. Identification of selective inhibitors of indoleamine 2,3-dioxygenase 2. *Bioorg Med Chem Lett*. 2012;22:7641–7646.

第 4 章

骨髓来源的抑制细胞在脑肿瘤免疫抑制中的作用

K. Gabrusiewicz[1] ■ N.A. Colwell[2] ■ A.B. Heimberger[1]

[1]The University of Texas MD Anderson Cancer Center, Houston, TX, United States; [2]Florida International University Herbert Wertheim College of Medicine, Miami, FL, United States

本章内容

骨髓来源细胞的发现及相关研究背景

在健康个体中，未成熟的髓系细胞（IMCs）在骨髓中由造血干细胞分化而来，之后其迁移到外周淋巴组织中，并分化成成熟的粒细胞、巨噬细胞或者树突状细胞（DCs）。然而，在感染[1]、肿瘤、创伤[2,3]或自身免疫性炎症[4,5]等病理状态下，IMC细胞的扩增会被促进，分化却会被抑制。大量肿瘤或宿主产生的因子可以活化并吸引IMC细胞到达炎症或者肿瘤部位，并产生一种免疫抑制细胞，这种细胞被命名为骨髓来源的免疫抑制细胞（MDSCs）。

MDSC细胞于1964年在鳞癌中作为肿瘤浸润细胞被首次发现[6]。随后，在通过肿瘤[7,8]或者卡介苗[9,10]诱导产生炎症的动物模型中，一种意义不明的IMC浸润现象被发现，这种细胞可以抑制T细胞的活性。一开始，这些细胞被命名为反抑细胞、裸细胞或者自然抑制细胞，因为他们不表达成熟的T细胞、B细胞或者NKT细胞的生物学标记物[11~13]。经过一系列的研究之后，免疫学家把它们命名为"IMCs"[14,15]或者"骨髓抑制细胞"[16]；然而后一名称会让人误认为这群细胞是正常并且分化成熟的骨髓细胞。目前，专家们达成共识把他们命名为MDSC细胞，但针对这种命名方式仍然存在一定的争议。其他的一些命名方式，比如免疫抑制细胞，或许能更好的反映他们的功能。

小鼠中的 MDSC 细胞

在小鼠中，MDSC细胞被定义为共表达由髓系细胞谱系分化的抗原GR-1和整合素的细胞。值得注意的是，很多免疫细胞都表达CD_{11b}，包括单核细胞、粒细胞、巨噬细胞、树突状细胞和小胶质细胞。Gr-1是属于Ly6家族的一种细胞表面蛋白，并在单核细胞和粒细胞表面表达。在首次受试的小鼠中，MDSC细胞占骨髓细胞的20%～30%，占脾细胞的2%～4%。在癌症模型中，MDSC细胞可以在骨髓、脾、血液、瘤体和淋巴结中被检测到。根据细胞核的形态以及Ly6C和Ly6G的表达情况，还可以将MDSC细胞分成亚群。通过这些生物学标记以及其他的一些标记比如F4/80、集落刺激因子1受体（CSF-1R，CD_{115}）和白介素4受体α（IL-4Rα，CD_{124}），可以鉴定出两种亚群。包括$CD_{11b}^+Ly6G^+Ly6C^{low}$多形核粒MDSC细胞（G-MDSCs），这类细胞高表达精氨酸酶1（Arg1）；和$CD_{11b}^+Ly6G^-Ly6C^{high}$单核MDSC细胞（MO-MDSCs），这类细胞高表达氮氧化物合酶2（iNOS）（表4.1）。在载瘤鼠模型中，G-MDSC细胞是骨髓和脾中主要存在的亚群，但这种情况也根据肿瘤模型的不同而不同[18,19]。

人类中的 MDSC 细胞

在人类中，MDSC 细胞的作用最早在接受自体干细胞移植的癌症患者中被描述，这些患者有着较高水平的 CD_{14}^+ 单核细胞，并且 T 细胞处于功能紊乱状态[20, 21]。与在小鼠中的 MDSC 细胞不同，人类中的 MDSC 细胞并非根据分子表型定义的，但也表达髓系细胞的共同标记物 CD_{11b} 和 CD_{33}。另外，人类的 MDSC 细胞不表达或低表达人白细胞抗原 DR（HLA-DR）[22~24]。根据 CD_{14} 和 CD_{15} 的表达情况，有两种 MDSC 亚群被发现：$CD_{33}^+/CD_{11b}^+/CD_{14}^+/CD_{15}^-/$ HLA-DR$^-$ MO-MDSC 细胞和 $CD_{33}^+/CD_{11b}^+/CD_{14}^-/CD_{15}^+/$HLA-DR$^-$ G-MDSC 细胞（表 4.1）。目前还有一些其他的分子标记被研究是否可以用来描述 MDSC 细胞，包括高表达 CD_{66b}、低表达 CD_{62L} 和 CD_{16}、表达血管内皮生长因子受体 1 和 S100A9[25, 26]。最近，在转移癌患者中，一种新的 MDSC 亚型——纤维样 MDSC

表 4.1　鼠和人类 MDSC 细胞表型

亚型	鼠 MDSC 细胞		人 MDSC 细胞	
	主要标记物	其他标记物	主要标记物	其他标记物
MO-MDSC 细胞	CD_{11b}^+	IL-4Rα^+	CD_{33}^+	IL-4Rα^+
	Ly6Gh$^-$	F4/80$^+$	CD_{11b}^+	CSF-1R$^+$
	Ly6C^{high}	iNOS$^+$	CD_{14}^+	Tie2$^+$
			CD_{15}^-	
			HLA-DR$^-$	
G-MDSC 细胞	CD_{11b}^+	IL-4Rα^+	CD_{33}^+	IL-4Rα^+
	Ly6G$^+$	Arg1$^+$	CD_{11b}^+	CD_{66b}^+
	Ly6C^{low}		CD_{14}^-	
			CD_{15}^+	
			HLA-DR$^-$	
F-MDSC 细胞	NI	NI	$CD_{33}^{low/absent}$	IL-4Rα^+
			CD_{11b}^+	CD_{66b}^+
			CD_{15}^+	IL-7Rα^+
			HLA-DR$^+$	TSLPR$^+$
				α-SMA$^+$
				胶原 I$^+$/V$^+$

α-SMA，α- 平滑肌肌动蛋白；Arg1，精氨酸酶 1；CSF-1R，集落刺激因子 1 受体；F，纤维样；G，粒细胞；HLA-DR，人白细胞抗原 DR；iNOS，诱导氮氧化物合酶；MDSC，骨髓来源抑制细胞；MO，单体细胞；NI，未确定；TSLPR，胸腺基质淋巴细胞生成素蛋白受体

细胞被发现。在形态学上，该亚群与 IMC 细胞很类似并且与 $CD_{33}^{low/absent}CD_{11b}^+$/ CD_{15}^+/CD_{66b}^+/$IL-4R\alpha^+$MDSC 细胞表达的分子标记相重合，但该亚群高表达 HLA-DR、$IL-7R\alpha^+$、胸腺基质淋巴细胞生成素蛋白受体、α- 平滑肌肌动蛋白和胶原 [27]（表 4.1）。另外与 MO-MDSC 细胞和 G-MDSC 细胞所不同的是，纤维样 MDSC 细胞介导的 T 细胞抑制作用和调节 T 细胞（Treg）扩增是通过产生吲哚胺 -2, 3- 双加氧酶实现的 [27, 28]。

MDSC 细胞的活化、增殖、迁移和扩增

尽管最初被发现和恶性肿瘤相关，MDSC 细胞却是炎症应答的普通组成成分。MDSC 细胞可以通过产生活性氧（ROS）或者炎性细胞因子来提高固有免疫应答的强度。在有需要时，MDSC 前体细胞在骨髓中增殖，进入体循环，聚集在炎症部位并在外周组织分化为成熟细胞 [29]。在感染时，适应性效应应答分泌促炎因子，这些因子可以招募 MDSC 细胞，之后 MDSC 细胞可以下调免疫反应的强度并促进组织的修复 [30]。在慢性炎症中，效应应答不能完全清除抗原，尽管 MDSC 细胞试图抑制这种应答，促炎细胞因子仍会持续聚集。MDSC 细胞的持续活化会分泌活性氧及其中间产物，这些物质会损伤邻近细胞的 DNA[30]。MDSC 细胞的持续活化往往意味着病理过程比如慢性炎症或肿瘤 [30]。生理性 MDSC 扩增开始于骨髓中，并且受到多种细胞因子的调节比如粒细胞 - 巨噬细胞集落刺激因子（GM-CSF）和巨噬细胞集落刺激因子（M-CSF）[31]。一开始，CD_{34}^+ 干细胞分化成髓系祖细胞，然后再分化成 IMC 细胞。在健康个体中，IMC 细胞离开骨髓并集聚在外周组织中。在这里，它们变成单核细胞、粒细胞或者树突状细胞。于是，在病理状态下，最终的分化过程被 IL-6 和 IL-1β 等白介素抑制，因此，活化的 MDSC 细胞就产生了 [31, 32]。

MDSC 功能通过两种不同的作用强度来实现，而不是简单地通过处于活化或非活化状态来实现 [33]。MDSC 功能的实现分为两个不同的过程：扩增和活化。虽然这两个过程是不同的，但涉及的信号调节通路却有重合。"双信号"模型可以解释为什么在急性炎症中虽然炎性因子的表达持续上调，但仅产生轻度 MDSC 应答，以及为什么在生理状态的造血过程中，信号转导和转录激活因子（STAT）3 和 STAT5 不会诱导 MDSC 的积累。然而，在存在大量促炎分子的情况下，STAT3 和 STAT5 将会导致 MDSC 细胞的大量扩增 [33]。细菌和病毒产物、肿瘤基质细胞和活化的 T 细胞是 MDSC 活化的主要驱动因素，其作用通过多个下游信号调节通路来实现。具体包括磷酸肌醇 3 激酶 / Akt 通路、JAK/STAT 通路和 NF-κB 通路等，这些通路可以导致 iNOS、IL-10 和 Arg1 等基因的表达，这些基因对实现 MDSC 的免疫抑制功能起到十分重要的作用 [32]。

趋化因子同样在 MDSC 细胞的活化中起到作用。例如 S100A8/A9 可以通过 NADPH 复合体来活化 MDSC 细胞，并与 ROS 下游的 STAT3 通路共同促进 MDSC 细胞的增殖。该扩增与活化机制与肿瘤发生密切相关[29]。MDSC 细胞还可以通过 IL-6、CXCL1 或者缺氧（通过活化 STAT3、NF-κB 和 HIF-1α）来实现活化。新血管的形成可以促进 MDSCs 的活化，MDSC 随后可以分泌一些促血管生成因子[34]。STAT3 的活化可以可以诱导 Bcl-xL、c-myc、cyclin D1 以及 survivin 等抗凋亡蛋白的表达，从而抑制 MDSC 细胞的凋亡并抑制其分化为成熟的细胞[33, 35]。最终的结果将提高 IMC 细胞的存活能力，并抑制其分化成成熟髓系细胞。在小鼠模型中，STAT3 同样可以被凋亡抑制物（apoptosis inhibitor 6）所活化，这也可以导致 MDSC 细胞的扩增[36]。

STAT1 和 STAT6 通路同样与 MDSC 的活化相关，并且可以上调 Arg1 和 TGF-β 等与免疫抑制有关的蛋白的表达[29]。STAT6 通过 IL-4 和 IL-13 活化，而 IL-4 和 IL-13 是在炎症发展过程中由活化的 T 细胞或巨噬细胞分泌的。STAT1 是在肿瘤发生的过程中由 IFN-γ 和 IL-1β 所活化的。

MDSC 细胞介导免疫抑制的机制

MDSC 细胞的免疫抑制可以直接通过细胞与细胞接触利用细胞表面的受体来实现，也可以通过分泌一些短效的细胞介质来实现。这些机制对于不同的 MDSC 亚群来说可能是不同的。比如，G-MDSC 细胞高表达 ROS 而低表达 NO，然而 MO-MDSC 细胞低表达 ROS 而高表达 NO[19]。尽管机制不同，但两种 MDSC 细胞亚型在肿瘤微环境（TME）中都发挥着负性调节 T 细胞应答的作用。

Arg1 和 iNOS 介导的免疫抑制

MDSC 细胞的抑制功能与 L- 精氨酸的代谢有关。Arg1 和 iNOS 是两种酶，它们竞争共同的代谢底物 L- 精氨酸。iNOS 把 L- 精氨酸转变成 NO 和 L- 瓜氨酸，而 Arg1 则催化形成 L- 鸟氨酸和尿素[37]。在髓系细胞中精氨酸的代谢可以被用来区分 M1 型巨噬细胞（抑制肿瘤）和 M2 型巨噬细胞（促进肿瘤）。在 M2 型巨噬细胞中，Arg1 的生成是通过 IL-4、IL-13、TGF-β、巨噬细胞刺激蛋白或 GM-CSF 实现的。而 M1 型巨噬细胞表达 iNOS，iNOS 是通过 IFN-γ、IL-1、TNF-α、IFN-α 或 IFN-β 来实现的。STAT1 主要在 M1 型巨噬细胞中被激活，而 STAT3 和 STAT6 主要在 M2 型巨噬细胞中被激活[38, 39]。MDSC 细胞高表达 Arg1 和 iNOS（两者均能抑制 T 细胞的功能）[40, 41]，因此并非传统意义上的巨噬细胞（图 4.1）。MDSC 细胞也可以和肿瘤相关小胶质细胞 / 巨噬细胞（TAMs）相互作用。通过生成 IL-10，MDSC 细胞可以抑制巨噬细胞分泌 IL-12

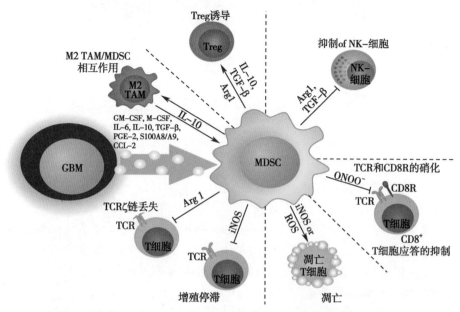

图 4.1 MDSC 细胞的免疫抑制作用。胶质母细胞瘤产生的因子（GM-CSF、M-CSF、IL-6、IL-10、TGF-β、PGE-2、S100A8/A9 和 CCL-2）阻止髓系细胞的成熟并促进其分化成 MDSC 细胞。之后，MDSC 细胞通过多种机制参与到胶质母细胞瘤微环境的免疫抑制中。MDSC 细胞通过 Arg1/iNOS 与 ROS 来抑制 T 细胞并促进其凋亡。MDSC 细胞分泌 Arg1、TGF-β 和 IL-10 来促进 Treg 的发展与扩增。MDSC 细胞产生的 IL-10 可以促进 TAM 细胞向 M2 型分化。Arg1 和 TGF-β 可以抑制 NK 细胞的功能。ONOO⁻ 可以通过硝化 TCR 和 CD8R 的酪氨酸残基抑制 CD$_8^+$ T 细胞的免疫应答。Arg1，精氨酸酶 1；GBM，胶质母细胞瘤；GM-CSF，粒 - 巨噬细胞集落刺激因子；IL，白介素；iNOS，诱导氮氧化物合酶；M-CSF，巨噬细胞集落刺激因子；MDSC，骨髓来源的抑制细胞；ROS，活性氧；TAM，肿瘤相关小胶质细胞 / 巨噬细胞；TCR，T 细胞受体；TGF，转化生长因子

的能力并使 M1 型巨噬细胞向 M2 型巨噬细胞表型转化[42]。Arg1 可以在肿瘤微环境中清除非必需氨基酸，从而导致 T 细胞功能紊乱[43]。T 细胞的抑制作用是通过几种不同的机制来实现的，包括 T 细胞受体 CD$_{3ζ}$ 链的缺失[44~46]和细胞周期调节蛋白 cyclin D3 及 cyclin-dependent kinase4 表达的下调。NO 通过阻断 JAK3、STAT5、胞外信号调节激酶及 Akt 的活化来抑制 T 细胞的活性[47]。NO 还被报道可以下调 MHC Ⅱ类分子的表达并且促进 T 细胞的凋亡[49]。

活性氧介导的免疫抑制

在载瘤鼠模型和肿瘤患者中，MDSC 细胞均被报道产生活性氧（ROS）[19, 50~52]。肿瘤细胞产生的 TGF-β、IL-3、IL-6、IL-10、血小板来源生长因子及 GM-CSF 可以诱导 MDSC 细胞产生 ROS。提高烟酰胺腺嘌呤二核苷磷酸氧化酶 2（NOX2）

的活性可以增加 ROS 的生成。NOX2 活性的缺失会使 MDSC 细胞丧失抑制 T 细胞的功能 [53]。有趣的是，ROS 可以通过降低 Bcl-2 的表达来促进 T 细胞的凋亡 [54]。

过氧亚硝酸盐介导的免疫抑制

过氧亚硝酸盐（$ONOO^-$）是通过 NO 与 O_2^- 之间的反应产生的。MDSC 细胞可以产生大量的过亚硝酸盐，而高浓度的该物质与肿瘤的发展有关 [55~57]。过氧亚硝酸盐通过氧化或硝化酪氨酸、半胱氨酸、甲硫氨酸或色氨酸等氨基酸来起作用。这种氧化或硝化作用可以改变蛋白质的理化性质。比如，过亚硝酸盐可以硝化 TCR 或 CD_8 受体的酪氨酸残基，从而改变 TCR 的空间构象，从而抑制 CD_8^+ T 细胞的特异性免疫应答 [58]。

其他免疫抑制机制

越来越多的证据表明在载瘤宿主中 MDSC 细胞是通过 Arg1 来诱导 Treg 细胞的生成的 [59]。Huang 和他的同事通过实验证明 MDSC 细胞是通过 IL-10 和 IFN-γ 而非 NO 来使 Treg 细胞扩增的。最近，在慢性淋巴细胞白血病患者体内分离的 MDSC 细胞被证实可以抑制 T 细胞并且促进 Treg 细胞的产生 [61]。然而，也有一些研究组认为 MDSC 细胞的扩增与诱导生成的 Treg 细胞没有联系 [62, 63]。因此需要后续研究来解决这些争论。最后，MDSC 细胞被证实可以通过膜表面的 TGF-β、STAT5 的活性、Arg1、NKp30 受体及下调 NKG2D 的表达来抑制 NK 细胞的功能 [64~67]。

MDSC 细胞在胶质瘤发展中的作用

MDSC 细胞最早于 2008 年在小鼠胶质瘤模型中被报道 [41]。在 GL261 小鼠模型中，MDSC 细胞在肿瘤浸润 CD_{11b}^+ 细胞中占比不足 5%，同时 MDSC 细胞还表达 CD_{11c}^+/Gr-1$^+$/IL-4Rα$^+$。这些细胞既同时表达促炎的 M1 型巨噬细胞的分子标志物比如 iNOS、IL-1β、TNF-α 和 CXCL10，也同时表达 M2 型巨噬细胞的分子标志物比如 Arg1、CCL17、CD_{206} 和 CD_{36}，这说明他们的功能是多向性的。最近通过胶质瘤转基因鼠模型（GEMM）证明 MDSC 细胞占整个瘤体细胞的 8% 左右，而且大部分是 CD_{11b}^+/Gr-1^{low} 单核细胞亚型而不是 CD_{11b}^+/Gr-1^{high} 粒细胞亚型 [68]。目前，主要的研究领域是 MDSC 细胞在胶质瘤发生及恶性转化中的作用。值得注意的是，利用抗体清除 CD_{11b}^+Gr1$^+$ 细胞的载瘤鼠与使用同型 IgG 的对照组相比生存时间更长 [69, 70]，这提示 MDSC 细胞与胶质瘤的发病及预后有着重要的关系。

MDSC 细胞表达的 IL-4Rα 被认为在其发挥免疫抑制功能中起到重要的作

用 [71, 72]。在胶质瘤小鼠模型和胶质母细胞瘤患者中，$CD_{11b}^+/Gr1^+$ 细胞中 IL-4Rα 的表达发生了上调 [69]。瘤细胞分泌的 GM-CSF 可以诱导髓系细胞表达 IL-4Rα，从而通过 IL-13 促进 Arg1 的生成。敲除 IL-4Rα 可以减少瘤体中 MDSC 细胞的数量。这些研究同样证明 $CD_{11b}^+Ly6C^+$ 的 MO-MDSC 细胞比 $CD_{11b}^+Ly6G^+$ 的 G-MDSC 细胞表达更高水平的免疫抑制分子 Arg1 和 TGF-β。在随后的研究中发现，在 GL261 小鼠模型中，主要是 $CD_{11b}^+/Gr-1^{low}$ 单核细胞亚型的浸润 [73]。当小鼠接受同源的 CD_{11b}^+ 单核细胞移植后，MDSC 细胞在脾和骨髓中的数量显著增高，提示肿瘤释放的细胞因子可以让单核细胞向 MDSC 细胞转化。

与正常人相比，胶质母细胞瘤患者的外周血中有着更多的 $CD_{33}^+/HLA-DR^-$ 的 MDSC 细胞 [74, 75]。在胶质母细胞瘤患者的外周血中，MDSC 细胞主要是 $CD_{33}^+/CD_{15}^+/CD_{14}^-/HLA-DR^-$ 中性粒细胞亚型，而 $CD_{33}^+/CD_{15}^-/CD_{14}^-/HLA-DR^-$ 双阴亚型和 $CD_{33}^+/CD_{15}^-/CD_{14}^+/HLA-DR^-$ 单核细胞亚型较少 [75, 76]。然而，一个新的研究报道：在外周血中 MDSC 单核细胞亚型是最多的，这与之前的研究相矛盾 [77]。在瘤体中，MDSC 细胞占所有细胞的 5% 左右，其中最多的是 $CD_{33}^+/CD_{15}^-/CD_{14}^-/HLA-DR^-$ 双阴亚型，然后是 $CD_{33}^+/CD_{15}^+/CD_{14}^-/HLA-DR^-$ 中性粒细胞亚型，最后是 $CD_{33}^+/CD_{15}^-/CD_{14}^+/HLA-DR^-$ 单核细胞亚型 [68]。与这些研究不同，Gielsen 与他的同事们发现瘤体中中性粒细胞亚型是最多的 [77]。其他的一些利用新鲜标本的研究发现，肿瘤浸润的 MDSC 细胞高表达 HLA-DR[76]。这使人们开始困惑，HLA-DR 是否由肿瘤相关的 MDSC 细胞表达，以及具体是由哪种亚型的细胞表达。

MDSC 细胞的聚集程度可能还与胶质瘤的级别有关 [78]，但至目前为止，还没有专门讨论 MDSC 细胞与胶质瘤级别及预后的关系的研究。胶质瘤细胞确实可以诱导 MDSC 细胞的产生，正常人的 CD_{14}^+ 细胞在与胶质母细胞接触后，会获得类似 MDSC 细胞的性质，比如表达 IL-10、TGF-β、B7-H1（PD-L1）。这些细胞的吞噬能力下降，而诱导 T 细胞凋亡的能力增强 [74, 79]。

临床前数据：靶向 MDSC 细胞集落

通过趋化因子和细胞因子途径

经由 CXCL1、CXCL12、CXCL5、CCL2、CXCL2、和 S100A8/A9 等趋化因子作用，MDSCs 被特定地招募到低氧的肿瘤微环境中。在同源和异种移植鼠胶质瘤模型系统中，使用抗 CCL2 抗体可以降低肿瘤微环境中 MDSCs 和 TAMs 的数量，延长载瘤小鼠的生存期 [80]（表 4.2）。值得注意的是，趋化因子有多个，因此在局部靶治疗中，替代趋化因子旁路上调是可能的。然而，其中的几个趋化因子的上调特定地由 STAT3 调控[33]，说明后者可作为一个治疗靶点。肿瘤细胞也会分泌一些因子，如前列腺素 E2（PGE2）和 CXCL12（亦作基质细胞衍生因子 -1），来参与 MDSCs 在肿瘤区的招募，区别于低氧诱导机制[32]。环氧化酶 -2（COX-2）抑制剂如乙酰水杨酸、塞来昔布能阻止 PGE2 的产生，减少 CCL2 介导的在骨髓和肿瘤微环境中 $CD_{11b}^+Ly6G^+$ 粒细胞 MDSCs 的积累，以 CXCL10 依赖为特性地增加 CD_8^+ T 细胞[70]。这些机制并不对 MDSC 集落有特异性，也没有显著有意义的临床实践证据[81~83]。通过减少胶质瘤浸润的小神经胶质 / 巨噬细胞和 MDSCs 的积累，沉默胶质瘤来源的半乳凝素 -1 明显延长了胶质瘤载瘤小鼠的生存期，但目前在胶质瘤患者上没有可行的治疗方案。

表 4.2　靶向 MDSC 的胶质瘤治疗方法

药物	机制	临床前研究及临床研究结果
抗 -CCL2	降低 MDSC 细胞和 TAM 细胞的趋化作用	在 GL261 小鼠模型中有效 无临床研究
COX-2 抑制剂（乙酰水杨酸，塞来昔布）	阻止生成 PEG2，降低 MDSC 细胞 CCL-2 依赖的趋化作用，通过增加 CXCL10 的表达来提高 CD_8^+ T 细胞的浸润	在小鼠模型中有效 无明显的临床效果
敲低 Galectin-1	减少 MDSC 细胞和 TAM 细胞的聚集	在 GL261 小鼠模型中有效 尚无临床应用方法
13- 顺 - 视黄酸	诱导 MDSC 细胞的分化	未在小鼠模型中测试 无临床疗效
IL-4Rα 适体	通过抑制 STAT6 促进 MDSC 细胞的凋亡	未在小鼠模型中测试 无临床试验
Arg1 抑制剂（非 NOHA）	阻止微环境中 L- 精氨酸的清除，恢复 T 细胞的功能	未在小鼠模型中测试 无临床试验
补充 L- 精氨酸	补充 L- 精氨酸，恢复 T 细胞的功能	未在小鼠模型中测试 一期临床试验，口服 L- 精氨酸（NCT02017249）
CD_{200R} 肽类拮抗剂（A26059）	阻止 MDSC 细胞的扩增，减少 Arg1 的分泌，提高 CD_8^+ T 细胞的免疫应答	在 GL261 小鼠模型中有效 无临床试验
抗 -FGL2 抗体	减少 MDSC 细胞、TAM 细胞、CD_{39}^+ Treg 细胞和 PD-1 的量	在 GL261 小鼠模型中有效 无临床试验
抗 -TGF-β 抗体	增加 iNOS 的产生，降低 MDSC 细胞 Arg1 的表达	在 GL261 小鼠模型或 U87MG 移植瘤模型中无效 无明显的临床效果

续表

药物	机制	临床前研究及临床研究结果
IL-12 免疫治疗	减少 MDSC 细胞的数量，增加 MDSC 细胞表面 CD_{80} 和 MHC Ⅱ 类分子的表达	通过腺病毒表达 IL-12 在 GL261 模型中的一期试验是有效的（NCT02026271）
miR-142～3p	封闭 TGFBR1 信号通路，促进 M2 型巨噬细胞的凋亡	在 GEMM 模型和 GL261 模型中有效 无临床试验
抗 -VEGF 抗体和抗 -G-CSF 抗体	抑制 MDSC 细胞、Bv8、抑制肿瘤血管生成	未在小鼠模型中测试 无临床试验
Sunitinib	降低 MDSC 细胞数量，诱导 T 细胞功能	在 GEMM 小鼠模型中有效但在 U87MG 移植瘤模型中无效 无明显的临床效果
WP1066	封闭 STAT3 通路，抑制巨噬细胞向 M2 型的转化	在 GEMM 模型和 GL261 模型的一期临床试验有效（NCT01904123）
CSF-1R 抑制剂（BLZ945，PLX3397）	抑制巨噬细胞向 M2 型的转化	在 GEMM 模型和 GL261 模型中有效 无临床试验

Arg1，精氨酸酶 1；Bv8, Bombina variegata peptide 8；COX-2，环氧化酶 2；CSF-1R，集落刺激因子 1 受体；FGL2，纤维蛋白原样蛋白 2；G-CSF，粒细胞集落刺激因子；GEMM，基因工程鼠模型；IL，白介素；iNOS，诱导氮氧化物合酶；MDSC，骨髓来源抑制细胞；MHC Ⅱ，主要组向相容性复合体Ⅱ；PD-1，程序细胞死亡蛋白 1；PGE2，前列腺素 E2；STAT，信号转导和转录激活因子；TAM，肿瘤相关巨噬细胞；T cell，T 淋巴细胞；TGF-β，转化生长因子 β；TGFBR1，转化生长因子 β 受体 1；TME，肿瘤微环境；Tregs，调节 T 细胞；VEGF，血管内皮生长因子

通过分化途径

尽管 MDSCs 的一个主要特征是外周分化为成熟骨髓细胞的过程被抑制，MDSCs 能够在肿瘤区被诱导分化为病理性 TAMs[31]。这种可塑性可以被设计应用于治疗，因为在鼠和人的研究中，MDSCs 均已经可以通过视黄酸的诱导分化为生理性的、成熟骨髓细胞[85]。然而，这些在多形性胶质母细胞瘤（GBM）患者中的临床试验尚未被证明有效[86]。

通过靶向 IL-4Ra 途径

Roth 等[87] 设计了一种高效 RNA 适配子来靶向人和鼠的 IL-4Rα，后者是一种在肿瘤移植大鼠[69] 和癌症患者[69, 72] 体内的 MDSCs 过表达的细胞表面受体。这种适配子优先影响 MDSCs 和 TAMs，诱导它们的凋亡，促进较强的

T 细胞浸润和肿瘤缩小。抗 IL-4Rα 阻碍 IL-13 在骨髓细胞上与 IL-4Rα 结合及下游的 STAT6 磷酸化，发挥拮抗效应。尽管在哺乳动物癌细胞模型中抗 IL-4Rα 适配子对于 MDSCs 表现出高效影响作用，其尚未在啮齿类胶质瘤模型中试验过。

通过精氨酸酶 1 途径

在 GBM 患者的血清中已经检测到精氨酸酶 1 的活性和粒细胞集落刺激因子的产物明显增加 [75, 88]。通过这个机制，MDSCs 抑制 T 细胞功能。此过程可以通过药物抑制精氨酸酶 1 或者供应精氨酸被逆转 [88]。目前正在进行一项临床试验评估那些口服过精氨酸（NCT02017249）的 GBM 患者的免疫功能。胶质瘤的免疫抑制也通过骨髓细胞上肿瘤来源的 CD_{200} 及其受体进行调节。一种 CD_{200} 受体拮抗肽（A26059）可以阻碍 MDSCs 的增加，减少精氨酸酶 1 的分泌，活化 CD_8^+ T 细胞的效应 [89]。在克隆鼠模型中进行过相关的临床前试验，虽不知这种方法是否可以对胶质瘤的异质性 GEMM 有治疗效应，但其有一个很好的治疗前景。

通过靶向纤维蛋白原样蛋白 2 途径

近期，我们发现纤维介素蛋白（FGL2）在胶质瘤的 MDSC 积聚中发挥重要作用。在 GBM 患者中发现 FGL2 表达上调与胶质瘤级别成正相关 [90] 并促进肿瘤生长。在胶质瘤相关淋巴细胞中 FGL2 诱导 CD_{39} 表达。CD_{39} 将 ATP 转换为腺苷 [91, 92]，后者随后抑制 T 细胞效应器功能 [93]，增强 M2 活性 [94]，促进 MDSCs 的肿瘤支持作用 [95]。CD_{39} 的减少与 M2 的减少以及胶质瘤中 MDSC 积累有关。在 GL-261 移植的大鼠体内应用一种抗 FGL2 抗体不仅可以减少 MDSCs 的数量，也能降低调节 T 细胞和 TAMs 的水平。目前，人的抗 FGL2 抗体正在研发当中。

通过向 M1 细胞极化或封闭 M2 细胞途径

关于限制 M2 极化的概念日益成熟，最初的研究是阻滞 GL261 胶质瘤模型中的肿瘤生长因子 β（TGF-β）[41] 来进行的，但迄今为止抗 TGF-β 治疗还未在临床中被证实有显著效果。IL-12 免疫治疗可以改变肿瘤浸润的 MDSCs 的数量，并使之转变为 M1 抗原呈递型细胞，使 CD_{80} 和 MHC II 过表达 [96]。另一种途径是使用 miR142-3p 阻滞 TGFBR1M2 自分泌依赖信号通路，导致 M2 凋亡从而使胶质瘤生长受到抑制 [97]。这种方案还需要在临床应用前加以完善。

近期研究表明，在抗 VEGF 治疗后，MDSCs 在肿瘤复发中发挥作用 [98, 99]。抗 VEGF 和抗 GCSF 联合治疗难治性肿瘤可显著降低循环和肿瘤相关的 MDSCs

数量,进而抑制肿瘤生长[100]。在胶质瘤的 GEMM 中,舒尼替尼,一种有着抗血管生成和抗侵袭作用的酪氨酸激酶抑制剂,也被发现有限制循环中和肿瘤中的 G-MDSCs 和 MO-MDSCs 的作用[68]。舒尼替尼也是非特异性 STAT3 阻滞剂[101]。STAT3 是 M2 转换中的关键驱动者[102, 103]。我们发现 WP1066,一种小分子 STAT3 抑制剂,能够阻止 M2 极化[79],后者与 MDSC 的免疫抑制作用有关。值得注意的是,STAT3 阻滞剂不只特异性针对 MDSC 集落,也对各种免疫抑制机制有效,从而发挥它们的治疗作用[104~106]。WP1066 的临床应用曾因为剂型问题而被搁置,但已经通过纳米方法解决,临床试验有望在 2016年开始(NCT01904123)。方案中最可能用于临床试验的是 CSF-1 受体靶向剂。靶向 CSF-1 受体的 M2 极化阻滞剂可以抑制胶质瘤生长[107]。目前已有对实体恶性肿瘤的 CSF-1 受体靶向剂的相关开放临床试验(NCT01346358,NCT02452424),但还没有对于胶质瘤患者的试验。

靶向 MDSCs 治疗的临床尝试

对比其他免疫抑制靶点和免疫抑制细胞,MDSCs 的靶向治疗的发展是相对新颖的(表 4.2)。在一些案例中发现这种治疗会使肿瘤微环境中 $CD_{11b}^+/Gr\text{-}1^+$ 的 MDSCs 数量减少[108],比如过继性免疫疗法,但不清楚这是治疗的直接影响或替代作用。像 MDSCs 这种免疫抑制集落靶向治疗有因可循,这使他们在肿瘤介导的免疫抑制和肿瘤发展中起重要作用。MDSCs 靶向治疗可以通过消耗或抑制他们的分化或功能得以实现。有一些方法可以清除 MDSCs,包括应用单克隆抗体和化疗药,也有一些可以阻滞极化的新型策略已经开始应用于临床。尽管通过抑制 MDSCs 来进行抗肿瘤免疫治疗的过程还需完善,但相关的免疫监视和抗菌实验有可能产生意想不到的结果。MDSC 靶向治疗方案将使那些间质型 GBM 的患者优先受益[109],因为这个人群被证实有MDSC 相关标记物的富集。

(韩圣   程鹏   程文   吴安华   译)

参考文献

1. Zeng QL, Yang B, Sun HQ, et al. Myeloid-derived suppressor cells are associated with viral persistence and downregulation of TCR zeta chain expression on CD8+ T cells in chronic hepatitis C patients. *Mol Cells*. 2014;37(1):66–73.
2. Huang H, Cao K, Malik S, et al. Combination of 12-O-tetradecanoylphorbol-13-acetate with diethyldithiocarbamate markedly inhibits pancreatic cancer cell growth in 3D culture and in immunodeficient mice. *Int J Mol Med*. 2015;35(6):1617–1624.
3. Ruan X, Darwiche SS, Cai C, Scott MJ, Pape HC, Billiar TR. Anti-HMGB1 monoclonal

antibody ameliorates immunosuppression after peripheral tissue trauma: attenuated T-lymphocyte response and increased splenic CD11b⁺ Gr-1⁺ myeloid-derived suppressor cells require HMGB1. *Mediators Inflamm.* 2015;2015:458626.

4. Crook KR, Jin M, Weeks MF, et al. Myeloid-derived suppressor cells regulate T cell and B cell responses during autoimmune disease. *J Leukoc Biol.* 2015;97(3):573–582.

5. Ioannou M, Alissafi T, Lazaridis I, et al. Crucial role of granulocytic myeloid-derived suppressor cells in the regulation of central nervous system autoimmune disease. *J Immunol.* 2012;188(3):1136–1146.

6. Lappat EJ, Cawein M. A study of the leukemoid response to transplantable A-280 tumor in mice. *Cancer Res.* 1964;24:302–311.

7. Lee MY, Rosse C. Depletion of lymphocyte subpopulations in primary and secondary lymphoid organs of mice by a transplanted granulocytosis-inducing mammary carcinoma. *Cancer Res.* 1982;42(4):1255–1260.

8. Tsuchiya Y, Igarashi M, Suzuki R, Kumagai K. Production of colony-stimulating factor by tumor cells and the factor-mediated induction of suppressor cells. *J Immunol.* 1988;141(2):699–708.

9. Bennett JA, Mitchell MS. Induction of suppressor cells by intravenous administration of Bacillus Calmette-Guerin and its modulation by cyclophosphamide. *Biochem Pharmacol.* 1979;28(12):1947–1952.

10. Wren SM, Wepsic HT, Larson CH, De Silva MA, Mizushima Y. Inhibition of the graft-versus-host response by BCGcw-induced suppressor cells or prostaglandin E1. *Cell Immunol.* 1983;76(2):361–371.

11. Duwe AK, Singhal SK. The immunoregulatory role of bone marrow. I. Suppression of the induction of antibody responses to T-dependent and T-independent antigens by cells in the bone marrow. *Cell Immunol.* 1979;43(2):362–371.

12. Oseroff A, Okada S, Strober S. Natural suppressor (NS) cells found in the spleen of neonatal mice and adult mice given total lymphoid irradiation (TLI) express the null surface phenotype. *J Immunol.* 1984;132(1):101–110.

13. Slavin S, Strober S. Induction of allograft tolerance after total lymphoid irradiation (TLI): development of suppressor cells of the mixed leukocyte reaction (MLR). *J Immunol.* 1979;123(2):942–946.

14. Deng ZB, Liu Y, Liu C, et al. Immature myeloid cells induced by a high-fat diet contribute to liver inflammation. *Hepatology.* 2009;50(5):1412–1420.

15. Kusmartsev S, Gabrilovich DI. Role of immature myeloid cells in mechanisms of immune evasion in cancer. *Cancer Immunol Immunother.* 2006;55(3):237–245.

16. Yang R, Cai Z, Zhang Y, Yutzy WH, Roby KF, Roden RB. CD80 in immune suppression by mouse ovarian carcinoma-associated Gr-1⁺CD11b⁺ myeloid cells. *Cancer Res.* 2006;66(13):6807–6815.

17. Gabrilovich DI, Bronte V, Chen SH, et al. The terminology issue for myeloid-derived suppressor cells. *Cancer Res.* 2007;67(1):425. author reply 426.

18. Haverkamp JM, Smith AM, Weinlich R, et al. Myeloid-derived suppressor activity is mediated by monocytic lineages maintained by continuous inhibition of extrinsic and intrinsic death pathways. *Immunity.* 2014;41(6):947–959.

19. Youn JI, Nagaraj S, Collazo M, Gabrilovich DI. Subsets of myeloid-derived suppressor cells in tumor-bearing mice. *J Immunol.* 2008;181(8):5797–5802.

20. Mielcarek M, Martin PJ, Torok-Storb B. Suppression of alloantigen-induced T-cell proliferation by CD14⁺ cells derived from granulocyte colony-stimulating factor-mobilized peripheral blood mononuclear cells. *Blood.* 1997;89(5):1629–1634.

21. Singh RK, Varney ML, Buyukberber S, et al. Fas-FasL-mediated CD4⁺ T-cell apoptosis following stem cell transplantation. *Cancer Res.* 1999;59(13):3107–3111.

22. Almand B, Clark JI, Nikitina E, et al. Increased production of immature myeloid cells in cancer patients: a mechanism of immunosuppression in cancer. *J Immunol.* 2001;166(1):678–689.

23. Hoechst B, Ormandy LA, Ballmaier M, et al. A new population of myeloid-derived suppressor cells in hepatocellular carcinoma patients induces CD4⁺CD25⁺Foxp3⁺ T cells. *Gastroenterology.* 2008;135(1):234–243.

24. Filipazzi P, Valenti R, Huber V, et al. Identification of a new subset of myeloid suppressor cells in peripheral blood of melanoma patients with modulation by a granulocyte-macrophase colony-stimulation factor-based antitumor vaccine. *J Clin Oncol.* 2007;25(18):2546–2553.

25. Rodriguez PC, Ernstoff MS, Hernandez C, et al. Arginase I-producing myeloid-derived suppressor cells in renal cell carcinoma are a subpopulation of activated granulocytes. *Cancer Res.* 2009;69(4):1553–1560.

26. Zhao F, Hoechst B, Duffy A, et al. S100A9 a new marker for monocytic human myeloid-derived suppressor cells. *Immunology.* 2012;136(2):176–183.

27. Zhang H, Maric I, DiPrima MJ, et al. Fibrocytes represent a novel MDSC subset circulating in patients with metastatic cancer. *Blood.* 2013;122(7):1105–1113.

28. Zoso A, Mazza EM, Bicciato S, et al. Human fibrocytic myeloid-derived suppressor cells express IDO and promote tolerance via Treg-cell expansion. *Eur J Immunol.* 2014;44(11):3307–3319.

29. Gabrilovich DI, Nagaraj S. Myeloid-derived suppressor cells as regulators of the immune system. *Nat Rev Immunol.* 2009;9(3):162–174.

30. Serafini P. Myeloid derived suppressor cells in physiological and pathological conditions: the good, the bad, and the ugly. *Immunol Res.* 2013;57(1–3):172–184.

31. Youn JI, Gabrilovich DI. The biology of myeloid-derived suppressor cells: the blessing and the curse of morphological and functional heterogeneity. *Eur J Immunol.* 2010;40(11):2969–2975.

32. Trikha P, Carson 3rd WE. Signaling pathways involved in MDSC regulation. *Biochim Biophys Acta.* 2014;1846(1):55–65.

33. Condamine T, Gabrilovich DI. Molecular mechanisms regulating myeloid-derived suppressor cell differentiation and function. *Trends Immunol.* 2011;32(1):19–25.

34. Condamine T, Ramachandran I, Youn JI, Gabrilovich DI. Regulation of tumor metastasis by myeloid-derived suppressor cells. *Annu Rev Med.* 2015;66:97–110.

35. Yu H, Pardoll D, Jove R. STATs in cancer inflammation and immunity: a leading role for STAT3. *Nat Rev Cancer.* 2009;9(11):798–809.

36. Qu P, Du H, Li Y, Yan C. Myeloid-specific expression of Api6/AIM/Sp alpha induces systemic inflammation and adenocarcinoma in the lung. *J Immunol.* 2009;182(3):1648–1659.

37. Bronte V, Zanovello P. Regulation of immune responses by L-arginine metabolism. *Nat Rev Immunol.* 2005;5(8):641–654.

38. Mantovani A, Sica A, Allavena P, Garlanda C, Locati M. Tumor-associated macrophages and the related myeloid-derived suppressor cells as a paradigm of the diversity of macrophage activation. *Hum Immunol.* 2009;70(5):325–330.

39. Qian BZ, Pollard JW. Macrophage diversity enhances tumor progression and metastasis. *Cell.* 2010;141(1):39–51.

40. Jiao ZJ, Gao JJ, Hua SH, et al. Correlation between circulating myeloid-derived suppressor cells and Th17 cells in esophageal cancer. *World J Gastroenterol.* 2012;18(38):5454–5461.

41. Umemura N, Saio M, Suwa T, et al. Tumor-infiltrating myeloid-derived suppressor cells are pleiotropic-inflamed monocytes/macrophages that bear M1- and M2-type characteristics. *J Leukoc Biol.* 2008;83(5):1136–1144.

42. Sinha P, Clements VK, Bunt SK, Albelda SM, Ostrand-Rosenberg S. Cross-talk between myeloid-derived suppressor cells and macrophages subverts tumor immunity toward a type 2 response. *J Immunol.* 2007;179(2):977–983.

43. Bronte V, Serafini P, De Santo C, et al. IL-4-induced arginase 1 suppresses alloreactive T cells in tumor-bearing mice. *J Immunol.* 2003;170(1):270–278.

44. Ezernitchi AV, Vaknin I, Cohen-Daniel L, et al. TCR zeta down-regulation under chronic inflammation is mediated by myeloid suppressor cells differentially distributed between various lymphatic organs. *J Immunol.* 2006;177(7):4763–4772.

45. Rodriguez PC, Zea AH, Culotta KS, Zabaleta J, Ochoa JB, Ochoa AC. Regulation of T cell receptor CD3zeta chain expression by L-arginine. *J Biol Chem.* 2002;277(24):21123–21129.

46. Rodriguez PC, Zea AH, DeSalvo J, et al. L-arginine consumption by macrophages modulates the expression of CD3ζ chain in T lymphocytes. *J Immunol.* 2003;171(3):1232–1239.

47. Mazzoni A, Bronte V, Visintin A, et al. Myeloid suppressor lines inhibit T cell responses by an NO-dependent mechanism. *J Immunol*. 2002;168(2):689–695.

48. Harari O, Liao JK. Inhibition of MHC II gene transcription by nitric oxide and antioxidants. *Curr Pharm Des*. 2004;10(8):893–898.

49. Rivoltini L, Carrabba M, Huber V, et al. Immunity to cancer: attack and escape in T lymphocyte-tumor cell interaction. *Immunol Rev*. 2002;188:97–113.

50. Kusmartsev S, Nefedova Y, Yoder D, Gabrilovich DI. Antigen-specific inhibition of CD8$^+$ T cell response by immature myeloid cells in cancer is mediated by reactive oxygen species. *J Immunol*. 2004;172(2):989–999.

51. Schmielau J, Finn OJ. Activated granulocytes and granulocyte-derived hydrogen peroxide are the underlying mechanism of suppression of T-cell function in advanced cancer patients. *Cancer Res*. 2001;61(12):4756–4760.

52. Szuster-Ciesielska A, Hryciuk-Umer E, Stepulak A, Kupisz K, Kandefer-Szerszen M. Reactive oxygen species production by blood neutrophils of patients with laryngeal carcinoma and antioxidative enzyme activity in their blood. *Acta Oncol*. 2004;43(3):252–258.

53. Corzo CA, Cotter MJ, Cheng P, et al. Mechanism regulating reactive oxygen species in tumor-induced myeloid-derived suppressor cells. *J Immunol*. 2009;182(9):5693–5701.

54. Hildeman DA, Mitchell T, Aronow B, Wojciechowski S, Kappler J, Marrack P. Control of Bcl-2 expression by reactive oxygen species. *Proc Natl Acad Sci USA*. 2003;100(25):15035–15040.

55. Dairou J, Atmane N, Rodrigues-Lima F, Dupret JM. Peroxynitrite irreversibly inactivates the human xenobiotic-metabolizing enzyme arylamine N-acetyltransferase 1 (NAT1) in human breast cancer cells: a cellular and mechanistic study. *J Biol Chem*. 2004;279(9):7708–7714.

56. Nakamura Y, Yasuoka H, Tsujimoto M, et al. Nitric oxide in breast cancer: induction of vascular endothelial growth factor-C and correlation with metastasis and poor prognosis. *Clin Cancer Res*. 2006;12(4):1201–1207.

57. Vickers SM, MacMillan-Crow LA, Green M, Ellis C, Thompson JA. Association of increased immunostaining for inducible nitric oxide synthase and nitrotyrosine with fibroblast growth factor transformation in pancreatic cancer. *Arch Surg*. 1999;134(3):245–251.

58. Nagaraj S, Gupta K, Pisarev V, et al. Altered recognition of antigen is a mechanism of CD8$^+$ T cell tolerance in cancer. *Nat Med*. 2007;13(7):828–835.

59. Serafini P, Mgebroff S, Noonan K, Borrello I. Myeloid-derived suppressor cells promote cross-tolerance in B-cell lymphoma by expanding regulatory T cells. *Cancer Res*. 2008;68(13):5439–5449.

60. Huang B, Pan PY, Li Q, et al. Gr-1$^+$CD115$^+$ immature myeloid suppressor cells mediate the development of tumor-induced T regulatory cells and T-cell anergy in tumor-bearing host. *Cancer Res*. 2006;66(2):1123–1131.

61. Jitschin R, Braun M, Buttner M, et al. CLL-cells induce IDO^{hi} CD14$^+$HLA-DR^{lo} myeloid-derived suppressor cells that inhibit T-cell responses and promote T$_{Regs}$. *Blood*. 2014;124(5):750–760.

62. Dugast AS, Haudebourg T, Coulon F, et al. Myeloid-derived suppressor cells accumulate in kidney allograft tolerance and specifically suppress effector T cell expansion. *J Immunol*. 2008;180(12):7898–7906.

63. Movahedi K, Guilliams M, Van den Bossche J, et al. Identification of discrete tumor-induced myeloid-derived suppressor cell subpopulations with distinct T cell-suppressive activity. *Blood*. 2008;111(8):4233–4244.

64. Hoechst B, Voigtlaender T, Ormandy L, et al. Myeloid derived suppressor cells inhibit natural killer cells in patients with hepatocellular carcinoma via the NKp30 receptor. *Hepatology*. 2009;50(3):799–807.

65. Li H, Han Y, Guo Q, Zhang M, Cao X. Cancer-expanded myeloid-derived suppressor cells induce anergy of NK cells through membrane-bound TGF-β1. *J Immunol*. 2009;182(1):240–249.

66. Liu C, Yu S, Kappes J, et al. Expansion of spleen myeloid suppressor cells represses NK

cell cytotoxicity in tumor-bearing host. *Blood*. 2007;109(10):4336–4342.

67. Oberlies J, Watzl C, Giese T, et al. Regulation of NK cell function by human granulocyte arginase. *J Immunol*. 2009;182(9):5259–5267.

68. Raychaudhuri B, Rayman P, Huang P, et al. Myeloid derived suppressor cell infiltration of murine and human gliomas is associated with reduction of tumor infiltrating lymphocytes. *J Neurooncol*. 2015;122(2):293–301.

69. Kohanbash G, McKaveney K, Sakaki M, et al. GM-CSF promotes the immunosuppressive activity of glioma-infiltrating myeloid cells through interleukin-4 receptor-α. *Cancer Res*. 2013;73(21):6413–6423.

70. Fujita M, Kohanbash G, Fellows-Mayle W, et al. COX-2 blockade suppresses gliomagenesis by inhibiting myeloid-derived suppressor cells. *Cancer Res*. 2011;71(7):2664–2674.

71. Gallina G, Dolcetti L, Serafini P, et al. Tumors induce a subset of inflammatory monocytes with immunosuppressive activity on CD8⁺ T cells. *J Clin Invest*. 2006;116(10):2777–2790.

72. Mandruzzato S, Solito S, Falisi E, et al. IL4Rα⁺ myeloid-derived suppressor cell expansion in cancer patients. *J Immunol*. 2009;182(10):6562–6568.

73. Chae M, Peterson TE, Balgeman A, et al. Increasing glioma-associated monocytes leads to increased intratumoral and systemic myeloid-derived suppressor cells in a murine model. *Neuro Oncol*. 2015;17(7):978–991.

74. Rodrigues JC, Gonzalez GC, Zhang L, et al. Normal human monocytes exposed to glioma cells acquire myeloid-derived suppressor cell-like properties. *Neuro Oncol*. 2010;12(4):351–365.

75. Raychaudhuri B, Rayman P, Ireland J, et al. Myeloid-derived suppressor cell accumulation and function in patients with newly diagnosed glioblastoma. *Neuro Oncol*. 2011;13(6):591–599.

76. Grauer OM, Wölfer J, Hasselblatt M, et al. Granulocytic myeloid-derived cells obtained from blood mainly suppress T-cell proliferation in patients with glioblastoma. In: *Paper presented at: 11th Congress of the European Association of Neuro-Oncology, 2014, Turin, Italy.* ; 2011.

77. Gielen PR, Schulte BM, Kers-Rebel ED, et al. Increase in both CD14-positive and CD15-positive myeloid-derived suppressor cell subpopulations in the blood of patients with glioma but predominance of CD15-positive myeloid-derived suppressor cells in glioma tissue. *J Neuropathol Exp Neurol*. 2015;74(5):390–400.

78. Prosniak M, Harshyne LA, Andrews DW, et al. Glioma grade is associated with the accumulation and activity of cells bearing M2 monocyte markers. *Clin Cancer Res*. 2013;19(14):3776–3786.

79. Wu A, Wei J, Kong LY, et al. Glioma cancer stem cells induce immunosuppressive macrophages/microglia. *Neuro Oncol*. 2010;12(11):1113–1125.

80. Zhu X, Fujita M, Snyder LA, Okada H. Systemic delivery of neutralizing antibody targeting CCL2 for glioma therapy. *J Neurooncol*. 2011;104(1):83–92.

81. Welzel G, Gehweiler J, Brehmer S, et al. Metronomic chemotherapy with daily low-dose temozolomide and celecoxib in elderly patients with newly diagnosed glioblastoma multiforme: a retrospective analysis. *J Neurooncol*. 2015. June 5 (ePub ahead of print).

82. Penas-Prado M, Hess KR, Fisch MJ, et al. Randomized phase II adjuvant factorial study of dose-dense temozolomide alone and in combination with isotretinoin, celecoxib, and/or thalidomide for glioblastoma. *Neuro Oncol*. 2015;17(2):266–273.

83. Kesari S, Schiff D, Henson JW, et al. Phase II study of temozolomide, thalidomide, and celecoxib for newly diagnosed glioblastoma in adults. *Neuro Oncol*. 2008;10(3):300–308.

84. Verschuere T, Toelen J, Maes W, et al. Glioma-derived galectin-1 regulates innate and adaptive antitumor immunity. *Int J Cancer*. 2014;134(4):873–884.

85. Talmadge JE, Gabrilovich DI. History of myeloid-derived suppressor cells. *Nat Rev Cancer*. 2013;13(10):739–752.

86. Butowski N, Prados MD, Lamborn KR, et al. A phase II study of concurrent temozolomide and cis-retinoic acid with radiation for adult patients with newly diagnosed supratentorial glioblastoma. *Int J Radiat Oncol Biol Phys*. 2005;61(5):1454–1459.

87. Roth F, De La Fuente AC, Vella JL, Zoso A, Inverardi L, Serafini P. Aptamer-mediated

blockade of IL4Rα triggers apoptosis of MDSCs and limits tumor progression. *Cancer Res.* 2012;72(6):1373–1383.

88. Sippel TR, White J, Nag K, et al. Neutrophil degranulation and immunosuppression in patients with GBM: restoration of cellular immune function by targeting arginase I. *Clin Cancer Res.* 2011;17(22):6992–7002.

89. Moertel CL, Xia J, LaRue R, et al. CD200 in CNS tumor-induced immunosuppression: the role for CD200 pathway blockade in targeted immunotherapy. *J Immunother Cancer.* 2014;2(1):46.

90. Yan J, Kong LY, Hu J, et al. FGL2 as a multimodality regulator of tumor-mediated immune suppression and therapeutic target in gliomas. *J Natl Cancer Inst.* 2015;107(8).

91. Regateiro FS, Cobbold SP, Waldmann H. CD73 and adenosine generation in the creation of regulatory microenvironments. *Clin Exp Immunol.* 2013;171(1):1–7.

92. Xu S, Shao QQ, Sun JT, et al. Synergy between the ectoenzymes CD39 and CD73 contributes to adenosinergic immunosuppression in human malignant gliomas. *Neuro Oncol.* 2013;15(9):1160–1172.

93. Ohta A, Sitkovsky M. Extracellular adenosine-mediated modulation of regulatory T cells. *Front Immunol.* 2014;5:304.

94. Dwyer KM, Deaglio S, Gao W, Friedman D, Strom TB, Robson SC. CD39 and control of cellular immune responses. *Purinergic Signal.* 2007;3(1–2):171–180.

95. Antonioli L, Pacher P, Vizi ES, Hasko G. CD39 and CD73 in immunity and inflammation. *Trends Mol Med.* 2013;19(6):355–367.

96. Thaci B, Ahmed AU, Ulasov IV, et al. Depletion of myeloid-derived suppressor cells during interleukin-12 immunogene therapy does not confer a survival advantage in experimental malignant glioma. *Cancer Gene Ther.* 2014;21(1):38–44.

97. Xu S, Wei J, Wang F, et al. Effect of miR-142-3p on the M2 macrophage and therapeutic efficacy against murine glioblastoma. *J Natl Cancer Inst.* 2014;106(8):dju162.

98. Piao Y, Liang J, Holmes L, et al. Glioblastoma resistance to anti-VEGF therapy is associated with myeloid cell infiltration, stem cell accumulation, and a mesenchymal phenotype. *Neuro Oncol.* 2012;14(11):1379–1392.

99. Shojaei F, Wu X, Malik AK, et al. Tumor refractoriness to anti-VEGF treatment is mediated by CD11b+Gr1+ myeloid cells. *Nat Biotechnol.* 2007;25(8):911–920.

100. Shojaei F, Wu X, Qu X, et al. G-CSF-initiated myeloid cell mobilization and angiogenesis mediated tumor refractoriness to anti-VEGF therapy in mouse models. *Proc Natl Acad Sci USA.* 2009;106(16):6742–6747.

101. Xin H, Zhang C, Herrmann A, Du Y, Figlin R, Yu H. Sunitinib inhibition of Stat3 induces renal cell carcinoma tumor cell apoptosis and reduces immunosuppressive cells. *Cancer Res.* 2009;69(6):2506–2513.

102. Sica A, Bronte V. Altered macrophage differentiation and immune dysfunction in tumor development. *J Clin Invest.* 2007;117(5):1155–1166.

103. Qin H, Holdbrooks AT, Liu Y, Reynolds SL, Yanagisawa LL, Benveniste EN. SOCS3 deficiency promotes M1 macrophase polarization and inflammation. *J Immunol.* 2012;189(7):3439–3448.

104. Kong LY, Wu AS, Doucette T, et al. Intratumoral mediated immunosuppression is prognostic in genetically engineered murine models of glioma and correlates to immunotherapeutic responses. *Clin Cancer Res.* 2010;16(23):5722–5733.

105. Wei J, Barr J, Kong LY, et al. Glioblastoma cancer-initiating cells inhibit T-cell proliferation and effector responses by the signal transducers and activators of transcription 3 pathway. *Mol Cancer Ther.* 2010;9(1):67–78.

106. Hussain SF, Kong LY, Jordan J, et al. A novel small molecule inhibitor of signal transducers and activators of transcription 3 reverses immune tolerance in malignant glioma patients. *Cancer Res.* 2007;67(20):9630–9636.

107. Pyonteck SM, Akkari L, Schuhmacher AJ, et al. CSF-1R inhibition alters macrophage polarization and blocks glioma progression. *Nat Med.* 2013;19(10):1264–1272.

108. Zhang Y, Luo F, Li A, et al. Systemic injection of TLR1/2 agonist improves adiptive antigen-specific T cell therapy in glioma-bearing mice. *Clin Immunol.* 2014;154(1):26–36.

109. Verhaak RG, Hoadley KA, Purdom E, et al. Integrated genomic analysis identifies clini-cally relevant subtypes of glioblastoma characterized by abnormalities in PDGFRA, IDH1, EGFR, and NF1. *Cancer Cell*. 2010;17(1):98–110.
110. Doucette TA, Rao G, Rao A, et al. Immune heterogeneity of glioblastoma subtypes: extrapolation from the cancer genome atlas. *Cancer Immunol Res*. 2013;1(2):112–122.

第 5 章

胶质瘤的特异性突变及其免疫治疗

C.J. Pirozzi ■ A.B. Carpenter ■ T. Hennika ■ O.J. Becher ■ H. Yan

Duke University Medical Center, Durham, NC, United States

本章内容

引言

截至 2013 年 4 月，人类基因组计划研究项目的完成标志着后基因组学时代的到来。历时 13 年、花费将近 27 亿美元的人类基因组计划为人类认识、理解人类变异以及疾病遗传的分子基础做出了巨大的贡献。众所周知，现在可以以 1000 美元的价格在数天之内进行基因组测序，目前也正在努力尝试对人类肿瘤中存在的个性化基因组进行测序及特征分析。尤其是对于人类公众健康影响较大、预后差的肿瘤基因序列测定正在有序开展，具体包括肿瘤基因图谱计划（the cancer genome atlas，TCGA）。到目前为止，TCGA 计划已成功完成了 31 种癌症的基因测序，除了其中 4 种以外，所有数据公众都能够获得。

由于胶质母细胞瘤预后差，即使尽了最大的努力，患者的预后也没有显著改善，这使胶质母细胞瘤成为 TCGA 首批测序的肿瘤之一 [1]。该项目的最终目标是获得胶质母细胞瘤的遗传学基础知识，并确定胶质母细胞瘤的遗传变异特征，应用于胶质母细胞瘤的诊断、预后分析及阐明可靶向治疗的部分。对此有许多重要的研究成果，包括发现视网膜母细胞瘤肿瘤抑制因子，TP53 肿瘤抑制因子和受体介导的酪氨酸激酶（receptor tyrosine kinase，RTK）途径的核心组分中的突变 [1, 2]。与此同时进行的研究发现在胶质母细胞瘤（glioblastoma，GBM）中，有多种信号通路及以前未知的基因发生改变 [2]。本章将阐述在测序研究中发现的这些突变，并探索其免疫治疗潜力。具体包括异柠檬酸脱氢酶 1（isocitrate dehydrogenase 1，IDH1）、在成人胶质瘤中的表皮生长因子受体（epidermal growth factor receptor，EGFR）的突变以及在儿童高级别胶质瘤中证实的 H3F3A 的突变，这些都会在接下来的文章中进一步探讨。

作为免疫治疗靶点的突变

治疗及治愈胶质瘤是非常困难的，过去几十年来，其中位生存期大概限制在 14.7 个月 [15]。在颅内有限的闭合空间里，任何异常生长都会导致压迫、颅内压力的升高，最终不可避免的导致神经症状和功能废损。随后，颅内肿瘤的生长可能会侵犯重要的结构，因此手术通常是无法完全切除的。目前，胶质瘤的标准治疗方案是手术，辅助以放疗和化疗。这种治疗方案毒副作用巨大，可能会对正常的脑组织产生非特异性的损害 [15, 16]。此外，胶质瘤本质上具有高度的浸润特性，这也导致了复发率高的问题 [4]。考虑到上述存在的这些困难，利用患者免疫系统靶向识别肿瘤特异性的突变，为以最小的侵袭性损伤和最少的脱靶损伤为前提来治疗神经胶质瘤提供了一个新的思路。

胶质瘤的免疫治疗通过增强针对肿瘤抗原的宿主抗肿瘤免疫应答起作用，并且为目前的标准治疗提供了有前景的替代方案。它可以以高度的特异性、最小的毒性杀死肿瘤细胞，同时避免损伤正常组织。此外，这种模式可以激活机体的免疫监视机制，产生对这种疾病的长期监控。癌症免疫治疗的一个关注的热点是许多用于诱导免疫应答的抗原可能同时存在于肿瘤细胞和正常细胞中。然而，鉴于新一代测序技术具有可以快速且经济地评估癌症患者基因组、外显子组、表观遗传学组和转录组的能力，现在可以在个体和肿瘤特异性基础上确定肿瘤特异性抗原。这些肿瘤特异性抗原与可能在正常组织和肿瘤组织同时表达的肿瘤相关抗原不同，挖掘患者肿瘤测序的数据可以找出新抗原作为独特的治疗靶点 [17]。由于这些突变的基因产物将以肿瘤特异性方式表达，将导致肿瘤特异的细胞毒性，所以针对肿瘤特异性突变而建立的抗肿瘤免疫应答将消除针对正常组织的风险和随后的不良事件 [16, 18]。

IDH1 在胶质瘤中的突变

脑胶质瘤中突变最频繁的基因被证明是 IDH1，它在进展性胶质瘤（具有从Ⅱ和Ⅲ级胶质瘤进展至继发性Ⅳ级胶质母细胞瘤的内在倾向的肿瘤）中的突变率高达 80%[3]。热点突变位于 IDH1 的 132 位精氨酸密码子处，最常见的是突变为组氨酸。在最近已完成的癌症基因组研究中，TCGA 证实了 IDH1 在该亚型神经胶质瘤中频繁突变，作用于致癌性转化的早期，并且在其他基因畸变之前 [4, 5]。

IDH1 在三羧酸循环中起作用，催化异柠檬酸氧化脱羧产生依赖烟酰胺腺嘌呤二核苷酸磷酸（nicotinamide adenine dinucleotide phosphate，NADP+）的 α- 酮戊二酸（α-ketoglutarate，α-KG）[6]。R132H 热点突变被认为增加了酶的活性，促使 α-KG 的 NADPH 依赖性降低，产生新的代谢产物 -2 羟戊二酸（2-hydroxyglutarate，2-HG）。上述过程的产物在 IDH1 突变型中的水平是 IDH1 野生型的百倍。现在被认为是"肿瘤代谢物"的 2-HG 已被证实在突变细胞中具有广泛的作用。例如，2-HG 促进神经胶质瘤 -CpG 岛甲基化表型，阻断突变细胞的正常分化模式，并使 α-KG- 依赖性加双氧酶家族失调，进而导致表观基因组的重组 [8~14]。

IDH1 突变作为免疫治疗靶点

IDH1 中的突变是肿瘤发生的早期事件，几乎存在于所有的肿瘤细胞中。此外，IDH1 突变肿瘤的免疫组化显示其具有高度肿瘤特异性。通过免疫靶向治疗不仅可以减小肿瘤体积,而且还可以消除某些无法切除、未经治疗的微小病灶,从而降低复发的可能性。这些特征加上其在神经胶质瘤中高达 80% 的突变频率,使得 IDH1 突变成为免疫治疗相关模式中理想的候选者。

临床前研究:IDH1-R132H 多肽疫苗

突变的 IDH1 仅在肿瘤中表达,是肿瘤发展早期的驱动因素,并且是潜在的致癌驱动因子,所以它是多肽疫苗的特别理想的靶点。肽疫苗是一种不基于细胞的主动免疫治疗形式,可激活针对肿瘤相关抗原和 / 或肿瘤特异性抗原的获得性免疫 [3, 5, 19, 20]。多肽疫苗由 8~25 个氨基酸组成,并包含一个具有抗原靶点的抗原决定簇 [18]。为了增强它们的免疫原性,常将它们与载体蛋白结合。与树突状细胞疫苗相比,多肽疫苗的生产比较简单,不需要复杂的准备工作 [18]。大多数多肽疫苗的靶点是肿瘤相关抗原。由于这些抗原在正常组织里面也有表达,针对这些抗原的 T 细胞会在胸腺中经阴性选择清除 [20, 21]。然而肿瘤特异性新抗原,如突变型 IDH1 的 T 细胞不会受到阴性选择;因而,突变 IDH1 新抗原具有更高的特异性,更低的脱靶细胞毒性,能引发强烈的免疫反应 [19, 22]。

一些基础研究探索了通过突变型 IDH1 多肽疫苗治疗 IDH1 突变型肿瘤的治疗价值,相关的临床试验也随后启动 [23, 24]。在最早的基础研究中,Schumacher 等发现了一种适合用于突变特异性的包含 IDH1-R132H 的抗原表位的疫苗 [23]。主要组织相容性复合体(MHC)结合力预测算法及 T2 结合试验没有证据显示多肽与常见的 I 型 MHC——HLA-A*0201 结合。但是,有证据显示多肽与 II 型 MHC——HLA-DRB1*0101 结合。实际上,该研究组的另一项研究通过一种改良的邻位连接技术(一种常用于研究蛋白 - 蛋白相互作用的方法)研究了人胶质瘤组织中是否有 IDH1-R132H 表位呈递给 HLA-DR[25]。在这项研究中,他们发现了胶质瘤组织中 IDH1-R132H 和 HLA-DR 的共定位现象,进一步验证了突变型 IDH1 多肽和 II 型 MHC 的结合。后续研究使用了人类 MHC 转基因小鼠 A2.DR1(HLA-A*0201HLA-DRA*0101HLA-DRB*0101),此类小鼠无鼠类 I 型 MHC 和 II 型 MHC 等位基因。实验小鼠接种 IDH1 的 123~142 肽段后,仅接种含 R132H 突变肽段的试验组产生显著的干扰素(IFN)-γ T 细胞反应。该反应局限于 II 型 CD_4^+ T 细胞,并产生 T_H1 表型。仅在接种突变多肽的试验组血清中检测到了 IDH1-R132H 特异性抗体。为了解该结果的临床意义,研究筛查了患者标本中的类似反应。研究组在 25 名 IDH1 突变患者中的 4 人中观察到了表达 IFN-γ 的针对 IDH1-R132H 的特异性 T 细胞。与动物研究相似的是,使用抗体阻断 HLA-DR 后,该效应被阻断,这一结果进一步佐证了Ⅱ型 MHC 限制性反应。在 IDH1 野生型患者以及健康人体内不存在此类抗体。该结果提示 IDH1-R132H 在肿瘤患者体内经内源性处理并呈递到 CD_4^+ T 细胞的Ⅱ型 MHC，引发 T_H1 反应以及后续突变特异性抗体的产生。

　　Schumacher 等使用了 IDH1 过表达的野生型或突变型的化学诱导肉瘤模型评估了 IDH1-R132H 的 p123～142 肽段多肽疫苗对于肿瘤生长的作用。研究采用了两个方案。第一种方案用于评估含 IDH1-R132H 的 p123～142 肽段预防性多肽疫苗的作用。IDH1-R132H 肉瘤细胞移植在疫苗接种之后。振奋人心的是，接种小鼠出现了肿瘤生长抑制。同样的，在肿瘤接种以后仅接种疫苗的 IDH1-R132H 组出现了肿瘤生长抑制。在两种情况下，交换处理条件（野生型肿瘤组接种突变型多肽疫苗，突变型肿瘤组接种野生型多肽疫苗），肿瘤生长则不受影响。对于肿瘤生长抑制背后的免疫反应的研究发现，IDH1-R132H 肉瘤中存在 IDH1-R132H HLA-DRB1*0101 T 细胞，且 CD_4^+ T 细胞具有抗原特异性，而 CD_8^+ T 细胞没有。为了进一步确认 CD_4^+ T 细胞在肿瘤生长抑制中的作用，后续研究清除了接种 IDH1-R132H 多肽疫苗的试验组的 CD_4^+ T 细胞，结果 IDH1-R132H 多肽疫苗未表现出治疗效果，提示此效果依赖于 CD_4^+ T 细胞。同样的现象也发生于 B 细胞被清除后，提示 B 细胞参与到了疫苗的作用中。

　　突变型 IDH1 多肽疫苗的肿瘤抑制作用非常值得进一步研究，特别是在没有Ⅰ型 MHC 限制性的 CD_8^+ T 细胞存在情况下，特异性 CD_4^+ T 细胞的抗肿瘤效应在相关研究中还存在争议。实际上，有一项研究发现，将转移性黑色素瘤患者的肿瘤相关抗原的Ⅱ型 HLA 限制性表位分离并在体外扩增后回输，可长期、完全抑制肿瘤的生长 [26]。另一项类似研究则发现，将肿瘤抗原特异性 CD_4^+ T 细胞输入辐照后的实验体后，这些细胞可扩增并分化为 CD_4^+ 细胞毒 T 细胞，清除黑色素瘤 [27]。有意思的是，还有一项研究确定了多种鼠肿瘤模型的"突变集合"（一种肿瘤特异突变的集合）。该研究发现，相当多的肿瘤非同义突变具有免疫原性，这些突变多数可以被 CD_4^+ T 细胞识别 [28]。事实上，在黑色素瘤、结肠癌和乳腺癌细胞系这三种常见肿瘤模型中，分别有 95%、80% 和 70% 的突变特异性免疫原应答是由 CD_4^+ T 细胞产生的。这些结果比以往报道的黑色素瘤中只有大约 0.5% 的突变多肽引发 CD_4^+ T 细胞反应的结果明显要高得多 [29]。这就提示了可供利用的抗原表位可能还有很多，针对这些具有 CD_4^+ 免疫原性的突变的免疫可产生较强的抗肿瘤活性，甚至完全抑制肿瘤 [28]。同时这些结果也为利用 CD_4^+ T 细胞的肿瘤特异性细胞毒性反应提供了有力的依据，不过在 IDH1 突变的背景下，这方面还没有相关研究。

　　最近发表的另一项临床前研究展示出和以往研究不同的结果。这项研究使用了 GL261 细胞系，该细胞系是一种致癌物质诱导的小鼠胶质瘤细胞系，目前已经成为评价实验性胶质瘤治疗模式的一种常用工具 [24, 30~32]。通过在 GL261 细胞中过表达 IDH1-R132H，该小组建立了同种颅内种植模型，用于对 IDH1 突变肽疫苗的效果进行评估。植入肿瘤 9、16、23 天后，实验组小鼠接种四种突变肽（两种 9 肽，两种 10 肽）或者一种 16 肽，所有接种的突变肽都覆盖突变位点。研究表明，相对于对照组，这些疫苗都显著增加了实验组的生存期，25% 的实验组小鼠肿瘤征象消失。研究组还使用了体外扩增试验测试了突变肽的免疫原性和作用。在这里，他们展示了在突变的 IDH1 肽的存在下的脾细胞增殖，而在对照组中没有该现像，这表明多肽能够诱导免疫相关的反应。有趣的是，与之前的临床前研究结果不同，在免疫接种动物的脾脏中观察到 CD_8^+ T 细胞对 IDH1 突变的 GL261 细胞有特定的细胞毒性反应。与 CD_8^+ T 细胞反应互补，研究人员观察到免疫接种的肿瘤动物血清中有 IDH-R132H 特异性 IgG，提示存在 CD_4^+ T 细胞反应。有趣的是，突变的 IDH1-R132H GL261 细胞系来源的肿瘤在免疫治疗后从组织学上类似于从亲代 GL261 细胞系中提取的肿瘤，这表明疫苗接种使突变表型丧失。这包括血管的数量和大小的减少以及低氧诱导因子 1（hypoxia-inducible factor1，HIF-1α）和 VEGF 表达的降低。有趣的是，仅使用 16-mer 肽疫苗，可以诱导 CD_8^+ T 细胞的反应，并且与对照动物相比，实验组存活率显著提高。然而，与接种四种短肽的队列相比，接种 16 肽疫苗的存活率反而降低。这一差别可能是因为 16 肽疫苗无法引起抗体反应，这也提示可能需要进一步研究一种肽疫苗，能同时引起细胞毒性和抗体反应，以最大限度地抑制肿瘤。

IDH1-R132H 多肽疫苗的临床研究

基于具有前景的临床前研究，目前已经有两项临床试验正在积极招募相关试验的患者。这两项研究一项由德国海德堡国家肿瘤疾病中心资助，另一项由美国杜克大学资助（分别为 NCT02454634 和 NCT02193347）。两项研究都使用了靶向 IDH1-R132H 的多肽疫苗。尽管这两项 I 期临床试验的目的都是评估多肽疫苗的安全性、耐受性和免疫原性，但是这两项研究有一些细微区别。德国研究在 WHO Ⅲ级和Ⅳ级胶质瘤患者中使用了 20 肽疫苗加外用咪喹莫特（aldara）；杜克大学研究则在复发Ⅱ级胶质瘤患者中使用了 25 肽加粒细胞 - 巨噬细胞集落刺激因子（granulocyte macrophage colony-stimulating factor，GM-CSF）。两项研究都只纳入了 IDH1-R132H 突变阳性的患者，后续将新增研究队列以开展多肽疫苗联合替莫唑胺（TMZ）的效应评价。另外，杜克大学的研究还将加入一组研究队列以研究在疫苗接种部位使用白喉破伤风类毒素（Td）预处理的效果。这一研究的设计依据是，近期有关研究发现在疫苗接种部使用强效回忆抗原预处理可显著提高肿瘤抗原特异树突状细胞的功能[33]。杜克大学研究将评价预处理能否引发更有效的多肽疫苗接种后的免疫反应。

虽然在一项以往的 meta 分析中显示多肽疫苗的免疫治疗仅对 2.6% 患者有效（共 440 人），目前肿瘤特异抗原判定和治疗靶向性的进展取得了一些成效，治疗的毒副反应弱且延长了患者无进展生存期（PFS）[34, 35]。随着人类肿瘤测序的开展，肿瘤特异性突变靶点库的不断扩大，多种抗肿瘤疗法的需求逐渐增加以预防肿瘤的免疫逃逸，包含患者自身肿瘤相关抗原的个性化多肽疫苗混合制剂已处于研发阶段。其中一个项目是欧盟组织的胶质瘤主动个性化疫苗合作项目。该项目目前已开展相关临床试验。这是第一个根据特定的突变谱，采用完全具有活性的个性化药物进行治疗的临床项目。在这些试验中，患者接受了两种疫苗：一种是包含了靶向过表达的肿瘤相关抗原的多肽混合物，第二种包含了一种肿瘤特异的多肽混合物，从而尽可能多地靶向肿瘤相关抗原，以及减少肿瘤免疫逃逸的风险。

靶向 IDH1 突变治疗的未来研究方向和问题

目前，关于 IDH1 突变的神经胶质瘤的临床前试验和临床试验只有基于多肽的疫苗治疗。而基于抗体和 T 细胞的免疫疗法还有待进一步研究。目前在突变 IDH1 的研究中出现了关于 CD_4^+ T 细胞和 CD_8^+ T 细胞应答的一些相互矛盾的数据，可能是由于使用了不同的肿瘤模型（肉瘤与神经胶质瘤模型）或不同的免疫活性小鼠品系（MHC- 人源化小鼠与 C57B1/6）[23, 24]。虽然临床试验建立在强大的研究基础之上，但从临床前模型研究到临床治疗的应用必须全面评估这些治疗的安全性和有效性。由于目前每个临床前模型都有其局限性，因此迫切需要建立新的遗传学稳定的免疫模型。临床前研究所需的理想模型应该是建立能自发形成神经胶质瘤并拥有免疫活性的小鼠模型，这些小鼠所形成的肿瘤需要具备相应的 WHO Ⅱ、Ⅲ 和 Ⅳ 级胶质瘤组织学特征和生物学特征。而目前符合这些标准并包含肿瘤特异性突变的小鼠模型难以建立并且价格昂贵。此外，因小鼠自身免疫的存在，在模型中植入患者的肿瘤也很难成功，这些不利因素使得相关研究举步维艰。

使用鼠源的胶质瘤细胞系可以更容易构建所需突变胶质瘤细胞并建立小鼠原位模型来对肿瘤诱导性突变进行更加有效的评估。但我们最终希望建立的是患者原代肿瘤的异种移植模型，这需要克服 IDH1 突变的原代细胞难以培养和移植的问题[36, 37]。相信随着胶质瘤模型的完善，各种其他的免疫治疗方式也将得以进一步的研发。

表皮生长因子受体及变异体Ⅲ在胶质瘤中的作用

EGFRvⅢ也被认为是原发性 GBM 潜在的重要治疗靶点。EGFRvⅢ是 EGFR 最常见的突变形式，可以在 20%～30% 的 GBM 中检测到，而接近 50% 的 GBM 伴有野生型 EGFR 的过量表达。有研究表明，在给定的胶质瘤样品中，EGFRvⅢ在 37%～96% 的癌细胞中表达[38]。尽管 EGFRvⅢ在肿瘤中的表达具有异质性，但在肿瘤中特异性表达的特性决定了它是一种理想的肿瘤治疗靶点。最初认为 EGFR 扩增仅仅会促进肿瘤生长，而现在更多的认识到了 EGFRvⅢ在肿瘤发生、进展、增殖和细胞凋亡的抑制等多方面均起着重要作用[40]。

EGFR 是一种 170kDa 的跨膜糖蛋白，是 ErbB 受体家族（也称为 Her 家族）的成员。ErbB 家族包括四种蛋白，都被发现在多种恶性肿瘤中过度表达[40, 41]。四个成员都具有相似的结构，包括：①具有两个富含半胱氨酸的区域的胞外配体结合结构域（ECD）；②单个跨膜区域；③含有多个酪氨酸的胞质结构域能在配体结合和受体激活后被磷酸化。EGFR 由表皮生长因子家族的成员激活，包括 EGF、双调蛋白、TGFα、HB-EGF 和上皮调节蛋白[42]。这些因子的结合导致受体二聚化，诱导参与细胞分裂、存活和细胞死亡的磷酸化级联反应和下游途径信号传导。

EGFRvⅢ突变导致野生型 EGFR 基因外显子 2 和 7 之间 801 个碱基对的缺失，最终使 ECD 的 6～273 氨基酸产生框内截断，影响其二聚化及与配体的结合[43]。这种缺失让两个原本独立的部分相结合并形成了一种新的甘氨酸残基，使其能与更多的氨基酸序列侧接，形成野生型受体所不具备的结构[40]。这种突变及其下游效应在癌细胞表面上形成肿瘤特异性抗原表位，可与正常人体组织相区分。EGFRvⅢ的这个特性能有效避免治疗过程中自身免疫对正常脑组织的间接损害，使其成为具有重大治疗潜力的肿瘤特异性靶标。

在正常细胞中，EGFR 通过配体诱导的受体二聚化和酪氨酸自磷酸化在细胞增殖中起作用。EGFR 信号在 GBM 的细胞增殖中也起着重要的作用。在肿瘤中，EGF 与配体结合后通过受体磷酸化而激活 RTK/RAS/ 磷酸肌醇 3- 激酶（RTK/RAS/phosphoinositide 3-kinase, PI3K）途径，该信号通路的激活能显著促进肿瘤细胞增殖、血管生成和对局部组织侵袭[39]。与 RTK 结合的配体还可同步激活 PI3K，将磷脂酰肌醇 4，5 磷酸化为磷脂酰肌醇 3，4，5（PIP2 至 PIP3），进一步激活 AKT 和 mTOR。mTOR 复合物有两种存在形式：哺乳动物雷帕霉素复合物 1（mTORC1）和哺乳动物雷帕霉素复合物 2（mTORC2）。除了抑制分解代谢活性以外，激活的 mTORC1 通过促进蛋白质、脂质等的合成代谢促进细胞生长。激活的 mTORC2 能通过磷酸化作用激活多个分子，包含与细胞生存、代谢和增殖相关的 AKT 信号通路。磷酸酶张力蛋白同源基因（phosphatase and tensin homolog，PTEN）是 AKT 通路的主要抑制因子，可以阻止 PIP2 和 PIP3 的磷酸化。在胶质瘤中约有 36% 的 PTEN 表达缺失，因此会导致 AKT 通路的显著上调，这可能是 EGFR 靶向治疗抵抗的原因之一。

与野生型 EGFR 相比，EGFRvⅢ受体胞外区域的改变能导致这些受体的功能特征的变化。尽管与配体无关，变异体Ⅲ表现出构成性的酪氨酸激酶的活化[41]。野生型 EGFR 和 EGFRvⅢ之间仍旧存在信号强度的差异。当野生型 EGFR 被 EGF 刺激后，其传输的短周期信号强度是 EGFRvⅢ型传送信号强度的 5～10 倍，后者信号强度低但持续周期长，提示下游级联信号存在差别[46]。突变受体尽管表现出显著降低的活性，其稳定性却是明显增加的[43]。这一特征被认为是 EGFRvⅢ在肿瘤形成中扮演重要作用的依据。据推测，无效泛素化和快速循环周期所导致的内吞作用受损和受体降解，致使 EGFRvⅢ的信号传导效力由于其信号传导时间延长而增加，从而延长了激酶活化时间和下游信号传导[41]。

有趣的是，在体外转化研究中发现 EGFR 和 EGFRvⅢ之间存在协同作用。由于 EGFRvⅢ不能结合 EGF 配体或者被 EGF 配体所激活，该协同效应对于 EGFRvⅢ的影响犹未可知。在共同表达 EGFR 和 EGFRvⅢ的细胞中，加入 EGF 后导致二者磷酸化的共同增加，这提示依赖于配受体结合活化的 EGFR 能促进 EGFRvⅢ的交叉磷酸化。同时还发现 EGFR 和 EGFRvⅢ共表达表型能增加 STAT3 和 STAT5 的磷酸化，并通过促进肿瘤免疫抑制微环境的形成，使得共表达肿瘤的恶性程度明显高于单一受体表型肿瘤[47]。这也提示 EGFRvⅢ除了已知的在肿瘤干细胞自我更新，肿瘤细胞增殖和侵袭方面的作用之外，也能促进肿瘤免疫抑制[39]。

上述 EGFRvⅢ的特征使其有资格成为免疫靶向治疗的理想靶点。它仅仅表达于肿瘤细胞，有独一无二的信号传导机制，并且有能够生成 EGFRvⅢ特异性免疫反应的免疫原性表位；尽管 EGFRvⅢ有作为潜在免疫治疗靶点的重要价值，但是不同组织中表达 EGFRvⅢ的细胞数量存在差异，约 37%～86% 的细胞表达该受体[38]。尽管如此，EGFRvⅢ的相关研究已经获得了鼓舞人心的临床前期和临床数据，尤其是结合其他治疗模式时，EGFRvⅢ是 GBM 免疫治疗的主要靶点。

EGFR 突变是免疫治疗疫苗作用的靶点

在胶质瘤中有许多以 EGFRvⅢ为靶点的主动和被动免疫的特异性疫苗相关

的研究[40]。主动免疫依赖于激发自身免疫系统针对特异性抗原产生生理性免疫反应；这是通过给予免疫原和佐剂以引导抗原特异性淋巴细胞来实现的[18]。另一方面，被动免疫则包含直接向体内输注抗体或者选择性转入抗原特异性 T 淋巴细胞[40]。诱导形成的抗 EGFRvⅢ 的抗肿瘤免疫已经在通过使用树突细胞和多肽疫苗的研究中得到论证，且以上治疗方法均属于主动免疫[48]。由于相对高的费用和树突疫苗应用的技术限制，目前最常用的疫苗是多肽疫苗。

　　rindopepimut（PEPvⅢ-KLH［血蓝蛋白］，CDX-100，Celldex Therapeutics，Phillipsburg，NJ）是一种由源自 EGFRvⅢ 氨基酸序列重新连接合成的 14- 聚体肽组成的多肽疫苗（H-Leu-Glu-Glu-Lys-Lys-Gln-Ans-Tyr-Val-Val-Thr-Asp-His-Cys-OH）。这一多肽疫苗在与血蓝蛋白载体耦合后能够产生体液免疫、细胞免疫以及 EGFRvⅢ 特异性免疫反应[40, 49]。这一主动免疫接种的特征已经研究明确，且目前应用于一项针对包括全球 200 个地区新诊断 GBM 患者的国际性三期临床试验[18]。

临床前期研究：EGFRvⅢ疫苗

　　EGFRvⅢ 特异性单克隆抗体的应用在体外和体内实验都展现出显著的抗肿瘤效应。被动使用 Y10 和 L8A4（IgG2a 和 IgG1）使得转染了小鼠同源突变受体（msEGFRvⅢ）的同源小鼠黑色素瘤皮下成瘤模型的肿瘤增长受到明显抑制。体外实验提示 Y10 能介导表达 msEGFRvⅢ 的细胞的一系列功能，例如抑制这类细胞 DNA 合成、细胞增殖和抗体依赖的细胞介导的细胞毒性作用。两项体内实验测试了这些抗体治疗 EGFRvⅢ 阳性黑色素瘤细胞系的疗效。在第一项试验中，预先经 Y10 抗体处理后，接种的黑色素瘤并未形成可测量的肿瘤；在对照组，未经免疫处理的小鼠则形成黑色素瘤。随后小鼠接种颅内黑色素瘤并进行抗体免疫治疗。经腹腔内给药可以抑制肿瘤的生长，但是并没有增加小鼠的中位生存期。然而，当使用瘤内注射 Y10 治疗，即使是不连续的治疗，小鼠的中位生存期也能得到显著延长。瘤内注射 Y10 的小鼠生存期增加了 286%，其中有 26% 的小鼠变为长期生存（$p < 0.001$）[40, 49]。

　　主动免疫治疗同样对颅内 msEGFRvⅢ 表达阳性的肿瘤的治疗有效。C3H 小鼠经腹腔注射树突状细胞及 PEPvⅢ-KLH 后，生存期增加了 600%，其中有 66% 的小鼠变为长期存活。此外，这些小鼠再次接种黑色素瘤后仍然存活，这表明免疫接种对 msEGFRvⅢ 产生长期的免疫记忆。随后进行的一项研究，与树突状细胞疫苗相反，对 C3H 小鼠用弗氏佐剂对其进行单次免疫接种。这个实验显示小鼠的中位生存期增加了 26%，其中有 40% 的小鼠变为长期生存[50]。对 PEPvⅢ-KLH 疗效不佳的小鼠经免疫组化研究发现其内细胞的

EGFRvⅢ表达下调，甚至没有 EGFRvⅢ表达，提示抗原逃逸可能是治疗失败的原因[40, 49]。

临床研究：EGFRvⅢ疫苗

一期试验：VICTORI

基于 PEPvⅢ-KLH 在临床前研究的成功，在杜克大学医学中心设计并进行了一期临床试验 VICTORI。试验纳入了 15 例新发确诊的胶质母细胞瘤的患者，评估 PEPvⅢ-KLH 疫苗的毒性、免疫原性和潜在获益，12 名患者进行了白细胞分离并获取了外周血单核细胞进行树突状细胞的培养[18, 40, 48, 49]。在皮内接种之前，树突状细胞需经过 PEPvⅢ-KLH 的处理。患者每 2 周接受 3 次总量为 1.1×10^8 的树突状细胞注射治疗。处理后的树突状细胞人体耐受性好，副作用最小，毒性低于国家癌症研究所的毒性标准的Ⅱ级毒性。此外，56% 的患者经体外检测发现存在 EGFRvⅢ抗原特异性细胞免疫和体液免疫应答。经过组织学确诊后的这些患者的中位生存期为 22.8 个月。尽管结果没有统计学意义，但根据柯氏的递归划分，12 名患者中有 9 名超出预期结果。由于 EGFRvⅢ表达没有纳入第Ⅰ期毒性试验的入选标准，结果可能会有偏倚。然而，经 PEPvⅢ-KLH 处理的树突状细胞的结果令人鼓舞，值得进一步研究。

二期试验：第一阶段，第二阶段，第三阶段

基于一期试验中的阳性结果，后续展开了第二期试验的启动和完成，包括第一阶段（ACTIVATE）、第二阶段（ACTⅡ）、第三阶段（ACTⅢ）的试验，由于一期试验 VICTORI 中描述的树突状细胞的费用和易变性质，二期试验中，PEPvⅢ-KLH 作为多肽疫苗使用[40]。二期第一阶段试验纳入 19 个 EGFRvⅢ表达阳性的初发胶质母细胞瘤成人患者。经全切除（>95%）及替莫唑胺同步放化疗标准治疗后，患者接受以 GM-CSF 为佐剂（rindopepimut）皮内注射的 PEPvⅢ-KLH。与一期试验结果相似，二期试验没有出现严重的不良反应。进展时间（time to progression，TTP）及总生存期（overall survival，OS）均得到延长，进展时间由 7.1 个月（$n = 29$）延长至 12 个月（$n = 12$）（$p = 0.0058$），与对照组相比，总生存期延长至 26 个月。并且，部分患者检测到抗 EGFRvⅢ免疫应答强阳性。同未出现体液免疫应答的患者相比，免疫应答强阳性的患者拥有更长的总生存期（47.7 个月 vs 22.8 个月，$p = 0.025$）。部分患者（3/17）检测出细胞介导的免疫反应并且拥有更长的无进展生存期及总生存期（$p = 0.03$），中位总生存期远超过未检出细胞介导免疫反应的患者（超过 50 个月 vs 23.1 个

月)[51]。之前的体内试验和人体试验表明,大部分(82%)复发胶质母细胞瘤丧失 EGFRvⅢ表达[40]。

过去的动物试验及人体试验研究表明,淋巴细胞减少通过消除调节性 T 细胞细胞的作用及体液免疫机制,诱导 T 细胞耐受,能有助于抗肿瘤免疫[52]。第二阶段试验旨在验证经替莫唑胺诱导的淋巴细胞能增强 PEPvⅢ-KLH 疫苗免疫应答的假设,研究纳入 22 例新发胶质母细胞瘤患者。研究采用了之前类似的处理方案,设置了两种不同替莫唑胺剂量的处理计划。第一组中,12 名患者按照每 28 天前 5 天每平方体表面积服用 200mg 替莫唑胺的剂量进行标准治疗。第二组中,10 名患者按照每 28 天前 21 天每平方体表面积服用 100mg 替莫唑胺进行剂量强化治疗(dose-intensified regimen,DI)。在放疗后的 6 周内,每 28 天周期中第 21 天进行 rindopepimut 免疫治疗。与标准治疗组相比,剂量强化组中淋巴细胞减少的程度和调节性 T 细胞的细胞比例更大,持续时间更长。所有患者都形成了 EGFRvⅢ特异性体液免疫,有趣的是,尽管诱导了更严重的淋巴细胞减少,与标准替莫唑胺组相比,接种疫苗后采用加大剂量的替莫唑胺治疗组既增强了体液免疫应答又增强了细胞免疫应答。另外,与标准剂量组相比,强化剂量组中有更多患者出现了对 PEPvⅢ的迟缓型超敏反应。6 个月后,标准剂量组 12 例患者中有 9 例表现为无进展生存,强化剂量组 10 例患者中有 9 例表现为无进展生存。同时,标准对照组 12 例患者中有 10 例在 12 个月后仍存活,强化剂量组 10 例患者中有 9 例在 12 个月后仍存活。所有患者的组织学诊断的中位无进展生存期为 15.2 个月,总生存期为 23.6 个月。与历史对照相比,虽然这些值有显著的提高,但在调整 KPS 评分和年龄后,两组之间没有显著的差别。如之前所见,23 例复发肿瘤中有 21 例(91%)缺失 EGFRvⅢ的表达[51]。

第三个临床试验 ACT Ⅲ是为了研究 rindopepimut 疫苗的疗效和安全性[38]。ACT Ⅲ包括来自 31 个机构的 65 例新诊断为 EGFRvⅢ阳性的原发性胶质母细胞瘤患者,他们接受了全切除手术治疗且在标准放疗和替莫唑胺治疗后没有出现进展的迹象。治疗方案包括替莫唑胺维持治疗同步一系列的疫苗。再次证实 rindopepimut 的耐受性良好,局部注射反应(ISR)轻微,不需要处理就能全部消失。值得注意的是,在整个研究过程中没有毒性累积的迹象。然而,有两例患者因严重不良反应从该研究组中退出,不良反应的发生可能与 rindopepimut 有关。这包括一个Ⅱ级超敏反应和一个Ⅲ级中毒性表皮坏死松解症。百分之八十五的患者被发现存在抗 EGFRvⅢ抗体滴度,它们在整个研究过程中持续增加。无进展生存期和总生存期明显高于历史对照,分别为 12.3 个月($p = 0.0088$)和 24.6 个月 $p < 0.0001$)。另外,患者的结果是基于 MGMT 启动子甲基化状态分析的。与各自相对应的历史对照相比,ACT Ⅲ

显示 rindopepimut 改善了 MGMT 启动子甲基化和非甲基化患者的无进展生存期和总生存期[51]。和在 ACTIVATE 和 ACT Ⅱ中分别有 82% 和 91% 的患者缺失 EGFRvⅢ的表达一致，ACT Ⅲ的 6 例复发肿瘤患者中有 4 例（67%）缺失 EGFRvⅢ的表达[51]。

二期试验：ReACT

　　二期临床试验，也叫做 ReACT，是为了评估 rindopepimut 联合贝伐单抗治疗 EGFRvⅢ阳性的复发胶质母细胞瘤患者的疗效[38,49]。该研究将 72 个 EGFRvⅢ阳性患者分为两个组。实验组患者随机接受贝伐单抗联合 rindopepimut 治疗或者贝伐单抗和 GM-CSF 的联合治疗（共 35 名），对照组患者接受贝伐单抗和 KLH 治疗（共 37 例）[53]。我们发现，肿瘤第一次或第二次的复发并不受到肿瘤大小的影响，尽管在试验中，要求入组患者的地塞米松的用量要小于 4mg。该试验的主要终点是观察患者在 6 个月时的无进展生存期，次要终点是测试其安全性、耐受性、抗肿瘤活性和 EGFRvⅢ的特异性免疫反应。正如之前的研究所示：rindopepimut 能持续对 ReACT 产生影响，实验组有 27% 表现为无进展，而对照组仅有 11%（$p = 0.0048$）。此外，相比对照组，使用 rindopepimut 治疗的患者的中位生存期提高了 3.2 个月（分别为 12.0 和 8.8 个月，CI 0.47；$p = 0.0208$）[53]。实验组有 24% 的患者对放射治疗有反应，而对照组为 17%。接受疫苗接种生存期延长的患者有较强的抗 EGFRvⅢ体液免疫反应。与治疗基线数据相比，百分之八的患者表现出高于或等于四倍的抗 EGFRvⅢ抗体效价[53]。其中有 14 名患者的抗 EGFRvⅢ抗体滴度大于 12 800，且其中位生存期达到了 20.8 个月，而抗体滴度低于 12 800 的患者的中位生存期仅为 10.4 个月，这表明抗 EGFRvⅢ抗体效价可能是一种潜在的抗肿瘤生物标志物。rindopepimut 使用的不良反应也很少见，仅表现为 ISR、疲劳、皮疹、恶心和瘙痒。综上所述，其结果具有统计学意义，对生存期的影响存在一定的临床意义，且副作用较小，患者对类固醇的需求减少，提高了患者的生存质量。

三期临床实验：ACT Ⅳ

　　三期临床试验，也称作 ACT Ⅳ，目的是为了研究新发胶质母细胞瘤患者使用 rindopepimut 的安全性和有效性[38]。本试验是迄今为止对表达 EGFRvⅢ的胶质母细胞瘤患者进行的最全面的研究，在 200 多个临床试验点进行，包含了 745 名患者。这个随机的双盲试验比较了使用 rindopepimut（PEPvⅢ-KLK）治疗和 TMZ 联合 KLH 和 TMZ 单独治疗之间的差异。但是，基于预先计划的中期分析，我们确定有微小残留病（主要终点）的患者的总体生存（20.4 个月）和接受 rindopepimut 治疗的患者总生存期（20.4 个月）无明显的统计学差异。尽管该治疗组的结果与先前的二期临床试验生存时间（21.8 个月）一致，但对照组的生存期要更长于二期临床试验的结果（分别为 21.1 和 16.0 个月）。虽然这个研究没有继续进行，但它着重强调了继续进行肽类疫苗与血管生成抑制剂或贝伐单抗等药物联合治疗和全面的大样本多中心研究重要性。

EGFRvⅢ靶向治疗的阻碍

尽管 rindopepimut 在 EGFRvⅢ阳性的原发性 GBMs 中的有效性已经被证实，但疫苗治疗仍然存在很多问题。首先，EGFRvⅢ阳性者仅占 GBMs 患者的一小部分（20%～30%），所以 rindopepimut 不能用于大部分患者 [38]。其次，在考虑应用 rindopepimut 之前，患者必须进行 EGFRvⅢ检测。这使得绝大部分的继发性 GBMs 患者不能用应用 rindopepimut，因为他们很少表达 EGFRvⅢ[49]。此外，ACTIVATE、ACT Ⅱ和 ACT Ⅲ临床试验中的复发病例表现为 EGFR 表达缺失，意味着这些肿瘤能通过 EGFR 阴性细胞的选择与增殖进行免疫逃逸 [38]。即使对于 EGFRvⅢ阳性肿瘤，EGFRvⅢ的表达也具有异质性，不是表达于所有肿瘤细胞。一个可能的对策是使用同时针对多种抗原的疫苗或疫苗联合能降低肿瘤侵袭性的其他辅助治疗。

另外一个问题就是，在这些研究中，以总生存期为研究结局是有偏倚的。首先，所有的患者在肿瘤进展时没有接受统一的姑息性治疗，因为补充治疗的药物是由患者的神经肿瘤医师选用的。IDH1/2 突变在病例入选时不是排除标准，相比于既往研究，这些突变的过度表达可能会提高患者总生存期 [49]。其次，这些研究样本量较小，而且只有生活状态较好的患者和没有肿瘤进展表现的患者入选。最后，rindopepimut 对残瘤的有效性不明。因为绝大多数 GBM 患者不能达到全切除，而这个研究所有患者均达到影像学证实的全切除。

虽然如此，rindopepimut 对 EGFRvⅢ阳性的原发性 GBM 患者仍是有效的免疫治疗方法。rindopepimut 在临床Ⅰ期和Ⅱ期试验中均被证实能提高患者无进展生存期和总生存期。较大样本的临床Ⅲ期试验相比之前的较小的研究显示出很多的缺点。尽管在各个临床试验中，接受 rindopepimut 治疗的患者 OS 相近，但对照组的患者表现反而更好，由此导致了这一临床试验的终止。为了理解这些差别的原因，这些来自大规模研究的数据仍在被分析，并且一旦分析完成，对 rindopepimut 作用的理解会进一步加深。GBM 是非常严重和致命的疾病，rindopepimut 或许仍能在现有的标准治疗基础上，为许多患者带来明显的疾病改善，而这些也将会成为未来相关研究的基础。

组蛋白突变的背景

目前的测序研究发现，组蛋白 3（H3）的突变是对胶质瘤有免疫治疗潜能的组蛋白突变。组蛋白在 DNA 的基本装配中发挥作用，使得 2 米长的 DNA 能够装进单个细胞的细胞核里。组蛋白是染色质的主要蛋白组分，作为线轴来缠绕 DNA 发挥作用[55]。目前已知存在四种核心组蛋白：H2A、H2B、H3 和 H4。细胞核中的 DNA 被核小体包裹，核小体则由四种核心组蛋白组成，每种两个。通过电镜观察，发现核小体是一系列"穿在线上的珠子"，这些"珠子"是单独的核小体，这些"线"则是指连接 DNA。连接组蛋白（如组蛋白 H1）和其他非组蛋白，可以和核小体相互作用形成高度有序的染色质结构[56]。每种核心组蛋白的氨基酸终末尾部结构都从核小体突出，并且可以进行各种各样的转录后修饰（PTMs）[54]。组蛋白的每一种转录后修饰，都有对应的酶存在，这些酶要么特异修饰组蛋白尾部残基（又称为写手），要么移除这种修饰（又称为橡皮擦）。下面列出的是一些已知的能够修饰组蛋白的基本酶分类：组蛋白乙酰基转移酶类，作用是在组蛋白尾部赖氨酸加乙酰基以及诱导染色质的去凝聚；组蛋白去乙酰化酶类，作用是从赖氨酸上移除乙酰基团以及增加组蛋白与 DNA 之间的连接稳定性；组蛋白甲基转移酶类（HMTs），作用是在赖氨酸上添加甲基基团以及通过作用目标组蛋白残端，对转录过程起促进或者抑制的作用；组蛋白去甲基化酶类，作用是拮抗 HMTs 的作用[56, 58]。越来越多的证据表明，组蛋白修饰酶在人类肿瘤中存在下调，也就是提示组蛋白修饰酶的表达改变在肿瘤的发生发展中扮演非常重要的角色，并且存在肿瘤特异性[56]。组蛋白密码（即组蛋白残端的特异性 PTMs）调节几乎所有发生在 DNA 上的生理过程，或者依赖 DNA 的生理过程，其中包括 DNA 的复制和修复，基因表达的调节，以及对着丝点和端粒的维持[59, 60]。组蛋白的转录后修饰是表观遗传机制的理论基础，而这一理论机制的提出让我们能够对多种正常生理过程和疾病进程的调控进行解释。组蛋白修饰扮演了如此重要和基础的角色，因此，在肿瘤中能发现组蛋白修饰的偏差以及组蛋白本身的错误，就不那么出人意料了[56, 61]。

人类 H3 组蛋白家族包含了一系列关联密切的蛋白质：H3.1 和 H3.2（通常被称作"典型"H3 组蛋白）、组蛋白变体 H3.3、着丝点特异变异的着丝粒蛋白（CENP）-A/CenH3、睾丸特异性 H3t 和 H3.5[62, 63]。组蛋白 H3.1 和 H3.2 可通过单一氨基酸位点区分（H3.2 上 96 位的丝氨酸），而 H3.3 的特点是有 4 个额外的替换氨基酸（丝氨酸 31、丙氨酸 87、异亮氨酸 89、甘氨酸 90）[64]。H3.1 和 H3.3 二者之间这些不同的聚合氨基酸与不同伴侣的结合有关[65~68]，特别是 H3.3 上 G90 特异性的促进其与死亡结构域相关蛋白的结合[69, 70]。组蛋白 H3.1 和 H3.2 在 S 期合成[71]，在 DNA 修复过程中，在新复制的染色质中合为一体，因此学术上常称作"DNA 耦联合成"。与之不同的是置换型组蛋白 H3.3 在整个细胞周期中都有表达，甚至在休眠细胞中也是如此[70, 72]。独立复制的组蛋白 H3 主要被整合到转录位点并且与活性的开放染色质有关[73~75]。典型的组蛋白是被缺乏内含子和聚腺苷酸化信号的非正常转录本所编码：组蛋白 H3.2 由 3 个基因编码（HIST2H3A、HIST2H3C 和 HIST2H3D），聚合在 6 号染色体上的 H3.1 由 10 个基因编码。DNA 独立合成的 H3.3 仅由两个基因表达（1 号染色体上的 H3F3A 和 17 号染色体上的 H3F3B）。即使这些基因有不同的基因调控序列，产生不同的聚腺苷酸转录本，拥有异乎寻常的长 5′ 端和 3′ 端非编码区，仍然产生相同的蛋白质[70, 76, 77]。

小儿胶质瘤中的组蛋白突变

所有报道的人类胶质瘤的 H3 突变都指向组蛋白 H3 的 N 端末尾的单一密码子改变，一个 PTMs 富集的区域[63]。研究发现错义突变主要发生在编码 H3.3 的基因 H3F3A，在编码 H3.1 的基因 HIST1H3B 和 HIST1H3C 中也有少部分被发现[70]。第一个发现 H3.3 突变编码了 K27M 替换的研究表明，H3 尾端的赖氨酸残基被蛋氨酸替代，除此之外，低频度的突变导致甘氨酸 34 被替换为精氨酸或者缬氨酸（G34R/V）[60, 63, 78~80]。H3K27 是一个关键氨基酸残基，当其三甲基化时，通过 polycomb 抑制性复合物 PRC1 和 PRC2 参与转录抑制[54]。K27M 突变是获得性功能突变，能竞争性抑制甲基转移酶在 EZH2（Enhancer of zeste homolog 2）的活性（PRC2 的活性酶亚基），同时也能解除 polycomb 介导的对众多基因的抑制[54, 81]。当 PRC2 缺失时，本应该沉默的基因开始表达，这被认为是细胞转化的驱动力[81~84]。

K27M 突变主要发生在年轻患者（中位年龄为 10～11 岁）中，最常见于 H3F3A（＞70%），少见于 HIST1H3B（约 20%），而发生在 HIST1H3C 的则罕见[60, 70, 79, 80, 85~87]。目前分析的肿瘤样品中，组蛋白突变是杂合的，其中一个等位基因为野生型。60K27M 和 G34R/V 突变在肿瘤中是相互排斥的并且显示出不同的基因表达谱和 DNA 甲基化模式[60, 63, 80]。具有不同突变的肿瘤在中枢神经系统内也表现出不同的定位模式。K27M 突变的肿瘤主要限于中线位置（脊髓、丘脑、脑桥和脑干）而 G34R/V 突变的肿瘤主要位于大脑半球[80, 88]。此外，这两种突变分别与不同的患者年龄范围相对应，K27M 突变在年轻患者（范围 5～29 岁）中更普遍，而 G34R/V 突变发生在略微年长的患者（范围 9～42 岁）中[60, 63, 80]。

H3.3 突变的免疫靶向治疗

免疫疗法作为儿童高级别神经胶质瘤（HGGs）的潜在有希望的治疗方法继续呈现增长势头，其中有多种正在进行的临床试验，例如，使用免疫检查点抑制剂如程序性死亡（PD-1）途径抑制剂通过放射性抗体的对流增强输送（clinicaltrials. gov#NCT01502917），以及相关疫苗。Pollack 等人[89] 最近发表了一项关于胶质瘤相关抗原表面肽在新诊断的脑干胶质瘤和高级别胶质瘤且 HLA-A2 阳性儿童皮下接种疫苗的研究。他们报告了免疫学和临床反应的初步证据。接种疫苗一般耐受性良好，但作者同时指出，仔细监测和管理假性进展是必不可少的。

到目前为止，还没有关于组蛋白突变免疫靶向治疗方面的任何出版物。这些突变可能成为免疫治疗的良好靶点有几个原因。首先，这些突变被认为是初始突变，在所有的肿瘤细胞中都有发现。其次，H3 突变导致的氨基酸替换几乎总是相同的，并且存在于有限的范围（K27M、G34R 或 G34V）。在中线位置，氨基酸的替换几乎总是 K27M，其在脑桥或丘脑胶质瘤中的发生率达80%。在大脑皮层位置，氨基酸的替换则为 G34R 或 G34V。当然，还有一些科学问题，例如这些组蛋白突变产生的突变肽是否由 MHC 分子呈递？携带组蛋白突变的肿瘤中存在哪些免疫抑制机制？哪些免疫治疗方法在靶向针对这些突变时最有效？今后几年的研究将揭示这些令人兴奋的问题。

定位 H3 突变的阻碍及展望

高级别胶质瘤患儿的临床试验面临着患者群体较小的挑战。此外，为了针对肿瘤特异性突变并进行免疫疗法，必须进行脑肿瘤活检以确定是否存在H3 组蛋白突变。然而，例如在弥漫性脑桥脑胶质瘤的治疗中，活检没有被纳入标准的治疗方案，部分原因在于其位于脑桥内的脑干部位，这对于生存至关重要。最近，专业中心已经证明这些活检是安全可行的，活检已经成功地纳入了几项前瞻性临床试验。此外，由活检获得的样品很小，并且由于不同肿瘤细胞中的遗传改变的固有异质性，可能不能准确地代表整个肿瘤。尽管存在这些障碍，但在临床前小鼠神经胶质瘤模型和临床试验中，H3 突变体特异性接种疫苗的产生以及随后的评估都是令人兴奋的。

最终，靶向肿瘤特异性或肿瘤相关抗原用于免疫治疗的过程，显示了诱导肿瘤细胞特异性杀伤同时限制对周围组织损伤的巨大希望。然而，仍然需要认真严肃的研究，以安全的方式利用免疫系统的力量和全部潜力，防止免疫逃逸，从而确保免疫反应持续有效。为此，在通常情况下，同时针对几种抗原或多模式疗法无疑将被证明是最有效的。

（毛庆　杨渊　牛小东　李茂　甘有均　译）

参考文献

1. Comprehensive genomic characterization defines human glioblastoma genes and core pathways. *Nature*. 2008;455(7216):1061–1068.
2. Parsons DW, Jones S, Zhang X, et al. An integrated genomic analysis of human glioblastoma multiforme. *Science*. 2008;321(5897):1807–1812.
3. Yan H, Parsons DW, Jin G, et al. IDH1 and IDH2 mutations in gliomas. *N Engl J Med*. 2009;360(8):765–773.
4. Brat DJ, Verhaak RG, Aldape KD, et al. Comprehensive, integrative genomic analysis of diffuse lower-grade gliomas. *N Engl J Med*. 2015;372(26):2481–2498.
5. Watanabe T, Nobusawa S, Kleihues P, Ohgaki H. IDH1 mutations are early events in the development of astrocytomas and oligodendrogliomas. *Am J Pathol*. 2009;174(4):1149–1153.
6. Xu X, Zhao J, Xu Z, et al. Structures of human cytosolic NADP-dependent isocitrate dehydrogenase reveal a novel self-regulatory mechanism of activity. *J Biol Chem*. 2004;279(32):33946–33957.
7. Dang L, White DW, Gross S, et al. Cancer-associated IDH1 mutations produce 2-hydroxyglutarate. *Nature*. 2009;462(7274):739–744.
8. Noushmehr H, Weisenberger DJ, Diefes K, et al. Identification of a CpG island methylator phenotype that defines a distinct subgroup of glioma. *Cancer Cell*. 2010;17(5):510–522.
9. Turcan S, Rohle D, Goenka A, et al. IDH1 mutation is sufficient to establish the glioma hypermethylator phenotype. *Nature*. 2012;483(7390):479–483.
10. Lu C, Ward PS, Kapoor GS, et al. IDH mutation impairs histone demethylation and results in a block to cell differentiation. *Nature*. 2012;483(7390):474–478.
11. Duncan CG, Barwick BG, Jin G, et al. A heterozygous IDH1R132H/WT mutation induces genome-wide alterations in DNA methylation. *Genome Res*. 2012;22(12):2339–2355.
12. Xu W, Yang H, Liu Y, et al. Oncometabolite 2-hydroxyglutarate is a competitive inhibitor of alpha-ketoglutarate-dependent dioxygenases. *Cancer Cell*. 2011;19(1):17–30.
13. Sasaki M, Knobbe CB, Munger JC, et al. IDH1(R132H) mutation increases murine haematopoietic progenitors and alters epigenetics. *Nature*. 2012;488(7413):656–659.
14. Figueroa ME, Abdel-Wahab O, Lu C, et al. Leukemic IDH1 and IDH2 mutations result in a hypermethylation phenotype, disrupt TET2 function, and impair hematopoietic differentiation. *Cancer Cell*. 2010;18(6):553–567.
15. Stupp R, Mason WP, van den Bent MJ, et al. Radiotherapy plus concomitant and adjuvant temozolomide for glioblastoma. *N Engl J Med*. 2005;352(10):987–996.
16. Iacob G, Dinca EB. Current data and strategy in glioblastoma multiforme. *J Med Life*. 2009;2(4):386–393.
17. Overwijk WW, Wang E, Marincola FM, Rammensee HG, Restifo NP. Mining the mutanome: developing highly personalized Immunotherapies based on mutational analysis of tumors. *J Immunother Cancer*. 2013;1:11.
18. Swartz AM, Batich KA, Fecci PE, Sampson JH. Peptide vaccines for the treatment of glioblastoma. *J Neuro-oncol*. 2015;123(3):433–440.
19. Jackson C, Ruzevick J, Brem H, Lim M. Vaccine strategies for glioblastoma: progress and future directions. *Immunotherapy*. 2013;5(2):155–167.
20. Sayegh ET, Oh T, Fakurnejad S, Bloch O, Parsa AT. Vaccine therapies for patients with glioblastoma. *J Neuro-oncol*. 2014;119(3):531–546.
21. Swartz AM, Batich KA, Fecci PE, Sampson JH. Peptide vaccines for the treatment of glioblastoma. *J Neuro-oncol*. 2014.

22. Reardon DA, Freeman G, Wu C, et al. Immunotherapy advances for glioblastoma. *Neurooncology*. 2014;16(11):1441–1458.

23. Schumacher T, Bunse L, Pusch S, et al. A vaccine targeting mutant IDH1 induces antitumour immunity. *Nature*. 2014;512(7514):324–327.

24. Pellegatta S, Valletta L, Corbetta C, et al. Effective immuno-targeting of the IDH1 mutation R132H in a murine model of intracranial glioma. *Acta Neuropathol Commun*. 2015;3:4.

25. Bunse L, Schumacher T, Sahm F, et al. Proximity ligation assay evaluates IDH1R132H presentation in gliomas. *J Clin Invest*. 2015;125(2):593–606.

26. Hunder NN, Wallen H, Cao J, et al. Treatment of metastatic melanoma with autologous CD4+ T cells against NY-ESO-1. *N Engl J Med*. 2008;358(25):2698–2703.

27. Quezada SA, Simpson TR, Peggs KS, et al. Tumor-reactive CD4+ T cells develop cytotoxic activity and eradicate large established melanoma after transfer into lymphopenic hosts. *J Exp Med*. 2010;207(3):637–650.

28. Kreiter S, Vormehr M, van de Roemer N, et al. Mutant MHC class II epitopes drive therapeutic immune responses to cancer. *Nature*. 2015;520(7549):692–696.

29. Linnemann C, van Buuren MM, Bies L, et al. High-throughput epitope discovery reveals frequent recognition of neo-antigens by CD4+ T cells in human melanoma. *Nat Med*. 2015;21(1):81–85.

30. Szatmari T, Lumniczky K, Desaknai S, et al. Detailed characterization of the mouse glioma 261 tumor model for experimental glioblastoma therapy. *Cancer Sci*. 2006;97(6):546–553.

31. Maes W, Van Gool SW. Experimental immunotherapy for malignant glioma: lessons from two decades of research in the GL261 model. *Cancer Immunol Immunother*. 2011;60(2):153–160.

32. Oh T, Fakurnejad S, Sayegh ET, et al. Immunocompetent murine models for the study of glioblastoma immunotherapy. *J Transl Med*. 2014;12:107.

33. Mitchell DA, Batich KA, Gunn MD, et al. Tetanus toxoid and CCL3 improve dendritic cell vaccines in mice and glioblastoma patients. *Nature*. 2015;519(7543):366–369.

34. Rosenberg SA, Yang JC, Restifo NP. Cancer immunotherapy: moving beyond current vaccines. *Nat Med*. 2004;10(9):909–915.

35. Sampson JH, Archer GE, Mitchell DA, et al. An epidermal growth factor receptor variant III-targeted vaccine is safe and immunogenic in patients with glioblastoma multiforme. *Mol Cancer Ther*. 2009;8(10):2773–2779.

36. Bralten LB, Kloosterhof NK, Balvers R, et al. IDH1 R132H decreases proliferation of glioma cell lines in vitro and in vivo. *Ann Neurol*. 2011;69(3):455–463.

37. Piaskowski S, Bienkowski M, Stoczynska-Fidelus E, et al. Glioma cells showing IDH1 mutation cannot be propagated in standard cell culture conditions. *Br J Cancer*. 2011;104(6):968–970.

38. Paff M, Alexandru-Abrams D, Hsu FP, Bota DA. The evolution of the EGFRvIII (rindopepimut) immunotherapy for glioblastoma multiforme patients. *Hum Vaccin Immunother*. 2014;10(11):3322–3331.

39. Padfield E, Ellis HP, Kurian KM. Current therapeutic advances targeting EGFR and EGFRvIII in glioblastoma. *Front Oncol*. 2015;5:5.

40. Choi BD, Archer GE, Mitchell DA, et al. EGFRvIII-targeted vaccination therapy of malignant glioma. *Brain Pathol*. 2009;19(4):713–723.

41. Gan HK, Kaye AH, Luwor RB. The EGFRvIII variant in glioblastoma multiforme. *J Clin Neurosci*. 2009;16(6):748–754.

42. Erdem-Eraslan L, Gao Y, Kloosterhof NK, et al. Mutation specific functions of EGFR result in a mutation-specific downstream pathway activation. *Eur J Cancer*. 2015;51(7):893–903.

43. Zadeh G, Bhat KP, Aldape K. EGFR and EGFRvIII in glioblastoma: partners in crime. *Cancer Cell*. 2013;24(4):403–404.

44. Suryadevara CM, Verla T, Sanchez-Perez L, et al. Immunotherapy for malignant glioma. *Surg Neurol Int*. 2015;6(suppl 1):S68–S77.

45. Deleted in review.

46. Chumbalkar V, Latha K, Hwang Y, et al. Analysis of phosphotyrosine signaling in glioblastoma identifies STAT5 as a novel downstream target of ΔEGFR. *J Proteome Res*.

2011;10(3):1343–1352.

47. Fan QW, Cheng CK, Gustafson WC, et al. EGFR phosphorylates tumor-derived EGFRvIII driving STAT3/5 and progression in glioblastoma. *Cancer Cell*. 2013;24(4):438–449.

48. Congdon KL, Gedeon PC, Suryadevara CM, et al. Epidermal growth factor receptor and variant III targeted immunotherapy. *Neuro-oncology*. 2014;16(suppl 8):viii20–25.

49. Babu R, Adamson DC. Rindopepimut: an evidence-based review of its therapeutic potential in the treatment of EGFRvIII-positive glioblastoma. *Core Evid*. 2012;7:93–103.

50. Heimberger AB, Crotty LE, Archer GE, et al. Epidermal growth factor receptor VIII peptide vaccination is efficacious against established intracerebral tumors. *Clin Cancer Res*. 2003;9(11):4247–4254.

51. Schuster J, Lai RK, Recht LD, et al. A phase II, multicenter trial of rindopepimut (CDX-110) in newly diagnosed glioblastoma: the ACT III study. *Neuro-oncology*. 2015;17(6):854–861.

52. Sampson JH, Aldape KD, Archer GE, et al. Greater chemotherapy-induced lymphopenia enhances tumor-specific immune responses that eliminate EGFRvIII-expressing tumor cells in patients with glioblastoma. *Neuro-oncology*. 2011;13(3):324–333.

53. Neagu MR, Reardon DA. Rindopepimut vaccine and bevacizumab combination therapy: improving survival rates in relapsed glioblastoma patients? *Immunotherapy*. 2015;7(6):603–606.

54. Liu X, McEachron TA, Schwartzentruber J, Wu G. Histone H3 mutations in pediatric brain tumors. *Cold Spring Harb Perspect Biol*. 2014;6(4):a018689.

55. Luger K, Rechsteiner TJ, Flaus AJ, Waye MM, Richmond TJ. Characterization of nucleosome core particles containing histone proteins made in bacteria. *J Mol Biol*. 1997;272(3):301–311.

56. Fullgrabe J, Kavanagh E, Joseph B. Histone onco-modifications. *Oncogene*. 2011;30(31):3391–3403.

57. Allis CD, Berger SL, Cote J, et al. New nomenclature for chromatin-modifying enzymes. *Cell*. 2007;131(4):633–636.

58. Fullgrabe J, Hajji N, Joseph B. Cracking the death code: apoptosis-related histone modifications. *Cell Death Differ*. 2010;17(8):1238–1243.

59. Chi P, Allis CD, Wang GG. Covalent histone modifications: miswritten, misinterpreted and mis-erased in human cancers. *Nat Rev Cancer*. 2010;10(7):457–469.

60. Schwartzentruber J, Korshunov A, Liu XY, et al. Driver mutations in histone H3.3 and chromatin remodelling genes in paediatric glioblastoma. *Nature*. 2012;482(7384):226–231.

61. Sharma S, Kelly TK, Jones PA. Epigenetics in cancer. *Carcinogenesis*. 2010;31(1):27–36.

62. Szenker E, Ray-Gallet D, Almouzni G. The double face of the histone variant H3.3. *Cell Res*. 2011;21(3):421–434.

63. Yuen BT, Knoepfler PS. Histone H3.3 mutations: a variant path to cancer. *Cancer cell*. 2013;24(5):567–574.

64. Franklin SG, Zweidler A. Non-allelic variants of histones 2a, 2b and 3 in mammals. *Nature*. 1977;266(5599):273–275.

65. Tagami H, Ray-Gallet D, Almouzni G, Nakatani Y. Histone H3.1 and H3.3 complexes mediate nucleosome assembly pathways dependent or independent of DNA synthesis. *Cell*. 2004;116(1):51–61.

66. Drane P, Ouararhni K, Depaux A, Shuaib M, Hamiche A. The death-associated protein DAXX is a novel histone chaperone involved in the replication-independent deposition of H3.3. *Genes Dev*. 2010;24(12):1253–1265.

67. Lewis PW, Elsaesser SJ, Noh KM, Stadler SC, Allis CD. Daxx is an H3.3-specific histone chaperone and cooperates with ATRX in replication-independent chromatin assembly at telomeres. *Proc Natl Acad Sci USA*. 2010;107(32):14075–14080.

68. Wong LH, McGhie JD, Sim M, et al. ATRX interacts with H3.3 in maintaining telomere structural integrity in pluripotent embryonic stem cells. *Genome Res*. 2010;20(3):351–360.

69. Elsasser SJ, Huang H, Lewis PW, Chin JW, Allis CD, Patel DJ. DAXX envelops a histone H3.3-H4 dimer for H3.3-specific recognition. *Nature*. 2012;491(7425):560–565.

70. Kallappagoudar S, Yadav RK, Lowe BR, Partridge JF. Histone H3 mutations – a special role for H3.3 in tumorigenesis? *Chromosoma*. 2015;124(2):177–189.

71. Osley MA. The regulation of histone synthesis in the cell cycle. *Annu Rev Biochem*. 1991;60:827–861.

72. Wu RS, Tsai S, Bonner WM. Patterns of histone variant synthesis can distinguish G0 from G1 cells. *Cell*. 1982;31(2 Pt 1):367–374.

73. Elsaesser SJ, Goldberg AD, Allis CD. New functions for an old variant: no substitute for histone H3.3. *Curr Opin Genet Dev*. 2010;20(2):110–117.

74. Talbert PB, Henikoff S. Histone variants – ancient wrap artists of the epigenome. *Nat Rev Mol Cell Biol*. 2010;11(4):264–275.

75. Fontebasso AM, Liu XY, Sturm D, Jabado N. Chromatin remodeling defects in pediatric and young adult glioblastoma: a tale of a variant histone 3 tail. *Brain Pathol*. 2013;23(2):210–216.

76. Wells D, Kedes L. Structure of a human histone cDNA: evidence that basally expressed histone genes have intervening sequences and encode polyadenylylated mRNAs. *Proc Natl Acad Sci USA*. 1985;82(9):2834–2838.

77. Wells D, Hoffman D, Kedes L. Unusual structure, evolutionary conservation of non-coding sequences and numerous pseudogenes characterize the human H3.3 histone multigene family. *Nucl Acids Res*. 1987;15(7):2871–2889.

78. Castel D, Philippe C, Calmon R, et al. Histone H3F3A and HIST1H3B K27M mutations define two subgroups of diffuse intrinsic pontine gliomas with different prognosis and phenotypes. *Acta Neuropathol*. 2015.

79. Wu G, Broniscer A, McEachron TA, et al. Somatic histone H3 alterations in pediatric diffuse intrinsic pontine gliomas and non-brainstem glioblastomas. *Nat Genet*. 2012;44(3):251–253.

80. Sturm D, Witt H, Hovestadt V, et al. Hotspot mutations in H3F3A and IDH1 define distinct epigenetic and biological subgroups of glioblastoma. *Cancer Cell*. 2012;22(4):425–437.

81. Lewis PW, Muller MM, Koletsky MS, et al. Inhibition of PRC2 activity by a gain-of-function H3 mutation found in pediatric glioblastoma. *Science*. 2013;340(6134):857–861.

82. Bender S, Tang Y, Lindroth AM, et al. Reduced H3K27me3 and DNA hypomethylation are major drivers of gene expression in K27M mutant pediatric high-grade gliomas. *Cancer Cell*. 2013;24(5):660–672.

83. Becher OJ, Wechsler-Reya RJ. Cancer. For pediatric glioma, leave no histone unturned. *Science*. 2014;346(6216):1458–1459.

84. Chan KM, Fang D, Gan H, et al. The histone H3.3K27M mutation in pediatric glioma reprograms H3K27 methylation and gene expression. *Genes Dev*. 2013;27(9):985–990.

85. Khuong-Quang DA, Buczkowicz P, Rakopoulos P, et al. K27M mutation in histone H3.3 defines clinically and biologically distinct subgroups of pediatric diffuse intrinsic pontine gliomas. *Acta Neuropathol*. 2012;124(3):439–447.

86. Wu G, Diaz AK, Paugh BS, et al. The genomic landscape of diffuse intrinsic pontine glioma and pediatric non-brainstem high-grade glioma. *Nat Genet*. 2014;46(5):444–450.

87. Fontebasso AM, Papillon-Cavanagh S, Schwartzentruber J, et al. Recurrent somatic mutations in ACVR1 in pediatric midline high-grade astrocytoma. *Nat Genet*. 2014;46(5):462–466.

88. Bjerke L, Mackay A, Nandhabalan M, et al. Histone H3.3 mutations drive pediatric glioblastoma through upregulation of MYCN. *Cancer Discov*. 2013;3(5):512–519.

89. Pollack IF, Jakacki RI, Butterfield LH, et al. Antigen-specific immune responses and clinical outcome after vaccination with glioma-associated antigen peptides and poly-inosinic-polycytidylic acid stabilized by lysine and carboxymethylcellulose in children with newly diagnosed malignant brainstem and nonbrainstem gliomas. *J Clin Oncol*. 2014;32(19):2050–2058.

90. Paugh BS, Broniscer A, Qu C, et al. Genome-wide analyses identify recurrent amplifications of receptor tyrosine kinases and cell-cycle regulatory genes in diffuse intrinsic pontine glioma. *J Clin Oncol*. 2011;29(30):3999–4006.

第二部分

脑肿瘤的免疫治疗研究

第 6 章

临床前免疫治疗的脑肿瘤动物模型

V. Chandramohan ■ L. Sanchez-Perez ■ Y. He ■
C.J. Pirozzi ■ K.L. Congdon ■ D.D. Bigner

Duke University Medical Center, Durham, NC, United States

引言

　　恶性胶质瘤包括多形性胶质母细胞瘤、间变性星形细胞瘤、间变性少突胶质细胞瘤、间变性少突星形细胞瘤,间变性室管膜瘤和间变性神经节细胞胶质瘤,是中枢神经系统(Central Nervous System,CNS)最常见的原发性恶性脑肿瘤 [1]。胶质母细胞瘤(Glioblastoma,GBM)是最常见也是恶性程度最高的一类神经胶质瘤 [2]。在美国,其年发病率大约为 3.2 例 /10 万人。目前,胶质母细胞瘤标准的治疗方案为手术治疗,联合替莫唑胺的同步放化疗以及替莫唑胺的辅助化疗[3]。大量数据和临床试验表明,胶质母细胞瘤患者的中位生存时间只有 15 个月,五年存活率则为 5%[2,3]。由于大量耐药性的肿瘤细胞在周围脑实质中的扩散,瘤内外的异质性,免疫抑制状态的肿瘤微环境以及血 - 脑屏障对治疗药物的阻碍,胶质母细胞瘤的广泛易复发,均与患者预后不佳紧密相关[4]。因此亟须开发新的治疗方案,克服传统疗法带来的弊端,促进胶质母细胞瘤肿瘤细胞的完全清除。

近年来随着对肿瘤相关抗原和免疫检查点调节机制认识的不断加深,免疫疗法已成为一种强有力的抗肿瘤的方案。免疫疗法涉及人体自身的免疫系统,不仅能激活免疫因子去特异性寻找和杀伤肿瘤细胞,而且可建立对肿瘤细胞的长期监测机制。中枢神经系统曾被认为是免疫豁免器官,然而近来研究显示其免疫活动异常活跃,为脑肿瘤的免疫治疗提供可能[5]。相应地,以肿瘤疫苗和过继细胞疗法为基础的肿瘤免疫治疗已被证实是安全可靠的,并可延长患者生存时间,甚至可使某些胶质母细胞瘤患者达到完全缓解[6~9]。然而,胶质母细胞瘤在患者整体或肿瘤微环境中诱导和维持的免疫抑制表型阻碍了免疫治疗的有效性[10]。因此,尽管免疫治疗不可能是人们期待已久的治疗胶质母细胞瘤的灵丹妙药。但如果联合当前治疗方案或新型胶质母细胞瘤靶向治疗方案,免疫治疗可为治疗脑肿瘤和改善恶性脑肿瘤患者的生存预后提供新的选择方案。

因此,下一个挑战将是在生物相关系统中试验新联合治疗方案的效果。具有免疫活性的胶质瘤动物模型通过整合肿瘤、基质、免疫应答与抗胶质瘤治疗之间的相互作用,模拟人体肿瘤概况,从而为新型抗胶质瘤药物的研究提供了生理相关的体内模型。此外,在具有免疫活性的动物模型上的临床前研究有助于挖掘适宜的治疗药物及相应靶点,明确特定基因或细胞条件下的治疗效果,从而为下一步的临床研究发掘生物标记物。在本章中,我们总结描述了目前可用于新型抗胶质瘤治疗药物临床前研究的不同免疫活性的恶性脑肿瘤动物模型。

自发与实验诱导产生的原位脑肿瘤动物模型

脑肿瘤动物模型作为用于潜在治疗靶点的体内实验临床前研究模型,可为今后的临床研究确定合适的治疗组合。可靠的脑肿瘤动物模型能有效模拟恶性脑肿瘤的临床特点,从而更好地推动临床转化。理想的脑肿瘤模型应符合以下条件:

1. 由胶质来源的肿瘤细胞组成;

2. 能够适应培养环境并可用于基因改造；

3. 可模拟人类疾病，表现类似细胞和分子特征；

4. 可在原位微环境中生长，模拟肿瘤与宿主相互作用关系，并在可预测的生存时间内表现一定的潜在特征；

5. 表现胶质瘤的组织病理学特征，包括脑实质内生长、浸润，及形成肿瘤新生血管的能力；

6. 同源宿主模型、可大量饲养、体型较小、成本低廉，易用于治疗研究；

7. 可展现治疗的反应性重现临床表现；

8. 可通过无创性影像学技术进行肿瘤生长监测。

目前的脑肿瘤模型满足了前面所述的某些属性，但是，没有一个模型能够满足上述所有条件。

自发性脑肿瘤模型

理想脑肿瘤的动物模型应该包括特征与人类肿瘤相同的自发性肿瘤。自发性肿瘤亦可出现在包括狗和猫的其他物种中，但很少在灵长类动物中观察到[11~15]。与狗和猫相比，在小鼠中只有一些自发性脑肿瘤病例报道。Fraser在瘙痒病研究中使用了10 000余只VM小鼠脑，在4000只小鼠中发现32只小鼠脑存在自发性脑胶质瘤（星形细胞瘤）[16]。利用这些自发性星形细胞瘤已建立了脑内可移植的肿瘤细胞系，并被用于治疗研究的脑肿瘤模型开发[17~19]。相比之下，大鼠自发性中枢神经系统肿瘤的发生率（1%）高于小鼠（0.001%）[20]。实验动物自发性肿瘤的低发生率的使其在治疗研究中的适用性不佳。

化学致癌物诱导的脑肿瘤模型

实验性癌变的历史可以追溯到1915年，当时Yamagiwa和Ichikawa于兔耳上长期（30～100天）涂抹煤焦油，成功地诱导出滤泡性上皮瘤（乳头状瘤）[21]。Seligman和Shear通过在20只小鼠脑内注入甲基胆烷（MCA）颗粒，诱导出了11只脑肿瘤（胶质瘤）模型[22]。芳香烃在诱导脑肿瘤方面的效果取决于脑肿瘤种类以及试验种类。MCA及苯并芘诱导小鼠的肿瘤发病率相似，然而相对于肉瘤（5/26），MCA可诱导较高比例的胶质瘤（15/26）产生[23, 24]。芳香烃6, 9, 10- 三甲基色氨酸 -1, 2- 苯并芘诱发大鼠脑肿瘤是非常有效的（40胶质瘤 /66肿瘤）[25]。然而，芳香烃诱发动物肿瘤有155～528天的潜伏期[25]。

Druckrey等人主导的肿瘤形成的系统性检测实验确认硝基化合物是一种新型的合成致癌物，在诱导大鼠和兔子发生中枢神经系统肿瘤的方面非常有效[25]。不同的 N- 亚硝基脲的衍生物中，N- 甲基 -N 亚硝基脲（MNU）诱导的肿瘤只在大脑和脊髓，而 N, N′, N′- 三甲基 -N- 亚硝基脲（TMNU）诱导的肿瘤常在外周神经系统[26, 27]。MNU 诱导的肿瘤通常在静脉注射和腹腔注射后97～99 天后出现。但经长期观察，每隔 4 周静脉输注的 8～16 剂量 20mg/kg MNU，未能诱导猕猴体内肿瘤产生[25]。

Druckrey 等人发现相对于老年的大鼠，乙基亚硝基脲（ENU）更容易在年轻大鼠（3 月龄）中诱导出中枢神经系统肿瘤[28]。这一发现推动了一系列静脉注射 ENU 经胎盘诱导妊娠大鼠中枢神经系统肿瘤的研究[29]。在妊娠第 22 天进行 ENU 单次静脉注射，导致后代患上神经系统肿瘤的概率为 100%（142/142）[30]。相较于成年大鼠，MNU 在经胎盘诱导神经系统肿瘤的活性较低。尽管致癌物对神经源性肿瘤的诱发是可靠的，但是诱导出的肿瘤类型广泛、肿瘤位置多变、潜伏期长以及颅外肿瘤的产生是致癌物诱导脑肿瘤模型的主要缺点，这阻碍了致癌物诱导的脑肿瘤动物模型在脑肿瘤治疗研究方面的应用。

病毒诱导的脑肿瘤模型

在实验动物模型中脑肿瘤已经可以通过不同的致癌病毒成功诱导。腺病毒和乳头多瘤空泡病毒是两种已成功在动物模型中诱导脑肿瘤的 DNA 病毒[31]。人类腺病毒 12 型可以在新生的大鼠、小鼠、仓鼠和产后多乳鼠中诱导产生神经母细胞瘤和视网膜母细胞瘤，其诱导肿瘤的发生率为 8%～100%，潜伏期为31～235 天[31]。可移植的大鼠和小鼠脑肿瘤细胞系已经从人腺病毒 12 型诱导的肿瘤中建立。猿猴腺病毒 7 型的脑内注射可导致纤维肉瘤、恶性室管膜瘤和脉络丛乳头状瘤的发生，其肿瘤发生率为 22%～93%[31]。在新生的仓鼠中，猿猴病毒 20（SV20）和禽腺病毒分别可以诱导未分化的颅内肿瘤及脑室内肿瘤[32, 33]。由进展性多灶性白质脑肿瘤组织分离出的人乳头瘤病毒（Mad-1 到Mad-4）可诱导小脑髓母细胞瘤、未分化丘脑胶质瘤、脑室内乳头状室管膜瘤、松果体区肿瘤以及新生仓鼠大脑后部内的脑膜瘤[34]。人乳头瘤病毒胚胎肾细胞脑内注射入新生仓鼠后，可诱导产生脉络丛乳头状瘤和头皮纤维肉瘤。牛乳头状瘤病毒是一种非人类的乳头状病毒，可诱导产生良性及恶性肿瘤，可导致仓鼠成瘤，成瘤类型为从脑膜病到侵袭性脑膜肉瘤的所有类型脑膜起源的肿瘤，以及诱导小牛产生非侵袭性纤维瘤和高分化肉瘤到纤维肉瘤[31]。在新生叙利亚仓鼠或产后多乳鼠脑内接种 SV40 病毒进行诱导，脑室肿瘤的发展可表现为室管膜瘤，脉络丛乳头状瘤和脑膜肉瘤等。

众所周知，ASV、小鼠肉瘤病毒（Murine Sarcoma Virus，MSV）和猿猴肉瘤病毒（Simian Sarcoma Virus，SSV）是 RNA 病毒（反转录病毒），它们都可以在动物身上诱导中枢神经系统肿瘤的发生[31]。ASV 是在应用于诱导脑肿瘤的动物实验模型中最广泛使用的反转录病毒[31]。Rabotti 和 Raine 通过脑内注射

Schmidt-Ruppin（禽类劳氏肉瘤病毒的一个变种），成功地在新生仓鼠上诱导出了胶质瘤[35]。通过脑内注射不同的 ASV 病毒株，如 Bryan、SchmidtRuppin、CT-559，和 Bratislava-77，也已成功地在小鼠、大鼠、猫、狗、仓鼠、沙鼠和非人灵长类动物中诱导出脑肿瘤[31]。犬类脑肿瘤模型的发展是有优势的，因为犬的大脑体积较大，可以进行外科干预，并且可以提供更大的肿瘤体积进行研究。然而，成本问题及缺乏近交系阻碍了犬类脑肿瘤模型的进一步应用。反之，ASV 诱导的大鼠脑肿瘤模型具有更大的优势，因为大鼠有较高的神经胶质瘤发病率，较短的诱导时间（三个月），可以使用近交系大鼠，能够建立体外培养，并具有颅内和皮下移植的潜力。

Moloney 小鼠肉瘤病毒、Kirsten 小鼠肉瘤病毒、和 Harvey 小鼠肉瘤病毒在脑内接种时可以诱导大鼠和小鼠的脑内肿瘤。Kirsten 小鼠肉瘤病毒可以诱导出不同类型的脑肿瘤，包括胶质母细胞瘤、原浆性星形细胞瘤、少突胶质细胞瘤、大鼠血管母细胞瘤和小鼠肉瘤[31, 36]。在新生狨猴大脑直接注射猿猴肉瘤病毒（SSV）所产生的脑肿瘤在形态学上与人类胶质母细胞瘤相似。

同基因移植的脑肿瘤模型

同系移植肿瘤系统涉及肿瘤组织的连续移植，来源于原发性、化学性和病毒诱导性的肿瘤在动物中通过颅内或皮下注射而成瘤，肿瘤组织与原始的动物模型中肿瘤细胞株具有相同的遗传背景。可移植性肿瘤模型的优点包括肿瘤形态的高度匀称性，并且潜伏期短，在移植后肿瘤可快速生长。最常用于建立可移植脑肿瘤模型的动物是大鼠和小鼠。因为大鼠和小鼠的大脑尺寸较大（大鼠的大脑约 1200mg，小鼠的大脑约 400mg）。大鼠脑肿瘤模型优势之处在其可允许肿瘤细胞的精确立体定向植入、可以更好地体内定位，并且在治疗后成像相关研究中效果更好、便于通过增强输送来执行更大的治疗剂量。相反，在小鼠脑肿瘤模型的治疗干预过程中，其更易发挥基因工程操作的潜能，为研究遗传因素、信号通路、细胞类型和肿瘤微环境的功能等提供了可能。另外，相对大鼠而言，小鼠有更多数量的单克隆抗体（mAbs）用于分子靶向治疗（免疫细胞受体和趋化因子）。因此，这两种模型系统都为免疫治疗提供了独特的优势。在过去的几十年里，已经建立了几个大鼠和小鼠的胶质瘤细胞系，可体外培养并连续移植到具有免疫活性的受体动物中，使大规模的肿瘤诱导研究成为可能，推动了肿瘤生物学、肿瘤免疫学和免疫治疗等综合研究的进展[37]。下列模型对于了解神经胶质瘤以及如何更好地利用免疫疗法治疗这种破坏性的疾病起到了关键的作用。

大鼠脑肿瘤模型

T9/9L 胶质肉瘤模型

T9/9L 胶质肉瘤肿瘤是通过连续 36 周每周在 CD Fischer 大鼠的尾静脉注射 5mg/kg 的 N- 甲基亚硝基脲（MNU）而诱导出的 [38, 39]。MNU 注射终止二十六周后，在这些大鼠其中一只中发展出Ⅲ级星形细胞瘤，命名为肿瘤 9（T9）。从Ⅲ级星形细胞瘤 T9 建立的细胞系随后在成年 Fischer 344 大鼠双侧侧腹部生长，这一肿瘤随后被命名为 9L 肿瘤。9L 肿瘤的形态特征不同于原来的肿瘤，类似于 GBM 与肉瘤的混合或是胶质肉瘤。9L 肿瘤表现为多形性特征，具体表现为丰富的巨细胞、有丝分裂和假性坏死 [40]。9L 胶质肉瘤的分子特征鉴定存在一个突变型 p53 基因和一种野生型 p16 基因 / 细胞周期蛋白依赖性激酶抑制剂 2A（CDKN2A）/INK4a 基因 [41, 42]。此外，相比于 SD 大鼠细胞源性的星形细胞瘤，9L 肿瘤的表皮生长因子受体（EGFR）及其配体转化生长因子（TGF-α）的表达增加，成纤维细胞生长因子（FGF）-9 和血小板衍生生长因子受体 β 的表达下降和 FGF-2 和 FGFR-1（成纤维细胞生长因子受体 1）的表达缺失 [43]。在有生长因子的无血清培养基中，9L 胶质肉瘤细胞系具有肿瘤干细胞（CSLCs）相同的功能 [44]。9L 胶质肉瘤 CSLCs 表达神经干细胞标志物 Nestin 和 Sox2，并且具有自我更新和分化成不同中枢神经系统细胞类型的能力（如神经细胞及神经胶质细胞）。当植入脑内，9L 胶质肉瘤 CSLCs 形成比原发的 9L 肿瘤更具侵袭性的肿瘤 [44]。

9L 胶质肉瘤 -Fischer 大鼠肿瘤模型已用于过继性 T 细胞治疗，细胞因子治疗、树突状细胞（DC）疫苗接种、放射外科手术治疗，和寡核苷酸疫苗接种等研究。全身化疗（环磷酰胺）伴随颅内灌注淋巴因子激活的杀伤细胞和白介素 -2（IL-2）的联合治疗（化学免疫联合疗法），可实现颅内 9L 胶质肉瘤 Fischer 大鼠 23% 的长期生存（9/39），其中 18%（7/39）未显示肿瘤存在 [45]。同样，通过局部植入基因工程编辑后可表达 IL-12 的 9L 胶质肉瘤细胞到大鼠脑中，可使其与同样颅内注入的亲代大鼠相比拥有明显更长的生存期 [46]。连续皮下注射细胞因子，包括单独注射粒细胞巨噬细胞集落刺激因子（GM-CSF），GM-CSF 与 IL-2，或者 GM-CSF 与 IL-12 伴随放疗的 9L 细胞皮下注射组，每一组都发生了迟发性超敏反应（DTH），导致颅内存在 9L 肿瘤大鼠的生存率明显高于未经处理的大鼠 [47, 48]。在颅内 9L 肿瘤的 Fischer 344 大鼠中注射树突状细胞脉冲可诱导 9L 胶质瘤细胞凋亡，相比于空白对照组，明显提高了长期生存率 [75%（6/8）长期存活者（＞ 90 天）][49]。有趣的是，含有 CpG 的寡核苷酸（ODN）在正常大鼠脑中可引发 CD8＋T 细胞的浸润和主要组织相容性复合体（MHC）上调来引起局部的炎症反应，并可减小皮下 9L 肿瘤组织，在实验中发现与对照组相比导致了颅内 9L 肿瘤体积增大。Ginzkey 等人强调，这种颅内与皮下肿瘤的治疗差异性提示 CpG 寡核苷酸（ODN）疗法在胶质瘤的患者中可能不会产生有益的结果 [50, 51]。最后，通过转化生长因子 TGF-β 基因治疗逆转脑胶质瘤免疫抑制（9L 胶质肉瘤通过基因修饰，使用反义质粒载体或者截短可溶性 β 受体抑制转化生长因子 TGF-β 的表达）提高了载瘤动物的存活率 [52, 53]。

因此，几种免疫治疗的研究已经证明了令人印象深刻的抗肿瘤疗效，包括 9L 胶质肉瘤动物模型的明显治疗效果。然而，必须强调的是，9L 胶质肉瘤的肿瘤细胞系已被证明拥有高度免疫原性。经辐射照射 9L 细胞皮下免疫的动物对颅内肿瘤植入具有抵抗性，相比之下，在免疫幼稚动物中肿瘤摄取率为 100% [54, 55]。因此，在利用该模型评估新型免疫治疗策略的疗效时，必须考虑 9L 胶质瘤的免疫原性。除了 Fischer 大鼠之外，9L 胶质瘤细胞也能在同种异基因的 Wistar 大鼠中产生局限的、非浸润性的颅内肿瘤 [56]。在 Wistar 大鼠中经免疫染色的 9L 肿瘤显示 Ki-67 阳性细胞，无胶质纤维酸性蛋白（GFAP）阳性的星形胶质细胞以及存在激活的 ED1 阳性的巨噬细胞 / 小胶质细胞和 T 淋巴细胞 [56]。

大鼠胶质瘤 2/D74 胶质瘤模型

大鼠胶质瘤 2（RG2）也被称为 D74-RG2 或 D74，是高度分化的胶质瘤细胞系。RG2 细胞系的建立是源于在 CD Fischer 大鼠上妊娠第 20 天的时候通过单次静脉注射剂量为 50mg/kg 体重的 ENU 诱导产生的脑肿瘤 [57, 58]。将 1×10^5 的 RG2 肿瘤细胞植入同基因大鼠，在脑内右侧基底节 9 天内产生了大的间变型肿瘤 [59]。对肿瘤的组织学检查发现，其特点为频繁的有丝分裂、巨细胞、几乎没有分布的血管、局灶性坏死和邻近脑组织的浸润性生长，这些特点使其成为一种有吸引力的脑肿瘤模型 [59]。RG2 胶质瘤的分子特征证实了野生型 p53 基因的存在和 p16/CDKN2A/INK4a 位点的缺失 [42]。基因表达研究证实，PDGFβ，IGF-I，Ras，ErbB3/ 人表皮生长因子受体 3（HER3）前体信使 RNA（mRNA），还有在 RG2 胶质瘤中的细胞周期蛋白 D2 的基因表达都是增加的 [43]。

在同基因的 Fischer 大鼠中，RG2 胶质瘤是非免疫原性的，且表达低水平的 MHC-Ⅰ类，这一低水平表达可由体外干扰素（IFN-γ）治疗后上调 [60, 61]。RG2 脑胶质瘤模型已经用于寡核苷酸与细胞因子疫苗接种策略的研究，$CD_4^+CD_{25}^+$ 调节性 T 细胞（Treg）消耗的研究，以及细胞因子和肿瘤靶向化疗药物的联合治疗。Schartner 等人利用 RG2 胶质瘤模型证实了，相比正常的大脑，CpG-ODN、干扰素 γ 和干扰素 γ/ 脂多糖诱导的 MHC-Ⅱ类在肿瘤小胶质细胞 / 巨噬细胞中明显受损 [62]。在 RG2 胶质瘤的皮下模型中，低剂量节律替莫唑胺（TMZ）方案（0.5 和 2mg/kg 持续 21 天）诱导调节性 T 细胞在脾细胞中与肿瘤细胞浸润淋巴细胞群耗尽 [63]。与未经处理的对照组相比，以 0.5mg/kg 的替莫唑胺

（TMZ）治疗的动物显示了肿瘤的生长有轻微的下降；然而，肿瘤生长减少尚无统计学意义[63]。免疫刺激细胞因子 fms 样酪氨酸激酶 3 配体（Ad-Flt3L）和有条件的细胞毒型单纯疱疹病毒 1 型 - 胸苷激酶基因（AdTK）联合治疗的协同或过表达 IFN-γ 或 IL-2 或对核因子 -κB 信号通路的抑制作用，增强了细胞毒性 T 细胞介导的免疫反应并且提高了载 RG2 胶质瘤大鼠的存活率[64]。此外，Ad-Flt3L 和 Ad-TK/ 更昔洛韦联合免疫治疗还与雷帕霉素（哺乳动物雷帕霉素靶蛋白抑制剂）有协同治疗效果，导致 CD8 + T 细胞的细胞毒性增强和 CD8 + 记忆 T 细胞细胞应答的发展，这将 RG2 肿瘤动物的生存期由 35 天提高到了 60 天（$p < 0.001$）[65]。与人类 GBM 类似，RG2 胶质瘤对大多数常规的治疗方式都有抵抗性，包括放疗、化疗和免疫治疗，这使其成为一个有吸引力的新型 GBM 疗法临床试验的临床前模型[59, 60]。

F98/D98 胶质瘤模型

F98，也被称为 D98，是一种未分化的胶质瘤细胞系，它是由产生自 CD Fischer 大鼠的脑肿瘤诱导建立的，通过将 50mg/kg 体重剂量的 ENU 经由胎盘暴露至妊娠期第 20 天的胎儿产生[57, 58]。原位植入 1×10^4 F98 胶质瘤细胞导致 100% 的肿瘤摄取，中位生存期为 26 天[66]。磁共振成像研究显示，F98 胶质瘤细胞在肿瘤生长和发展过程中浸润周围的正常脑组织，并在整个肿瘤中传播小的坏死区域，从而形成恶性肿瘤[67]。F98 肿瘤免疫组化染色显示 GFAP 和波形蛋白染色阳性[66]。F98 胶质瘤的分子表征显示野生型 p53 基因的存在和 p16/Cdkn2a/INK4a 位点的缺失[42]。F98 胶质瘤的基因表达分析显示 PDGFβ，Rb，Ras，EGFR，细胞周期蛋白 D1，和细胞周期蛋白 D2 基因的表达增加（相对于 SD 大鼠星形胶质细胞）[43]。

F98 胶质瘤的低免疫原性是通过肿瘤激发试验研究确立的，其中 CD Fischer 大鼠用经过辐射的 F98 肿瘤细胞免疫，并且受到颅内植入 2×10^4 F98 的攻击。免疫动物的中位生存期是 22 天，而非免疫对照组的中位生存期是 18 天[61]。然而，用 B7.1（CD80）转染的丝裂霉素 C 处理 F98 或 F98/B7.1F98 神经胶质瘤细胞接种 Fischer 大鼠，协同刺激分子与未接种疫苗或野生型 F98 的动物相比，并不能提高 F98/B7.1 颅内肿瘤的动物存活时间[68]。类似地，在存在或没有 GM-CSF 的情况下 F98 细胞的颅内植入，伴随被辐照的 F98 细胞进行皮下接种，也未能证明接种疫苗和未经治疗的动物之间的生存时间有显著差异[69]。采用附着淋巴细胞活化杀伤细胞（A-LAK）细胞的免疫治疗，与 4000F98 胶质瘤细胞联合颅内注射，将平均存活时间从对照组的 22.3 天提高到 A-LAK 细胞进行治疗大鼠的 46.1 天[70]。然而，将 F98 细胞移植的数量提高到 12 500 个后，与未经处理的对照组存活时间（20.8 天）相比，A-LAK 处理动物的存活时间

（27.8 天）只有中度改善[70]。先前一项涉及胶质瘤细胞系过度表达人类野生型 EGFR 蛋白的研究得出的结论是：在大鼠中需要 1×10^5 甚至更多细胞才能唤起一个对人类 EGFR 蛋白的异种免疫反应[71]。在类似的细胞系中，过度表达人类野生型 EGFR（F98$_{EGFR}$）和 EGFRvⅢ（F98$_{EGFRvⅢ}$）蛋白的 F98 细胞系已经被建立。Ciesielski 等人利用 F98$_{EGFRvⅢ}$肿瘤模型评价 EGFRvⅢ肽疫苗的疗效[72]。Fischer 大鼠要么未接种疫苗，要么接种了四种 EGFRvⅢ多抗原肽（含有多个独特的 EGFRvⅢ抗原表位（MAP）的肽）、GM-CSF 或 MAP/GM-CSF 组合的四种疫苗。在最后的免疫接种两周后，大鼠颅内植入 1×10^4 F98$_{EGFRvⅢ}$神经胶质瘤细胞。在该模型中，未接种疫苗、GM-CSF 疫苗接种、MAP- 接种和MAP/GM-CSF 接种的大鼠的中位生存期分别为 17.5 天、18.5 天、21 天和 30.5天[72]。一种 MAP/GM-CSF 联合疫苗接种策略，使脑内 F98$_{EGFRvⅢ}$移植大鼠的中位生存期增加了 72%。Volovitz 等人使用 F98 胶质瘤模型定义了一种基于定位的免疫治疗现象，称为"分裂免疫"[73]。作者证明了 F98 肿瘤在颅内的旺盛生长（在免疫豁免的部位）可以通过皮下注射活的、未修改的 F98 肿瘤细胞（在一个没有免疫豁免的地方）实现抑制，从而产生保护性免疫，并传播到豁免部位[73]。由于 F98 胶质瘤复制了人类 GBMs 的关键特征，如高度浸润性生长模式，EGFR 的表达增加，GFAP 阳性染色和低免疫原性，它们已被用作脑肿瘤的临床前模型来评估各种实验性疗法的疗效。通过用荧光素酶基因稳定转染不同的大鼠肿瘤细胞系，建立了 9L、RG2、F98 胶质瘤模型的生物荧光细胞系[74~76]。这些肿瘤细胞系将通过对生物发光的测量来帮助监测颅内植入肿瘤的大小。这些模型应该允许快速、非侵入性的颅内肿瘤生长成像来评估新的治疗方式的有效性。

CNS-1 胶质瘤模型

CNS-1 胶质瘤细胞系由向近交的 Lewis 大鼠持续 6 个月每周静脉注射MNU 产生[77]。在同基因宿主中的 CNS-1 肿瘤颅内植入表现出广泛的软脑膜、血管周围和脑室周围扩散，以及单个肿瘤细胞对实质的渗透[77]。颅内移植更多的 CNS-1 细胞（$5 \times 10^4 \sim 1 \times 10^6$ 个细胞）Lewis 大鼠的平均生存时间介于 20.5 天和 30.2 天之间。CNS-1 肿瘤细胞通过免疫组织化学（IHC）分析证实了 GFAP、S100 为波形蛋白的阳性反应[77]。因此，CNS-1 胶质瘤为多种免疫治疗的研究提供了优良肿瘤模型。

在肿瘤床上注射免疫刺激的 CpG-ODNs，可能会抑制已建立的颅内 CNS-1肿瘤，并诱导巨噬细胞 / 小胶质细胞、CD8 和自然杀伤细胞的瘤内浸润[78]。经CpG-ODN 注射治疗的载 CNS-1 肿瘤 Lewis 大鼠对于 CNS-1 肿瘤复发也受到保护[78]。CNS-1 胶质瘤模型被用来评估基因疗法来减轻 TGF-β- 介导的免疫抑制的适用性[79]。核心蛋白聚糖是一个可以绑定和灭活 TGF-β 的小蛋白多糖，它的治疗效果的研究是利用重组腺病毒（RADs）在 CNS-1 胶质瘤模型大鼠中表达人类核心蛋白聚糖基因。瘤内递送的 8×10^7RAd/hCMV/ 核心蛋白聚糖病毒传染单位对于载 CNS-1 肿瘤大鼠的生存时间延长有着一个小（但重要）的效应；然而只有当核心蛋白聚糖在所有肿瘤细胞中均有表达时，这一疗法才可生效[79]。各种免疫刺激疗法的疗效[RAdFlt3L（人 Flt3L），RAdCD40L（小鼠 CD40L），RAdIL-12]，结合条件细胞毒性（RAdTK），在 CNS-1 胶质瘤的原位模型中进行了测试[80]。只有结合 RAdFlt3L＋RAdTK 的递送才能显著延长荷载 CNS-1 肿瘤的大型动物的生存期（≥70%），并且这一生存期的延长主要是通过功能巨噬细胞和 CD_4^+ 细胞介导的[80]。尽管在同源的大鼠模型上 Rads 介导的基因治疗有显著疗效，但未来的研究应该考虑到这样一个事实，即这些研究的作者将人类和大鼠的蛋白质作为免疫刺激分子。此外，CNS-1 胶质瘤模型也被应用于证明丙戊茶碱系统传递的抗肿瘤功效，这是一种非典型的甲基黄嘌呤，具有 CNS 胶质调节和抗炎作用。丙戊茶碱作用靶点为 TROY。TROY 是一种新型的信号分子，它在浸润性小胶质细胞中表达上调，并导致肿瘤体积显著降低[81,82]。丙戊茶碱特异性地降低了基质金属蛋白酶 9（MMP-9）的表达和小胶质细胞向 CNS-1 肿瘤细胞的迁移，同时并没有影响周围的巨噬细胞[81,82]。非胃肠道注射咪唑奎诺酮类受体 7/8（TLR7/8）小分子激动剂雷西莫特（R848）的抗肿瘤疗效是在皮下 CNS-1 胶质瘤模型中进行的研究。R848 的抗肿瘤作用主要是通过激活免疫细胞介导的，并且不依赖于对 CNS-1 肿瘤细胞的任何直接作用。值得注意的是，R848 单药治疗可以抑制较小的已建立的 CNS-1 肿瘤，并发展一种免疫记忆来对抗肿瘤复发。

C6 胶质瘤模型

该脑肿瘤模型通过每周对随机繁殖 Wistar 大鼠尾静脉注射 5mg/kg 的 MNU36 周而确立[38,39]。肿瘤从表现出神经症状的动物中切除得到，并置于原代培养中。随后将命名为"#6"肿瘤建立的细胞系克隆并重新命名为"C6"。C6 胶质瘤表现为星形细胞型，中等程度的细胞多形性，有丝分裂活动增多，坏死区周围肿瘤细胞有明显的围栏样改变[38,39]。C6 大鼠胶质瘤模型已广泛应用于实验神经肿瘤学，以评估多种肿瘤治疗的疗效[83]。由于原发肿瘤是建立在一种远系繁殖的 Wistar 大鼠体内，因此 C6 胶质瘤的繁殖没有同基因宿主。不同的大鼠品系，包括近交系大鼠品系 IX（BDIX）、近交的大鼠品系 X（BDX）、SD 和 Wistar，已被用作 C6 胶质瘤的"同基因"宿主，而且在 Wistar 大鼠中已被证明具有免疫原性[84,85]。由于 C6 胶质瘤细胞在所有近交系中都是异源的，因此研究者应谨慎使用这种肿瘤模型进行免疫治疗研究。

BT4C 模型

　　大脑细胞悬液是在大鼠妊娠 18 天时经胎盘注射 75μg/g ENU 后，20～90 小时切下的 BD IX- 大鼠的离体胎儿中建立的[86]。大脑细胞在原代培养基中传代 200 天后变为致瘤性。通过这个步骤建立了 7 个恶性神经源细胞系（BT1C-BT7C）[87]。当再次注射种植到 BD IX 大鼠皮下时，BT 细胞系的平均潜伏期为 48±13 天。恶性 BT 细胞系产生神经瘤样，神经胶质瘤样或神经胶质母细胞瘤（GBM）样及和未分化性的多形性肿瘤[87]。组织学诊断仅可证实神经瘤样肿瘤；因此，对 BT 细胞系衍生肿瘤的胶质瘤样或多形性胶质母细胞瘤样描述应该慎重考虑。BT4C 肿瘤已作为一种有用的模型来测试新型化疗、基因治疗、抗血管生成治疗和放射治疗，但尚未应用于免疫治疗研究[83]。

小鼠脑肿瘤模型

SMA-560 间变型星形细胞瘤

　　自发产生的脑瘤是罕见的，而且通常有长时间的低外显率（0.054%）[88]。在一系列研究了各种不同的鼠株的实验中，VM/Dk 近交小鼠在 500 天内的肿瘤发病率约为 1%～5%[16]。在细胞形态学的基础上，这些肿瘤被确定为星形细胞瘤，并在受体 VM/Dk 鼠株的 CNS 上进行连续移植，产生了自发的小鼠星形细胞瘤（SMA）细胞系。在使用约 $1×10^4$ 个细胞时，生存时间由第一阶段的 145～176 天降低到第二阶段的 50～60 天。从 SMA 衍生出的几个细胞系在体外和体内均有生长能力，同时保留了它们的致瘤潜能和星形细胞的组织学特征[18]。SMA-560 是一种最符合脑肿瘤模型要求标准的可靠的细胞系，它具有原生来源、具有体外生长的能力，它有能力被移植到一个可比较的位置（产生可再生的细胞类型），并且在保持适当的肿瘤组织学特性的同时很快地产生肿瘤[89]。通过 IHC、电子显微镜和其对分化线索特征的分析，考虑 SMA-560 的表征与它的星形细胞特异性表达谱（包括低 S100 表达、高 GFAP 和谷氨酰胺合成酶的表达），表明这一细胞系与一间变型星形细胞瘤的形成有关[18, 37, 90]。此外，SMA-560 的其他特征表明它与免疫相关，因为它表达出免疫抑制蛋白 TGF-β[91]。

　　SMA-560 已经被广泛应用于不同免疫治疗方法的研究。扩大 TGF-β 在免疫抑制中起的作用，利用 SMA-560 显示靶向 TGF-β 的潜力。在一项研究中，一种 TGF-βRI 激酶的抑制剂被用于治疗荷瘤动物模型。阻断 TGF-β 导致细胞凋亡呈现增加的趋势以及在经过治疗的肿瘤中增加 CD3＋T 细胞的浸润[92]。此外，CD107a 在 T 细胞上的表面活化（一种公认的对肿瘤特异性细胞溶解活性的测量）在经过治疗的动物中提高了两倍[92]。废除 TGF-β 诱导的免疫抑制，增强了 CD8＋T 细胞的肿瘤特异性细胞溶解功能，并恢复了抗肿瘤的免疫活性，提高了动物的整体生存能力。

　　SMA-560 也被用于基于 DC 细胞治疗的研究。一项研究将人类 GBMs 中最常见的基因异常 EGFRvⅢ 纳入 SMA-560。DC 细胞在这一基因工程制造的细胞系上随着匀浆脉冲用于在肿瘤植入前对动物进行免疫接种[93]。虽然未经处理的 DC 细胞并不能预防肿瘤对 CNS 的攻击，但是用脉冲 DC 细胞治疗的小鼠的中位存活率增加了 160%。在肿瘤再次攻击后，那些先前使用脉冲 DC 细胞进行免疫的动物存活的时间明显长于对照组。这种持续的反应可能是由于诱导的肿瘤特异性细胞毒性 T 淋巴细胞（CTL）反应和肿瘤特异性的体液免疫，这是在匀浆脉冲 DC 细胞的反应中形成的。本研究证实了脉冲 DC 细胞与胶质瘤肿瘤匀浆的疗效。这些病例还显示，这一疗法对正常的脑组织没有有害的影响，强调免疫治疗的肿瘤特异性，这是神经胶质瘤免疫治疗的吸引力和整体成功的一个必要方面。

　　恶性胶质瘤患者表现出细胞免疫缺陷，伴随着 CD4+T 细胞群中调节性 T 细胞数量的增加。与此相似，SMA-560 肿瘤基因型中同系 VM/Dk 小鼠表现出 CD4 淋巴细胞减少，其中外周血的大多数 CD4+T 细胞由调节性 T 细胞组成[94]。在这个模型中，抑制调节性 T 细胞功能是通过系统性抗 -CD25 用药增强淋巴细胞增殖和 IFN-γ 反应来实现的。此外，一种包括抗 CD25 和 DC 疫苗对抗颅内 SMA-560 肿瘤的联合治疗结果显示 100% 的长期存活[94]。

　　SMA-560 也被用于评估嵌合抗原受体（CAR）T 细胞的疗效。具体来说，是第三代 EGFRvⅢ 特定免疫接种 CAR T 细胞生成和测试的过程。随着 SMA-560 的植入并表达 EGFRvⅢ，EGFRvⅢ CAR T 细胞的表达被控制。只有在淋巴衰竭的情况下才能观察到明显的生存期的延长[95]。EGFRvⅢ CAR T 细胞不仅能够治愈载瘤小鼠，而且在接受 EGFRvⅢ- 阴性细胞系的激发试验后，免疫应答和肿瘤排斥反应也随之而来。这表明，EGFRvⅢ CAR T 细胞的治疗可以引起对另外的肿瘤抗原的重新启动。这对于神经胶质瘤，特别是 EGFRvⅢ 胶质瘤尤其重要，在其中免疫逃逸是普遍存在的，因此肿瘤往往会复发，而复发的肿瘤已不具有原发肿瘤的靶向突变。在组织学上、生物学上、免疫学上和临床相关方面的结合使 SMA-560 成为用于研究治疗恶性胶质瘤的免疫治疗模式的理想胶质瘤细胞系。

　　由波士顿学院的 Seyfried 博士带领的小组建立了另外三个自发的 VM/Dk 肿瘤细胞系，VM-M2，VM-M3 和 VM-NM1[96]。在颅内植入后，VM-M2 和 VM-M3 细胞系形成高侵袭性肿瘤，而恶性 VM-NM1 细胞系不能形成侵袭性肿瘤。基因表达分析和吞噬分析显示，VM-M2 和 VM-M3 肿瘤均表现出与巨噬细胞相同的性质，VM-NM1 肿瘤具有与神经干 / 祖细胞相似的性质，表明自发性 VM 脑肿瘤具有不同的细胞类型来源。这些自发的 VM/Dk 肿瘤细胞系尚未用于免疫治疗研究[96]。

CT-2A 胶质瘤模型

CT-2A 细胞系最初是通过在 C57Bl/6 小鼠的大脑皮层中植入化学致癌物质 20-MCA 而产生的 [97]。在移植后的 450 天,出现一种被命名为 CT-2 的肿瘤,并在侧腹壁经一系列传代后形成了一种软的、非内聚的、主要由出血性组织构成的肿瘤组织,称为 CT-2A。颅内注射 CT-2A 细胞系后,可导致诸如高有丝分裂指数、微血管增生、假性坏死和瘤内异质性等一系列高级别星形细胞瘤的特征 [98]。这类肿瘤模型可以沿血管走行渗入毗邻正常脑实质内,并表达胶质纤维酸性蛋白 GFAP 等星形细胞标志物,重演人类肿瘤进展过程。除此之外,CT-2A 同时表达脑肿瘤干细胞标记物 CD133 和其他种类干细胞标记物 Oct4、Nanog 以及 Nestin 等 [99]。考虑到 CD_{133} 阳性的胶质瘤细胞表现出的对放射治疗和化学治疗的抗性、高复发能力以及 CT-2A 细胞系的干细胞性特征和表达谱,CT-2A 细胞系足以作为研究如何根除具有抵抗标准治疗能力的脑肿瘤干细胞的最优模型 [98~102]。尽管目前并未出现大量通过 CT-2A 细胞系进行免疫治疗相关分析的研究,研究 CD_{133} 阳性 CT-2A 细胞系的免疫原性和免疫逃避机制仍是有益的。

GL261 胶质瘤模型

GL261 胶质瘤细胞系是迄今为止使用最多的同系免疫活性模型之一,并且特别适用于免疫治疗研究,这一细胞系最初是通过将 20-MCA 颗粒置于 C57BL/6 小鼠右侧大脑半球中产生的室管膜母细胞瘤 [103, 104]。然而,最新研究表明,GL261 细胞系分化较差,缺乏室管膜分化及胶质分子标志物的表达 [105]。从生物学角度来说,这类肿瘤确实与胶质母细胞瘤有相似之处,由于其可以迅速浸润入脑实质内,C57BL/6 小鼠在注射 1×10^5 个细胞后的第 25 天死亡 [22, 37, 104, 106]。GL261 细胞系已被透彻研究,且被证实经由种植、血管周围组织机化、增殖、凋亡、脉管系统退化及血管生成等五个主要阶段发展,其基因表征显示这一细胞系在 K-ras 和 *p53* 基因中存在点突变 [107]。此外,在正常状态下,GL261 表达 MHC-I 而非 MHC-II,尽管经 IFN-γ 编码的腺病毒转导后,GL261 细胞系可以被诱导表达 MHC-II [106]。重要的是,将接受放射后的 GL261 细胞接种至 C57BL/6 动物模型后,发现肿瘤并未发生明显进展,可见 CL261 细胞系在 C57BL/6 动物中呈中等免疫原性;当无瘤动物再次种植 GL261 细胞后,仍未发现明显的成瘤现象,这一现象表明经放射后的 GL261 细胞具有持久的免疫能力,这一免疫能力取决于用于肿瘤种植的放射细胞数量。

GL261 细胞系的生长特征、肿瘤渗透性、临床相关基因突变以及 MHC-I 的表达使得其成为研究免疫治疗的领先模型,在过继性细胞转移疗法、单克隆抗体治疗、DC 免疫和基因治疗等治疗方案中得到广泛应用 [108]。

目前已经确认肿瘤反应性 T 淋巴细胞的过继转移能够促使 GL261 脑肿瘤模型中的肿瘤消退[109]。在一项研究中，GL261 细胞系被注射至动物的后侧面以刺激 C57BL/6 动物的免疫应答。9 天后，分离引流淋巴结细胞并通过抗CD₃ 和低剂量的 IL-2 活化。当这些活化的肿瘤灶引流淋巴结细胞通过静脉注射给 GL261 载瘤动物时，在亚致死量的全身照射后，100% 的动物展现出了长期存活[110]。通过移植瘤淋巴细胞的转移，可以给予受体特定的免疫保护，这表明了一个有效的记忆反应。

GL261 细胞系曾用于评估树突状细胞（dendritic cells，DC）肿瘤疫苗接种这一活性和特异性免疫治疗形式[111, 112]。在这些研究中，DC 细胞自 C57BL/6动物模型中分离并用 GL261 细胞提取物脉冲后，经腹膜注射至 GL261 荷瘤小鼠。100 天后，经过脉冲 DC 细胞处理后的小鼠仍有 60% 存活，而用未经脉冲的 DC 细胞和生理盐水对照处理的小鼠的存活率分别为 25% 和 30%[111]。迟发型变态反应测试显示 GL261 细胞富集于小鼠的足垫，而用脉冲 DC 细胞治疗且存活的小鼠也都出现了足垫肿胀，这一结果表明 DC 疫苗已经建立了对于 GL261 的特异性记忆免疫应答。通过肿瘤裂解物脉冲 DC 细胞对抗胶质瘤的数据已得到证实，并在此基础上开展了多项 DC 疫苗临床试验[112]。

尽管在上文提及的研究中并未观察到，但通过全肿瘤细胞抗原脉冲处理的 DC 细胞的确具备产生自身免疫应答的风险。使用肿瘤特异性抗原脉冲的DC 细胞则可以降低这一风险并得出有比较意义和令人满意的结果这一事实已经通过 GL261 细胞系的部分实验证实。生存素是一类肿瘤相关抗原，在正常成人组织中难以检测到，但在恶性胶质瘤及许多其他类型的肿瘤中高度表达。在这一项研究中，向负荷脑肿瘤的动物模型内接种全长拷贝的生存素转染骨髓 DC 细胞后，能够检测到生存素特异性的细胞毒性 T 淋巴细胞，荷瘤动物的生存期也得到了明显延长[113]。采用 gp100、酪氨酸酶相关蛋白（TRP-2）和 EphA2 等其他肿瘤相关抗原刺激 DC 细胞也可以得到类似的结果[114, 115]。

GL26 胶质瘤

在肿瘤增长速度和对荷瘤动物的影响方面，GL26 细胞系与 GL261 细胞系非常相似，尽管 GL26 胶质瘤细胞系的使用频率较 GL261 低得多。GL26 和GL261 一样被诊断为室管膜母细胞瘤，但二者之间存在着一些差异，例如 GL26常产生更大的坏死灶和更多的血管生成，以及更多的肿瘤出血性倾向[37, 104]。

有趣的是，GL26 与黑色素瘤存在许多相同的肿瘤相关抗原，这一事实在研究黑色素瘤相关抗原和 GL261 相关抗原脉冲的 DC 细胞中得到了广泛应用。和 GL261 相似，应用这类肿瘤相关抗原脉冲处理的 DC 细胞治疗后的荷瘤动物的反应良好，生存期得到了明显延长[115]。

GL26 曾被用于证明可利用 IL-12 激活自然杀伤细胞,并促进细胞毒性 T 淋巴细胞成熟,并使 CD_4^+T 细胞偏向 Th1 分化,进而沟通先天免疫应答和特异性免疫应答,由此增强肿瘤免疫应答的潜力。经腺病毒转染表达 IL-12 的 DC 细胞在应用 GL26 胶质瘤细胞裂解物脉冲处理后,显示出明显的抗肿瘤免疫性[116]。用 DC 细胞处理经皮下注射或颅内注射的 GL26 荷瘤小鼠模型,其肿瘤生长受到明显抑制,生存期也得到相应延长。

4C8 胶质瘤模型

4C8 胶质瘤细胞系最初用于构建 B6D2F1 小鼠少突神经胶质瘤模型。为此,Hayes 等人构建了在髓磷脂碱性蛋白(MBP)启动子控制下表达 *neu* 癌基因(*c-neu*)的转基因动物模型[117]。然而,其自发性肿瘤在组织学和免疫组化方面更类似于胶质母细胞瘤而不是少突胶质细胞瘤。MOCH-1 是由自发性肿瘤建立的原始克隆体之一,在高血清培养时表现出星形细胞特性,而在低血清培养时表现出少突胶质特性,证明这类细胞具有由环境决定特性的基线水平[117]。4C8 细胞系是 MOCH-1 的亚克隆,可分化成为成熟的、表达与原发少突胶质细胞水平相似的主要髓磷脂标记的膜表面少突胶质细胞样细胞,当在血清条件下培养时,可诱导形态学变化,并产生大细胞体和表达 GFAP 的星形进程[105, 118]。当 4C8 细胞系在血清条件下培养并颅内注射至 B6D2F1 小鼠时,产生含巨细胞的致密细胞群,病变周围富集假性坏死性结节,呈 GFAP 表达阳性且 MBP 表达匮乏,提示该细胞系形成胶质母细胞瘤样肿瘤[105]。在颅内注射 1×10^5 4C8 细胞后,该肿瘤模型的中位生存期为 62 天[119]。

目前,4C8 胶质瘤细胞系已经被应用于数项免疫治疗相关研究。其中,一项研究试图通过用工程化的单纯疱疹病毒(HSV)治疗肿瘤模型进而评估新型 1 型 HSV 疗法在恶性神经胶质瘤中的治疗效果[119];该研究的另外一部分包括用表达 IL-12 的 HSV 治疗,以比较 HSV 介导的促炎细胞因子表达引发的抗肿瘤免疫应答和直接的肿瘤细胞溶解作用孰强孰弱。结果表明,瘤内注射表达 IL-12 的 HSV 的 4C8 肿瘤模型的生存期明显延长,其中位生存期超过 108 天,和用生理盐水做对照处理或单独 HSV 处理的动物的中位生存期,75 天和 71 天形成鲜明对比。在应用表达 IL-12 的 HSV 处理的动物模型中,40% 为长期存活者,单独 HSV 治疗组则仅有 20%。所有的长期存活者经组织学分析都认为是无肿瘤的[119]。

此外,还有部分肿瘤浸润介导形成的免疫细胞库的相关研究。经单独 HSV 处理后,荷瘤动物体内的 CD_4^+T 细胞,CD_8^+T 细胞和 NK 细胞增多;而用表达 IL-12 的 HSV 处理后,这些细胞得到了更大程度的增长。这一现状表明尽管两类病毒均可引发免疫应答,但是 IL-12 的表达更能够促进肿瘤的免疫细胞浸润。以此研究中证实的表达 IL-12 的 HSV 所具备的有效性、安全性、生物分布及活化灵长类生物淋巴细胞的能力为基础，更多的临床前研究正在进行[120]。令人激动的是，在将表达 IL-12 的 HSV 注射至秘鲁夜猴的右额叶后，目前并未发现任何的毒性反应，在注射后 5 年也未见任何病理学证据。此外，经淋巴细胞激活测定显示，HSV 产生的鼠 IL-12 确实能够激活灵长类生物的淋巴细胞[120]。这些有前景的结果为正在采用表达 IL-12 的基因工程化 HSV 治疗胶质母细胞瘤患者的 NCT02062827 号临床试验奠定了基础，目前这一试验正在进行之中，但并没有招募参与者。

基因工程小鼠模型

尽管自发或化学诱导的脑肿瘤模型在基础和转化研究中具有诸如检验最新的免疫治疗策略等明显价值，但此类模型仍存在明显限制。因为这类模型是自发发生或随机诱导突变产生的，所以其遗传改变具有无法控制的缺陷。在目前的基因组时代，主要的致癌性突变已被充分证明，针对特定突变的治疗已经成为一种越来越有前景的方式。

随着分子遗传学技术的进步，基因工程小鼠模型（GEMMs）和生殖细胞或体细胞遗传修饰已成为重要的生物学工具。虽然 GEMM 很难获得，但一旦证明其可用性，则相较现有的脑肿瘤模型还有很多优势。首先，由于调节了表皮生长因子受体（EGFR）等已被充分研究的癌基因或肿瘤蛋白 53（TP53）、磷酸酶和张力蛋白同系物（PTEN）等抑癌基因，GEMM 可以通过转基因或基因敲除等方式建立可信度较高的人脑胶质瘤模型。其次，基因修饰可以通过时间和空间控制，因此能够更为精确地模拟人类癌症发展的进程，这一途径通常通过 Cre-Lox 重组系统实现，以组织特异性的、启动子驱动的 Cre 重组酶诱导基因改变，如抑癌基因的缺失或致癌基因的激活。最常用于胶质瘤形成研究的组织特异性启动子包括在神经祖细胞中驱动 Cre 表达的巢蛋白启动子和在星形胶质细胞谱系和脑室下区祖细胞中驱动 Cre 表达的 GFAP 启动子。在某些情况下，为了在他莫昔芬转染后进一步控制 Cre 的活性，也可以使用 CreER 变体。最后，与已建立的肿瘤细胞系不同，来源于 GEMM 的肿瘤细胞不存在体外广泛传代 / 增殖的问题，因此可以更好地保持其原始基因型和表型。

癌基因的活化

表皮生长因子受体（EGFR）是脑胶质瘤中最为重要的致癌基因之一，具有频繁的功能获得性遗传改变，包括导致组成性活性致癌突变体（如 EGFR vIII）的基因扩增和 / 或点突变[121, 122]。最初，主要通过细胞类型特异性体细胞基因转移或在细胞类型特异性启动子控制下经转基因导入种系，进而产生 EGFR 或致癌基因活化的 EGFR vIII 的 GEMM。在前一种方法中，使用复制型禽白血病病毒剪接受体病毒系统通过病毒受体谱系特异性启动子驱动的表达将组成性活化的 EGFR 递送到神经胶质祖细胞中[123, 124]。这一途径表明单独的致癌基因 EGFR 本身不足以诱导胶质瘤的发生；与之相反，后一类基因改变，如肿瘤抑制基因 INK4a/ 可变阅读框蛋白（ARF）的缺失，对于诱导胶质瘤等类似人类肿瘤的模型进展是必要的。在随后使用生殖系转基因和特定谱系中致癌性 EGFR 表达的研究中（包括通过 GFAP 启动子诱导的星形胶质细胞和通过 S100β 启动子诱导的少突胶质细胞），发现致癌基因 EGFR 和 Ras 的共作用或肿瘤抑制通路的丧失驱动了高级别胶质瘤的发生[125~127]。此外，GEMM 还可以通过反转录病毒递送的目的基因产生，通常是将致癌基因如 EGFR 导入一种在体外培养的神经祖细胞，然后将这些转导后的细胞种植入小鼠颅内。

　　基因工程方法（如前所述）也被用于 GEMM 的合成，包括如 PDGF、Ras 和 Akt 等其他 GBM 相关的基因改变，通过单独修饰每个癌基因或者与其他原癌基因、抑癌基因结合[128~130]。例如，将表达外部 PDGFβ 的反转录病毒直接注射到靶点为多种特定细胞谱系的小鼠脑中，其中一部分宿主小鼠诱导脑胶质瘤发生[131]。然而在大多数研究中，成功建立的 GEMM 常将这些基因改变之一与肿瘤抑制途径的缺失相结合。例如，在 GFAP 启动子控制下的 PDGFβ 转基因表达小鼠没有表型。然而，在 *TP53* 缺失背景下，大多数小鼠发展出类人 GBM 特征的脑肿瘤[132]。这一现象进一步支持 PDGF 信号与肿瘤抑制因子缺失之间的协同作用。将表达外部 PDGFβ 的反转录病毒直接注射至已诱导胶质瘤的 INK4a-/- 小鼠脑内，可以建立稳定的肿瘤细胞系用于进一步的机制研究[133]。一项独立研究发现，在来自 INK4a/ARF 敲除小鼠的离体培养祖细胞中通过反转录病毒表达 PDGFα，实现 PDGFα 的过表达和 INK4a/ARF 的丧失，诱导神经胶质瘤体内小鼠肿瘤模型，进而支持 PDGF 信号传导途径的致癌作用[134]。由于 PDGF 介导的 GEMM 具有较高的外显率和较短的潜伏期，因此已被广泛用于分析协同分子通路，揭示肿瘤抑制因子在脑胶质瘤发生中的不同作用[132, 134, 135]。

　　同样，在 GFAP 介导的 Cre 诱导的星形细胞瘤中，V12-Ras 转基因表达的外显率、潜伏期和肿瘤等级取决于其表达剂量[136, 137]。其中一项研究还揭示了由 V12-Ras 转基因诱导的肿瘤中的自发性 *TP53* 突变，表明对于小鼠肿瘤驱动性遗传改变的选择压力，在人类癌症中也出现类似现象[137]。

肿瘤抑制因子的缺失

　　TP53 失活是人类癌症中最常见的基因改变之一，包括原发性和继发性胶

质母细胞瘤中。例如，在高等级的 GBMs 中，大约有 90% 的患者发生 *TP53* 和其他编码 *TP53* 通路调节蛋白的基因（包括小鼠双微体 2（MDM2）、MDM4 和 CDKN2A 在内）突变。因此，它也是小鼠癌症模型中最常被研究的基因之一。使用 GEMMs 的实验发现，在不同的细胞谱系中，对单个肿瘤抑制因子的删除或两个或两个以上的肿瘤抑制基因的组合，导致了不同类型的脑肿瘤的发展[139, 140]。例如，在有条件的诱导的 GFAP-CreER 完成的 *TP53* 敲除小鼠细胞系中，发现 *TP53* 缺失在成年的神经前体细胞和星形胶质细胞中导致了高级别星形细胞瘤，频率低且潜伏期长[140]。另外两种肿瘤抑制因子 PTEN 或 Rb 的缺失均未产生肿瘤，突显 *TP53* 独特的抑癌作用。然而，在 *TP53* 缺失的背景下，这两种肿瘤抑制因子任意一种的缺失均可增加肿瘤形成的频率，且 *PTEN* 和 *Rb* 的敲除结合 *TP53* 缺失显著缩短了高等级肿瘤的潜伏期，这进一步支持了不同基因改变的协同效应[140]。

　　另一种常见的抑癌基因在 GBM 中经常发生突变，那就是 *NF1*。*NF1* 与遗传性疾病神经纤维瘤 I 型相关联，其一个关键特征是脑肿瘤的发生[121, 141~143]。虽然 *NF1* 的单独缺失无法诱导 GBM，但 *NF1* 和 *TP53* 的杂合子敲除能有效地诱导某些特定小鼠品系中不同类型的肿瘤，包括类似于人类继发性 GBM 的脑肿瘤，其外显率接近 100%[144]。一些细胞系（KR129、KR130 和 KR158）已经从 *NF1* 和 *TP53* 双基因敲除小鼠的脑肿瘤中得到了证实[144]。侵袭性小鼠胶质瘤模型 KR158（K-Luc）对 S100 呈染色阳性，并已成功应用于 C57Bl/6 小鼠造血干细胞或 CpG-ODN 的免疫治疗研究[145, 146]。

　　由于这些研究表明，在缺乏有效的致癌基因（一个或多个）激活的情况下，抑癌基因的缺失足以引起肿瘤的发生，因此这些研究尤其重要。这是一个有趣的概念，因为迄今为止，在人类中大量的基因发现确实证实了比癌基因更多的抑癌基因与人类癌症相关，而癌基因的改变并不一定是肿瘤发生的必要条件[147]。

　　总的来说，使用 GEMMs 的研究提供了强有力的证据来支持最重要的致癌基因和抑癌基因的体内作用。这些研究已经证明了细胞来源的重要性，细胞来源将决定会发生哪种类型的肿瘤。此外，他们发现大多数案例中，两种或更多的致癌基因协同的变化是必要的，类比于人类肿瘤。这些研究已经清楚地说明了 GEMMs 在脑肿瘤的研究中的权威性和可信度。GEMMs 为研究致癌基因驱动的神经胶质瘤形成和合作癌基因改变的机制提供了有价值的工具，同时也为评估新的临床前疗法提供了帮助。尽管在免疫治疗研究中，GEMMs 还没有被广泛应用，但特别是当模型能够有效地生成并且肿瘤细胞的异质性可以更好地描述时，它们的同基因性和明确的基因型表明它们可以表现出独特的价值。

胶质母细胞瘤的异种移植模型

同基因鼠的脑肿瘤模型为我们提供了对组织学相似的人类肿瘤新的治疗方法的可能。然而,小鼠和人类物种的生物学差异阻碍了专门针对人类疾病的新疗法的评估[148, 149]。因此,为了实现这一明显的需要,异种移植(来自另一个物种的组织)的模型已经被开发出来了[150]。异种移植模型在免疫功能受损的宿主中建立,它们能够接受人体组织,包括肿瘤,而不会导致被移植的人类样本的消失。利用免疫缺陷动物模型接受肿瘤异种移植对科学界来说是非常宝贵的。应用这些模型已获得一些关键的数据,这些数据支持一些放射治疗方案的审批及化疗药物的上市批准,以及最近的一些用于治疗脑肿瘤的生物制剂的临床应用[151, 152]。在此,我们描述了在科学研究中使用的最常见的异种移植模型,以及如何进一步利用这些模型来开发新的免疫疗法。

20世纪60年代,裸鼠(Nu/Nu)的发现对小鼠体内人类组织评估研究的启动至关重要,其中包括脑肿瘤[153]。裸鼠是一种有免疫缺陷的品种,由于FOXN1基因的自发突变而缺乏毛发,但也缺乏胸腺,从而导致T细胞发育受限[154]。这一缺失让老鼠可以接受一些来自另一个物种的、通常不相容的组织,比如人类肿瘤组织。裸鼠最初是对人类肿瘤和其他组织进行研究的首选品种。然而,这些小鼠拥有B细胞,能够以独立于T细胞的方式产生抗体,并包含一个正常的先天免疫系统,NK细胞活性增加。由于这些免疫改变,裸鼠仍然能够消除人类肿瘤[155~157]。因此,为了克服这些缺陷,在CB17小鼠中开发了一种不同的免疫损伤模型,该模型携带蛋白激酶、DNA活化、催化多肽、重度联合免疫缺陷突变($Prkdc^{scid}$)[158]。$Prkdc^{scid}$突变小鼠纠正基因组双链断裂的能力有限,例如T和B细胞产生所需的双链断裂,导致缺乏成熟的T和B细胞[158, 159]。此外,携带$Prkdc^{scid}$突变小鼠的NK细胞活性显著下降,使其能够以比裸鼠更高的速率接受人类肿瘤和正常组织[160, 161]。

裸鼠和携带$Prkdc^{scid}$的小鼠是评估对抗脑肿瘤的放化疗和生物制剂效果的最常用的品种[152, 162]。尽管这些小鼠在几十年的时间里都有很大的应用价值,但自发人类组织清除的发生率仍然相对较高。这一现象通常被认为是由于正常的先天骨髓腔和低级但数量巨大的T细胞的存在造成的[163]。然而在21世纪初,新的免疫缺陷品系的发展促使研究者重新评估裸鼠和$Prkdc^{Scid}$小鼠的使用情况。因此,我们研究出一种新型的小鼠,被称为非肥胖型糖尿病(NOD)-Scid il-2rc/(NOG或NSG小鼠)[165]。这种品种是基于NOD背景,它具有免疫调节基因的遗传多态性。然后,将这种品种与包含$Prkdc^{scid}$突变的小鼠进行繁殖,以培育出NOD-scid小鼠,这种小鼠同时具有减弱的先天免疫应答和适应性免疫反应[166]。这一品种随后培育出缺乏受体 -2γ$_{Common}$ 基因（IL-2RγC 也称为 CD132）的小鼠。缺少 IL-2rc/ 消除了体内处于稳态的细胞因子 IL-2、IL-4、IL-7、IL-9、IL-15 和 IL-21 的信号，这导致了 T 细胞、B 细胞和 NK 细胞的缺失，并使先天的髓系成分显著减少[164]。由此产生的 NSG 是一种严重免疫缺陷的小鼠模型，它能够常规地接受人体肿瘤组织。此外，在此模型中，GBM 异种移植物已被证明具有组织学上的准确性[167]。这些特质累积起来，使研究人员能够模拟新的化疗、放射疗法和生物制剂在体内与人类肿瘤的相互作用。

人源化小鼠模型

由于缺乏有效的人体免疫系统，针对免疫调节的生物制剂无法进行测试，因此对免疫缺陷模型的新疗法的评估最初仅限于化疗和放疗。主要由于剩余 NK 细胞和其他先天免疫系统成分的活性，早期的研究利用了裸鼠，Prkdc^{scid} 和 NOD-Scid 品种但未能获得一致的人类免疫细胞的移植成果[150, 168, 169, 170]。在这三种模型中，NOD-Scid 可达到较高的造血移植率，尽管出现不一致性。然而，移植物抗宿主照射和胸腺瘤的发生，以及诱导移植物抗宿主病（GvHD），限制了这些小鼠的寿命和可用的研究时间[166, 172, 173]。

与此相反，NOD SCID/IL-2RγC-/- 小鼠展现出了一个特有的机会，可以可靠地发展具有先天和适应性细胞成分的长期人类免疫系统[174]。最初的策略是在 NOD SCID/IL-2RγC-/- 小鼠模型中模拟人类系统，需要转移和移植人类的外周血淋巴细胞（PBLs）。这种被称为 Hu-PBL 的模型被广泛用于研究人类 NK 细胞、T 细胞和 B 细胞生物学，但遗憾的是，它不能用于研究其他骨髓来源免疫细胞的作用[175, 176]。为了克服这一局限性，一种更为健全的人类免疫系统模型建成了，在这一模型中，人类造血干细胞（HSCs）而非 PBLs 被移植。这个模型被称为"人 -scid 再填充细胞"（Hu-SRCsrc），是通过向新生 NOD-scid/IL-2Rγc-/- 小鼠注射富集的 CD 34＋hSCs 而产生的，允许重新构造宿主骨髓和人类免疫细胞的循环[174, 177]。这种"人类化"的模型允许 HSCs 成功分化为髓系和淋巴系，包括人类单核细胞、中性粒细胞、嗜碱性粒细胞、DCs、T 细胞、B 细胞、血小板和红细胞的生成[174, 177, 178]。在 NOD-scid/IL-2Rγc-/- 品种中，Hu-SRC 小鼠模型允许人类免疫系统的出现相对较低的 GvHD，可允许相比于 NOD-scid 品种较长的时间进行分析[174]。此外，在 Hu-PBLs 模型中，T 细胞和 B 细胞的指令集更广泛，并且具有类似于人类自适应系统的表型[179, 180]。由于它们能够对疫苗和感染进行体液和细胞免疫，并能拒绝同种异体移植物，因此，Hu-SRC 小鼠具有免疫能力[177, 181, 182, 183]。然而，除了 NOD-scid/IL-

2Rγc-/- 小鼠优于裸鼠的特性外，prkdc^{scid} 和 NOD-Scid 品系仍因为它们来源于 Prkdc^{scid} 突变的高放疗敏感性被使用[184]。

由于 IL-2Rγc-/- 缺乏的重要性，其他小鼠模型维持 IL-2RγC-/- 缺陷，而用 Prkdc^{scid} 突变取代重组激活基因（RAG）缺陷[185]。RAG 活性的丧失也导致 T 和 B 细胞缺陷，并且 NOD/RAG-/-IL-2RγC-/- 和 RAG-/-IL-2RγC-/- 双敲除的模型具有相似的表型[186]。此外，NOD/RAG-/-IL-2RγC-/- 小鼠模型允许强大的人类造血干细胞植入，同时具有抗辐射性，可进行辐射疗法评估[184, 186]。因此，在 NOD-Scid/IL-2RγC-/---/-，NOD/RAG-/-IL2RγC-/- 和 RAG-/-IL-2RγC-/- 品系中使用 Hu-SRC 系统已经成为科学家的有力工具。患者源性的异种移植现在可以移植到含有病人的免疫系统的小鼠体内，并有长期研究的潜力，为评估新的治疗方法提供理想的模型，包括放疗、化疗和生物制剂。

与以往相比，NOD-Scid/IL-2RγC-/-，NOD/RAG-/-IL2RγC-/- 和 RAG-/-IL-2RγC-/- 小鼠模型的优势是它们使得这些"标准模型"在人类肿瘤或免疫细胞移植的研究中得以应用。然而，在这些模型中仍然存在限制，小鼠体内人类免疫系统并不能完全模拟人体[150, 176]。小鼠负责 HSCs 和后代免疫细胞的分化和存活的生长因子和细胞因子缺乏对人类造血细胞的交叉反应；这对小鼠体内的人类免疫系统产生了不利的影响[150, 176]。为了克服这一问题，我们正在开发外源性细胞因子或生长因子以及新的转基因模型，包括血小板生成素，IL-15、Flt-3L 和 CSF-1 的表达分别促进人 HSCs、NK 细胞、DC 细胞和巨噬细胞的分化和存活[187, 188, 189, 190]。虽然这些调制有益于人类健康固有的发展，但是在这些模型中仍然存在着对细胞和体液免疫对淋巴细胞分化的限制。NOD-Scid/IL-2RγC-/-，NOD/RAG-/-IL-2RγC-/- 和 RAG-/-IL-2RγC-/- 小鼠 Hu-SRC 模型具有相对低数量的对人组织具有特异性的循环成熟 T 细胞[191]。这种不足被认为是胸腺上皮细胞缺乏 MHC 表达所致，而胸腺上皮细胞负责对人体受限 T 细胞的阳性选择[192]。为了克服这一缺陷，转基因模型 NOD-Scid/IL-2RγC-/-、NOD/RAG-/-IL-2RγC-/- 和 RAG-/-IL-2RγC-/- 模型，包括人类 MHC 分子人类白细胞抗原（HLA）-A2 和 HLA-DR1 Ⅰ类和Ⅱ类分子正在被开发，以提高引起 T 细胞反应的人类特异性[193, 194]。由于 T 细胞现在能够直接与人类 B 细胞相互作用，并且提供了最优反应所需的关键信号，改进的 T 细胞识别人类 MHC 分子也增加了体液 B 细胞的反应[195]。最后，除了这些转基因模型外，目前正在评估一种三异种移植模型，包括骨髓 CD34＋HSCs、胎肝和胸腺（逐渐被称为 BLT），以培养对人类 HLAs 具有特异性的 T 和 B 淋巴细胞的正常计数字[196, 197]。如果成功的话，BLT 模型系统可以克服复杂的转基因 HLA 小鼠繁殖的需要，尽管它严重依赖于技术上具有挑战性的手术技术。就像这些模型证明了它们的效用和克服目前使用的人源化小鼠模型缺陷的能力,这些模型未来将成为评估新型免疫疗法(包括恶性脑瘤)的关键。

结论

对于实验疗法的研究而言,动物的肿瘤模型是必不可少的。因此,为开发具有代表性的脑肿瘤动物模型已付出了大量的努力。尽管很难建立反映人类肿瘤所有特征的动物模型,但在同系小鼠中有许多可移植的肿瘤模型,它们展现出了相当大的希望与前景。每一种模型都对目前正在临床试验的脑肿瘤治疗方法的发展作出了宝贵的贡献,并将继续帮助评估新的治疗药物。此外,"人源化"的小鼠模型正在成为用于评估在活跃的人体免疫系统的情况下对抗人类肿瘤的新型免疫疗法的很有希望的平台,也是未来临床前研究的一个有价值的选择。

尽管在临床前的小鼠模型有了改进,但值得注意的是,尽管所有的动物模型都有它们的优点,但它们的缺陷也限制了它们的使用,而对其优点和不足的认识对于获得有利于临床转化和应用的临床前结果至关重要。考虑到免疫疗法最近对临床 GBM 患者的可靠疗效,体内模型将在临床前的设置中继续被证明是无价的。GBMs 的细胞系衍生模型,GEMMs,异种移植,伴随着"人源化"模型的开发和可用性的增加,为胶质母细胞瘤这种致命疾病的治疗带来了巨大的希望。

(蔡金全　孟祥祺　伍贞宇　叶其乐　蒋传路 译)

参考文献

1. Louis DN, Ohgaki H, Wiestler OD, Cavenee WK. *WHO Classification of Tumours of the Central Nervous System*. 4th ed. International Agency for Research on Cancer; 2007.
2. Ostrom QT, Gittleman H, Fulop J, et al. CBTRUS Statistical Report: primary brain and central nervous system tumors diagnosed in the United States in 2008–2012. *Neuro Oncol*. 2015;17(suppl 4):iv1–iv62.
3. Stupp R, Mason WP, van den Bent MJ, et al. Radiotherapy plus concomitant and adjuvant temozolomide for glioblastoma. *N Engl J Med*. 2005;352(10):987–996.
4. Claes A, Idema AJ, Wesseling P. Diffuse glioma growth: a guerilla war. *Acta Neuropathol*. 2007;114(5):443–458.
5. Weller RO, Engelhardt B, Phillips MJ. Lymphocyte targeting of the central nervous system: a review of afferent and efferent CNS-immune pathways. *Brain Pathol*. 1996;6(3):275–288.
6. Finocchiaro G, Pellegatta S. Perspectives for immunotherapy in glioblastoma treatment. *Curr Opin Oncol*. 2014;26(6):608–614.
7. Krebs S, Rodriguez-Cruz TG, Derenzo C, Gottschalk S. Genetically modified T cells to target glioblastoma. *Front Oncol*. 2013;3:322.
8. Mitchell DA, Batich KA, Gunn MD, et al. Tetanus toxoid and CCL3 improve dendritic cell vaccines in mice and glioblastoma patients. *Nature*. 2015;519(7543):366–369.
9. Reardon DA, Freeman G, Wu C, et al. Immunotherapy advances for glioblastoma.

Neuro Oncol. 2014;16(11):1441–1458.

10. Perng P, Lim M. Immunosuppressive mechanisms of malignant gliomas: parallels at non-CNS sites. Front Oncol. 2015;5:153.

11. Hayes HM, Priester Jr WA, Pendergrass TW. Occurrence of nervous-tissue tumors in cattle, horses, cats and dogs. Int J Cancer. 1975;15(1):39–47.

12. Snyder JM, Shofer FS, Van Winkle TJ, Massicotte C. Canine intracranial primary neoplasia: 173 cases (1986–2003). J Vet Intern Med. 2006;20(3):669–675.

13. Fankhauser R, Luginbuhl H. Tumors of the CNS. In: 3rd ed. Dobberstein J, Pallaske G, Stunzi H, eds. Special Pathological Anatomy of Domestic Animals, by E. Joest. vol. 3. Berlin-Hamburg: Paul Parey; 1968:366–423 (Ger).

14. Troxel MT, Vite CH, Van Winkle TJ, et al. Feline intracranial neoplasia: retrospective review of 160 cases (1985–2001). J Vet Intern Med. 2003;17(6):850–859.

15. Lapin BA, Yakovleva LA. Comparitive Pathology in Monkeys. Jena: Fischer; 1964 (Ger).

16. Fraser H. Astrocytomas in an inbred mouse strain. J Pathol. 1971;103(4):266–270.

17. Fraser H, McConnell I. Letter: experimental brain tumours. Lancet. 1975;1(7897):44.

18. Serano RD, Pegram CN, Bigner DD. Tumorigenic cell culture lines from a spontaneous VM/Dk murine astrocytoma (SMA). Acta Neuropathol. 1980;51(1):53–64.

19. Shelton LM, Mukherjee P, Huysentruyt LC, Urits I, Rosenberg JA, Seyfried TN. A novel pre-clinical in vivo mouse model for malignant brain tumor growth and invasion. J Neurooncol. 2010;99(2):165–176.

20. Krinke GJ, Kaufmann W, Mahrous AT, Schaetti P. Morphologic characterization of spontaneous nervous system tumors in mice and rats. Toxicol Pathol. 2000;28(1):178–192.

21. Yamagiwa K, Ichikawa K. Experimental study of the pathogenesis of carcinoma. CA Cancer J Clin. 1977;27(3):174–181.

22. Seligman AM, Shear MJ. Studies in carcinogenesis. VIII. Experimental production of brain tumors in mice with methylcholanthrene. Am J Cancer. 1939;37:364–395.

23. Zimmerman HM, Arnold H. Experimental brain tumors: I. Tumors produced with methylcholanthrene. Cancer Res. 1941:919–938.

24. Zimmerman HM, Arnold H. Experimental brain tumors: II. Tumors produced with benzpyrene. Am J Pathol. 1943;19(6):939–955.

25. Jainisch W, Schreiber D. In: Bigner DD, Swenberg JA, eds. Experimental Tumors of the Central Nervous System. 1st English ed. Kalamazoo, Mich: Upjohn; 1977:18–30.

26. Ivankovic S. Selective induction of tumors in the brain and the nervous system. Cancer Res Cancer Control. 1967;6:97–101 (Ger).

27. Ivankovic S, Druckrey H, Preussmann R. The induction of tumros in the PNS and CNS of rats by trimethyl-nitroso-urea. Z Krebsforsch. 1965;66:541–548 (Ger).

28. Druckrey H, Ivankovic S, Preussmann R. Selective induction of malignant tumors in the brain and spinal cord of rats with MNU. Z Krebsforsch. 1965;66:389–408 (Ger).

29. Druckrey H, Ivankovic S, Preussmann R. Teratogenic and carcinogenic effects in the offspring after single injection of ethylnitrosourea to pregnant rats. Nature. 1966;210(5043):1378–1379.

30. Druckrey H. Chemical Structure and Action in Transplacental Carcinogenesis and Teratogenesis. Transplacental Carcinogenesis. Lyon: International Agency for Research on Cancer; 1973:45–58.

31. Bullard DEB, Bigner DD. Animal models and virus induction of tumours. In: Thomas DGT, Graham DI, eds. Brain Tumours. Scientific Basis, Clinical Investigation and Current Therapy. Butterworth and Co; 1980:51–84.

32. Mancini LO, Yates VJ, Jasty V, Anderson J. Ependymomas induced in hamsters inoculated with an avian adenovirus (CELO). Nature. 1969;222(5189):190–191.

33. Merkow L, Slifkin M, Pardo M, Rapoza NP. Studies on the pathogenesis of Simian adenovirus-induced tumors. 3. The histopathology and ultrastructure of intracranial neoplasms induced by SV20. J Natl Cancer Inst. 1968;41(5):1051–1070.

34. Padgett BL, Walker DL, ZuRhein GM, Varakis JN. Differential neurooncogenicity of strains of JC virus, a human polyoma virus, in newborn Syrian hamsters. Cancer Res. 1977;37(3):718–720.

35. Rabotti GF, Raine WA. Brain tumours induced in Hamsters inoculated intracerebrally at Birth with Rous Sarcoma Virus. *Nature*. 1964;204:898–899.

36. Duffy PE. Virus induced cerebral sarcoma. *J Neuropathol Exp Neurol*. 1970;29(3):370–391.

37. Oh T, Fakurnejad S, Sayegh ET, et al. Immunocompetent murine models for the study of glioblastoma immunotherapy. *J Trans Med*. 2014;12:107.

38. Benda P, Someda K, Messer J, Sweet WH. Morphological and immunochemical studies of rat glial tumors and clonal strains propagated in culture. *J Neurosurg*. 1971;34(3):310–323.

39. Schmidek HH, Nielsen SL, Schiller AL, Messer J. Morphological studies of rat brain tumors induced by N-nitrosomethylurea. *J Neurosurg*. 1971;34(3):335–340.

40. Weizsaecker M, Deen DF, Rosenblum ML, Hoshino T, Gutin PH, Barker M. The 9L rat brain tumor: description and application of an animal model. *J Neurol*. 1981;224(3):183–192.

41. Asai A, Miyagi Y, Sugiyama A, et al. Negative effects of wild-type p53 and s-Myc on cellular growth and tumorigenicity of glioma cells. Implication of the tumor suppressor genes for gene therapy. *J Neurooncol*. 1994;19(3):259–268.

42. Schlegel J, Piontek G, Kersting M, et al. The p16/Cdkn2a/Ink4a gene is frequently deleted in nitrosourea-induced rat glial tumors. *Pathobiology*. 1999;67(4):202–206.

43. Sibenaller ZA, Etame AB, Ali MM, et al. Genetic characterization of commonly used glioma cell lines in the rat animal model system. *Neurosurg Focus*. 2005;19(4):E1.

44. Ghods AJ, Irvin D, Liu G, et al. Spheres isolated from 9L gliosarcoma rat cell line possess chemoresistant and aggressive cancer stem-like cells. *Stem Cells*. 2007;25(7):1645–1653.

45. Kruse CA, Mitchell DH, Kleinschmidt-DeMasters BK, et al. Systemic chemotherapy combined with local adoptive immunotherapy cures rats bearing 9L gliosarcoma. *J Neurooncol*. 1993;15(2):97–112.

46. DiMeco F, Rhines LD, Hanes J, et al. Paracrine delivery of IL-12 against intracranial 9L gliosarcoma in rats. *J Neurosurg*. 2000;92(3):419–427.

47. Jean WC, Spellman SR, Wallenfriedman MA, et al. Effects of combined granulocyte-macrophage colony-stimulating factor (GM-CSF), interleukin-2, and interleukin-12 based immunotherapy against intracranial glioma in the rat. *J Neurooncol*. 2004;66(1–2):39–49.

48. Wallenfriedman MA, Conrad JA, DelaBarre L, et al. Effects of continuous localized infusion of granulocyte-macrophage colony-stimulating factor and inoculations of irradiated glioma cells on tumor regression. *J Neurosurg*. 1999;90(6):1064–1071.

49. Witham TF, Erff ML, Okada H, Chambers WH, Pollack IF. 7-Hydroxystaurosporine-induced apoptosis in 9L glioma cells provides an effective antigen source for dendritic cells and yields a potent vaccine strategy in an intracranial glioma model. *Neurosurgery*. 2002;50(6):1327–1334. discussion 1334–1325.

50. Ginzkey C, Eicker SO, Marget M, et al. Increase in tumor size following intratumoral injection of immunostimulatory CpG-containing oligonucleotides in a rat glioma model. *Cancer Immunol Immunother*. 2010;59(4):541–551.

51. Auf G, Carpentier AF, Chen L, Le Clanche C, Delattre JY. Implication of macrophages in tumor rejection induced by CpG-oligodeoxynucleotides without antigen. *Clin Cancer Res*. 2001;7(11):3540–3543.

52. Fakhrai H, Dorigo O, Shawler DL, et al. Eradication of established intracranial rat gliomas by transforming growth factor beta antisense gene therapy. *Proc Natl Acad Sci USA*. 1996;93(7):2909–2914.

53. Witham TF, Villa L, Yang T, et al. Expression of a soluble transforming growth factor-beta (TGFbeta) receptor reduces tumorigenicity by regulating natural killer (NK) cell activity against 9L gliosarcoma in vivo. *J Neurooncol*. 2003;64(1–2):63–69.

54. Iwadate Y, Yamaura A, Sakiyama S, Sato Y, Tagawa M. Glioma-specific cytotoxic T cells can be effectively induced by subcutaneous vaccination of irradiated wild-type tumor cells without artificial cytokine production. *Int J Oncol*. 2003;23(2):483–488.

55. Denlinger RH, Axler DA, Koestner A, Liss L. Tumor-specific transplantation immunity to intracerebral challenge with cells from a methylnitrosourea- induced brain tumor. *J Med*. 1975;6(3–4):249–259.

56. Stojiljkovic M, Piperski V, Dacevic M, Rakic L, Ruzdijic S, Kanazir S. Characterization of 9L glioma model of the Wistar rat. *J Neurooncol.* 2003;63(1):1–7.

57. Ko L, Koestner A, Wechsler W. Morphological characterization of nitrosourea-induced glioma cell lines and clones. *Acta Neuropathol.* 1980;51(1):23–31.

58. Kobayashi N, Allen N, Clendenon NR, Ko LW. An improved rat brain-tumor model. *J Neurosurg.* 1980;53(6):808–815.

59. Weizsacker M, Nagamune A, Winkelstroter R, Vieten H, Wechsler W. Radiation and drug response of the rat glioma RG2. *Eur J Cancer Clin Oncol.* 1982;18(9):891–895.

60. Oshiro S, Liu Y, Fukushima T, Asotra K, Black KL. Modified immunoregulation associated with interferon-gamma treatment of rat glioma. *Neurol Res.* 2001;23(4):359–366.

61. Tzeng JJ, Barth RF, Orosz CG, James SM. Phenotype and functional activity of tumor-infiltrating lymphocytes isolated from immunogenic and nonimmunogenic rat brain tumors. *Cancer Res.* 1991;51(9):2373–2378.

62. Schartner JM, Hagar AR, Van Handel M, Zhang L, Nadkarni N, Badie B. Impaired capacity for upregulation of MHC class II in tumor-associated microglia. *Glia.* 2005;51(4):279–285.

63. Banissi C, Ghiringhelli F, Chen L, Carpentier AF. Treg depletion with a low-dose metronomic temozolomide regimen in a rat glioma model. *Cancer Immunol Immunother.* 2009;58(10):1627–1634.

64. Mineharu Y, Muhammad AK, Yagiz K, et al. Gene therapy-mediated reprogramming tumor infiltrating T cells using IL-2 and inhibiting NF-kappaB signaling improves the efficacy of immunotherapy in a brain cancer model. *Neurotherapeutics.* 2012;9(4):827–843.

65. Mineharu Y, Kamran N, Lowenstein PR, Castro MG. Blockade of mTOR signaling via rapamycin combined with immunotherapy augments antiglioma cytotoxic and memory T-cell functions. *Mol Cancer Ther.* 2014;13(12):3024–3036.

66. Mathieu D, Lecomte R, Tsanaclis AM, Larouche A, Fortin D. Standardization and detailed characterization of the syngeneic Fischer/F98 glioma model. *Can J Neurol Sci.* 2007;34(3):296–306.

67. Doblas S, He T, Saunders D, et al. Glioma morphology and tumor-induced vascular alterations revealed in seven rodent glioma models by in vivo magnetic resonance imaging and angiography. *J Magn Reson Imaging.* 2010;32(2):267–275.

68. Paul DB, Barth RF, Yang W, Shen GH, Kim J, Triozzi PL. B7.1 expression by the weakly immunogenic F98 rat glioma does not enhance immunogenicity. *Gene Ther.* 2000;7(12):993–999.

69. Clavreul A, Delhaye M, Jadaud E, Menei P. Effects of syngeneic cellular vaccinations alone or in combination with GM-CSF on the weakly immunogenic F98 glioma model. *J Neurooncol.* 2006;79(1):9–17.

70. Tzeng JJ, Barth RF, Clendenon NR, Gordon WA. Adoptive immunotherapy of a rat glioma using lymphokine-activated killer cells and interleukin 2. *Cancer Res.* 1990;50(14):4338–4343.

71. Fenstermaker RA, Capala J, Barth RF, Hujer A, Kung HJ, Kaetzel Jr DM. The effect of epidermal growth factor receptor (EGFR) expression on in vivo growth of rat C6 glioma cells. *Leukemia.* 1995;9(suppl 1):S106–S112.

72. Ciesielski MJ, Kazim AL, Barth RF, Fenstermaker RA. Cellular antitumor immune response to a branched lysine multiple antigenic peptide containing epitopes of a common tumor-specific antigen in a rat glioma model. *Cancer Immunol Immunother.* 2005;54(2):107–119.

73. Volovitz I, Marmor Y, Azulay M, et al. Split immunity: immune inhibition of rat gliomas by subcutaneous exposure to unmodified live tumor cells. *J Immunol.* 2011;187(10):5452–5462.

74. Alain T, Lun X, Martineau Y, et al. Vesicular stomatitis virus oncolysis is potentiated by impairing mTORC1-dependent type I IFN production. *Proc Natl Acad Sci USA.* 2010;107(4):1576–1581.

75. Bryant MJ, Chuah TL, Luff J, Lavin MF, Walker DG. A novel rat model for glioblastoma

multiforme using a bioluminescent F98 cell line. *J Clin Neurosci.* 2008;15(5):545–551.

76. Rehemtulla A, Stegman LD, Cardozo SJ, et al. Rapid and quantitative assessment of cancer treatment response using in vivo bioluminescence imaging. *Neoplasia.* 2000;2(6):491–495.

77. Kruse CA, Molleston MC, Parks EP, Schiltz PM, Kleinschmidt-DeMasters BK, Hickey WF. A rat glioma model, CNS-1, with invasive characteristics similar to those of human gliomas: a comparison to 9L gliosarcoma. *J Neurooncol.* 1994;22(3):191–200.

78. Carpentier AF, Xie J, Mokhtari K, Delattre JY. Successful treatment of intracranial gliomas in rat by oligodeoxynucleotides containing CpG motifs. *Clin Cancer Res.* 2000;6(6):2469–2473.

79. Biglari A, Bataille D, Naumann U, et al. Effects of ectopic decorin in modulating intracranial glioma progression in vivo, in a rat syngeneic model. *Cancer Gene Ther.* 2004;11(11):721–732.

80. Ali S, King GD, Curtin JF, et al. Combined immunostimulation and conditional cyto-toxic gene therapy provide long-term survival in a large glioma model. *Cancer Res.* 2005;65(16):7194–7204.

81. Jacobs VL, Landry RP, Liu Y, Romero-Sandoval EA, De Leo JA. Propentofylline decreases tumor growth in a rodent model of glioblastoma multiforme by a direct mechanism on microglia. *Neuro Oncol.* 2012;14(2):119–131.

82. Jacobs VL, Liu Y, De Leo JA. Propentofylline targets TROY, a novel microglial signaling pathway. *PLoS One.* 2012;7(5):e37955.

83. Barth RF, Kaur B. Rat brain tumor models in experimental neuro-oncology: the C6, 9L, T9, RG2, F98, BT4C, RT-2 and CNS-1 gliomas. *J Neurooncol.* 2009;94(3):299–312.

84. Beutler AS, Banck MS, Wedekind D, Hedrich HJ. Tumor gene therapy made easy: allo-geneic major histocompatibility complex in the C6 rat glioma model. *Hum Gene Ther.* 1999;10(1):95–101.

85. Parsa AT, Chakrabarti I, Hurley PT, et al. Limitations of the C6/Wistar rat intra-cerebral glioma model: implications for evaluating immunotherapy. *Neurosurgery.* 2000;47(4):993–999 [discussion 999–1000].

86. Laerum OD, Rajewsky MF. Neoplastic transformation of fetal rat brain cells in culture after exposure to ethylnitrosourea in vivo. *J Natl Cancer Inst.* 1975;55(5):1177–1187.

87. Laerum OD, Rajewsky MF, Schachner M, Stavrou D, Haglid KG, Haugen A. Phenotypic properties of neoplastic cell lines developed from fetal rat brain cells in culture after exposure to ethylnitrosourea in vivo. *Z Krebsforsch Klin Onkol Cancer Res Clin Oncol.* 1977;89(3):273–295.

88. Morgan KT, Frith CH, Swenberg JA, McGrath JT, Zulch KJ, Crowder DM. A morpho-logic classification of brain tumors found in several strains of mice. *J Natl Cancer Inst.* 1984;72(1):151–160.

89. Crafts D, Wilson CB. Animal models of brain tumors. *National Cancer Institute Monograph.* 1977;46:11–17.

90. Pilkington GJ, Darling JL, Lantos PL, Thomas DG. Cell lines (VMDk) derived from a spontaneous murine astrocytoma. Morphological and immunocytochemical character-ization. *J Neurol Sci.* 1983;62(1–3):115–139.

91. Wrann M, Bodmer S, de Martin R, et al. T cell suppressor factor from human glioblas-toma cells is a 12.5-kd protein closely related to transforming growth factor-beta. *EMBO J.* 1987;6(6):1633–1636.

92. Tran TT, Uhl M, Ma JY, et al. Inhibiting TGF-beta signaling restores immune surveil-lance in the SMA-560 glioma model. *Neuro Oncol.* 2007;9(3):259–270.

93. Heimberger AB, Crotty LE, Archer GE, et al. Bone marrow-derived dendritic cells pulsed with tumor homogenate induce immunity against syngeneic intracerebral gli-oma. *J Neuroimmunol.* 2000;103(1):16–25.

94. Fecci PE, Sweeney AE, Grossi PM, et al. Systemic anti-CD25 monoclonal antibody administration safely enhances immunity in murine glioma without eliminating regu-latory T cells. *Clin Cancer Res.* 2006;12(14 Pt 1):4294–4305.

95. Sampson JH, Choi BD, Sanchez-Perez L, et al. EGFRvIII mCAR-modified T-cell therapy cures mice with established intracerebral glioma and generates host immunity against

tumor-antigen loss. *Clin Cancer Res.* 2014;20(4):972–984.

96. Huysentruyt LC, Mukherjee P, Banerjee D, Shelton LM, Seyfried TN. Metastatic cancer cells with macrophage properties: evidence from a new murine tumor model. *Int J Cancer.* 2008;123(1):73–84.

97. Seyfried TN, el-Abbadi M, Roy ML. Ganglioside distribution in murine neural tumors. *Mol Chem Neuropathol.* 1992;17(2):147–167.

98. Martinez-Murillo R, Martinez A. Standardization of an orthotopic mouse brain tumor model following transplantation of CT-2A astrocytoma cells. *Histol Histopathol.* 2007;22(12):1309–1326.

99. Binello E, Qadeer ZA, Kothari HP, Emdad L, Germano IM. Stemness of the CT-2A immunocompetent mouse brain tumor model: characterization in vitro. *J Cancer.* 2012;3:166–174.

100. Bao S, Wu Q, McLendon RE, et al. Glioma stem cells promote radioresistance by preferential activation of the DNA damage response. *Nature.* 2006;444(7120):756–760.

101. Pallini R, Ricci-Vitiani L, Montano N, et al. Expression of the stem cell marker CD133 in recurrent glioblastoma and its value for prognosis. *Cancer.* 2011;117(1):162–174.

102. Zeppernick F, Ahmadi R, Campos B, et al. Stem cell marker CD133 affects clinical outcome in glioma patients. *Clin Cancer Res.* 2008;14(1):123–129.

103. Grosser BI. 11-beta-Hydroxysteroid metabolism by mouse brain and glioma 261. *J Neurochem.* 1966;13(6):475–478.

104. Ausman JI, Shapiro WR, Rall DP. Studies on the chemotherapy of experimental brain tumors: development of an experimental model. *Cancer Res.* 1970;30(9):2394–2400.

105. Weiner NE, Pyles RB, Chalk CL, et al. A syngeneic mouse glioma model for study of glioblastoma therapy. *J Neuropathol Exp Neurol.* 1999;58(1):54–60.

106. Szatmari T, Lumniczky K, Desaknai S, et al. Detailed characterization of the mouse glioma 261 tumor model for experimental glioblastoma therapy. *Cancer Sci.* 2006;97(6):546–553.

107. Zagzag D, Amirnovin R, Greco MA, et al. Vascular apoptosis and involution in gliomas precede neovascularization: a novel concept for glioma growth and angiogenesis. *Lab Invest.* 2000;80(6):837–849.

108. Maes W, Van Gool SW. Experimental immunotherapy for malignant glioma: lessons from two decades of research in the GL261 model. *Cancer Immunol Immunother.* 2011;60(2):153–160.

109. Barth Jr RJ, Bock SN, Mule JJ, Rosenberg SA. Unique murine tumor-associated antigens identified by tumor infiltrating lymphocytes. *J Immunol.* 1990;144(4):1531–1537.

110. Plautz GE, Touhalisky JE, Shu S. Treatment of murine gliomas by adoptive transfer of ex vivo activated tumor-draining lymph node cells. *Cell Immunol.* 1997;178(2):101–107.

111. Ni HT, Spellman SR, Jean WC, Hall WA, Low WC. Immunization with dendritic cells pulsed with tumor extract increases survival of mice bearing intracranial gliomas. *J Neurooncol.* 2001;51(1):1–9.

112. Pellegatta S, Poliani PL, Corno D, et al. Dendritic cells pulsed with glioma lysates induce immunity against syngeneic intracranial gliomas and increase survival of tumor-bearing mice. *Neurol Res.* 2006;28(5):527–531.

113. Ciesielski MJ, Apfel L, Barone TA, Castro CA, Weiss TC, Fenstermaker RA. Antitumor effects of a xenogeneic survivin bone marrow derived dendritic cell vaccine against murine GL261 gliomas. *Cancer Immunol Immunother.* 2006;55(12):1491–1503.

114. Hatano M, Kuwashima N, Tatsumi T, et al. Vaccination with EphA2-derived T cell-epitopes promotes immunity against both EphA2-expressing and EphA2-negative tumors. *J Transl Med.* 2004;2(1):40.

115. Prins RM, Odesa SK, Liau LM. Immunotherapeutic targeting of shared melanoma-associated antigens in a murine glioma model. *Cancer Res.* 2003;63(23):8487–8491.

116. Kim CH, Hong MJ, Park SD, et al. Enhancement of anti-tumor immunity specific to murine glioma by vaccination with tumor cell lysate-pulsed dendritic cells engineered to produce interleukin-12. *Cancer Immunol Immunother.* 2006;55(11):1309–1319.

117. Hayes C, Kelly D, Murayama S, Komiyama A, Suzuki K, Popko B. Expression of the neu oncogene under the transcriptional control of the myelin basic protein

gene in transgenic mice: generation of transformed glial cells. *J Neurosci Res*. 1992; 31(1):175–187.

118. Dyer CA, Philibotte T. A clone of the MOCH-1 glial tumor in culture: multiple phenotypes expressed under different environmental conditions. *J Neuropathol Exp Neurol*. 1995;54(6):852–863.

119. Hellums EK, Markert JM, Parker JN, et al. Increased efficacy of an interleukin-12-secreting herpes simplex virus in a syngeneic intracranial murine glioma model. *Neuro Oncol*. 2005;7(3):213–224.

120. Markert JM, Cody JJ, Parker JN, et al. Preclinical evaluation of a genetically engineered herpes simplex virus expressing interleukin-12. *J Virol*. 2012;86(9):5304–5313.

121. Cancer Genome Atlas Research N. Comprehensive genomic characterization defines human glioblastoma genes and core pathways. *Nature*. 2008;455(7216):1061–1068.

122. Verhaak RG, Hoadley KA, Purdom E, et al. Integrated genomic analysis identifies clinically relevant subtypes of glioblastoma characterized by abnormalities in PDGFRA, IDH1, EGFR, and NF1. *Cancer Cell*. 2010;17(1):98–110.

123. Fisher GH, Orsulic S, Holland E, et al. Development of a flexible and specific gene delivery system for production of murine tumor models. *Oncogene*. 1999;18(38):5253–5260.

124. Holland EC. A mouse model for glioma: biology, pathology, and therapeutic opportunities. *Toxicol Pathol*. 2000;28(1):171–177.

125. Ding H, Shannon P, Lau N, et al. Oligodendrogliomas result from the expression of an activated mutant epidermal growth factor receptor in a RAS transgenic mouse astrocytoma model. *Cancer Res*. 2003;63(5):1106–1113.

126. Weiss WA, Burns MJ, Hackett C, et al. Genetic determinants of malignancy in a mouse model for oligodendroglioma. *Cancer Res*. 2003;63(7):1589–1595.

127. Zhu H, Acquaviva J, Ramachandran P, et al. Oncogenic EGFR signaling cooperates with loss of tumor suppressor gene functions in gliomagenesis. *Proc Natl Acad Sci USA*. 2009;106(8):2712–2716.

128. Chow LM, Baker SJ. Capturing the molecular and biological diversity of high-grade astrocytoma in genetically engineered mouse models. *Oncotarget*. 2012;3(1):67–77.

129. Rankin SL, Zhu G, Baker SJ. Review: insights gained from modelling high-grade glioma in the mouse. *Neuropathol Appl Neurobiol*. 2012;38(3):254–270.

130. Hambardzumyan D, Parada LF, Holland EC, Charest A. Genetic modeling of gliomas in mice: new tools to tackle old problems. *Glia*. 2011;59(8):1155–1168.

131. Uhrbom L, Hesselager G, Nister M, Westermark B. Induction of brain tumors in mice using a recombinant platelet-derived growth factor B-chain retrovirus. *Cancer Res*. 1998;58(23):5275–5279.

132. Hede SM, Hansson I, Afink GB, et al. GFAP promoter driven transgenic expression of PDGFB in the mouse brain leads to glioblastoma in a Trp53 null background. *Glia*. 2009;57(11):1143–1153.

133. Uhrbom L, Hesselager G, Ostman A, Nister M, Westermark B. Dependence of autocrine growth factor stimulation in platelet-derived growth factor-B-induced mouse brain tumor cells. *Int J Cancer*. 2000;85(3):398–406.

134. Liu KW, Feng H, Bachoo R, et al. SHP-2/PTPN11 mediates gliomagenesis driven by PDGFRA and INK4A/ARF aberrations in mice and humans. *J Clin Invest*. 2011;121(3):905–917.

135. Tchougounova E, Kastemar M, Brasater D, Holland EC, Westermark B, Uhrbom L. Loss of Arf causes tumor progression of PDGFB-induced oligodendroglioma. *Oncogene*. 2007;26(43):6289–6296.

136. Ding H, Roncari L, Shannon P, et al. Astrocyte-specific expression of activated p21-ras results in malignant astrocytoma formation in a transgenic mouse model of human gliomas. *Cancer Res*. 2001;61(9):3826–3836.

137. Shannon P, Sabha N, Lau N, Kamnasaran D, Gutmann DH, Guha A. Pathological and molecular progression of astrocytomas in a GFAP:12 V-Ha-Ras mouse astrocytoma model. *Am J Pathol*. 2005;167(3):859–867.

138. Parsons DW, Jones S, Zhang X, et al. An integrated genomic analysis of human glioblas-

toma multiforme. *Science*. 2008;321(5897):1807–1812.

139. Jacques TS, Swales A, Brzozowski MJ, et al. Combinations of genetic mutations in the adult neural stem cell compartment determine brain tumour phenotypes. *EMBO J*. 2010;29(1):222–235.

140. Chow LM, Endersby R, Zhu X, et al. Cooperativity within and among Pten, p53, and Rb pathways induces high-grade astrocytoma in adult brain. *Cancer Cell*. 2011;19(3):305–316.

141. Trovo-Marqui AB, Tajara EH. Neurofibromin: a general outlook. *Clin Genet*. 2006;70(1):1–13.

142. Singhal S, Birch JM, Kerr B, Lashford L, Evans DG. Neurofibromatosis type 1 and sporadic optic gliomas. *Arch Dis Child*. 2002;87(1):65–70.

143. Gutmann DH, James CD, Poyhonen M, et al. Molecular analysis of astrocytomas presenting after age 10 in individuals with NF1. *Neurology*. 2003;61(10):1397–1400.

144. Reilly KM, Loisel DA, Bronson RT, McLaughlin ME, Jacks T. Nf1;Trp53 mutant mice develop glioblastoma with evidence of strain-specific effects. *Nat Genet*. 2000;26(1):109–113.

145. Flores C, Pham C, Snyder D, et al. Novel role of hematopoietic stem cells in immunologic rejection of malignant gliomas. *Oncoimmunology*. 2015;4(3):e994374.

146. Ouyang M, White EE, Ren H, et al. Metronomic doses of temozolomide enhance the efficacy of carbon nanotube CpG immunotherapy in an invasive glioma MODEL. *PLoS One*. 2016;11(2):e0148139.

147. Vogelstein B, Papadopoulos N, Velculescu VE, Zhou S, Diaz Jr LA, Kinzler KW. Cancer genome landscapes. *Science*. 2013;339(6127):1546–1558.

148. Mouse Genome Sequencing C, Waterston RH, Lindblad-Toh K, et al. Initial sequencing and comparative analysis of the mouse genome. *Nature*. 2002;420(6915):520–562.

149. Drake AC. Of mice and men: what rodent models don't tell us. *Cell Mol Immunol*. 2013;10(4):284–285.

150. Shultz LD, Ishikawa F, Greiner DL. Humanized mice in translational biomedical research. *Nat Rev Immunol*. 2007;7(2):118–130.

151. Gould SE, Junttila MR, de Sauvage FJ. Translational value of mouse models in oncology drug development. *Nat Med*. 2015;21(5):431–439.

152. McNeill RS, Vitucci M, Wu J, Miller CR. Contemporary murine models in preclinical astrocytoma drug development. *Neuro Oncol*. 2015;17(1):12–28.

153. Flanagan SP. 'Nude', a new hairless gene with pleiotropic effects in the mouse. *Gen Res*. 1966;8(3):295–309.

154. Mecklenburg L, Tychsen B, Paus R. Learning from nudity: lessons from the nude phenotype. *Exp Dermatol*. 2005;14(11):797–810.

155. Warner NL, Woodruff MF, Burton RC. Inhibition of the growth of lymphoid tumours in syngeneic athymic (nude) mice. *Int J Cancer*. 1977;20(1):146–155.

156. Klein AS, Plata F, Jackson MJ, Shin S. Cellular tumorigenicity in nude mice. Role of susceptibility to natural killer cells. *Exp Cell Biol*. 1979;47(6):430–445.

157. Nassiry L, Miller SC. Renewal of natural killer cells in mice having elevated natural killer cell activity. *Nat Immun Cell Growth Regul*. 1987;6(5):250–259.

158. Bosma GC, Custer RP, Bosma MJ. A severe combined immunodeficiency mutation in the mouse. *Nature*. 1983;301(5900):527–530.

159. Fulop GM, Phillips RA. The scid mutation in mice causes a general defect in DNA repair. *Nature*. 1990;347(6292):479–482.

160. Kubota T, Yamaguchi H, Watanabe M, et al. Growth of human tumor xenografts in nude mice and mice with severe combined immunodeficiency (SCID). *Surg Today*. 1993;23(4):375–377.

161. Mosier DE. Adoptive transfer of human lymphoid cells to severely immunodeficient mice: models for normal human immune function, autoimmunity, lymphomagenesis, and AIDS. *Adv Immunol*. 1991;50:303–325.

162. Taghian A, Budach W, Zietman A, Freeman J, Gioioso D, Suit HD. Quantitative comparison between the transplantability of human and murine tumors into the brain of NCr/Sed-nu/nu nude and severe combined immunodeficient mice. *Cancer Res*.

1993;53(20):5018–5021.

163. Bosma GC, Fried M, Custer RP, Carroll A, Gibson DM, Bosma MJ. Evidence of functional lymphocytes in some (leaky) scid mice. *J Exp Med*. 1988;167(3):1016–1033.

164. Ito M, Hiramatsu H, Kobayashi K, et al. NOD/SCID/gamma(c)(null) mouse: an excellent recipient mouse model for engraftment of human cells. *Blood*. 2002;100(9):3175–3182.

165. Wicker LS, Chamberlain G, Hunter K, et al. Fine mapping, gene content, comparative sequencing, and expression analyses support Ctla4 and Nramp1 as candidates for Idd5.1 and Idd5.2 in the nonobese diabetic mouse. *J Immunol*. 2004;173(1):164–173.

166. Shultz LD, Schweitzer PA, Christianson SW, et al. Multiple defects in innate and adaptive immunologic function in NOD/LtSz-scid mice. *J Immunol*. 1995;154(1):180–191.

167. Joo KM, Kim J, Jin J, et al. Patient-specific orthotopic glioblastoma xenograft models recapitulate the histopathology and biology of human glioblastomas in situ. *Cell Rep*. 2013;3(1):260–273.

168. Lapidot T, Lubin I, Terenzi A, Faktorowich Y, Erlich P, Reisner Y. Enhancement of bone marrow allografts from nude mice into mismatched recipients by T cells void of graft-versus-host activity. *Proc Natl Acad Sci USA*. 1990;87(12):4595–4599.

169. Lapidot T, Pflumio F, Doedens M, Murdoch B, Williams DE, Dick JE. Cytokine stimulation of multilineage hematopoiesis from immature human cells engrafted in SCID mice. *Science*. 1992;255(5048):1137–1141.

170. Hesselton RM, Greiner DL, Mordes JP, Rajan TV, Sullivan JL, Shultz LD. High levels of human peripheral blood mononuclear cell engraftment and enhanced susceptibility to human immunodeficiency virus type 1 infection in NOD/LtSz-scid/scid mice. *J Infect Dis*. 1995;172(4):974–982.

171. Lowry PA, Shultz LD, Greiner DL, et al. Improved engraftment of human cord blood stem cells in NOD/LtSz-scid/scid mice after irradiation or multiple-day injections into unirradiated recipients. *Biol Blood Marrow Transplant*. 1996;2(1):15–23.

172. Verlinden SF, Mulder AH, de Leeuw JP, van Bekkum DW. T lymphocytes determine the development of xeno GVHD and of human hemopoiesis in NOD/SCID mice following human umbilical cord blood transplantation. *Stem Cells*. 1998;16(suppl 1):205–217.

173. Berney T, Molano RD, Pileggi A, et al. Patterns of engraftment in different strains of immunodeficient mice reconstituted with human peripheral blood lymphocytes. *Transplantation*. 2001;72(1):133–140.

174. Shultz LD, Lyons BL, Burzenski LM, et al. Human lymphoid and myeloid cell development in NOD/LtSz-scid IL2R gamma null mice engrafted with mobilized human hemopoietic stem cells. *J Immunol*. 2005;174(10):6477–6489.

175. Alcantar-Orozco EM, Gornall H, Baldan V, Hawkins RE, Gilham DE. Potential limitations of the NSG humanized mouse as a model system to optimize engineered human T cell therapy for cancer. *Hum Gene Ther Methods*. 2013;24(5):310–320.

176. Garcia S, Freitas AA. Humanized mice: current states and perspectives. *Immunol Lett*. 2012;146(1–2):1–7.

177. Ishikawa F, Yasukawa M, Lyons B, et al. Development of functional human blood and immune systems in NOD/SCID/IL2 receptor {gamma} chain(null) mice. *Blood*. 2005;106(5):1565–1573.

178. Tanaka S, Saito Y, Kunisawa J, et al. Development of mature and functional human myeloid subsets in hematopoietic stem cell-engrafted NOD/SCID/IL2rgammaKO mice. *J Immunol*. 2012;188(12):6145–6155.

179. Brugman MH, Wiekmeijer AS, van Eggermond M, et al. Development of a diverse human T-cell repertoire despite stringent restriction of hematopoietic clonality in the thymus. *Proc Natl Acad Sci USA*. 2015;112(44):E6020–E6027.

180. Rossi MI, Medina KL, Garrett K, et al. Relatively normal human lymphopoiesis but rapid turnover of newly formed B cells in transplanted nonobese diabetic/SCID mice. *J Immunol*. 2001;167(6):3033–3042.

181. Strowig T, Gurer C, Ploss A, et al. Priming of protective T cell responses against virus-induced tumors in mice with human immune system components. *J Exp Med*. 2009;206(6):1423–1434.

182. Jaiswal S, Pearson T, Friberg H, et al. Dengue virus infection and virus-specific HLA-A2 restricted immune responses in humanized NOD-scid IL2rgammanull mice. *PLoS One.* 2009;4(10):e7251.

183. Racki WJ, Covassin L, Brehm M, et al. NOD-scid IL2rgamma(null) mouse model of human skin transplantation and allograft rejection. *Transplantation.* 2010;89(5):527–536.

184. Pearson T, Shultz LD, Miller D, et al. Non-obese diabetic-recombination activating gene-1 (NOD-Rag1 null) interleukin (IL)-2 receptor common gamma chain (IL2r gamma null) null mice: a radioresistant model for human lymphohaematopoietic engraftment. *Clin Exp Immunol.* 2008;154(2):270–284.

185. Alt FW, Rathbun G, Oltz E, Taccioli G, Shinkai Y. Function and control of recombination-activating gene activity. *Ann N Y Acad Sci.* 1992;651:277–294.

186. Traggiai E, Chicha L, Mazzucchelli L, et al. Development of a human adaptive immune system in cord blood cell-transplanted mice. *Science.* 2004;304(5667):104–107.

187. Rongvaux A, Willinger T, Takizawa H, et al. Human thrombopoietin knockin mice efficiently support human hematopoiesis in vivo. *Proc Natl Acad Sci USA.* 2011;108(6):2378–2383.

188. Pek EA, Chan T, Reid S, Ashkar AA. Characterization and IL-15 dependence of NK cells in humanized mice. *Immunobiology.* 2011;216(1–2):218–224.

189. Chen Q, Khoury M, Chen J. Expression of human cytokines dramatically improves reconstitution of specific human-blood lineage cells in humanized mice. *Proc Natl Acad Sci USA.* 2009;106(51):21783–21788.

190. Rathinam C, Poueymirou WT, Rojas J, et al. Efficient differentiation and function of human macrophages in humanized CSF-1 mice. *Blood.* 2011;118(11):3119–3128.

191. van Lent AU, Dontje W, Nagasawa M, et al. IL-7 enhances thymic human T cell development in "human immune system" Rag2$^{-/-}$IL-2Rgammac$^{-/-}$ mice without affecting peripheral T cell homeostasis. *J Immunol.* 2009;183(12):7645–7655.

192. Anderson G, Owen JJ, Moore NC, Jenkinson EJ. Thymic epithelial cells provide unique signals for positive selection of CD4+CD8+ thymocytes in vitro. *J Exp Med.* 1994;179(6):2027–2031.

193. Shultz LD, Saito Y, Najima Y, et al. Generation of functional human T-cell subsets with HLA-restricted immune responses in HLA class I expressing NOD/SCID/IL2r gamma(null) humanized mice. *Proc Natl Acad Sci USA.* 2010;107(29):13022–13027.

194. Billerbeck E, Horwitz JA, Labitt RN, et al. Characterization of human antiviral adaptive immune responses during hepatotropic virus infection in HLA-transgenic human immune system mice. *J Immunol.* 2013;191(4):1753–1764.

195. Ito R, Shiina M, Saito Y, Tokuda Y, Kametani Y, Habu S. Antigen-specific antibody production of human B cells in NOG mice reconstituted with the human immune system. *Curr Top Microbiol Immunol.* 2008;324:95–107.

196. Melkus MW, Estes JD, Padgett-Thomas A, et al. Humanized mice mount specific adaptive and innate immune responses to EBV and TSST-1. *Nat Med.* 2006;12(11):1316–1322.

197. Denton PW, Estes JD, Sun Z, et al. Antiretroviral pre-exposure prophylaxis prevents vaginal transmission of HIV-1 in humanized BLT mice. *PLoS Med.* 2008;5(1):e16.

第 7 章

免疫治疗的影像学研究

R.Y. Huang[1] ■ D.A. Reardon[2]

[1]Brigham and Women's Hospital, Boston, MA, United States;
[2]Dana-Farber Cancer Institute, Boston, MA, United States

本章内容

引言

本章分为临床思考和高级影像评估及总结几部分。

在临床思考的第一部分，作者围绕免疫治疗在肿瘤学中愈发重要的作用这一主题对免疫治疗的现状作了概述，并就免疫治疗的神经肿瘤学反应评估（iRANO）作了简介。第二部分，作者从传统的 WHO、RESICT 等开始介绍，并分析了不足——假性进展，提出了后来的发展的 RANO 系统及其意义。第三部分承接了之前阐述的影像学反应评估的进展，其主题是发展全新反应评估标准的必要性。第四部分，免疫相关反应的标准（iRANO）就是应对假性进展衍生的一套标准，作者介绍了其内容、相关研究，并结合具体例子作了分析。第五部分是 iRANO 标准：首先分析了 RANO 在一些情境中的不足之处，并介绍了由多学科专家制定的 iRANO 标准，简介了其内容，并与 RANO、irRC 相比较，分析其在确定 PD 时是否需要复查影像学、假性进展时间窗、是否允许对延迟确认的 PD 行进一步治疗、是否新发损伤代表了 PD 等。第六部分，作者介绍了几个重要定义：毒性评估（evaluable for toxicity）、客观反应评估（evaluable for objective response）、可测量的疾病、不可测量的疾病。第七部分是作者对反应 / 进展范畴内名词的定义：完全反应、部分反应、疾病进展、病情稳定、不明确的反应状态。接着，在第八、第九部分中作者对最佳反应的评估及糖皮质激素对评价标准的影响作了阐述。

在高级影像学评估中，作者首先对高级影像学的作用作了描述，并罗列了几种常见的高级影像学方法，在后文中就以下几种成像作了详细描述：磁共振灌注加权成像、磁共振弥散加权成像、磁共振波谱成像、正电子断层造影术，并就其原理、作用、技术分类、效果等分别描述。本章后部讨论了应用高级影像学技术检测肿瘤组织随时间变化的影像学特征。

最终，作者总结了假性进展及其带来的影像学评价的挑战，iRANO 的出现及其作用和今后的方向。

临床思考

免疫治疗在肿瘤学中发挥日益重要的作用

免疫系统是人体的天然防御屏障，尽管早在 120 多年前 William Coley 等人将细菌毒素作为一种抗肿瘤疗法从而证实了免疫系统在对抗肿瘤中的意义[1]，但是直至近几年免疫疗法才取得一些重大成果。在这期间，肿瘤免疫治疗出现了突破性的进展。一种针对前列腺酸性磷酸酶的疫苗（sipuleucel-T）被美国食品和药品管理局（Food and Drug Administration，FDA）批准用于治疗前列腺癌，成为首个针对肿瘤的治疗性疫苗[2]。同时，免疫检查点单克隆抗体在实体瘤和血液肿瘤治疗方面均得到了惊人的临床疗效，主要包括细胞毒 T 淋巴细胞相关抗原 4（cytotoxic Tlymphocyte-4，CTLA-4，易普利姆玛）和程序性死亡受体 1（programmed death 1，PD-1，纳武单抗和派姆单抗）[3~10]。相比骨髓移植等常规治疗手段，利用嵌合抗原受体（Chimeric antigen Receptor，CAR）的CAR-T 细胞疗法在白血病患者中有更长效的获益[11, 12]。

　　免疫治疗可以通过双重机制使患者获得更长久的抗肿瘤效应。第一，通过抗肿瘤免疫治疗引起的免疫反应可以杀伤现有的肿瘤细胞；第二，由免疫治疗带动的有效而特异的记忆性免疫效能预防肿瘤复发。目前，已有一系列不同的肿瘤免疫疗法正在开展相应的临床试验。如针对肿瘤相关性或特异性抗原的疫苗可以通过激发体内免疫效应性细胞从而更好地对抗肿瘤。一些针对于肿瘤细胞的 8 价抗体可以直接杀伤肿瘤细胞。细胞治疗途径通过在体外编辑和扩增自体的 T 淋巴细胞并回输体内起到特异性杀伤肿瘤的效果，如过继性 T 淋巴细胞治疗和 CAR-T 细胞治疗。肿瘤通过激发免疫抑制性机制发生免疫逃逸，然而针对免疫检查点分子（PD-1、CTLA-4 等）的单克隆抗体已证实可通过逆转肿瘤微环境中的免疫抑制性状态来增强抗肿瘤免疫反应。另外，多种类型的联合免疫疗法已经申请相应的临床试验，以便研究不同免疫治疗之间的协同作用，如联合肿瘤特异性疫苗和免疫检查点抗体的临床研究。有多种针对神经肿瘤的免疫治疗临床试验正在进行中，并且前期数据已证实其令人鼓舞的疗效[13~15]。

　　尽管神经肿瘤的免疫治疗仍处于初级阶段且存在很多部分尚待研究，但是免疫治疗的神经肿瘤学反应评估（immunotherapy response assessment in neuro-oncology，iRANO）标准已被及时制定以便指导临床研究过程中的疗效评估。iRANO 标准可以帮助临床工作者对免疫治疗期间的神经肿瘤患者进行临床决策。该标准同时也提醒临床工作者要更多地关注免疫治疗患者在治疗初期影像学上可能出现的疾病进展现象。在治疗早期，面对影像学检查上出现的疾病进展性变化，临床医生可能会误判而停止免疫治疗，上述标准可以帮助临床医生减少这样的错误概率。最后，iRANO 标准完善是一项随着时间进展不断推进的工作，随着神经肿瘤免疫治疗临床研究的开展，根据积累的经验以及相应的临床数据实时修订 iRANO 标准将会是一项具有意义的工作。

影像学反应评估的进展

　　这几年，随着肿瘤治疗方法的突破，其相应的评价标准也在不断地更新和完善。从细胞毒素疗法的时期开始，一些传统的肿瘤治疗影像学反应评价标准，如世界卫生组织（World Health Organization，WHO）[16]，实体瘤反应评价（Response Evaluation in Solid Tumors，RECIST）[17] 和 Macdonald（Macdonald criteria）[18] 等标准是主流的评估依据。上述标准都是以肿瘤强化灶体积变化百分比为依据来反映肿瘤治疗疗效和影像学反应之间的直接关系。如肿瘤体积保持稳定或体积缩小则被认为是对该治疗方法具有敏感性，而肿瘤体积增大或出现新的病灶则说明肿瘤对该治疗具有抵抗性，该抵抗性可以是肿瘤本身具备的特性或者是治疗过程中耐受后产生的结果。尽管细胞毒性药物仍旧是肿瘤的基础治疗方案，一些新兴的治疗手段已经开始逐步走向肿瘤治疗的前线，例如分子靶向药物、抗肿瘤血管生成药物以及免疫治疗。然而通过影像学变化评估这些治疗手段是否存在临床获益正面临着巨大的挑战，尤其在神经肿瘤领域。例如，在接受联合放疗和替莫唑胺化疗的初发胶质母细胞瘤患者中，接近 30% 的患者在影像学上出现了假性进展，在占位效应和临床症状上没有明显的判断特征，主要表现为治疗后的炎症反应而非实质性的肿瘤进展 [19]。然而，在接受抗血管生成药物治疗的患者中，短时间内会出现肿瘤强化灶明显缩小的现象，这个变化并非是真正的抗肿瘤效应，而是一种假性治疗反应 [20]。尽管包括扩散加权和灌注成像等在内的新型磁共振成像技术已在临床应用，但是发展全新的影像学检查手段来监测肿瘤强化灶和非强化灶的变化以精确指导肿瘤治疗后的影像学反应评估仍旧是目前的研究方向。鉴于上述原因，来自多个学科的专家在 2010 年针对高级别胶质瘤制定了首个 RANO 标准 [21]。虽然 RANO 标准是从 Macdonald 标准 [18] 基础上衍生而来，但是 RANO 标准制定小组添加了一些新的参考标准，例如对假性进展和假性反应的判断，以及一系列其他的参考因素，助使 RANO 标准能够更好、更全面地评估神经肿瘤影像学反应变化。最近，针对低级别胶质瘤 [22] 和脑转移瘤 [23, 24] 的影像学标准也已被纳入 RANO 标准中。

　　正如上文提到的，RANO 标准中最重要的改进便是纳入了判断影像学假性进展变化的标准，该变化不一定会引起临床症状的改变。目前认为肿瘤强化灶的增大可能是由联合放化疗后炎性因子的浸润所导致，但是真正引起假性进展的机制仍需进一步研究。这部分患者在影像学上的进展性变化大部分能在最后保持稳定，随后才会出现抗肿瘤效应的变化。一般假性进展在治疗后的 3 个月内发生率较高，然而也有部分会在更长的时间内出现 [25]。若联合放化疗的患者在治疗结束后的 3 个月内（最易发生假性进展的时期）影像学上出现肿瘤进展变化，RANO 标准将其视为假性进展，除符合以下两项的患者外：[1] 在肿瘤放疗范围外出现强化病灶 [2] 组织病理诊断确定为复发肿瘤。考虑到替莫唑胺化疗联合放疗外的其他治疗手段也可能引起影像学上的假性进展变化，RANO 标准提出对于没有明确的临床症状改变、仅在影像学上出现肿瘤进展性变化的患者可以维持原治疗方案，并定期随访。值得注意的是，尽管 RANO 标准已被神经肿瘤领域普遍接受并应用于临床和科研中，但是针对神经肿瘤免疫治疗的影像学反应性评估还缺少全面的指导性意见。

更新评估免疫治疗影像学反应的标准的必要性

结合肿瘤治疗发展至今的经验，针对肿瘤免疫治疗患者的影像学反应标准的制定非常必要。因为免疫治疗可以在众多类型的肿瘤中应用和开展，所以针对各个肿瘤制定影像学评估标准是目前的重要工作。胶质母细胞瘤患者使用抗肿瘤血管生成治疗后会出现假性反应，但是对于肿瘤强化灶缩小的免疫治疗患者来说，就代表了已经产生有效的抗肿瘤反应，因为免疫治疗不会引起假性反应[20]。然而影像学反应性变化和抗肿瘤效应之间的联系需要结合糖皮质激素的使用这一重要因素来综合判断，两者间关系将在另一章节详细阐述。

相反，对于在免疫治疗后的早期，影像学上出现进展性变化的患者，如何对其进行判断仍旧是一大挑战。传统的观念认为影像学上出现肿瘤强化灶或水肿区域变大即代表了肿瘤发生了进展，按照这一观念来说，对于这部分患者不一定适合接受免疫治疗。然而，确实有一些早期出现影像学进展变化，甚至是在免疫治疗中部分患者就出现新病灶，在接受免疫治疗后最终获得了更大的临床效益，包括影像学上的延迟治疗反应和生存获益[26~40]。

而部分在免疫治疗早期出现影像学进展性变化的患者，却在治疗后期获得了更大的临床疗效，其中包括生存率的提高，其原因可能是以下两者之一：第一，免疫效应在健康人身上大约需要数周时间才会出现，而对于肿瘤患者，因为其本身存在肿瘤的免疫抑制性，需要经历更长的时间。对于这部分患者，治疗早期出现的影像学进展性变化或许是真的肿瘤进展，包括新病灶的出现。但是随着疗程的进展，肿瘤会因为免疫反应的释放和加强而保持稳定甚至收获更长的生存时间。第二，免疫反应常伴随炎症性反应，包括肿瘤强化灶和水肿区域增长在内的肿瘤假性进展可能是炎性反应的表现。

免疫相关反应标准

越来越多的数据表明，由于真性或假性进展的存在，在免疫治疗早期的影像学检查可能无法排除后续有意义的治疗获益。基于评估细胞因子、肿瘤疫苗或免疫检查点抑制剂的肿瘤免疫疗法的相关研究表明，部分患者在早期检查中发现与传统的 WHO 或 RECIST 标准中规定的疾病进展（progressive disease，PD）一致的影像学改变后，可达到影像学上完全缓解（complete response，

CR)、部分缓解(partial response,PR)或疾病稳定(stable disease,SD)状态,和 /
或生存获益[26, 30~40]。例如,在接受抗 PD-1/PD-L1 治疗的患者中,衡量靶点病
变体积改变的个体蜘蛛图显示早期肿瘤负荷变大和 / 或在治疗早期出现新病
变的患者可随后表现为稳定或好转[30, 32, 34]。

在 487 例于Ⅱ期临床试验中接受伊匹单抗(ipilimumab)治疗的晚期黑
色素瘤患者中,影像学上呈现的治疗反应可分为四种不同类型[26]。传统的
WHO 或 RECIST 标准充分描述了其中较为熟知的两类,包括:(1)基线病灶
表现为常见的影像学上的治疗反应且无新病灶产生;(2)初始达到疾病稳定,
并致后续出现逐渐而稳定的总体肿瘤负荷的减少。然而,此外的两类描述了
与之前建立的常见反应评估标准不相符的情况。特别地,在一项队列研究中,
已有病灶表现为一开始发展至符合既往规定的疾病进展状态,随后在未改变
或增加治疗方案的情况下呈现为影像学上的治疗应答或疾病稳定。在另一项
队列研究的患者中,治疗过程早期可观察到新的非连续性的肿瘤病灶,该现
象类似传统反应标准中肿瘤进展的状况。然而,这些患者随后在未调整治疗
方案的情况下转变为疾病稳定状态甚至出现影像学上的反应。

在此外的一些评估免疫检查点抑制剂应用于肿瘤患者治疗的早期研究中
亦发现了类似的现象,即早期影像学检查提示疾病恶化但存在延迟性免疫反
应。在上述案例中,患者均符合传统标准中所定义的影像学上的疾病进展。重
要的是,在应用这些标准的情况下将会出现过早的中断治疗,从而使患者获得
最大治疗受益的可能性降低。因此,这些案例强调了早期影像学提示的疾病恶
化或许与潜在的治疗获益并无切联系,这些治疗获益包括一些接受免疫治疗
的患者的生存期的延长。在 227 例于Ⅱ期临床试验中接受伊匹单抗治疗的患
者中,有 22 例早期影像学表现为符合 WHO 标准所规定的疾病进展,在持续
接受伊匹单抗治疗后有 17 例后续达到疾病稳定、5 例达到影像学上的治疗反
应水平[26]。而且,前述在影像学上表现为早期进展的 22 例患者与早期表现为
完全缓解、部分缓解或疾病稳定状态的患者在总生存期(overall survival,OS)
上相比未见明显差异。在另一项使用抗 CTLA-4 曲美母单抗(tremelimumab)
的Ⅱ期临床试验中,早期表现为明显的混合反应类型、部分已有病灶同时发
生进展或在已有病灶发生影像学治疗反应同时伴有新病灶产生的 8 名患者
的总生存期为 21~39 个月。相比之下,该研究中全体患者的总生存期只有
10 个月[41]。

一系列已发表的关于脑肿瘤疫苗疗效的研究表明,"肿瘤假性进展"并非
罕见现象[42~45]。此外,近期启动的评估免疫检查点抑制剂应用于复发 GBM
治疗的临床试验初步结果表明,早期影像学上表现为疾病进展的部分患者可
能在后续阶段达到稳定状态(图 7.1)。

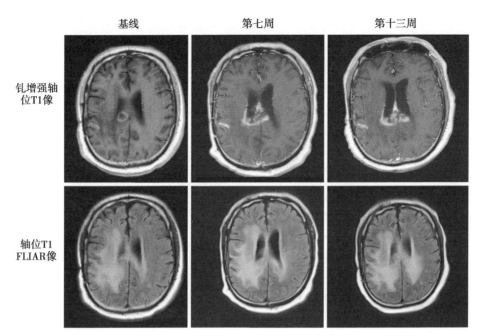

图 7.1　一位 GBM 患者的影像学表现。该患者的初始影像学改变提示疾病进展（7 周），经免疫检查点抑制剂治疗后达到疾病稳定（13 周）

　　由于在许多癌症亚型中对免疫治疗后进展的影像学表现的解读面临许多挑战，免疫相关反应标准（immune-related response criteria，irRC）作为一种新的评估治疗反应的指南而被提出 [26, 27, 46]。irRC 考虑了如下关键因素，包括：①就免疫治疗而言，肿瘤部位治疗活性相关的影像学表现发生变化的时间比细胞毒治疗更长；②免疫治疗后的影像学反应可在之前已符合影像学上进展标准的基础上发生改变；③在中止免疫治疗前通过随访影像确认疾病进展是合适的；④"临床上不重要的"疾病进展（例如：在疾病稳定状态或其他肿瘤病灶发生治疗反应基础之上的新发小病灶）在某些病例中不应被诊断为疾病进展；⑤有意义的临床获益可能与持续的疾病稳定状态有关。此外，irRC 的一个重要组分代表了应答评价转换的范例，即认可了即使初期已证实影像学上的进展，对于临床状况稳定的患者在确认疾病进展之前也应延续免疫治疗，存在医学上的禁忌证时除外 [26]。因此，irRC 标准的发布可为医生解释在接受免疫治疗的肿瘤患者中所观察到影像学改变提供辅助。irRC 的总体目标在于让相关医学人士更新观念，即使用传统影像学标准定义肿瘤进展或许并不可靠，且将导致过早停止免疫治疗，降低患者可能的获益。

　　irRC 明确了在临床状况稳定的患者中，初始表现为肿瘤病灶的扩大或新的影像学上病灶的形成不应被定义为影像学上的进展，除非确认了除此之外的随访影像学上的恶化。对于该指南有一项重要的说明,即对于出现有意义的可能与潜在的肿瘤进展有关的临床状况恶化的患者,确认影像学上的进展并不是必需的。基于随访影像的对肿瘤进展的影像学确认是 irRC 的一个独特方面,虽然根据随访图像确认影像学上的治疗反应对多数反应评价工具而言是存在已久且被公认为必不可少的,包括 RANO。在确认随访影像的进展前,患者可能被允许继续免疫治疗。纳入这一指南是为了避免过早停止免疫治疗,提示应考虑到至少有一部分患者可能达到随后的抗肿瘤效果。早期停止疗效不确切的治疗可能对临床稳定的患者而言代表了一种合适的选择,尤其是 GBM 这类罕有疗效显著的治疗选择且难以持久控制的恶性肿瘤[8, 26, 27]。

iRANO 标准的主要目的是通过合理地融合 irRC 和 RANO 评价因素对合适的免疫反应评价标准进行完善,该标准是针对使用了包括适当融合有关 irRC 和 RANO 因子的免疫治疗的脑肿瘤患者。靶向于浸润的脑肿瘤细胞而非脑正常细胞的免疫反应也许会引起暂时的病灶扩大,但患者可能最终产生有效的抗肿瘤免疫应答和临床获益。为了更好地了解早期影像学上肿瘤进展的意义,未来仍需进行更多的影像学、组织学和免疫学方面的研究。

iRANO 标准

在 RANO 标准形成的背后有一个关键因素,即如何对表现出可能由替莫唑胺放化疗诱导引起的肿瘤假性进展的患者进行评估。就这一点而言,RANO 代表了一种公认的针对接受免疫治疗的神经肿瘤患者的影像评估的指南的基础。然而,RANO 标准本身由于一些原因在未行进一步调整的情况下对免疫治疗的评估可能是不充分的。首先,免疫治疗与替莫唑胺放化疗相比可能引起基于不同机制的肿瘤假性进展。这类不同的机制或许表现出不同的动力学、发生频率和对于患者预后的总体影响。例如,假性进展常在完成替莫唑胺放化疗的 3 个月内达到顶峰;相比之下,免疫治疗引起的假性进展形成过程中的达峰窗仍未被了解。此外,形成假性进展的动力学可因免疫疗法类型的不同而产生不同的结果。炎性改变以及由疫苗治疗引起的与体液或细胞免疫反应相关的影像学表现的发展进化可能需要数周至数月的时间。相比之下,利用体外制备的免疫效应细胞,例如适应性 T 细胞疗法或有效阻断免疫抑制分子的免疫疗法,例如免疫检查点抑制剂,或许可以产生更快的抗肿瘤免疫反应和相关的影像评估上的炎性改变。第二个重要的差别是 RANO 并不允许在不能确认早期真情进展的情况下继续免疫治疗。第三,RANO 标准明确了疾病进展的一条标准为产生任何新病灶。第四,在 RANO 标准中,不需要重复进行影像学检查以确认疾病进展状态。基于这些重要的考虑因素,iRANO 标准诞生于一个独立的、跨国界的多学科专家座谈会,从而为解读接受免疫治疗的神经肿瘤患者的早期进展阶段的影像学改变提供一致的指导意见。

　　iRANO 标准中有一个在 irRC 未提及的显著不同的部分，即说明了在免疫治疗开始后可能出现假性进展的时间线。这一与免疫治疗有关的可能出现假性进展的短期时间窗在 iRANO 标准中规定为 6 个月。这一节点的确定是主观的，但反映了观察多数黑色素瘤或其他实体瘤患者在开始免疫检查点抑制剂治疗 6 个月内取得抗肿瘤治疗获益的证据，即使早期的影像学表现提示可能发生肿瘤进展 [8, 30, 32, 34]。虽然对于使用免疫治疗的脑肿瘤患者，假性进展或延迟反应发生的动力学仍是未知的，对于神经肿瘤患者而言，有限的数据表明多数假性进展病例出现在开始免疫制剂治疗的 6 个月内 [40, 42, 44]。因此，iRANO 建议对于没有明显神经功能衰退和在开始使用免疫药物治疗 6 个月内出现早期影像学上进展证据的患者，在随访影像确认疾病进展前应该被允许继续接受进一步的免疫治疗。另一方面，如果影像学上进展的证据的形成时间多于免疫治疗开始后的 6 个月，这样的患者将有明显更高的概率发生潜在的真性肿瘤进展，并且在该时点应被归类为疾病进展状态。对于在免疫治疗开始后 6 个月的时间窗之外的患者，随访影像上的对肿瘤进展的确认并非必需，且应建议这些患者中断正在进行的免疫治疗。

　　由于在免疫治疗开始后 6 个月内出现影像学上进展证据的患者或许仍能从免疫治疗中获益，患者仍应被允许在随访影像被确认为进展之前继续免疫治疗。

　　另一个在 iRANO 和 irRC 标准之间的关键差异在于随访影像达到早期影像学上的疾病进展标准并足以确认肿瘤进展所需的时间。irRC 标准提出 4 周是充足的。对比之下，iRANO 建议至少 3 个月时可以从随访影像学上确认疾病进展。虽然在神经肿瘤患者中由免疫治疗引起肿瘤假性进展的动力学仍未被准确阐释，3 个月的确认进展的时间窗与当前神经肿瘤学家认可的对于接受体外放射治疗或每天替莫唑胺治疗的 GBM 患者的假性进展达峰时期是相似的 [19, 47]。此外，3 个月的时间在使用 CTLA-4 或 PD-1/PD-L1 免疫检查点抑制剂的晚期黑色素瘤或其他实体瘤的患者中也是最常见的假性进展时间窗 [30, 32, 34]。

　　特别地，iRANO 标准清晰阐述了对于还未经历显著的临床状况恶化的患者，建议复查影像学以确认肿瘤进展的时间应不早于发现初始影像学上进展的 3 个月，以减少过早将所发生的肿瘤假性进展定义为真正的肿瘤进展的情况。在这种情况下，将早期影像学表现为进展时、早期影像学进展 3 个月后以及与这两个时点都不相关的影像进行直接比较，某种程度上反映了在目前的 RANO 标准中完成替莫唑胺放化疗 3 个月后的影像可以作为将来影像学评价的对照。通过和初始影像检查上的进展证据对比从而确认影像学上进展的患者，或在评估窗内产生显著的临床状况恶化的患者，均应被判定为疾病进展，疾病进展的日期应追溯到首次影像学结果满足进展标准时。建议此类患者应停止当前的免疫治疗。另一方面，若随访图像无法证实进一步的肿瘤进展，而证明了肿瘤稳定或消退（在未增加皮质激素用量的情况下），可允许继续或重新开始治疗。

除这些指南外，与假性进展相比，真性肿瘤进展的定义目前在许多神经肿瘤患者中仍具有挑战性。由于这一原因，或许应鼓励神经外科医师通过活检或切除术收集肿瘤标本。在认为手术干预是安全且可行的案例中，组织病理标本对于明确区分真性肿瘤进展与假性进展或许是有帮助的。若组织病理学分析可以揭示和肿瘤复发有关的证据，iRANO 指南提出疾病进展的时间应追溯至初始影像学展现出疾病进展状态的日期。

在确认肿瘤进展的 3 个月的时间窗内，多数患者应被允许继续进行原先的免疫治疗，除非临床医师认为相关的风险 / 获益的比更倾向于中断治疗。例如，在神经系统功能缺陷进行性加重或需要显著提高皮质激素用量的患者中，获得随访图像前可考虑中断免疫治疗。若已中断免疫治疗，当全身皮质激素所需用量减少或恶化的神经系统缺陷症状转为稳定时可考虑重新开始治疗。

表 7.1 提供了 iRANO、RANO 和 irRC 的重要差别的总结。

表 7.1　iRANO 和 RANO 和 irRC 标准的重要差别

	是否需要重复影像检查以确认疾病进展状态	假性进展的临时时间窗	是否准许在确认疾病进展前行进一步治疗	是否将新病灶定义为疾病进展
iRANO	是	3 个月	是	否
RANO	否	3 个月	不适用	是
irRC	是	4 周	是	否

CR，完全缓解；iRANO，神经肿瘤患者免疫治疗反应的评估；irRC，免疫相关反应评估标准；NA，不适用；PD，疾病进展；PR，部分缓解；SD，疾病稳定状态

下列章节总结了涵盖于 iRANO 中的关键内容和定义 [48]。

关键定义

毒性评估

接受至少一次剂量免疫治疗的患者，从首次治疗开始即可评估毒性。

客观反应评估

只有那些基线影像（建议距离首次治疗 14 天以内获取基线影像）具有可测量病灶（至少 1cm×1cm）以及已经接受了至少一次免疫治疗的患者，才能评估客观反应。患者的反应分类将根据后面所陈述的定义来界定。在第一疗程结束之前已表现出客观疾病进展或者死亡的患者，也被列入可评估范围内。只有当所有可测量及不可测量的病灶都被评估过后，才能确定客观反应的类型，除非可明确观察到进展。

可测量病灶

对于可强化的肿瘤，可测量的病灶被定义为："二维的、强化的、CT 或 MRI 扫描具有清晰边缘、最小直径 1cm、在至少 5mm 层厚的两个层面可见且两个层面间隔 0mm 的病灶"，如有必要，囊壁或瘤腔周围的肿瘤测量需要层厚最小为 3mm。如果每次评估时，具有太多可测量病灶，研究者需要选择最大的两个病灶进行随访。其余的病灶将被视为不可测量，不用于客观反应的评价。

对于非强化肿瘤，可测量的病灶被定义为："T2 或液体衰减反转恢复序列（FLAIR）中，最小直径 1cm、至少 5mm 层厚的两个连续层面可见的病灶且两个层面间隔 0mm"。

不可测量病灶

这种肿瘤包括仅单维度可测量、肿块边缘不清楚，和 / 或病变最大直径 <1cm 的病灶。

评估可测量病灶的方法

所有的测量都应该使用尺子、卡尺或数字测量工具，采用度量符号进行记录。所有基线评估应尽可能接近治疗开始之时，并避免在治疗开始的 14 天前进行评估。

基线和随访过程中所发现和报告的病灶均应使用相同的评估方法和技术。

缓解 / 进展分类

根据上述讨论，我们提出以下缓解 / 进展分类的定义。

完全缓解

对于具有可强化肿瘤的患者，必须满足以下所有条件：

a . 与基线相比，所有强化的可测量和不可测量病灶完全消失并持续至少 4 周。4 周后若缺乏影像扫描确认，只能评价为"疾病稳定"。

b. 潜在肿瘤相关的 T2/FLAIR 稳定或改善。

c. 没有新发病灶。

d. 所有可测量和不可测量的病灶必须采用与基线一致的评估技术手段。

e. 患者必须停用类固醇激素或仅使用生理替代剂量。

f. 基线时所表现并记录为与疾病相关的临床症状和体征的稳定或改善。

具有非强化肿瘤的患者,标准 c～f 仍适用,标准 a 和 b 被代替为:所有肿瘤相关的 T2/FLAIR 病灶完全消失,并持续至少 4 周。

具有残留的不可测量病灶的患者不存在完全缓解,此类患者的最佳反应为疾病稳定。

部分缓解

对于具有强化肿瘤的患者,必须满足以下所有条件:

a. 所有可测量病灶的垂直直径乘积之和减少不少于 50% 并持续至少 4 周。4 周后未能行确认性检查的患者只能评价为"疾病稳定"。

b. 肿瘤相关 T2/FLAIR 的稳定或消减。

c. 不可测量的病灶没有进展。

d. 所有可测量和不可测量的病灶必须采用与基线一致的评估技术手段。

e. 评估时类固醇激素剂量不应超过基线时的激素剂量。

f. 基线时所表现并记录为与疾病相关的临床症状和体征的稳定或改善。

具有非强化肿瘤的患者,标准 c～f 仍适用,标准 a 和 b 被代替为:肿瘤相关的 T2/FLAIR 病灶垂直直径乘积之和减少不少于 50% 并持续至少 4 周。

具有不可测量病灶的患者不存在部分缓解,此类患者的最佳反应为疾病稳定。

疾病进展

值得注意的是,对于前面章节中所提到的未曾经历显著临床恶化以及免疫治疗 6 个月以内的患者,建议予以进展确认。这种情况下,进展确认是基于与最初表明进展的影像对比得出,若确实有进展,则实际的进展日期以最初表明疾病进展的时间为准。而对于距离开始治疗 6 个月以上的患者,是否进展应该基于与整体最佳反应对比得出。

对于具有强化肿瘤的患者,必须满足以下所有条件:

a. 增强病灶的垂直直径乘积之和增加大于 25%,皮质类固醇激素的剂量不变或增加。

b. 新发可测量或不可测量病灶。

c. 明确的临床恶化,且排除肿瘤以外因素所引起(如:癫痫、药物副反应、治疗并发症、脑血管事件和感染)。临床恶化可由主治医师来自行判断。

　　d. 由于死亡或者恶化所导致的无法评估。

　　具有非强化肿瘤的患者，标准 b～d 仍适用，标准 a 被代替为肿瘤相关的 T2/FLAIR 病灶垂直直径乘积之和增大不小于 25%，并排除由放射效应或稳定 / 增加类固醇激素剂量下的并发事件所引起的改变。

疾病稳定

　　必须满足以下所有条件：

　　a. 不满足 CR、PR 或疾病进展的条件。

　　b. 所有可测量和不可测量的病灶必须采用与基线一致的评估技术。

　　c. 临床症状及体征稳定。

　　对于因为新发症状或体征而增强类固醇剂量且未有神经影像证实疾病进展，而后续随访影像表明类固醇剂量增加确因疾病进展所引起的情况，最后一次评价为疾病稳定的，应是与基线类固醇剂量保持一致情况下的最后一次影像学扫描（表 7.2）。

表 7.2　强化肿瘤的 iRANO 评价标准总结

	CR[a]	PR[a]	SD	PD[b]
T1-Gd+	无	减少≥50%	减少<50%～增加<25%	增加≥25%*
T2/FLAIR	稳定或改善	稳定或改善	稳定或改善	NA
新发增强或非增强可测量病灶	无	无	无	有*
皮质类固醇	无	稳定或减少	稳定或减少	稳定或增加
临床状态	稳定或改善	稳定或改善	稳定或改善	显著恶化*
满足条件	所有	所有	所有	任一*

CR：完全缓解；FLAIR：液体衰减反转恢复；iRANO：神经肿瘤的免疫治疗反应评价；NA：不适用；PD：疾病进展；PR：部分缓解；SD：疾病稳定。

* 任一带有 * 的表现均提示疾病进展。

百分比变化是指最大二维乘积量度。

临床表现没有持续恶化时，单独的类固醇剂量增加不视为疾病进展的评估因素。

[a]CR 或 PR 是基于与基线影像的对比，且必须持续至少 4 周。

[b] 如果开始免疫治疗 6 个月内患者无显著临床恶化，需确认扫描来定义 PD

未知反应状态

　　没有疾病进展的记录且一个或多个可测量或不可测量病灶未被评估（表 7.3）。

表 7.3　非强化肿瘤的 iRANO 评价标准总结

	CR[a]	PR[a]	SD	PD[b]
T2/FLAIR	无	减少≥50%	减少<50%～增加<25%	增加≥25%*
新发增强或非增强可测量病灶	无	无	无	有*
皮质类固醇	无	稳定或减少	稳定或减少	稳定或增加
临床状态	稳定或改善	稳定或改善	稳定或改善	显著恶化*
满足条件	所有	所有	所有	任一*

CR：完全缓解；FLAIR：液体衰减反转恢复；iRANO：神经肿瘤的免疫治疗反应评价；NA：不适用；PD：疾病进展；PR：部分缓解；SD：疾病稳定。

* 任一带有 * 的表现均提示疾病进展。

百分比变化是指最大二维乘积量度。

如下述所言，允许行放射学确认进展。

临床表现没有持续恶化时，单独的类固醇剂量增加不视为疾病进展的评估因素。

[a] CR 或 PR 是基于与基线影像的对比，且必须持续至少 4 周。

[b] 如果开始免疫治疗 6 个月内患者无显著临床恶化，需确认性影像扫描来定义 PD

最佳反应的评估

最佳总体反应是指从治疗开始直到疾病进展（以开始治疗后的最小测量值为疾病进展的参考值）所出现的最好的反应记录，如果定期 MRI 所示的反应记录不能维持到下一次常规 MRI 检查，该反应记录仍以上一次扫描为准，但将视为非持续性反应。如果反应是持续性的，即后续 MRI 表现至少持续到 4 周后，则记录为持续性反应，直到肿瘤进展。没有可测量病灶的患者，其最佳反应只能是 SD 或者 PD。

皮质类固醇

iRANO 标准在评估反应标准中纳入了 RANO 标准所推荐的系统性类固醇用量变化[21]。

特别的，如果患者在即将行 MRI 评估的 2 周内需要增加类固醇用量（与之前评估时的用量相较），则无法进行 CR、PR 或者 SD 分类。这样的评价在此刻应归为不可评估。相反地，若患者在即将行 MRI 评估的 2 周内降低类固醇用量（与之前评估时的用量相较）并出现了相关的临床状态下降，则无法评价其为 PD。同样的，此刻的评价应属于不可评估。

高级影像学评估

高级影像在免疫治疗中的应用

在鉴别免疫治疗相关改变和肿瘤进展方面，虽然标准成像方法的应用在目前受限，但是基于组织生理或代谢特性的先进成像技术或可更精确地反映肿瘤状态。在免疫治疗开始后，预期治疗效果是减少肿瘤负荷，同时，产生的坏死组织应具有与活的肿瘤细胞不同的生理和代谢特征；这与细胞毒性治疗诱导的组织坏死相类似。尽管免疫治疗期间肿瘤细胞死亡的机制尚不完全清楚，且很可能与细胞毒性治疗不同。虽然细胞毒性治疗中肿瘤假性进展的研究结果可为应用新的成像技术区分免疫治疗期间的坏死和肿瘤进展提供指导，但成像参数的诊断阈值可能不同。此外，免疫治疗相关的炎症反应，如充血或免疫细胞浸润，可以使一个或多个成像参数的测量范围相互重叠，从而降低诊断准确性。此外，治疗反应延迟的患者将在早期呈现类似肿瘤进展的影像结果。

目前，已经开发了几种用于脑肿瘤成像的新 MRI 技术，包括灌注加权成像（perfusion-weighted imaging，PWI）、扩散加权成像（diffusion weighted imaging，DWI）、MR 光谱（MR spectroscopy，MRS）和正电子发射断层扫描（positron emission tomography，PET）。下面将介绍这些成像技术的基本概念以及支持其用于评估肿瘤假性进展的最新证据。

磁共振灌注加权成像

由于存在血管生成作用，高级别胶质瘤与正常脑组织相比血供更丰富；与之相反，治疗导致的坏死组织被认为没有血流供应；这一特点为利用可以量化组织血流量的成像方法，即 PWI 的成像方法，区分坏死组织与复发肿瘤奠定了基础。临床使用中最常见的 PWI 技术是动态磁敏感对比（dynamic susceptibility contrast，DSC）MRI，可以利用顺磁性造影剂在首次推注期间的信号强度变化进行成像[49, 50]。鉴于其成像采集时间短且后期处理软件的实用性强，DSC-MRI 技术已被逐渐纳入各个脑肿瘤中心的标准影像流程。根据 DSC-MRI 得出的时间 - 强度曲线可以计算几个血流动力学参数，包括相对脑血容量（relative cerebral blood volume，rCBV）、相对峰高（relative peak height，rPH）和信号强度恢复百分比（signal intensity recovery，PSR）[51]；用于区分 GBM 放化疗后假性进展与肿瘤进展时，rPH 和 rCBV 在进展性、复发性肿瘤中参数值更大，而 PSR 参数值则显著降低[52]。在类似的治疗方案实施过程中，DSC-MRI 联合常规影像序列可达到 90% 左右的准确率[53]。从临床效用的角度来看，有证据表明 MR-PWI 有助于 GBM 的标准化疗放疗决策的制定 [54]。

动态对比增强（Dynamic contrast enhanced，DCE-MRI）灌注技术通过使用药代动力学参数量化造影剂穿过血脑屏障（blood-brain barrier，BBB）的运动来测量血管渗透性，包括 Ktrans（容量转移常数）、Ve（血管外细胞外间隙容积分数）和 Kep（速率常数）[55~57]。与 DSC-MRI 相比，渗透率能力对比的量化可以使脑血容量的计算更准确。少数回顾性研究已经报道了 DCE-MRI 可准确区分替莫唑胺同步放化疗后假性进展与肿瘤进展 [58, 59]。然而，一项 169 例患者的回顾性分析直接比较了 DSC-MRI 和 DCE-MRI 技术，其结果是在诊断准确性的改善程度上无显着差异 [53]。

迄今为止，只有少数研究评估了 PWI 在 GBM 免疫治疗中的诊断价值。在对应用树突细胞进行复发性 GBM 的免疫治疗的小型回顾性分析中，对比增强区域的最大 rCBV 比值可以区分免疫治疗诱导的炎症反应和肿瘤复发 [60]。在一项利用 GBM 临床前大鼠模型进行的神经 / 神经胶质抗原 2（neural/glial antigen 2，NG2）蛋白多糖的自然杀伤细胞免疫治疗实验中，血管外细胞外间隙容积分数（Ve）与治疗反应之间具有相关性 [61]。这些结果初步表明：与特定形式的免疫治疗相关的变化可能在不同的肿瘤组织中有很大不同，但仍需要进一步验证。

MR-PWI 实验的实施及结果解释正面临着大量技术层面的挑战。易感性伪影可以使成像信号衰减，且通常出现在骨、空气界面及血液制品或神经外科留置物存在的情况下。此外，不同的成像采集参数和后处理方法之间可存在变异，这可能影响该技术的诊断准确性。例如，BBB 破坏引起的造影剂泄漏到间隙空间可使 rCBV 的计算值过高或过低 [62]，因此需要对成像采集和后处理进行额外校正 [63]。

磁共振扩散加权成像

MR 弥散加权成像（Magnetic Resonance Diffusion Weighted Imaging MR diffusion imaging，DWI-MRI）通过探测周围微环境影响下水分子的运动特性来区分特殊组织。这种无创成像技术在大多数临床使用的 MRI 设备上都可实现，且可以和常规 MRI 序列联合用于脑肿瘤的分型和分级 [64~68]。DWI-MRI 中最广泛使用的定量参数是表观弥散系数（apparent diffusion coefficient，ADC），在高细胞密度的肿瘤组织中，水分子的运动受限，ADC 也较低 [67, 69, 70]。在放化疗后的胶质瘤患者中，与正常脑组织相比，肿瘤进展显示较低的 ADC 值 [71~73]。当这种技术应用于经过树突状细胞免疫治疗的复发性 GBM 患者时，对比增强区域的最小 ADC 值可以区分免疫治疗诱导的炎症反应和 GBM 复发 [60]。

DWI 虽然对治疗诱导的改变很敏感，但它也可能受到其他脑组织病理学改变的影响，包括梗死、感染、炎症和出血。为了将这些与脑肿瘤或组织坏死进行区分，DWI 通常与常规 MRI 序列联合使用。类似地，为了从该成像技术中获得定量标记,通常需要由影像专家选择或标记特定的区域。最后,包括计算 ADC 值在内的 DWI 参数的定量分析可能受到 MRI 设备和采集参数变化的影响,基于该技术的诊断标志的开发和验证将需要成像协议的标准化[74]。

磁共振波谱

MRS 可同时测量肿瘤和脑组织中几种代谢物的浓度,从而进行脑肿瘤的诊断、分级和治疗后评估[75]。在高级别胶质瘤,复发肿瘤和治疗相关坏死组织中,包括 N- 乙酰天冬氨酸(NAA)、胆碱、肌酸和乳酸在内的几种代谢物的浓度是不同的[76~79]。一项近期的荟萃分析表明:使用胆碱和 NAA 的比率区分复发性胶质瘤与放射性坏死的诊断灵敏度和特异性分别为 0.88 和 0.86[80]。

基于活动性脱髓鞘疾病患者的特点研究,炎症病变表现出胆碱与肌酸比率升高而 NAA 与肌酸比值正常或降低[81, 82]。这些研究结果表明,虽然 MRS 尚未在免疫疗法中进行过测试,免疫治疗的治疗 - 诱导反应的 MRS 结果可能与复发性肿瘤存在相似的部分。然而,治疗相关的 MRS 改变可能因肿瘤组织的变化而不同,且这种差异足以允许该技术用于二者的区分。一种策略是鉴别肿瘤或炎症特异性代谢标志物。例如,鉴于 2- 羟基戊二酸在肿瘤组织中浓度较高且不存在于正常脑组织,可利用 MRS 技术检测携带异柠檬酸脱氢酶突变的胶质瘤[83, 84]。此外,同时评估多个代谢峰以产生组合模型是另一种策略,目前已经应用于胶质瘤的诊断[85, 86],可以提高鉴别免疫反应与肿瘤的准确性。

与常规 MR 序列相比,MRS 的空间分辨率较低,这限制了其评估小病变的能力,特别是体积小于 1.5cm[3] 的病变。此外,该 MR 技术需要有经验的操作者在成像采集期间定义感兴趣区域,因此再现性的提高是其在临床应用中将面临的挑战。代谢浓度的定量测量也可能受 MR 设备、脉冲序列和数据后处理方法的变化的影响。

正电子发射断层扫描

PET 是一种功能性成像技术,可测量放射性标记的葡萄糖类似物 ^{18}F- 氟脱氧葡萄糖(^{18}F-FDG)的活性细胞摄取能力[87]。由于多数癌细胞的摄取水平高于正常脑组织,该技术被普遍用于临床分期和治疗反应评估[88]。对于胶质瘤,PET 成像中 ^{18}F-FDG 摄取与肿瘤分级[89, 90]和患者存活率相关[91~97]。FDG-PET 成像尽管目前广泛用于大多数癌症治疗中心,其区分放射性坏死与胶质瘤肿瘤进展的诊断准确性仅为中等[98~102]。

FDG-PET 技术的应用正面临着巨大的挑战,其在治疗后的肿瘤的诊断方面存在许多局限。首先,由于 PET 成像的相对较低的分辨率(5mm),且正常脑组织通常表现出高代谢,使得测量靠近大脑皮质的病灶内的 FDG 摄取数值存在困难。最后，诱导肿瘤坏死的治疗可以表现出炎症反应，导致葡萄糖代谢增加[103]，使得 FDG 摄取测量对于进行性生长的肿瘤特异性较低。在免疫治疗的过程中，PET 成像中会存在非肿瘤相关的 FDG 摄取，这一点在先前用于系统性实体瘤的免疫治疗研究中已被证实[104, 105]。

许多具有更高的肿瘤—背景摄取比的放射性示踪剂正在研究中，恶性脑瘤具有增强的增殖活性，表现为氨基酸运输增加[106~109]。相反，正常脑组织的氨基酸摄取水平相对较低，因此使用基于氨基酸的放射性示踪剂可以实现高的病变背景比，从而识别恶性脑瘤。与 FDG-PET 相比，L- 甲基 -11C- 甲硫氨酸在检测细胞毒性治疗后的肿瘤进展方面具有更高的准确性[110~112]。这种放射性示踪剂的临床应用受限于需要回旋加速器制备半衰期相对较短的 ^{11}C。目前已经开发了其他具有较长半衰期的氨基酸放射性示踪剂，包括 3′- 氟 -3′- 脱氧 -1- 胸苷（^{18}F-FLT）和 O-2-[^{18}F]- 氟乙基 -1- 酪氨酸（^{18}F-FET）和 3, 4- 二羟基 -6-[^{18}F]- 氟 -1- 苯丙氨酸。这些放射性示踪剂的初步评估已经显示出其作为治疗反应和存活的早期标志物的预后价值[113~116]。肿瘤与治疗诱导的坏死的鉴别诊断准确度可受到示踪剂积累的影响，这是由于 BBB 渗漏可模拟肿瘤在生长过程中的示踪剂摄取。在使用 FET PET 监测恶性胶质瘤患者体内放射免疫治疗效果的研究中，尽管复发肿瘤显示出更高程度的 FET 摄取，但在治疗后 18 个月内可观察到肿瘤腔周围的 FET 摄取增加[117]。此外，示踪剂积累的动力学模型可以区分示踪剂在坏死区的被动积聚和肿瘤的主动摄取[118, 119]，并且因此可以提高 PET 成像技术诊断假性进展的能力。

通过先进成像技术探索肿瘤组织随时间的改变

高级别胶质瘤的特征在于它们的高遗传异质性，这可能导致不同患者胶质瘤呈现不同成像结果。治疗前后成像对比可有助于阐释瘤内异质性，这依赖于对治疗相关肿瘤进展的诊断阈值的定义。例如，胶质瘤患者治疗前后的 PWI 相对比分析可以提高诊断的特异性[120]。许多研究已经展示了基线 DWI 和 PWI 成像与放疗后即刻成像的特点，且二者之间的治疗相关改变与患者的预后相关[121~124]。在高级别胶质瘤患者中使用肽疫苗进行治疗的研究中，与增强 MRI 相比，连续测量肿瘤相对大脑背景中最大 11C- 蛋氨酸水平在预测治疗反应和患者存活上有着更高准确度[125]。这种类型的方法需要在预处理研究时结合高级成像协议，所以如果患者在外部设施进行影像学检查后再采用这种方式可能会有困难。此外，对于在癌症中心接受治疗的脑肿瘤患者，DWI 和 PWI 越来越多地作为常规成像的一部分。

作为肿瘤进展和治疗效果的标志物，参数的时序动态变化可以通过在治疗开始至出现可疑坏死的过程中的序列成像进行评估。在 21 名接受多肽疫苗序贯放疗的内生性弥漫性脑桥脑胶质瘤患儿中，在多个治疗时间点进行的 ADC 的连续参数反应图能够将假性进展的受试者与没有假性进展的受试者区分开来 [126]。MRS 序列还可以检测与治疗后坏死相关的代谢变化，包括放疗后胆碱的短暂增加和随时间推移的 NAA 浓度的降低 [76, 78, 127~129]。

肿瘤和治疗反应的空间异质性

如何在肿瘤进展和治疗相关的坏死同时存在时去区别两者，这一问题无论是通过影像学还是通过组织病理学的方法进行鉴别都是具有挑战性的。基于整个肿瘤而不是区域性、热点型分析的影像学评估才能更好地解释潜在的空间异质性。比如，经过计算的分部肿瘤负荷表明这种参数与组织学上相对有活力的肿瘤部分相关联，并能预测患者的总生存期 [130]。目前对肿瘤整体来说，常采用的呈现数据的一种策略是通过直方图汇总影像学测量值。这种方法已经被运用到了通过肿瘤整体的 rCBV 和 ADC 区别假性进展和肿瘤进展的分析当中 [131~133]。对于 MRS 来说，多体素采集法（化学位移影像）能收集空间异质的组织的空间注册数据，并能提高检测肿瘤的诊断精确性 [127, 134~138]。

由于需要勾画肿瘤体积，临床上肿瘤整体评价的实现仍然具有挑战性。到目前为止，可使用的自动或半自动体积分割软件正逐渐增多，其中一部分已经开始了在临床试验中的应用。

结论

基于可获得的初始数据，本章节讨论的先进影像技术在将来有很大的可能性成为传统评估假性进展的有力补充工具。然而，这些影像技术在免疫治疗领域应用尚少，其诊断精确性还有待商榷。此外，这些技术在临床应用中仍有不少如上所概括的挑战，也需要更加标准化的影像学方案来最大程度的提升这些技术的再现性。

iRANO 标准已经被用于评估免疫治疗下的神经肿瘤患者的影像学改变。这些推荐整合了 RANO 标准和 irRC 标准的相关方面来为日常的临床实践和临床试验提供指导方针。iRANO 标准特别解释了神经肿瘤患者早期影像学进展的意义，使得这些患者不会因为安全的首要考虑而早早放弃了存在治疗获益的疗法。iRANO 标准适用于包括原发和转移瘤在内的所有神经肿瘤患者，并将整合到现有的适用于恶性胶质瘤 [21]、低级别胶质瘤 [22] 和脑转移瘤 [24, 139] 的 RANO 工作组指南中。预期在将来，在充足的经验和专业知识积累的基础上，最开始的 iRANO 标准将从与先进影像技术的结合中获得更好的修正和补充。

（陈灵朝　余双全　兰青　陈迪康　陈弟　姚瑜 译）

参考文献

1. Coley WB. The treatment of malignant tumors by repeated inoculations of erysipelas, with a report of ten original cases. *Am J Med Sci*. 1893;105:487–511.
2. Kantoff PW, Higano CS, Shore ND, Berger ER, Small EJ, Penson DF, et al. Sipuleucel-T immunotherapy for castration-resistant prostate cancer. *N Engl J Med*. 2010;363(5):411–422.
3. Le DT, Uram JN, Wang H, Bartlett BR, Kemberling H, Eyring AD, et al. PD-1 blockade in tumors with mismatch-repair deficiency. *N Engl J Med*. 2015;372(26):2509–2520.
4. Ansell SM, Lesokhin AM, Borrello I, Halwani A, Scott EC, Gutierrez M, et al. PD-1 blockade with nivolumab in relapsed or refractory Hodgkin's lymphoma. *N Engl J Med*. 2015;372:311–319.
5. McDermott DF, Drake CG, Sznol M, Choueiri TK, Powderly JD, Smith DC, et al. Survival, durable response, and long-term safety in patients with previously treated advanced renal cell carcinoma receiving nivolumab. *J Clin Oncol*. 2015;33(18):2013–2020.
6. Gettinger SN, Horn L, Gandhi L, Spigel DR, Antonia SJ, Rizvi NA, et al. Overall survival and long-term safety of nivolumab (anti-programmed death 1 antibody, BMS-936558, ONO-4538) in patients with previously treated advanced non-small-cell lung cancer. *J Clin Oncol*. 2015;33(18):2004–2012.
7. Garon EB, Rizvi NA, Hui R, Leighl N, Balmanoukian AS, Eder JP, et al. Pembrolizumab for the treatment of non-small-cell lung cancer. *N Engl J Med*. 2015;372:2018–2028.
8. Hodi FS, O'Day SJ, McDermott DF, Weber RW, Sosman JA, Haanen JB, et al. Improved survival with ipilimumab in patients with metastatic melanoma. *N Engl J Med*. 2010;363(8):711–723.
9. Robert C, Ribas A, Wolchok JD, Hodi FS, Hamid O, Kefford R, et al. Anti-programmed-death-receptor-1 treatment with pembrolizumab in ipilimumab-refractory advanced melanoma: a randomised dose-comparison cohort of a phase 1 trial. *Lancet*. 2014;384(9948):1109–1117.
10. Rizvi NA, Mazieres J, Planchard D, Stinchcombe TE, Dy GK, Antonia SJ, et al. Activity and safety of nivolumab, an anti-PD-1 immune checkpoint inhibitor, for patients with advanced, refractory squamous non-small-cell lung cancer (CheckMate 063): a phase 2, single-arm trial. *Lancet Oncol*. 2015;16(3):257–265.
11. Maude SL, Frey N, Shaw PA, Aplenc R, Barrett DM, Bunin NJ, et al. Chimeric antigen receptor T cells for sustained remissions in leukemia. *N Engl J Med*. 2014;371(16):1507–1517.
12. Grupp SA, Kalos M, Barrett D, Aplenc R, Porter DL, Rheingold SR, et al. Chimeric antigen receptor-modified T cells for acute lymphoid leukemia. *N Engl J Med*. 2013;368(16):1509–1518.
13. Reardon DA, Freeman G, Wu C, Chiocca EA, Wucherpfennig KW, Wen PY, et al. Immunotherapy advances for glioblastoma. *Neuro Oncol*. 2014;16(11):1441–1458.
14. Wainwright DA, Nigam P, Thaci B, Dey M, Lesniak MS. Recent developments on immunotherapy for brain cancer. *Expert Opin Emerg Drugs*. 2012;17(2):181–202.
15. Jackson CM, Lim M, Drake CG. Immunotherapy for brain cancer: recent progress and future promise. *Clin Cancer Res*. 2014;20(14):3651–3659.
16. Miller AB, Hoogstraten B, Staquet M, Winkler A. Reporting results of cancer treatment. *Cancer*. 1981;47(1):207–214.
17. Therasse P, Arbuck SG, Eisenhauer EA, Wanders J, Kaplan RS, Rubinstein L, et al. New guidelines to evaluate the response to treatment in solid tumors. European Organization for Research and Treatment of Cancer, National Cancer Institute of the United States, National Cancer Institute of Canada. *J Natl Cancer Inst*. 2000;92(3):205–216.
18. Macdonald DR, Cascino TL, Schold Jr SC, Cairncross JG. Response criteria for phase II studies of supratentorial malignant glioma. *J Clin Oncol*. 1990;8(7):1277–1280.

19. Brandsma D, Stalpers L, Taal W, Sminia P, van den Bent MJ. Clinical features, mechanisms, and management of pseudoprogression in malignant gliomas. *Lancet Oncol.* 2008;9(5):453–461.

20. Chinot OL, Macdonald DR, Abrey LE, Zahlmann G, Kerloeguen Y, Cloughesy TF. Response assessment criteria for glioblastoma: practical adaptation and implementation in clinical trials of antiangiogenic therapy. *Curr Neurol Neurosci Rep.* 2013;13(5):347.

21. Wen PY, Macdonald DR, Reardon DA, Cloughesy TF, Sorensen AG, Galanis E, et al. Updated response assessment criteria for high-grade gliomas: response assessment in neuro-oncology working group. *J Clin Oncol.* 2010;28(11):1963–1972.

22. van den Bent MJ, Wefel JS, Schiff D, Taphoorn MJ, Jaeckle K, Junck L, et al. Response assessment in neuro-oncology (a report of the RANO group): assessment of outcome in trials of diffuse low-grade gliomas. *Lancet Oncol.* 2011;12(6):583–593.

23. Lin NU, Lee EQ, Aoyama H, Barani IJ, Barboriak DP, Baumert BG, et al. Proposed response assessment criteria for brain metastases: response assessment in neuro-oncology (RANO) working group. *Lancet Oncol.* 2015;16(6):e270–e278.

24. Lin NU, Wefel JS, Lee EQ, Schiff D, van den Bent MJ, Soffietti R, et al. Challenges relating to solid tumour brain metastases in clinical trials, part 2: neurocognitive, neurological, and quality-of-life outcomes. A report from the RANO group. *Lancet Oncol.* 2013;14(10):e407–16.

25. Radbruch A, Fladt J, Kickingereder P, Wiestler B, Nowosielski M, Baumer P, et al. Pseudoprogression in patients with glioblastoma: clinical relevance despite low incidence. *Neuro Oncol.* 2015;17(1):151–159.

26. Wolchok JD, Hoos A, O'Day S, Weber JS, Hamid O, Lebbe C, et al. Guidelines for the evaluation of immune therapy activity in solid tumors: immune-related response criteria. *Clin Cancer Res.* 2009;15(23):7412–7420.

27. Hoos A, Eggermont AM, Janetzki S, Hodi FS, Ibrahim R, Anderson A, et al. Improved endpoints for cancer immunotherapy trials. *J Natl Cancer Inst.* 2010;102(18):1388–1397.

28. Hoos A. Evolution of end points for cancer immunotherapy trials. *Ann Oncol.* 2012;23(suppl 8). viii47–52.

29. Okada H, Pollack IF. Do we need novel radiologic response criteria for brain tumor immunotherapy? *Expert Rev Neurother.* 2011;11(5):619–622.

30. Topalian SL, Hodi FS, Brahmer JR, Gettinger SN, Smith DC, McDermott DF, et al. Safety, activity, and immune correlates of anti-PD-1 antibody in cancer. *N Engl J Med.* 2012;366(26):2443–2454.

31. Topalian SL, Sznol M, McDermott DF, Kluger HM, Carvajal RD, Sharfman WH, et al. Survival, durable tumor remission, and long-term safety in patients with advanced melanoma receiving nivolumab. *J Clin Oncol.* 2014;32(10):1020–1030.

32. Hamid O, Robert C, Daud A, Hodi FS, Hwu WJ, Kefford R, et al. Safety and tumor responses with lambrolizumab (anti-PD-1) in melanoma. *N Engl J Med.* 2013;369(2):134–144.

33. Wolchok JD, Kluger H, Callahan MK, Postow MA, Rizvi NA, Lesokhin AM, et al. Nivolumab plus ipilimumab in advanced melanoma. *N Engl J Med.* 2013;369(2):122–133.

34. Brahmer JR, Tykodi SS, Chow LQ, Hwu WJ, Topalian SL, Hwu P, et al. Safety and activity of anti-PD-L1 antibody in patients with advanced cancer. *N Engl J Med.* 2012;366(26):2455–2465.

35. Little RF, Pluda JM, Wyvill KM, Rodriguez-Chavez IR, Tosato G, Catanzaro AT, et al. Activity of subcutaneous interleukin-12 in AIDS-related Kaposi sarcoma. *Blood.* 2006;107(12):4650–4657.

36. van Baren N, Bonnet MC, Dreno B, Khammari A, Dorval T, Piperno-Neumann S, et al. Tumoral and immunologic response after vaccination of melanoma patients with an ALVAC virus encoding MAGE antigens recognized by T cells. *J Clin Oncol.* 2005;23(35):9008–9021.

37. Kruit WH, van Ojik HH, Brichard VG, Escudier B, Dorval T, Dreno B, et al. Phase

1/2 study of subcutaneous and intradermal immunization with a recombinant MAGE-3 protein in patients with detectable metastatic melanoma. *Int J Cancer*. 2005;117(4):596–604.

38. Di Giacomo AM, Danielli R, Guidoboni M, Calabro L, Carlucci D, Miracco C, et al. Therapeutic efficacy of ipilimumab, an anti-CTLA-4 monoclonal antibody, in patients with metastatic melanoma unresponsive to prior systemic treatments: clinical and immunological evidence from three patient cases. *Cancer Immunol Immunother*. 2009;58(8):1297–1306.

39. Hodi FS, Lawrence D, Lezcano C, Wu X, Zhou J, Sasada T, et al. Bevacizumab plus ipilimumab in patients with metastatic melanoma. *Cancer Immunol Res*. 2014;2(7):632–642.

40. Okada H, Kalinski P, Ueda R, Hoji A, Kohanbash G, Donegan TE, et al. Induction of CD8+ T-cell responses against novel glioma-associated antigen peptides and clinical activity by vaccinations with {alpha}-type 1 polarized dendritic cells and polyinosinic-polycytidylic acid stabilized by lysine and carboxymethylcellulose in patients with recurrent malignant glioma. *J Clin Oncol*. 2011;29(3):330–336.

41. Kirkwood JM, Lorigan P, Hersey P, Hauschild A, Robert C, McDermott D, et al. Phase II trial of tremelimumab (CP-675,206) in patients with advanced refractory or relapsed melanoma. *Clin Cancer Res*. 2010;16(3):1042–1048.

42. Pollack IF, Jakacki RI, Butterfield LH, Hamilton RL, Panigrahy A, Potter DM, et al. Antigen-specific immune responses and clinical outcome after vaccination with glioma-associated antigen peptides and polyinosinic-polycytidylic acid stabilized by lysine and carboxymethylcellulose in children with newly diagnosed malignant brainstem and nonbrainstem gliomas. *J Clin Oncol*. 2014;32(19):2050–2058.

43. Okada H, Kalinski P, Ueda R, Hoji A, Kohanbash G, Donegan TE, et al. Induction of CD8+ T-cell responses against novel glioma-associated antigen peptides and clinical activity by vaccinations with {alpha}-type 1 polarized dendritic cells and polyinosinic-polycytidylic acid stabilized by lysine and carboxymethylcellulose in patients with recurrent malignant glioma. *J Clin Oncol*. 2011;29(3):330–336.

44. Sampson JH, Heimberger AB, Archer GE, Aldape KD, Friedman AH, Friedman HS, et al. Immunologic escape after prolonged progression-free survival with epidermal growth factor receptor variant III peptide vaccination in patients with newly diagnosed glioblastoma. *J Clin Oncol*. 2010;28(31):4722–4729.

45. Chiocca EA, Aguilar LK, Bell SD, Kaur B, Hardcastle J, Cavaliere R, et al. Phase IB study of gene-mediated cytotoxic immunotherapy adjuvant to up-front surgery and intensive timing radiation for malignant glioma. *J Clin Oncol*. 2011;29(27):3611–3619.

46. Hoos A, Parmiani G, Hege K, Sznol M, Loibner H, Eggermont A, et al. A clinical development paradigm for cancer vaccines and related biologics. *J Immunother*. 2007;30(1):1–15.

47. Brandes AA, Tosoni A, Spagnolli F, Frezza G, Leonardi M, Calbucci F, et al. Disease progression or pseudoprogression after concomitant radiochemotherapy treatment: pitfalls in neurooncology. *Neuro Oncol*. 2008;10(3):361–367.

48. Okada H, Weller M, Huang R, Finocchiaro G, Gilbert MR, Wick W, et al. Immunotherapy response assessment in neuro-oncology (iRANO): a report of the RANO working group. *Lancet Oncol*. 2015.

49. Rosen BR, Belliveau JW, Vevea JM, Brady TJ. Perfusion imaging with NMR contrast agents. *Magn Reson Med*. 1990;14(2):249–265.

50. Villringer A, Rosen BR, Belliveau JW, Ackerman JL, Lauffer RB, Buxton RB, et al. Dynamic imaging with lanthanide chelates in normal brain: contrast due to magnetic susceptibility effects. *Magn Reson Med*. 1988;6(2):164–174.

51. Rosen BR, Belliveau JW, Buchbinder BR, McKinstry RC, Porkka LM, Kennedy DN, et al. Contrast agents and cerebral hemodynamics. *Magn Reson Med*. 1991;19(2):285–292.

52. Barajas Jr RF, Chang JS, Segal MR, Parsa AT, McDermott MW, Berger MS, et al. Differentiation of recurrent glioblastoma multiforme from radiation necrosis after external beam radiation therapy with dynamic susceptibility-weighted contrast-enhanced perfusion MR imaging. *Radiology*. 2009;253(2):486–496.

53. Kim HS, Goh MJ, Kim N, Choi CG, Kim SJ, Kim JH. Which combination of MR imaging modalities is best for predicting recurrent glioblastoma? Study of diagnostic accuracy and reproducibility. *Radiology*. 2014;273(3):831–843.

54. Geer CP, Simonds J, Anvery A, Chen MY, Burdette JH, Zapadka ME, et al. Does MR perfusion imaging impact management decisions for patients with brain tumors? A prospective study. *Am J Neuroradiol*. 2012;33(3):556–562.

55. Tofts PS. Modeling tracer kinetics in dynamic Gd-DTPA MR imaging. *J Magn Reson Imaging*. 1997;7(1):91–101.

56. Tofts PS, Kermode AG. Measurement of the blood–brain barrier permeability and leakage space using dynamic MR imaging. 1. Fundamental concepts. *Magn Reson Med*. 1991;17(2):357–367.

57. Tofts PS, Brix G, Buckley DL, Evelhoch JL, Henderson E, Knopp MV, et al. Estimating kinetic parameters from dynamic contrast-enhanced T(1)-weighted MRI of a diffusable tracer: standardized quantities and symbols. *J Magn Reson Imaging*. 1999;10(3):223–232.

58. Larsen VA, Simonsen HJ, Law I, Larsson HB, Hansen AE. Evaluation of dynamic contrast-enhanced T1-weighted perfusion MRI in the differentiation of tumor recurrence from radiation necrosis. *Neuroradiology*. 2013;55(3):361–369.

59. Bisdas S, Naegele T, Ritz R, Dimostheni A, Pfannenberg C, Reimold M, et al. Distinguishing recurrent high-grade gliomas from radiation injury: a pilot study using dynamic contrast-enhanced MR imaging. *Acad Radiol*. 2011;18(5):575–583.

60. Vrabec M, Van Cauter S, Himmelreich U, Van Gool SW, Sunaert S, De Vleeschouwer S, et al. MR perfusion and diffusion imaging in the follow-up of recurrent glioblastoma treated with dendritic cell immunotherapy: a pilot study. *Neuroradiology*. 2011;53(10):721–731.

61. Rygh CB, Wang J, Thuen M, Gras Navarro A, Huuse EM, Thorsen F, et al. Dynamic contrast enhanced MRI detects early response to adoptive NK cellular immunotherapy targeting the NG2 proteoglycan in a rat model of glioblastoma. *PLoS One*. 2014;9(9):e108414.

62. Paulson ES, Schmainda KM. Comparison of dynamic susceptibility-weighted contrast-enhanced MR methods: recommendations for measuring relative cerebral blood volume in brain tumors. *Radiology*. 2008;249(2):601–613.

63. Huang RY, Neagu MR, Reardon DA, Wen PY. Pitfalls in the neuroimaging of glioblastoma in the era of antiangiogenic and immuno/targeted therapy – detecting illusive disease, defining response. *Front Neurol*. 2015;6:33.

64. Yamasaki F, Kurisu K, Satoh K, Arita K, Sugiyama K, Ohtaki M, et al. Apparent diffusion coefficient of human brain tumors at MR imaging. *Radiology*. 2005;235(3):985–991.

65. Guo AC, Cummings TJ, Dash RC, Provenzale JM. Lymphomas and high-grade astrocytomas: comparison of water diffusibility and histologic characteristics. *Radiology*. 2002;224(1):177–183.

66. Dorenbeck U, Grunwald IQ, Schlaier J, Feuerbach S. Diffusion-weighted imaging with calculated apparent diffusion coefficient of enhancing extra-axial masses. *J Neuroimaging*. 2005;15(4):341–347.

67. Sugahara T, Korogi Y, Kochi M, Ikushima I, Shigematu Y, Hirai T, et al. Usefulness of diffusion-weighted MRI with echo-planar technique in the evaluation of cellularity in gliomas. *J Magn Reson Imaging*. 1999;9(1):53–60.

68. Murakami R, Hirai T, Sugahara T, Fukuoka H, Toya R, Nishimura S, et al. Grading astrocytic tumors by using apparent diffusion coefficient parameters: superiority of a one- versus two-parameter pilot method. *Radiology*. 2009;251(3):838–845.

69. Ellingson BM, Malkin MG, Rand SD, Connelly JM, Quinsey C, LaViolette PS, et al. Validation of functional diffusion maps (fDMs) as a biomarker for human glioma cellularity. *J Magn Reson Imaging*. 2010;31(3):538–548.

70. Hayashida Y, Hirai T, Morishita S, Kitajima M, Murakami R, Korogi Y, et al. Diffusion-weighted imaging of metastatic brain tumors: comparison with histologic type and

tumor cellularity. *Am J Neuroradiol*. 2006;27(7):1419–1425.

71. Hein PA, Eskey CJ, Dunn JF, Hug EB. Diffusion-weighted imaging in the follow-up of treated high-grade gliomas: tumor recurrence versus radiation injury. *Am J Neuroradiol*. 2004;25(2):201–209.

72. Asao C, Korogi Y, Kitajima M, Hirai T, Baba Y, Makino K, et al. Diffusion-weighted imaging of radiation-induced brain injury for differentiation from tumor recurrence. *Am J Neuroradiol*. 2005;26(6):1455–1460.

73. Sundgren PC, Fan X, Weybright P, Welsh RC, Carlos RC, Petrou M, et al. Differentiation of recurrent brain tumor versus radiation injury using diffusion tensor imaging in patients with new contrast-enhancing lesions. *Magn Reson Imaging*. 2006;24(9):1131–1142.

74. Padhani AR, Liu G, Koh DM, Chenevert TL, Thoeny HC, Takahara T, et al. Diffusion-weighted magnetic resonance imaging as a cancer biomarker: consensus and recommendations. *Neoplasia*. 2009;11(2):102–125.

75. Oz G, Alger JR, Barker PB, Bartha R, Bizzi A, Boesch C, et al. Clinical proton MR spectroscopy in central nervous system disorders. *Radiology*. 2014;270(3):658–679.

76. Schlemmer HP, Bachert P, Herfarth KK, Zuna I, Debus J, van Kaick G. Proton MR spectroscopic evaluation of suspicious brain lesions after stereotactic radiotherapy. *Am J Neuroradiol*. 2001;22(7):1316–1324.

77. Dowling C, Bollen AW, Noworolski SM, McDermott MW, Barbaro NM, Day MR, et al. Preoperative proton MR spectroscopic imaging of brain tumors: correlation with histopathologic analysis of resection specimens. *Am J Neuroradiol*. 2001;22(4):604–612.

78. Rabinov JD, Lee PL, Barker FG, Louis DN, Harsh GR, Cosgrove GR, et al. In vivo 3-T MR spectroscopy in the distinction of recurrent glioma versus radiation effects: initial experience. *Radiology*. 2002;225(3):871–879.

79. Pratt WB, Ruddon RW, Ensminger WD, et al. *The anticancer drugs*. Oxford University Press; 1994:3–16.

80. Zhang H, Ma L, Wang Q, Zheng X, Wu C, Xu BN. Role of magnetic resonance spectroscopy for the differentiation of recurrent glioma from radiation necrosis: a systematic review and meta-analysis. *Eur J Radiol*. 2014;83(12):2181–2189.

81. Richards TL. Proton MR spectroscopy in multiple sclerosis: value in establishing diagnosis, monitoring progression, and evaluating therapy. *Am J Roentgenol*. 1991;157(5):1073–1078.

82. Chang L, Munsaka SM, Kraft-Terry S, Ernst T. Magnetic resonance spectroscopy to assess neuroinflammation and neuropathic pain. *J Neuroimmune Pharmacol*. 2013;8(3):576–593.

83. Andronesi OC, Rapalino O, Gerstner E, Chi A, Batchelor TT, Cahill DP, et al. Detection of oncogenic IDH1 mutations using magnetic resonance spectroscopy of 2-hydroxyglutarate. *J Clin Invest*. 2013;123(9):3659–3663.

84. Choi C, Ganji SK, DeBerardinis RJ, Hatanpaa KJ, Rakheja D, Kovacs Z, et al. 2-hydroxyglutarate detection by magnetic resonance spectroscopy in IDH-mutated patients with gliomas. *Nat Med*. 2012;18(4):624–629.

85. Imani F, Boada FE, Lieberman FS, Davis DK, Mountz JM. Molecular and metabolic pattern classification for detection of brain glioma progression. *Eur J Radiol*. 2014;83(2):e100–e105.

86. Ranjith G, Parvathy R, Vikas V, Chandrasekharan K, Nair S. Machine learning methods for the classification of gliomas: initial results using features extracted from MR spectroscopy. *Neuroradiol J*. 2015;28(2):106–111.

87. Di Chiro G, DeLaPaz RL, Brooks RA, Sokoloff L, Kornblith PL, Smith BH, et al. Glucose utilization of cerebral gliomas measured by [18F] fluorodeoxyglucose and positron emission tomography. *Neurology*. 1982;32(12):1323–1329.

88. Kelloff GJ, Hoffman JM, Johnson B, Scher HI, Siegel BA, Cheng EY, et al. Progress and promise of FDG-PET imaging for cancer patient management and oncologic drug development. *Clin Cancer Res*. 2005;11(8):2785–2808.

89. Kincaid PK, El-Saden SM, Park SH, Goy BW. Cerebral gangliogliomas: preoperative grading using FDG-PET and 201Tl-SPECT. *Am J Neuroradiol*. 1998;19(5):801–806.

90. Delbeke D, Meyerowitz C, Lapidus RL, Maciunas RJ, Jennings MT, Moots PL, et al.

Optimal cutoff levels of F-18 fluorodeoxyglucose uptake in the differentiation of low-grade from high-grade brain tumors with PET. *Radiology*. 1995;195(1):47–52.

91. Di Chiro G. Positron emission tomography using [18F] fluorodeoxyglucose in brain tumors. A powerful diagnostic and prognostic tool. *Invest Radiol*. 1987;22(5):360–371.

92. Hustinx R, Smith RJ, Benard F, Bhatnagar A, Alavi A. Can the standardized uptake value characterize primary brain tumors on FDG-PET? *Eur J Nucl Med*. 1999;26(11):1501–1509.

93. Kosaka N, Tsuchida T, Uematsu H, Kimura H, Okazawa H, Itoh H. 18F-FDG PET of common enhancing malignant brain tumors. *Am J Roentgenol*. 2008;190(6):W365–W369.

94. De Witte O, Lefranc F, Levivier M, Salmon I, Brotchi J, Goldman S. FDG-PET as a prognostic factor in high-grade astrocytoma. *J Neurooncol*. 2000;49(2):157–163.

95. Pardo FS, Aronen HJ, Fitzek M, Kennedy DN, Efird J, Rosen BR, et al. Correlation of FDG-PET interpretation with survival in a cohort of glioma patients. *Anticancer Res*. 2004;24(4):2359–2365.

96. Tralins KS, Douglas JG, Stelzer KJ, Mankoff DA, Silbergeld DL, Rostomily RC, et al. Volumetric analysis of 18F-FDG PET in glioblastoma multiforme: prognostic information and possible role in definition of target volumes in radiation dose escalation. *J Nucl Med*. 2002;43(12):1667–1673.

97. Spence AM, Muzi M, Graham MM, O'Sullivan F, Link JM, Lewellen TK, et al. 2-[18F] Fluoro-2-deoxyglucose and glucose uptake in malignant gliomas before and after radiotherapy: correlation with outcome. *Clin Cancer Res*. 2002;8(4):971–979.

98. Kim YH, Oh SW, Lim YJ, Park CK, Lee SH, Kang KW, et al. Differentiating radiation necrosis from tumor recurrence in high-grade gliomas: assessing the efficacy of 18F-FDG PET, 11C-methionine PET and perfusion MRI. *Clin Neurol Neurosurg*. 2010;112(9):758–765.

99. Gomez-Rio M, Rodriguez-Fernandez A, Ramos-Font C, Lopez-Ramirez E, Llamas-Elvira JM. Diagnostic accuracy of 201Thallium-SPECT and 18F-FDG-PET in the clinical assessment of glioma recurrence. *Eur J Nucl Med Mol Imaging*. 2008;35(5):966–975.

100. Ricci PE, Karis JP, Heiserman JE, Fram EK, Bice AN, Drayer BP. Differentiating recurrent tumor from radiation necrosis: time for re-evaluation of positron emission tomography? *Am J Neuroradiol*. 1998;19(3):407–413.

101. Di Chiro G, Oldfield E, Wright DC, De Michele D, Katz DA, Patronas NJ, et al. Cerebral necrosis after radiotherapy and/or intraarterial chemotherapy for brain tumors: PET and neuropathologic studies. *Am J Roentgenol*. 1988;150(1):189–197.

102. Valk PE, Budinger TF, Levin VA, Silver P, Gutin PH, Doyle WK. PET of malignant cerebral tumors after interstitial brachytherapy. Demonstration of metabolic activity and correlation with clinical outcome. *J Neurosurg*. 1988;69(6):830–838.

103. Kubota R, Yamada S, Kubota K, Ishiwata K, Tamahashi N, Ido T. Intratumoral distribution of fluorine-18-fluorodeoxyglucose in vivo: high accumulation in macrophages and granulation tissues studied by microautoradiography. *J Nucl Med*. 1992;33(11):1972–1980.

104. Engell-Noerregaard L, Hendel HW, Johannesen HH, Alslev L, Svane IM. FDG PET scans as evaluation of clinical response to dendritic cell vaccination in patients with malignant melanoma. *Cancer Immunol Immunother*. 2013;62(1):17–25.

105. Gilles R, de Geus-Oei LF, Mulders PF, Oyen WJ. Immunotherapy response evaluation with 18F-FDG-PET in patients with advanced stage renal cell carcinoma. *World J Urol*. 2013;31(4):841–846.

106. Isselbacher KJ. Sugar and amino acid transport by cells in culture–differences between normal and malignant cells. *N Engl J Med*. 1972;286(17):929–933.

107. Busch H, Davis JR, Honig GR, Anderson DC, Nair PV, Nyhan WL. The uptake of a variety of amino acids into nuclear proteins of tumors and other tissues. *Cancer Res*. 1959;19:1030–1039.

108. Kato T, Shinoda J, Oka N, Miwa K, Nakayama N, Yano H, et al. Analysis of 11C-methionine uptake in low-grade gliomas and correlation with proliferative activity. *Am J Neuroradiol*. 2008;29(10):1867–1871.

109. Sato N, Suzuki M, Kuwata N, Kuroda K, Wada T, Beppu T, et al. Evaluation of the malignancy of glioma using 11C-methionine positron emission tomography and proliferating cell nuclear antigen staining. *Neurosurg Rev*. 1999;22(4):210–214.

110. Li DL, Xu YK, Wang QS, Wu HB, Li HS. ^{11}C-methionine and ^{18}F-fluorodeoxyglucose positron emission tomography/CT in the evaluation of patients with suspected primary and residual/recurrent gliomas. *Chin Med J.* 2012;125(1):91–96.

111. Van Laere K, Ceyssens S, Van Calenbergh F, de Groot T, Menten J, Flamen P, et al. Direct comparison of ^{18}F-FDG and ^{11}C-methionine PET in suspected recurrence of glioma: sensitivity, inter-observer variability and prognostic value. *Eur J Nucl Med Mol Imaging.* 2005;32(1):39–51.

112. Chung JK, Kim YK, Kim SK, Lee YJ, Paek S, Yeo JS, et al. Usefulness of ^{11}C-methionine PET in the evaluation of brain lesions that are hypo- or isometabolic on ^{18}F-FDG PET. *Eur J Nucl Med Mol Imaging.* 2002;29(2):176–182.

113. Chen W, Silverman DH, Delaloye S, Czernin J, Kamdar N, Pope W, et al. ^{18}F-FDOPA PET imaging of brain tumors: comparison study with ^{18}F-FDG PET and evaluation of diagnostic accuracy. *J Nucl Med.* 2006;47(6):904–911.

114. Oborski MJ, Demirci E, Laymon CM, Lieberman FS, Mountz JM. Assessment of early therapy response with ^{18}F-FLT PET in glioblastoma multiforme. *Clin Nucl Med.* 2014;39(10):e431–e432.

115. Galldiks N, Langen KJ, Holy R, Pinkawa M, Stoffels G, Nolte KW, et al. Assessment of treatment response in patients with glioblastoma using O-(2-^{18}F-fluoroethyl)-L-tyrosine PET in comparison to MRI. *J Nucl Med.* 2012;53(7):1048–1057.

116. Piroth MD, Pinkawa M, Holy R, Klotz J, Nussen S, Stoffels G, et al. Prognostic value of early [^{18}F]fluoroethyltyrosine positron emission tomography after radiochemotherapy in glioblastoma multiforme. *Int J Radiat Oncol Biol Phys.* 2011;80(1):176–184.

117. Popperl G, Gotz C, Rachinger W, Schnell O, Gildehaus FJ, Tonn JC, et al. Serial O-(2-[^{18}F]fluoroethyl)-L: -tyrosine PET for monitoring the effects of intracavitary radioimmunotherapy in patients with malignant glioma. *Eur J Nucl Med Mol Imaging.* 2006;33(7):792–800.

118. Muzi M, Spence AM, O'Sullivan F, Mankoff DA, Wells JM, Grierson JR, et al. Kinetic analysis of 3'-deoxy-3'-^{18}F-fluorothymidine in patients with gliomas. *J Nucl Med.* 2006;47(10):1612–1621.

119. Spence AM, Muzi M, Link JM, O'Sullivan F, Eary JF, Hoffman JM, et al. NCI-sponsored trial for the evaluation of safety and preliminary efficacy of 3'-deoxy-3'-[^{18}F]fluorothymidine (FLT) as a marker of proliferation in patients with recurrent gliomas: preliminary efficacy studies. *Mol Imaging Biol.* 2009;11(5):343–355.

120. Tsien C, Galban CJ, Chenevert TL, Johnson TD, Hamstra DA, Sundgren PC, et al. Parametric response map as an imaging biomarker to distinguish progression from pseudoprogression in high-grade glioma. *J Clin Oncol.* 2010;28(13):2293–2299.

121. Cao Y, Shen Z, Chenevert TL, Ewing JR. Estimate of vascular permeability and cerebral blood volume using Gd-DTPA contrast enhancement and dynamic T2*-weighted MRI. *J Magn Reson Imaging.* 2006;24(2):288–296.

122. Mangla R, Singh G, Ziegelitz D, Milano MT, Korones DN, Zhong J, et al. Changes in relative cerebral blood volume 1 month after radiation-temozolomide therapy can help predict overall survival in patients with glioblastoma. *Radiology.* 2010;256(2):575–584.

123. Chenevert TL, Stegman LD, Taylor JM, Robertson PL, Greenberg HS, Rehemtulla A, et al. Diffusion magnetic resonance imaging: an early surrogate marker of therapeutic efficacy in brain tumors. *J Natl Cancer Inst.* 2000;92(24):2029–2036.

124. Chenevert TL, McKeever PE, Ross BD. Monitoring early response of experimental brain tumors to therapy using diffusion magnetic resonance imaging. *Clin Cancer Res.* 1997;3(9):1457–1466.

125. Chiba Y, Kinoshita M, Okita Y, Tsuboi A, Isohashi K, Kagawa N, et al. Use of ^{11}C-methionine PET parametric response map for monitoring WT1 immunotherapy response in recurrent malignant glioma. *J Neurosurg.* 2012;116(4):835–842.

126. Ceschin R, Kurland BF, Abberbock SR, Ellingson BM, Okada H, Jakacki RI, et al. Parametric response mapping of apparent diffusion coefficient as an imaging biomarker to distinguish pseudoprogression from true tumor progression in peptide-based vac-

cine therapy for pediatric diffuse intrinsic pontine glioma. *Am J Neuroradiol*. 2015.

127. Rock JP, Scarpace L, Hearshen D, Gutierrez J, Fisher JL, Rosenblum M, et al. Associations among magnetic resonance spectroscopy, apparent diffusion coefficients, and image-guided histopathology with special attention to radiation necrosis. *Neurosurgery*. 2004;54(5):1111–1117. [discussion 7–9].

128. Esteve F, Rubin C, Grand S, Kolodie H, Le Bas JF. Transient metabolic changes observed with proton MR spectroscopy in normal human brain after radiation therapy. *Int J Radiat Oncol Biol Phys*. 1998;40(2):279–286.

129. Kaminaga T, Shirai K. Radiation-induced brain metabolic changes in the acute and early delayed phase detected with quantitative proton magnetic resonance spectroscopy. *J Comput Assist Tomogr*. 2005;29(3):293–297.

130. Hu LS, Eschbacher JM, Heiserman JE, Dueck AC, Shapiro WR, Liu S, et al. Reevaluating the imaging definition of tumor progression: perfusion MRI quantifies recurrent glioblastoma tumor fraction, pseudoprogression, and radiation necrosis to predict survival. *Neuro Oncol*. 2012;14(7):919–930.

131. Baek HJ, Kim HS, Kim N, Choi YJ, Kim YJ. Percent change of perfusion skewness and kurtosis: a potential imaging biomarker for early treatment response in patients with newly diagnosed glioblastomas. *Radiology*. 2012;264(3):834–843.

132. Ellingson BM, Cloughesy TF, Lai A, Nghiemphu PL, Liau LM, Pope WB. Quantitative probabilistic functional diffusion mapping in newly diagnosed glioblastoma treated with radiochemotherapy. *Neuro Oncol*. 2013;15(3):382–390.

133. Ellingson BM, Cloughesy TF, Zaw T, Lai A, Nghiemphu PL, Harris R, et al. Functional diffusion maps (fDMs) evaluated before and after radiochemotherapy predict progression-free and overall survival in newly diagnosed glioblastoma. *Neuro Oncol*. 2012;14(3):333–343.

134. McKnight TR, von dem Bussche MH, Vigneron DB, Lu Y, Berger MS, McDermott MW, et al. Histopathological validation of a three-dimensional magnetic resonance spectroscopy index as a predictor of tumor presence. *J Neurosurg*. 2002;97(4):794–802.

135. Yang I, Huh NG, Smith ZA, Han SJ, Parsa AT. Distinguishing glioma recurrence from treatment effect after radiochemotherapy and immunotherapy. *Neurosurg Clin N Am*. 2010;21(1):181–186.

136. Weybright P, Sundgren PC, Maly P, Hassan DG, Nan B, Rohrer S, et al. Differentiation between brain tumor recurrence and radiation injury using MR spectroscopy. *Am J Roentgenol*. 2005;185(6):1471–1476.

137. Zeng QS, Li CF, Zhang K, Liu H, Kang XS, Zhen JH. Multivoxel 3D proton MR spectroscopy in the distinction of recurrent glioma from radiation injury. *J Neurooncol*. 2007;84(1):63–69.

138. Smith EA, Carlos RC, Junck LR, Tsien CI, Elias A, Sundgren PC. Developing a clinical decision model: MR spectroscopy to differentiate between recurrent tumor and radiation change in patients with new contrast-enhancing lesions. *Am J Roentgenol*. 2009;192(2):W45–W52.

139. Lin NU, Lee EQ, Aoyama H, Barani IJ, Baumert BG, Brown PD, et al. Challenges relating to solid tumour brain metastases in clinical trials, part 1: patient population, response, and progression. A report from the RANO group. *Lancet Oncol*. 2013;14(10):e396–406.

第 8 章

神经肿瘤中的免疫治疗临床试验

S. Khagi ■ G. Vlahovic

Duke University Medical Center, Durham, NC, United States

本章内容

引言

免疫疗法是一个广义的术语,当宽泛地应用在肿瘤学中时,可以包含多种形式。事实上,由于肿瘤的 DNA 不稳定性和新抗原的发现,常见的细胞毒性化疗可以引发免疫反应[1]。放射疗法也已经证明可以产生能被免疫系统识别和攻击的新抗原[2]。因此,鉴于广泛的背景和本章的目的,我们将缩小我们对免疫疗法的定义。在本章的每个小节中,我们将探讨在其他系统肿瘤中体现出潜力的免疫治疗研究,然后将大部分注意力集中在该免疫治疗方式在成人高级别胶质瘤的临床试验上,评估这些疗法在各种免疫效应细胞的直接刺激,活化以及效力维持中的作用。

早期的免疫治疗

早在 19 世纪 90 年代,使用药物来刺激免疫系统以抵抗恶性病变就已经显示出有效性。在一个 30 岁的年轻人身上科学家们偶然发现,这位患者在丹毒发作后发生了肿瘤缩小的现象,因此,一位名叫 William B. Coley 的外科医生设计了化脓性链球菌和黏质沙雷菌的混合物。通过多次注射这种混合物制成的注射剂,他成功地治疗了一个腹部占位的年轻人[3]。

20 世纪中期,随着肿瘤学领域的不断发展,我们对免疫系统与肿瘤相互作用的认识开始形成。该领域超出了早期病例报道中细菌和病毒感染所引发的肿瘤的完全或部分缓解,使人们对免疫生物学和癌症有了更细致的理解。澳大利亚的病毒学家 Frank MacFarlane Burnet 提出了免疫监视的理论[4]。这个想法源自他著作中开创性地描述"自我"、"非我"以及免疫耐受的概念[5]。该理论被应用于解释肿瘤的发生,并证明了免疫系统具有能将肿瘤相关多肽识别为"非我"的独特能力。20 世纪 80 年代,由于艾滋病病毒对免疫能力的破坏,患有获得性免疫缺陷综合征的患者的癌症发病率增加,而这一现象的发现使免疫监视的理论得到了巩固[6]。

早期临床前和临床研究使用卡介苗(Bacillus Calmette-Guerin)和粒细胞 - 巨噬细胞集落刺激因子(GM-CSF)结合,以评估前列腺肿瘤细胞的免疫激活。由于在黑色素瘤活检标本中观察到了细胞毒性 T 淋巴细胞的浸润,因此最早的靶向肿瘤相关抗原的研究是在恶性黑色素瘤中进行的[7~10]。基于黑色素瘤本身的免疫原性,进一步研究表明肿瘤相关蛋白(即 gp100,MAGE-1,MAGE-3,MART-1 和黑素 A)可以诱导 T 细胞应答。这些发现开启了黑色素瘤疫苗的研发。其中研究的最好的疫苗是 gp100 疫苗,但我们仍尚未获得支持该疫苗进入临床实践的充分证据 [11]。

21 世纪的免疫治疗

　　21 世纪初，一些备受关注的实验开启了免疫治疗在临床中的应用。虽然这超出了本章的范围，但是我们即将要讨论的大部分内容都归功于这些早期的临床前和临床工作，它们为利用免疫系统作为治疗和预防癌症的手段铺平了道路。例如，Schwartz 和 Stamper 阐明了细胞毒性 T 淋巴细胞相关蛋白 4（cytotoxic Tlymphocyte-associated protein 4，CTLA-4）的三维结构及其功能 [12, 13]；细胞毒性 T 淋巴细胞在接种疫苗后高度活跃并且预示黑色素瘤患者较长的生存期 [14]；Riddell，Greenberg 和 Jensen 证实，基因工程改造的表达嵌合抗原的 T 淋巴细胞在淋巴瘤中具有临床意义 [15]；人乳头瘤病毒四价重组疫苗（Gardasil，第一个被批准用于预防癌症亚型的疫苗）证实了使用病毒衣壳组分诱发体液应答的功效，并且进而抑制致癌的人乳头瘤病毒的变种导致的宫颈鳞状细胞癌 [16]。总之，21 世纪的第一个十年为今天肿瘤学界进行研究或者临床使用的免疫疗法打下了坚实的理论基础。下面的章节将讨论这些不同的疗法。每个小节先对其他系统中的重要试验进行概述，然后再对神经系统肿瘤中的当前试验进行评价。

检查点抑制剂

其他系统肿瘤

　　从实体瘤的早期试验中获得的经验教训促成了后面的很多成功的尝试。2010 年，Hodi 等人发表了他们开创性的工作，评估了抗 CTLA-4 单克隆抗体 ipilimumab 对晚期黑色素瘤患者的疗效 [17]。676 名患者以 3～1∶1 的比例随机分组，分别接受 gp100 联合 ipilimumab，单用 ipilimumab 或单用 gp100 治疗，以总生存期为主要试验终点。结果使用 ipilimumab（无论是否联合 gp100）的患者中位生存期达到 10 个月。这些结果从根本上改变了晚期黑色素瘤的治疗，ipilimumab 也成为第一个被批准用于治疗癌症的检查点抑制剂。但是该试验也揭示了评估免疫治疗反应的内在复杂性，并提示需要控制由这些新药诱发的自身免疫综合征。

　　程序性细胞死亡受体 1（programmed cell death ligand 1，PD-1）是 T 淋巴细胞上被癌细胞诱导出的另一种自身免疫检查点受体。阻断该受体的疗法显示了极大的临床应用潜力，多种该类药物获得临床应用审批。几项Ⅲ期临床试验已经证明了使用单克隆抗体抑制 PD-1 的功效。这些结果使 nivolumab 获批用于治疗黑色素瘤、非小细胞肺癌和肾细胞癌，并且提示这类药引起的强烈的免疫应答反应，在一部分患者中表现为自身免疫性。CHECKMATE 057 是一项大型的国际性开放标签随机试验，该实验比较了 nivolumab 与多西紫杉醇治疗 582 例在经过一线铂类双药治疗后发生进展的晚期非鳞癌非小细胞肺癌患者的疗效。以总生存期（overall survival, OS）为试验终点，Borghaei 等人证明 nivolumab 与多西紫杉醇相比，患者的中位生存期有显著延长［12.2 个月比 9.4 个月；风险比（HR）为 0.73；95% 置信区间（CI）为 0.59～0.89；$p = 0.002$］。与对照组相比，试验组患者发生的免疫相关的并发症更少，而由免疫相关的并发症导致的试验中止仅占少数[18]。类似地，临床试验 CHECKMATE 017 比较了 nivolumab 和多烯紫杉醇对复发性鳞状细胞非小细胞肺癌的疗效。使用 nivolumab 的患者比使用多烯紫杉醇的患者总生存期长 3 个月（生存期分别为 9.2 个月和 6 个月；HR：0.59；95%CI：0.44～0.79，$p < 0.001$）[19]。在临床试验 CHECKMATE 025 中，经过至少一种抗血管生成药物治疗但失败的 802 例晚期肾细胞癌患者被随机分组，分别接受 nivolumab 或依维莫司的治疗。结果显示使用 nivolumab 的患者总生存期比对照组延长两年[20]。鉴于此，nivolumab 成为美国 FDA 批准的首个用于治疗复发性肾细胞癌的检查点抑制剂。

与 nivolumab 相似，pembrolizumab 用于经标准铂类二联双药治疗后发生进展，并经免疫组织化学检测 PD-L1 表达阳性的晚期非小细胞肺癌患者的治疗已被允许加快临床准入审批。在一项大型的国际性随机Ⅲ期临床试验 KEYNOTE-010 中，研究者证明对于 PD-L1 的阳性细胞占比大于 1% 的患者 pembrolizumab 比多西紫杉醇疗效更好。免疫相关的并发症在两个 pembrolizumab 试验组中的发生率均为 20% 左右[21]。pembrolizumab 在治疗晚期黑色素瘤上的适应证被批准扩大。pembrolizumab 不但获批作为一线药物治疗晚期黑色素瘤，还被允许作为 ipilimumab 无效或者针对 BRAF V600 突变的患者使用 BRAF 靶向药物后无效的二线疗法[22]。

为了提升检查点抑制剂的药效并评估联合用药方案的毒性风险，最近的研究着眼于 PD-1 和 CTLA-4 抑制剂联合使用治疗黑色素瘤。在其中的一项大规模随机双盲Ⅲ期临床研究中，Larkin 及其同事将患者分为 nivolumab 联合 ipilimumab 组，nivolumab 加安慰剂组和 ipilimumab 加安慰剂组。结果表明，与单独使用 nivolumab 组和单独使用 ipilimumab 组相比，nivolumab 和 ipilimumab 联合用药组的无进展生存期（progression-free survival, PFS）增加（分别为 11.5 个月、6.9 个月和 2.9 个月）。结果在组间有统计学意义。此外，亚型分析显示，PD-L1 阴性的肿瘤患者对联合治疗方案获益更大。因此，这些结果促使美国 FDA 在 2015 年条件性地同意加速审批以上联合治疗方案[23]。

神经系统肿瘤

检查点抑制剂对高级别胶质瘤的疗效评估正在进行中,研究主要集中在 ipilimumab,nivolumab 和 pembrolizumab。检查点抑制剂在治疗原发性脑部恶性肿瘤上的应用还没有得到美国 FDA 的批准。新确诊的和复发的患者都可能接受试验招募,比较检查点抑制剂的疗效(无论是否接受过标准治疗)。在本节中,我们将选择性地描述正在进行的临床试验。

一个设计复杂的试验对 nivolumab 治疗组和多个不同的治疗组进行了疗效比较。这些队列中的一部分(1,1b,1c,1d)在进入Ⅱ期之前先经过临床Ⅰ期安全性评估。然后将被纳入旨在评估 nivolumab 与贝伐单抗的开放性标记的临床Ⅲ期随机试验。简言之,研究的第一阶段旨在证明 nivolumab 单独使用或与 ipilimumab 联合使用的安全性和耐受性。根据入组者是新确诊的还是复发的胶质母细胞瘤对试验分组进一步分层。其中新确诊的患者又根据 O-6- 甲基鸟嘌呤 -DNA 甲基转移酶(O-6-methylguanine-DNA methyltransferase,MGMT)启动子甲基化状态进行分组。随着完成对Ⅱ期试验的统计,目前正在评估早期试验的安全性数据以及总生存期、无进展生存期以及总体应答率(overall response rate,ORR)(译者注:该三期临床试验的结果已发布。与贝伐单抗相比,nivolumab 单药治疗并不能使复发胶质母细胞瘤患者在 OS 上显著获益)。此外,该研究还将评估相关生物标志物,包括 PD-L1 的表达,表皮生长因子受体(epidermal growth factor receptor,EGFR)和 KRAS 的突变状态,以及各种系统 T 淋巴细胞群的免疫监测[24]。

Dana-Farber 癌症研究所及其合作机构已经开展了一项随机的、开放标签的Ⅱ期临床试验(NCT02337491),用于了解 pembrolizumab(联合使用或不联合使用 bevacizumab)治疗复发性胶质母细胞瘤(GBM)的效果。这项试验的主要目的是评估这两组患者的 6 个月 PFS 以及 pembrolizumab 的最大耐受剂量(MTD)[25]。

综上所述,上述试验在患者入选资格标准方面有着明显的相似性和差异性。值得注意的是,处于自身免疫性疾病活动期的患者被排除入组[24, 25]。考虑到其他系统的恶性肿瘤的试验(前面讨论过)会带来严重的免疫不良反应,这样的做法具有合理性。然而,临床试验 CHECKMATE 143 研究没有将处于自身免疫疾病活动期作为一种潜在的排除因素,并且忽略了患者可能患有自身免疫性疾病的病史。因此在像 CHECKMATE 143 试验一样联合使用 CTLA-4 和 PD-1 抑制剂时必须要特别注意患者的免疫系统疾病的情况。有无考虑患者的 MGMT 启动子的甲基化状态是 CHECKMATE 143 和 NCT02337491 之间另一个区别点。鉴于 CHECKMATE 143 中的一组是新确诊的胶质瘤患者,因此在比较试验疗法与标准疗法时将非甲基化的 MGMT 启动子作为预后和预测的生物标志物是合理的 [24, 26]。

治疗性癌症疫苗

其他系统肿瘤

癌症中的治疗性疫苗是一大类免疫疗法的统称。这些疗法包括使用主动疫苗免疫疗法，过继性细胞转移，使用肿瘤相关和肿瘤特异性抗原刺激效应细胞，以及使用各种载体进行核酸转移以刺激免疫系统产生抗肿瘤效应。这些疗法的目标都是通过用肿瘤抗原刺激效应细胞，使机体产生免疫应答以对抗恶性病变，并使机体产生免疫记忆 [27]。

sipuleucel-T 在 2010 年被美国 FDA 批准用于晚期去势抵抗性前列腺癌的治疗 [28]。sipuleucel-T 是一种基于树突状细胞（dendritic cell, DC）的疫苗，是体现疫苗免疫治疗前景的一个例子。该疗法技术首先分离出患者的外周血单核细胞（包括 DC），随后进行离体刺激。然后将自体外周血单核细胞重新输回患者体内 [29]。在一项开创性的研究中，Kantoff 及其同事报告了一项以安慰剂为对照研究 sipuleucel-T 效果的随机双盲Ⅲ期试验。结果显示，与安慰剂组相比，接受 sipuleucel-T 的队列死亡率相对降低了 22%（HR 为 0.78；95%CI 为 0.61～0.98；$p = 0.03$）。然而，研究同时也显示肿瘤较小的无症状患者获益最大，因为试验组并未表现出显著的肿瘤缩小，但试验组患者体内的前列腺特异性抗原水平降低。

神经系统肿瘤

尽管尚无药物获得临床应用批准，但是治疗性癌症疫苗和过继性细胞转移等疗法已经成为脑肿瘤基础研究和临床研究的活跃领域。主动疫苗免疫疗法和免疫效应细胞的过继免疫这两类疗法（具体模式分别为 DC 疫苗和嵌合抗原受体（chimeric antigen receptor, CAR）T 淋巴细胞）已经取得了很大进展。新的疫苗治疗策略集中于靶向肿瘤特异性抗原。基于神经胶质瘤干细胞，异柠檬酸脱氢酶（isocitrate dehydrogenase, IDH）突变和热休克蛋白（heat-shock protein, HSP）的疗法也已经被加入到各种临床试验中。在本章的这一部分中，我们将讨论一些在治疗高级别胶质瘤中展示出较好前景的新型治疗手段的临床试验。

目前正在进行Ⅲ期试验的 DCVax 是一种主动免疫治疗疫苗。自体 DC 在离体环境中用患者肿瘤裂解物处理，然后重新皮内注入患者体内 [30]。Prins 和同事在Ⅰ期试验中发现自体单核细胞来源的 DC 可被体外培养环境中的 GM-CSF 和白介素4(IL-4)激活。在皮内给药的前一天,患者自体来源的树突状细胞暴露于去除了肿瘤细胞的患者自身的肿瘤裂解物。这项试验包括新确诊的和复发的 GBM 患者[31]。疫苗的耐受性很好。这项试验最重要的发现是间质型肿瘤患者从疫苗中获益的时间最长(研究设计部分会进一步讨论)。出乎意料的是,数据显示新确诊的患者与复发患者相比获益更大(中位生存期分别为35.9 个月和 17.9 个月,$p=0.03$)[31]。目前还不清楚试验中用来增强免疫应答的 imiquimod 和 poly-ICLC(一种 toll 样受体激动剂,用赖氨酸和羧甲基纤维素修饰以增强稳定性的多聚肌苷酸 - 聚胞苷酸)是否对提高生存率起了作用。使用高剂量疫苗并没有提高存活率,增强毒性或导致免疫指标的变化[31]。如前所述,目前一个针对新确诊胶质母细胞瘤的国际化的多中心随机、双盲、安慰剂对照的临床Ⅲ期试验正在进行[30]。

胶质瘤相关抗原(glioma-associated antigens,GAA)是一大类能将肿瘤与大多数正常组织区分开来的数量丰富的抗原表位。这些繁多的抗原表位为疫苗研发提供了大量备选抗原位点。疫苗 ICT-107 就是组合了肿瘤和神经胶质瘤干细胞相关抗原制备的。在 21 例 GBM 的早期阶段研究中,Phuphanich 等给患者使用了自体树突状细胞疫苗,并联合使用针对主要组织相容性复合物(major histocompatibility complex,MHC)的人类白细胞抗原 A1(human leukocyte antigen A1,HLA-A1)亚型或 HLA-A2-b 亚型,结合抗人表皮生长因子受体 2(human epidermal growth factor receptor 2,HER2),酪氨酸酶相关蛋白 2(tyrosinase-related protein 2,TRP-2),gp100,MAGE-1,IL-13Rα2 和 AIM-2 抗原表位的疫苗[32]。参与试验的新诊断胶母细胞瘤患者在接受疫苗治疗前接受了标准放化疗。HLA-A2 亚型的患者表现出更好的治疗效果。在使用疫苗的患者复发后对其肿瘤进行检测,发现其中肿瘤干细胞标志物 CD_{133} 消失。这一发现提示该疫苗优先消灭了肿瘤干细胞。该试验中新确诊患者的 PFS 为16.9 个月,OS 为 38.4 个月[32]。接下来,一项关于 ICT-107 的纳入了 124 位新确诊胶质瘤患者的临床Ⅱ期双盲试验将患者按照 2～1 随机分组,分别接受疫苗治疗或者致敏的自体树突状细胞治疗。与对照组相比,疫苗治疗组的 PFS 显著延长(分别为 24.1 个月和 8.5 个月;HR 为 0.26;95%CI 为 0.09～0.70;$p=0.004$)。然而,无论按照意向性治疗原则分组分析还是按照确切地使用了治疗方案的分组进行分析,这种 PFS 的获益并没有最终转化成 OS 的优势(两种分组分析方式的 P 值分别为 0.64 和 0.48,HR 分别为 0.89 和 0.84)。分析表明,表达 HLA-A2 并且 MGMT 甲基化阳性的患者受益最大[33]。目前,针对高表达 HLA-A2 的新确诊 GBM 患者的随机、双盲、安慰剂 - 对照试验正在进行中[34]。

　　Pollack 等人也做了一个类似的临床试验，证明可以通过在儿童胶质瘤患者中使用多肽疫苗引发神经胶质瘤抗原特异性免疫应答，而不需要用 GAA 激活自体 DC[35]。26 例含有部分脑干胶质瘤患者在内的 HLA-A2 高表达的高级别脑胶质瘤患者参与了这一试验。这些患者应用了 poly-ICLC 和抗白介素 13 受体 α2（IL-13Rα2）、肝配蛋白 A 型受体 2 和存活素（survivin）抗原表位的联合疫苗。在这个小型的试点研究中，患者的中位 OS 为 13.3 个月（95%CI，为 10.9～20.3 个月）。与历史数据相比，这些数据只体现了生存期的微小改善。然而，免疫检测表明 50% 的患者能够对至少一种抗原产生免疫应答。作者指出，疫苗效果不够理想的原因可能是免疫耐受性或免疫原性逃逸（肿瘤中不表达上述抗原）。

　　另一个重要的细胞表面抗原是 EGFR。EGFR 在各种正常组织中表达，在多种肿瘤（包括 GBM）中可能发生持续性激活或者大量扩增。框内缺失了 801 个碱基对的（EGFRvⅢ）是一种代表性的肿瘤特异性抗原[36]。30%～50% 的 GBM 中有 EGFRvⅢ 的突变，该突变体已被认定为特异的神经胶质瘤抗原[37, 38]。rindopepimut 就是一种将修饰后的 EGFRvⅢ 的多肽与钥孔血蓝蛋白（keyhole limpet hemocyanin, KLH）结合制成的免疫治疗药物。该药物已经显示出以表达 EGFRvⅢ 的细胞为靶标的倾向，并能诱导针对抗原的免疫记忆[39]。在评估 rindopepimut 效果的Ⅱ期试验中，65 例 EGFRvⅢ 阳性的新确诊 GBM 患者先经标准治疗（手术切除加术后放化疗），然后在使用替莫唑胺的同时使用 rindopepimut[40]。试验的终点设置为 PFS 达到 5.5 个月。66%（95%CI：55%～76%，$p = 0.0168$）的患者达到预定的显著性阈值。使用该疗法的患者的中位 PFS 为 9.2 个月（95%CI：7.4～11.3 个月），中位 OS 为 21.8 个月（95%CI：17.9～26.5 个月）[40]。

　　鉴于贝伐单抗在复发 GBM 治疗中的核心作用，且在临床前模型中免疫疗法与贝伐单抗表现为协同作用，Reardon 等设计了一项Ⅱ期临床试验，用来评估 rindopepimut 和贝伐单抗联合治疗复发性 GBM 患者的效果。试验中共有 73 名患者以 1～1 的比例随机分组，一组接受贝伐单抗和安慰剂治疗，另一组接受贝伐单抗和 rindopepimut 联合治疗。与对照组相比，联合用药组的中位 OS 被延长了 2 个月，（联合用药组和只用贝伐单抗的中位 OS 分别为 11.3 个月和 9.3 个月，HR 为 0.53；$p = 0.013$）[41, 42]。该研究还表明，产生最高抗体滴度和较快产生较高抗体滴度的患者更容易获得 OS 的延长。用药 24 个月后，联合用药组中 25% 的患者仍然存活，而对照组为 0[42]。

　　鉴于在早期阶段的研究中 rindopepimut 显示出了良好的疗效，一项针对新确诊胶质瘤患者的大型的多中心国际双盲随机Ⅲ期试验也已经开展。共有 745 名患者被随机分组，分别接受 rindopepimut 或 KLH。除了接受替莫唑胺辅助治疗之外，两个试验组还都使用了 GM-CSF。尽管与之前的研究有相似的疗效，但是中期分析显示 rindopepimut 在中位 OS 方面没有超过 KLH（分别为 20.4 个月和 21.4 个月；HR = 0.99）[43]。随后试验被提前终止。

目前其他基于多肽的疫苗均处于临床研发的不同阶段。其中一个十分重要的疫苗便是 HSP 疫苗。HSP 特别是 HSP-96（按照其分子量命名）能够作为分子伴侣将肿瘤相关抗原提供给 DC。HSP 疫苗的研发就是基于这一原理[44]。在一个评估自体肿瘤来源的 HSP-96 疫苗对 46 例接受标准治疗的新确诊 GBM 患者的 OS 的影响的单臂多中心 II 期试验中，Bloch 及其同事发现患者的 PD-L1 表达水平和治疗效果相关。患者的中位 PFS 为 17.8 个月（95%CI：11.3～21.6 个月），中位 OS 为 23.8 个月（95%CI：19.8～30.2 个月）。但值得注意的是，PD-L1 表达水平高的患者的中位 OS 为 18 个月（95%CI：10～23.3 个月）。这与 PD-L1 低表达的患者形成了鲜明的对比：低表达患者的中位 OS 为 44.7 个月（95%CI：不可计算）。PD-L1 的表达水平与 MGMT 共同被确定为患者生存期长短的独立标志物[44]。目前，一项针对复发 GBM 患者的随机、开放标签的 II 期临床试验正在进行中，以确定联合使用贝伐单抗和 HSP-96 疫苗或仅单药使用贝伐单抗的治疗效果[45]。

另外一个有前景的疫苗治疗策略是利用巨细胞病毒（CMV）抗原刺激自体免疫效应细胞。CMV 在胶质瘤肿瘤发生中的作用早已被证明[46]。CMV 的一个特有的抗原是 pp65。临床前研究显示，由 CMV pp65RNA 致敏的 DC 激活的自体 T 淋巴细胞可以抑制 GBM 细胞[47]。为了改进 DC 的治疗效果并促进其迁移到体内的作用区域，Mitchell 等进行了一项小型随机分组试验。12 名患者被随机分组，分别接受成熟的未经激活的自体 DC 处理，或者在给予 CMV pp65 致敏激活的 DC 前，给予破伤风 / 白喉类毒素（Td）进行预处理。接受 Td 预处理的患者在接种疫苗部位显示出更强的 CMV pp65 致敏激活的 DC 的累积。这些结果也与生存优势相关，接受 Td 预处理的患者显示出更长的中位 OS。6 个患者中有 3 个生存期超过了 36.6 个月[48]。基于前述的激活针对高级别胶质瘤 CMV 特异性抗原的免疫应答的原理，目前开展了一项用于评估 CMVpp65 致敏激活的 DC 疫苗和 nivolumab 联合疗法的安全性和有效性的早期临床试验[49]。

异柠檬酸脱氢酶 1（IDH1）基因的突变是多种肿瘤亚型特别是神经胶质瘤的特征性突变。这种致癌的代谢基因的突变发生在肿瘤发生过程的早期。大部分低级别胶质瘤和一部分进展而来的高级别神经胶质瘤中有此突变[50]。该基因的突变主要表现为精氨酸错义突变为组氨酸（R132H）。一些 IDH1（R132H）突变的肿瘤患者体内存在特异性针对该肿瘤特异性抗原的抗体和 CD_4^+ 淋巴细胞。使用转基因小鼠的实验数据表明，含有 R132H 的抗原表位可以通过 MHC Ⅱ依赖的方式表达。当使用含有 R132H 的多肽疫苗接种后，小鼠产生了 T 细胞介导的、IgG 主导的免疫应答。接受该疫苗的小鼠中，含有 IDH1 突变的个体在总生存期上与缺乏 IDH1 突变的个体相比显示出明显的优势[52]。另一项临床前试验确定了一个有治疗潜力的含有 25 个氨基酸的多肽疫苗 PEPIDH1M。这段多肽与人类的 IDH1R132H 突变是同源序列[53]。目前一项评估 PEPIDH1M 和 GM-CSF 联合皮内注射应用于接受 Td 预处理的患者（经过手术切除和化疗）的安全性和耐受性的Ⅰ期临床试验正在进行中[54]。此外，一项联合应用 IDH1R132H 多肽疫苗皮内注射和局部使用 imiquimod 的Ⅰ期临床试验正在德国进行，以评估这一联合疗法的安全性和有效性[55]。

嵌合抗原受体 T 细胞

其他系统肿瘤

　　过继细胞转移疗法的一个最令人振奋的例子是 CAR T 细胞。简单来说，本技术是将未进行选择的自体 T 淋巴细胞在体外进行病毒载体转染。这些病毒载体嵌合了以某特定抗原表位为靶点的抗原以及能够增强免疫应答反应的特殊共激活结构域[56]。2014 年，针对 CD_{19}（CTL019）设计的 CAR T 细胞在复发的急性淋巴细胞白血病（acute lymphoblastic leukemia，ALL）患儿中表现出显著疗效，这一结果被美国 FDA 认定为重大突破。Maude 等报道了一项用 CTL019 治疗 30 例复发或耐药的 CD_{19} 阳性 ALL 患者的临床试验。30 个患者中的 27 个患者达到完全缓解，78%（95%CI：65%～95%）的患者达到 6 个月生存期。免疫监测显示大多数症状缓解的患者血液中具有较多的 CTL019 阳性细胞。大多数患者发生了 B 细胞发育不良，以及细胞因子释放综合征的症状。后者需要用抗 IL-6 单克隆抗体 tocilizumab 治疗[57]。

神经系统肿瘤

　　与其他系统肿瘤一样，应用自体工程化改造的 CAR T 淋巴细胞作为一种新型的治疗胶质瘤的过继性细胞转移疗法的研究也在进行。利用 EGFRvⅢ作为独特的肿瘤特异性抗原，使用反转录病毒转染进行改造的 CAR T 细胞可以优先以 EGFRvⅢ突变的细胞为靶点，也可以激活同源的具有免疫能力的小鼠的全身性免疫反应，对抗颅内植入的恶性胶质瘤[58]。宾夕法尼亚大学的一个小组也研发了一种以 EGFRvⅢ为靶点的基因工程改造的 CAR T 细胞。但是该方法基于慢病毒转染，而且其中优选使用的是一个经检测和 EGFRvⅢ亲和力较低的抗原表位[59]。这样做是为了尽量避免与表达于正常组织的 Erb 家族受体（即 EGFR 和 HER2 等）发生交叉反应，从而减轻了潜在的不良反应。鉴于前述的临床前数据，美国国立癌症研究所资助的早期临床试验正在评估 EGFRvⅢ 导向的 CAR T 细胞与 IL-2 和非清髓性淋巴细胞去除联用方案的安全性、6 个月 PFS 和免疫动力学指标[60]。此外，目前在新确诊的或者复发的 EGFRvⅢ 阳性 GBM 患者中应用 EGFRvⅢ 导向的 CAR T 细胞的Ⅰ期临床试验正在招募患者[61]。

同 EGFRvⅢ 类似，IL-13 受体 α2（IL-13Rα2）也是一种可以通过 CAR T 细胞进行靶向定位的肿瘤特异性抗原。研究表明，这种抗原与肿瘤的间质型特征（"促炎性"特征）密切相关，在大约一半的 GBM 患者中高表达，并且可能预示着较短的生存期[62~64]。鉴于该受体作为治疗靶向的潜力，Jensen 及其同事开发了一种用 IL-13E13Y 重组蛋白进行基因工程修饰的 IL-13 嵌合 T 细胞抗原受体，用以针对性地以 IL13Rα2 阳性的 GBM 细胞为靶点[65]。这一疗法在临床前的小鼠实验中展现出良好的前景[65]。在一个小型的早期临床试验中，Brown 等对 3 个肿瘤完全切除的复发 GBM 患者使用自体 IL-13Rα2CAR T 细胞进行治疗。组织学检查证明一个患者体内产生了抗 IL-13Rα2 的免疫反应，影像学检查显示另外两个患者发生了抵抗肿瘤的炎性反应[66]。基于这些数据，一项评估优化的 IL-13Rα2CAR T 细胞对复发的高级别胶质瘤疗效的Ⅰ期临床试验正在进行[67]。

病毒疗法在实体瘤中的应用

其他系统肿瘤

最近十年来溶瘤病毒疗法一直处于免疫治疗领域的前沿位置。事实上，一个世纪以前人们就已经证实了应用病毒感染引发机体对抗癌症的免疫反应可以使患者获得潜在收益，这甚至比人们对致病原的理解更早。例如，1896 年，George Dock 报告了一个病例，一名患有白血病的患者在感染了流感病毒后脾脏大小和总白细胞数量显著改善；然而，这种反应是短暂的，患者在几个月后死于疾病[68]。在整个 20 世纪初期，仍然有一系列的报告记录了患有血液系统恶性肿瘤的患者在接触各种各样的病毒后的各种反应；然而，持久的免疫反应仍然难以实现，毒性仍普遍存在[69]。

基因重组技术的出现，使人们可以更有效地利用病毒抵御癌症，同时减少病毒对宿主的毒性[70]。虽然在恶性肿瘤中使用不同的给药方式进行了大量的早期临床试验，但是迄今为止美国 FDA 批准了一种溶瘤病毒。

Talimogene laherparepvec（T-VEC）成为美国 FDA 批准的第一种溶瘤病

毒[71]。该病毒在晚期黑色素瘤中被证明是有效的，它是基于 GM-CSF 编码遗传修饰的 1 型单纯疱疹病毒（HSV-1），可以使感染的肿瘤细胞表达 GM-CSF，导致局部免疫反应[72]。批准 T-VEC 不是基于其 OS 数据，而是基于其引发持续的免疫应答的比率。在一项Ⅲ期随机开放标签的试验中，患有晚期黑色素瘤的患者以 2～1 的比例分组接受病灶内注射 T-VEC 或皮下注射 GM-CSF。主要终点是持续免疫反应率，定义为持续 6 个月以上的客观反应（完全或部分）。次要终点包括总体应答率和 OS。结果表明病灶内注射 T-VEC 的患者中有 16.3% 产生持续反应，而接受皮下注射 GM-CSF 的患者有 2.1%（$p < 0.0001$）产生反应。中位 OS 呈现出显著性差异，T-VEC 组为 23.3 个月，GM-CSF 组为 18.9 个月（$HR = 0.79$；$95\%CI = 0.62 \sim 1.00$；$p = 0.051$）。试验队列中最常见的不良反应是疲劳，寒战和发热[72]。

神经系统肿瘤

恶性胶质瘤的病毒疗法近来获得了相当多的关注。人们已经开发出了各种减毒的或经基因修饰的病毒载体，其中至少有七个已经进入临床试验[73]。他们的感染机制与病毒一样是多种多样的，但是主要的治疗机制是相同的。首先病毒感染肿瘤细胞，然后肿瘤细胞溶解，同时激活先天性免疫系统来清除被病毒感染的肿瘤细胞[73]。2000 年，一个早期阶段的临床试验评估了经过修饰的单纯疱疹病毒（herpes simplex virus，HSV）的安全性。该病毒的毒性和复制能力都被减弱，并通过立体定向方法注入颅内。尽管有其局限性并且临床效果也不稳定，但试验结果表明颅内给予活病毒是安全可行的[74]。

在一项Ⅰ期研究中，Lang 等评估了一种被称为 Delta-24-RGD（DNX-2401）的溶瘤腺病毒的安全性、有效性和生物学活性[75]。研究的一部分集中于临床终点和剂量限制性毒性。一组患者只在肿瘤内注射一次病毒，另一组患者先在肿瘤内注射一次病毒，随后切除病灶并进一步将病毒注入肿瘤切除后的空腔内。该研究显示病毒是安全的，没有达到最大耐受剂量。中位 OS 为 11 个月，3 名患者（12%）达到完全缓解。研究人员观察到，IL-12p70（细胞介导的免疫力的强效诱导剂）可能是反应的重要生物标志物，因为它在三名产生作用的患者体内的水平接近正常值的 10～1000 倍。

与部分鼻病毒基因组（PVS-RIPO）融合的嵌合脊髓灰质炎病毒表现出对 GBM 细胞上的 CD_{155} 受体有显著的结合倾向，并且这种病毒在动物模型中没有神经毒性[76, 77]。随后，杜克大学的研究人员进行了一项早期临床试验，用来评估颅内注射 PVS-RIPO 治疗复发并且可手术切除的 GBM 的安全性和剂量耐受性。截至 2015 年 6 月，据报道共有 20 名患者接受了治疗，其中 12 名患者存活。两名患者的生存期超过 30 个月。这项研究将进入第二阶段[78]。

对于高级别胶质瘤的另一种疗法是将修饰过的病毒载体整合到神经胶质瘤相关的内皮细胞上。在一项 I/II 期多中心临床试验中，Brenner 等人使用携带具有经过修饰的内皮素启动子序列的促凋亡 Fas- 嵌合体转基因的减毒腺病毒载体（也被称为 ofranergene obadenovec（VB-111））感染复发的 GBM 患者 [79]。随着转基因在迅速分化的神经胶质瘤相关内皮细胞中的优先表达，嵌合的细胞因子受体 -Fas 跨膜蛋白引起能够使内皮细胞凋亡的免疫应答 [80]。研究表明，复发的 GBM 患者连续给予 VB-111 加贝伐单抗是安全的并有良好的耐受性。事实上，连续给药的患者相比于接受有限时间的病毒疗法后再接受贝伐单抗治疗的患者中位 OS 有显著改善（OS 分别为 15 个月和 8 个月，$p = 0.048$）[79]。这些数据证实通过使用针对血管 EGF 的单克隆抗体可以增强经由病毒的免疫反应介导的抗血管生成作用。

双特异性 T 细胞衔接器

其他系统肿瘤

双特异性 T 细胞衔接器（bispecific T cell engagers，BiTEs）是一种通过基因工程改造的融合的二价单克隆抗体，可与不同的细胞表面受体相互作用。其中一个抗体片段末端与免疫细胞相互作用，另一个片段与靶细胞抗原结合，从而激活针对靶细胞的细胞毒性免疫反应 [81]。

目前 BiTE 抗体的一个实例是 blinatumomab。临床前数据表明，blinatumomab 可以使 CD_3 阳性细胞毒性 T 淋巴细胞和 CD_{19} 阳性 B 淋巴细胞发生强力结合，前者对后者产生细胞毒性作用 [82]。基于这些证据进行的小型早期临床试验显示出了该药对 CD_{19} 阳性 B 细胞白血病和淋巴瘤有效的迹象。最值得注意的是一项多中心、单臂、开放性 II 期临床试验，该试验评估了 189 例费城染色体阴性、复发或难治性前体 B 细胞 ALL 成年患者。主要终点是完全缓解或完全血液学缓解。这项研究表明，经过两个周期的治疗，81 名患者（43%，95%CI＝36～50）达到了主要终点，其中 40% 的患者随后接受了异体造血干细胞移植。并发症包括血细胞减少和细胞因子释放综合征。总的来说，这些试验加快了美国 FDA 对 blinatumomab 的批准。目前相关的 III 期试验正在进行中 [84]。

神经系统肿瘤

虽然 BiTE 治疗神经肿瘤的应用还没有进入临床试验，但是临床前数据表明用这些二价抗体片段将免疫效应细胞重新定向至胶质瘤特异性抗原的技术具有重要的治疗潜力。例如 Choi 和他的团队所报道的，针对 EGFRvIII 和 CD_3

的 BiTE 通过富集针对 EGFRvⅢ阳性神经胶质瘤细胞的 CD_4^+/CD_{25}^+ T 淋巴细胞，表现出颗粒酶依赖的体外细胞毒性[85]。虽然 CD_4^+/CD_{25}^+ T 淋巴细胞（例如 T 调节细胞）与促肿瘤免疫抑制相关，但本项研究证实了该细胞应用于抑制肿瘤的新用途[86]。

神经肿瘤中的免疫疗法临床试验设计

目前还没有治疗神经胶质瘤的免疫疗法得到批准。正如本章前文所述，针对胶质瘤的免疫治疗药物均尚在试验中。鉴于中枢神经系统中靶向病灶的错综复杂性，这些研究设计考虑到了每种免疫治疗模式的独特作用机制。在本章的这一部分中，我们将探讨针对脑肿瘤患者的免疫疗法试验设计的独特特征。

研究设计

与乳腺、肺和胃肠道恶性肿瘤的发病率相比，成人恶性胶质瘤的总体发病率较低[87]。然而，与那些更常见的恶性肿瘤相比，恶性胶质瘤表现出较高的相对死亡率，因此更迫切需要改进治疗方法。鉴于胶质瘤的低发病率，我们很难在短时间内让大量患者进入临床试验。因此，脑肿瘤的业内专家发起的合作小组已经建立了更加稳定的统计流程，来显示统计学和临床上的结果。

绝大多数针对脑肿瘤的临床试验遵循经典的药物开发阶段模型。Ⅰ期临床试验是为少量患者设计的，通常用于确定研究药物的最大耐受剂量。Ⅱ期临床试验增加了受试者的数量，试图在单一或多重疾病状态下评价疗效。有时，Ⅰ期和Ⅱ期研究可以合并，将Ⅰ期中的药物效果数据加入到Ⅱ期数据中。Ⅲ期临床试验旨在较大人群中确认药物疗效（例如 OS）。这个阶段通常受试者是随机分组的，并且需要控制入组标准。同时应该设安慰剂组或标准治疗组作为对照。Ⅱ期和Ⅲ期试验也可以合并。经过多年的前期研究并且在Ⅲ期试验中效果特别显著的试验药物可以通过美国 FDA 新药申请流程进入市场，并进行上市后分析。极少数情况下，Ⅱ期临床试验也可能让美国 FDA 加速批准；但是这要与美国 FDA 提出的先决条件相符：①符合替代终点，并表现出较强的效果；②申请项目满足为罕见病提供新的治疗方法的迫切需求；③条件性批准也需要进一步研究，以证实早期研究中的阳性结果[89]。

目前批准的免疫治疗药物已经过本章前面讨论过的阶段性研究批准过程。这些试验使用统一的统计学终点（几十年前在评估实体瘤细胞毒性化疗的试验中提出的标准）。如同以往的化疗研究，在用放射影像学检查评估治疗反应时，一直使用实体瘤反应评估标准（Response Evaluation Criteria in Solid Tumors，RECIST）。换句话说，患者被标记为完全、部分或无反应者。自 ipilimumab 获得批准以来，我们需要建立能更准确地反映自然免疫反应活动的标准。因为监控免疫疗法治疗效果的方法也是对患者进行放射影像学检查（稍后讨论）。

免疫疗法的药物试验也可以使用影像资料或患者其他生物学标记为标准进行研究。这些生物标志物指标可以被当作临床前或早期临床研究的替代终点，并且可以有效地预测预设终点（例如 OS），反映治疗效果。与 I 期试验中检测的药效学或药代动力学数据相比，相关的生物标志物不是药物与患者机体相互作用生化反应的直接量度。这就需要对测定结果进行广泛的验证和标准化，把相关的生物标志物指标转化为患者个体的治疗标准；或者说就是个性化的免疫疗法。

相关生物标志物在免疫治疗研究中发挥了重要作用。PD-L1 已广泛用于评估 PD-1 抑制剂的试验中。例如，在评估 BMS-936558（nivolumab）疗效的早期阶段试验中，Topalian 等证明 PD-L1 阴性肿瘤（IHC 表达 <5%）的患者对 PD-1 抑制的客观反应差。相比之下，PD-L1 表达≥5% 的患者中有 36% 的患者存在客观反应[90]。KEYNOTE-010 试验则更进一步，将 PD-L1 表达≥1% 的非小细胞肺癌患者分为表达水平 1%～49% 和≥50% 两组，然后用 pembolizumab 2mg/kg，pembrolizumab 10mg/kg 或多烯紫杉醇进行治疗[21]。如前所述，使用 pembrolizumab 的一组中 PD-L1 表达水平较高的患者 OS 也较长。美国 FDA 继而批准 pembrolizumab 用于表达 PD-L1 的非小细胞肺癌患者，使其成为首个基于患者特异性生物标志物而使用的免疫治疗剂[91]。

T 淋巴细胞数和细胞因子水平的免疫检测也表明其可作为治疗反应的指标。这在过继性细胞转移和疫苗研究中特别重要。例如，CAR T 细胞技术基于在体外将受体基因用病毒载体转移到自体患者来源的淋巴细胞中。相关研究监测了这些经过基因修饰的 T 细胞重新注回体内后随着时间的推移发生的扩增。如前所述，Maude 等使用流式细胞法来监测 CTL019 并将这些结果与患者反应相关联。数据显示，30 名 ALL 患者中 27 名有客观反应，这群患者循环中的 CTL019 细胞比例的中位数为 38.9%，而其余三名无反应患者的 CTL019 细胞水平较低[57]。此外，上述试验中的所有患者都有一定程度的细胞因子释放综合征（cytokine release syndrome，CRS）症状，这是一种已知的 CAR T 细胞疗法的不良反应。研究者仔细监测了 C 反应蛋白、铁蛋白和 IL-6 的水平。证实这些生物标志物在表现出更严重的 CRS 症状的患者中表达水平更高[57]。在 CAR T 细胞技术治疗恶性胶质细胞肿瘤患者的安全性和有效性早期研究中，淋巴细胞组分和炎性细胞因子水平的检测被用作衡量安全性的指标[60]。

　　分子特征也可能是免疫疗法的生物标志物。根据 TCGA 的定义,GBM 可以根据基因表达谱分为不同的分子亚型[92]。在试验性 DC 疫苗临床试验中,间质型胶质瘤比前神经元型胶质瘤患者获益更多。基于此 Prins 等人认为间质型亚型可能预示对免疫治疗的反应更强。研究人员的结论有以下支持:在 DC 疫苗接种之前和之后,浸润到肿瘤中的淋巴细胞在间质型肿瘤中更容易聚集[31]。

　　鉴于引起不同类型免疫应答的能力的差异,MHC HLA-A2 细胞表面受体可被视为另一类分子生物标记物,用于筛选从疫苗类免疫疗法中可能获益的患者[33, 34]。未来的研究可能集中于优化疫苗的效力,并将决定 MHC 抗原呈递和免疫反应强度的基因型差异考虑在内。

　　神经肿瘤临床试验的一个新的发展趋势是利用生物标志物驱动的方法学和连续性药物反应评估进行自适应试验设计,应用于药物的分阶段临床试验。从免疫监测到肿瘤分子亚型都体现出生物标志物可以作为药物反应的相关因素。基于提出这些假设的小型早期临床数据,随后的研究可以用多种生物标志物来筛选对试验疗法有较好治疗反应的患者。多臂试验可以检查多种生物标志物,并进行预定的试验中期分析,从而预测被试者对治疗的反应和预后。这样做,可以加快研究进展,保持统计学的效力,由此可以提高试验效率并加速药物获批的过程[93]。

受试者评估

　　选择合适的受试者入组成人免疫治疗试验是非常重要的。在本章的这一节中,我们将论述在神经肿瘤免疫治疗试验中的受试者纳入和排除标准。

　　对于高级别胶质瘤,按照世界卫生组织所描述的组织学和分子特征对疾病进行确诊是非常重要的[94]。此外,需要定义入组被试者所处的治疗阶段(如新确诊的或复发的疾病)。通常情况下,大多数神经肿瘤免疫治疗试验将新确诊的患者定义为那些肿瘤已切除但尚未开始标准放化疗的患者[95]。只有完成至少 6 周的放化疗并且发现疾病进展的患者才能被定义为复发的患者。正在进行或已经完成细胞毒化疗辅助治疗的患者也可以被认为是复发性的。二线抗血管生成治疗有时使入组标准变的复杂化。因为许多试验使用这些药物来抵消对皮质类固醇的需求,或作为复发性肿瘤随机试验的对照组。

　　患者的行为状态或生存质量是抗肿瘤试验中重要的考量标准之一。正如大多数神经肿瘤临床研究中的标准一样,患者必须具有较好的状态,一般要求卡氏行为状态评分(KPS 评分)≥70%。血液学、肾脏和肝脏的实验室指标需要达到可以给予试验药物的标准。这些标准在不同的免疫疗法试验中可能有所不同；但是，一般通用的指标如下：白细胞计数≥2000/μl，血红蛋白≥8g/dl，血小板 > 100 000/μl，肌酐清除率≥40ml/min，肝转氨酶不超过正常上限的 3 倍（xULN），胆红素 < 1.5xULN。根据药物的作用机制，可能还需要考虑其他生物学指标（例如不同的淋巴细胞亚群）。

确定临床试验候选者的神经功能基线特别重要。鉴于一些试验可能需要手术切除肿瘤以减少肿瘤负荷，或通过效应细胞优化肿瘤细胞浸润，或植入导管直接输注药物，这些临床试验均需要筛选患者，以确定术后神经功能发生进行性受损的可能性。即使试验流程中不包含手术，一些关键脑区（例如丘脑，脑干，小脑等）内的病灶暴露于研究药物时可能引起炎症，导致脑水肿或其他的严重损害。因此需要仔细评估患者，以确定继发于疾病的神经功能损伤的程度，其整体稳定性和 / 或在试验期间出现并发症的可能性。

患者原有自身免疫性疾病是另一个常见的排除标准。需要排除患有自身免疫性疾病患者入组的一个十分重要试验是涉及 PD-1 和 CTLA-4 抑制剂的试验 [24, 25]。这些试验证实由于效应细胞刺激和细胞因子释放，患者可出现严重的皮肤、胃肠道和肺部并发症。而且，为了处理这些并发症而全身性地使用高剂量的皮质类固醇激素可能导致对恶性肿瘤的免疫应答受损（稍后讨论）。根据过继性细胞转移、疫苗和溶瘤病毒治疗所使用的药物的不同作用机制，相关试验在排除原本患有自身免疫性疾病的患者时可以有不同的标准。此外，患有活动性心肺疾病、严重传染病（如 HIV，丙型肝炎）、妊娠和其他活动性恶性肿瘤也是常见的筛选排除条件。

选择入组患者时需要考虑糖皮质激素的使用。已经可以确定的是，类固醇会导致淋巴细胞减少。事实上，越来越多资料显示长期糖皮质激素给药对高级别胶质瘤患者有潜在危害 [96]。基于前文所述，并且根据具体的研究要求，患者可能需要停用类固醇，或在入组试验前将使用类固醇的量降低到一个稳定的值（例如地塞米松每天总量不超 4mg）。

安全性评估

正如我们在讨论排除和纳入标准时所指出的那样，当涉及临床试验的设计和实施时，患者安全是首要的考虑因素。只有在保护患者免受伤害的前提下，才能进行假设检验。此外，患者要被告知新疗法可能的不良后果，研究者及其团队才能获得患者的知情同意。但充分告知并非总是必要的，对于一些免疫疗法试验来说，努力避免患者尤其是出现严重颅内并发症的患者的不良反应才是试验流程中最重要的考量。

为了确定免疫治疗方案的安全性首先要了解所试验药物的作用机制。这些机制在临床前和动物模型中得到了阐明；然而，这些模型并不能完全代表人类的免疫环境。因此，I 期临床试验时要告知研究人员该药物的耐受性和最大耐受剂量。然而，标准 I 期试验的准则的例外情况包括过继性细胞转移和疫苗，由于生物的个体差异，这两种疗法无法明确最大耐受剂量的值。两个典型的例子是 DC-Vax 和 DNX-2401[31, 75]。

目前的免疫治疗方案使用副反应通用术语标准 4.03 版（CTCAE v4.03）来描述和评价自身免疫性和 CRS 的表现[97]。考虑到脑肿瘤正成为免疫治疗的研究方向，研究者在考虑全身性不良反应的同时还应特别关注神经系统的并发症（例如脑水肿和其他脑部病变）。尽管 CTCAE v4.03 考虑到了这一点，但并没有关于这些症状和自身免疫相关性的内容。因此，在神经免疫治疗研究中副反应的各种特征都要被充分描述。

自身免疫是治疗恶性胶质瘤的免疫疗法的一种明确的不良反应，应将临床对策纳入临床试验中：①努力减轻临床的免疫反应；②避免使用高剂量的皮质类固醇，因为它们可能会严重减少效应细胞数量。药物的选择应基于所使用的免疫疗法的作用机制。例如，肿瘤内施用 PVS-RIPO 的 I 期结果显示部分患者表现出强烈的局部炎症反应。为了减轻炎症，并满足研究方案中使用地塞米松不超过 4mg 的要求，我们使用了贝伐单抗。所使用的剂量和经常用于治疗放射性坏死的剂量相同[98]。同样地，评估 CAR T 细胞的试验使用 tocilizumab（抗 IL-6 单克隆抗体）缓解 CRS 症状，并作为类固醇减量制剂[99]。

治疗反应评估

神经肿瘤的临床和影像学评估是一项客观性中带有部分主观性的操作。换句话说，它既是科学，也是艺术。在磁共振成像（magnetic resonance imaging，MRI）中区分疾病进展（progressive disease，PD）与假性进展（pseudo progression，PsP）一直是确定神经肿瘤治疗反应的关键。影像学表现和临床表现可能并不总是相互对应。MRI 灌注和扩散成像，正电子发射断层扫描联合结构成像和磁共振波谱（magnetic resonance spectroscopy，MRS）已被用作衡量神经肿瘤治疗效果的工具；然而，这些检查还未被应用于免疫疗法临床试验的治疗效果评估。有关神经肿瘤神经影像技术的深入讨论，请参阅第 7 章。

早期用来评价恶性胶质细胞瘤中细胞毒性治疗的治疗反应的标准来源于其他系统恶性肿瘤中描述的标准，并纳入了神经肿瘤中特有的一些因素（例如脑水肿和肿瘤占位效应）。一种早期的检测治疗反应的工具是 Levin 标准。该标准使用二维（2D）横截面测量，并考虑到水肿和占位效应[100]。但鉴于治疗反应的复杂性，又引入了 MacDonald 标准来帮助判断影像学检查结果并作出临床决策。MacDonald 标准考虑了病灶体积随时间的变化、新形成的病灶、皮质类固醇剂量波动以及患者的整体临床状况。该标准明确地规定了完全反应（complete response，CR）、部分反应（partial response，PR）、疾病稳定（stable disease，SD）和疾病进展（PD）的具体指标 [101] 是放射科医师和神经肿瘤科医师通用的工具。

2000 年，一个国际合作小组开发了 RECIST 标准，用来使各系统恶性肿瘤的影像学特征描述标准化 [102]。RECIST 1.1 是最新的版本，并改进了之前版本在病灶数量、体积、淋巴结特征和针对临床试验预设终点的治疗反应的测量上的标准 [103]。目前，RECIST 标准是肿瘤临床试验中影像学评估的标准方法。

神经肿瘤学界的专家们也一起开发了 RANO（response assessment for neuro-oncology）标准。RANO 工作组提出了以往标准的一些缺陷：①使用 2D 图像分析（如 MacDonald 标准）测量不规则形状病变和多灶性病变；②没有考虑 MRI 上的非增强病灶；③测量术后瘤腔增强的困难性，及如何将这些现象与治疗反应相关联 [104]。RANO 工作组提出的相关建议如下：将可测量病灶的范围界定为直径至少 1cm×1cm；通过直径乘积（SPD）的总和代表不规则病灶的体积；并使用 SPD 相对百分比的变化来定义病灶随着时间对治疗的反应。此外，还考虑了非增强病灶，以及皮质激素和抗血管生成药物的作用。

对 RECIST 和 RANO 标准的全面评估超出了本章的范围。然而在一项回顾性分析中，Gallego Perez-Larraya 等总结认为 RECIST、RANO 和 MacDonald 标准在评估复发性 GBM 的影像学 PFS 和临床治疗反应方面效果相似 [105]。神经肿瘤方面的临床试验通常使用 RECIST 标准来评价治疗反应，但通常大部分发表的数据基于 MacDonald 标准；而最近逐渐倾向于使用 RANO 标准，尤其是随着越来越多的试验纳入抗血管生成疗法及其对在 MRI 图像上区分真性进展和假性进展的需求。

近年来，肿瘤学领域开始关注对免疫治疗前景的评估，同时我们认识到目前的标准可能不足以完全覆盖免疫反应的广泛性和复杂性。随着 ipilimumab 被批准用于晚期黑色素瘤的治疗，这一趋势变得更加明显。早期临床研究表明，由 CTLA-4 抑制引起的炎症反应偶尔会导致疾病的暂时恶化和（或）新病灶的出现 [106]。按照 RECIST 标准，这种病灶的增加被认定为 PD，将做出停止治疗的决策。因此需要新的评估手段来解决这些问题。2009 年，Wolchock 等人根据接受 ipilimumab 治疗的 487 例黑色素瘤患者的观察结果，提出了免疫相关治疗反应的评价标准（irRC）作为一种解释病灶暂时性增大的可能的解释方式 [107]。除了纳入独特的免疫治疗动力学之外，该标准还考虑到了"渐进性疾病"，并建立对患者反应的全面评估。尽管还没有被普遍采用，但这些标准被认为是评估免疫疗法临床试验的重要工具 [108, 109]。

　　如本章的第一部分所述,相当多的神经肿瘤免疫治疗的临床试验已经开展。随着试验结果的出现,研究人员正面临对影像学检查结果进行解释并将其与临床表现相关联的挑战。考虑到这些挑战,神经肿瘤学界最近提出了一种评估免疫相关影像学变化的方法。目前,已经制定了"神经肿瘤学免疫治疗反应评估指南(the Immunotherapy Response Assessment for Neuro-Oncology, iRANO)",并正在进行验证。简而言之,这些新指南的框架是基于当前的 RANO 标准和最近开发的 irRC。由于免疫治疗的延迟效应,iRANO 标准规定,表现为影像学上进展的疾病且已经接受少于 6 个月的免疫治疗的患者应在 3 个月内重新进行影像学检查,以确认疾病对免疫疗法的是否存在抗性。此外还有一些待解决的问题:新病灶出现的确认标准;继续进行免疫治疗的确认标准;确定停止治疗的标准;并需要考虑到 MRI 上非增强性病灶的免疫相关性[110]。iRANO 的适用性将取决于其在未来临床试验中的验证。治疗反应的评估方法可能因所采用免疫制剂的具体作用机制而异,其中免疫生物标志物可能被用于进一步指导评估。在开发 iRANO 时考虑到以上因素,可能对神经免疫治疗时代的治疗反应评估作出重大贡献。

　　虽然 MRS 还没有被纳入 RANO 或 iRANO 标准来评估治疗反应,但它可能通过与肿瘤衍生生物标志物关联,从而评估治疗反应。如前所述,IDH 突变是一部分高级别胶质瘤发生的重要驱动因素[50]。IDH 突变导致 D-2- 羟基戊二酸(D-2-hydroxygluterate,D2HG)的产生。D2HG 是一种异常的酶代谢产物,也是一种肿瘤代谢物,导致多种肿瘤抑制通路的表观遗传沉默[111]。体内实验模型中表明 D2HG 水平可以使用二维相关光谱和点解析波谱进行测量[112]。Choi 及其同事使用点解析波谱能够在所有 IDH 阳性胶质瘤患者中检测到 D2HG 的存在,而 IDH 阴性肿瘤中未发现类似的信号。基因测序也证实了该突变的存在。并且与检测 IDH 突变的标准免疫组织化学技术相比,基因测序与代谢显像具有更高的一致性[113]。可以设想在多种针对 IDH 突变的脑肿瘤免疫治疗中使用 D2HG 光谱学检测技术筛选出带有 IDH1 突变的患者参加试验,还可能用这种方法监测患者对治疗的反应。在未来的临床试验中对以上方法的可行性进行前瞻性验证肯定是必要的。

(胡慧敏　孙志延　江涛　译)

参考文献

1. Kroemer G, Galluzzi L, Kepp O, Zitvogel L. Immunogenic cell death in cancer therapy. *Annu Rev Immunol*. 2013;31:51–72.
2. Corso CD, Ali AN, Diaz R. Radiation-induced tumor neoantigens: imaging and therapeutic implications. *Am J Cancer Res*. 2011;1(3):390–412.

3. Coley WB. The treatment of inoperable sarcoma by bacterial toxins (the mixed toxins of the streptococcus erysipelas and the bacillus prodigiosus). *Proc R Soc Med*. 1910;3(Surg Sect):1–48.

4. Burnet FM. The concept of immunological surveillance. *Prog Exp Tumor Res*. 1970;13:1–27.

5. Park HW. Germs, hosts, and the origin of Frank Macfarlane Burnet's concept of 'self' and 'tolerance', 1936–1949. *J Hist Med Allied Sci*. 2006;61(4):492–534.

6. Beral V, Peterman T, Berkelman R, Jaffe MD. AIDS-associated non-Hodgkin lymphoma. *Lancet*. April 1991;337(8745):805–809.

7. Finke LH, Wentworth K, Blumenstein B, Rudolph NS, Levitsky H, Hoos A. Lessons from randomized phase III studies with active cancer immunotherapies–outcomes from the 2006 meeting of the Cancer Vaccine Consortium (CVC). *Vaccine*. 2007;25(suppl 2):B97–B109.

8. Dranoff G, Jaffee E, Lazenby A, et al. Vaccination with irradiated tumor cells engineered to secrete murine granulocyte-macrophage colony-stimulating factor stimulates potent, specific and long-lasting anti-tumor immunity. *Proc Natl Acad Sci USA*. 1993;90(8):3539–3543.

9. Cormier JN, Salgaller ML, Prevette T, et al. Enhancement of cellular immunity in melanoma patients immunized with a peptide from MART-1/Melan A. *Cancer J Sci Am*. January–February 1997;3(1):37–44.

10. Marchand M, van Baren N, Weynants P, et al. Tumor regression observed in patients with metastatic melanoma treated with an antigenic peptide encoded by gene MAGE-3 and presented HLA-A1. *Int J Cancer*. January 18, 1999;80(2):219–230.

11. Sosman JA, Carrillo C, Urba WJ, et al. Three phase II cytokine working group trials of gp100 (210M) peptide plus high-dose interleukin-2 in patients with HLA-A2-positive advanced melanoma. *J Clin Oncol*. May 10, 2008;26(14):2292–2298.

12. Schwartz J-CD, Zhang X, Fedorov AA, Nathenson SG, Almo SC. Structural basis for co-stimulation by the human CTLA-4/B7-2 complex. *Nature*. March 29, 2001;410:604–608.

13. Stamper CC, Zhang Y, Tobin JF, et al. Crystal structure of the B7-1/CTLA-4 complex that inhibits human immune responses. *Nature*. March 29, 2001;410:608–611.

14. Speiser DE, Lienard D, Rufer N, et al. Rapid and strong human CD8+ T cell responses to vaccination with peptide, IFA, and CpG oligodeoxynucleotide 7909. *J Clin Invest*. March 2005;115:739–746.

15. Till B, Jensen MC, Wang J, et al. Adoptive immunotherapy for indolent non-Hodgkin lymphoma and mantle cell lymphoma using genetically modified autologous CD20-specific T cells. *Blood*. September 15, 2008;112:2261–2271.

16. The FUTURE II Study Group. Quadrivalent vaccine against human papillomavirus to prevent high-grade cervical lesions. *N Engl J Med*. May 10, 2007;356(19):1915–1927.

17. Hodi FS, O'Day SJ, McDermott DF, et al. Improved survival with ipilimumab in patients with metastatic melanoma. *N Engl J Med*. August 19, 2010;363(8):711–723.

18. Borghaei H, Paz-Ares L, Horn L, et al. Nivolumab versus docetaxel in advanced nonsquamous non-small-cell lung cancer. *N Engl J Med*. October 22, 2015;373(17):1627–1639.

19. Brahmer J, Reckamp KL, Baas P, et al. Nivolumab versus docetaxel in advanced squamous-cell non-small-cell lung cancer. *N Engl J Med*. July 09, 2015;373(2):123–135.

20. Motzer RJ, Escudier B, McDermott DF, et al. CheckMate 025 investigators. Nivolumab versus everolimus in advanced renal-cell carcinoma. *N Engl J Med*. November 05, 2015;373(19):1803–1813.

21. Herbst RS, Baas P, Kim DW, et al. Pembrolizumab versus docetaxel for previously treated, PD-L1-positive, advanced non-small-cell lung cancer (KEYNOTE-010): a randomised controlled trial. *Lancet*. December 18, 2015. pii:S0140-6736(15) 01281–7.

22. U.S. Food and Drug Administration. http://www.fda.gov/Drugs/InformationOnDrugs/ApprovedDrugs/ucm478493.htm; December 21, 2015.

23. U.S. Food and Drug Administration. http://www.fda.gov/Drugs/InformationOnDrugs/

ApprovedDrugs/ucm465274.htm; October 01, 2015.

24. *A Study of the Efficacy and Safety of Nivolumab versus Bevacizumab and of Nivolumab with or without Ipilimumab in Glioblastoma Patients at Different Stages of Treatment (CheckMate 143)*; January 26, 2016. http://clinicaltrials.gov/ct2/show/study/NCT02017717.

25. *Pembrolizumab +/– Bevacizumab for Recurrent GBM*; January 19, 2016. http://clinicaltrials.gov/ct2/show/NCT02337491.

26. Hegi ME, Diserens AC, Gorlia T, et al. MGMT gene silencing and benefit from temozolomide in glioblastoma. *N Engl J Med*. March 10, 2005;352(10):997–1003.

27. Goldman B, DeFrancesco L. The cancer vaccine roller coaster. *Nat Biotechnol*. February 2009;27(2):129–139.

28. U.S. Food and Drug Administration. http://www.fda.gov/BiologicsBloodVaccines/CellularGeneTherapyProducts/ApprovedProducts/ucm210012.htm; April 15, 2015.

29. Kantoff PW, Higano CS, Shore ND, et al. Sipuleucel-T immunotherapy for castration-resistant prostate cancer. *N Engl J Med*. July 29, 2010;363(5):411–422.

30. *Study of a Drug [DCVax®-L] to Treat Newly Diagnosed GBM Brain Cancer (GBM)*; January 11, 2016. http://clinicaltrials.gov/ct2/show/NCT00045968.

31. Prins RM, Soto H, Konkankit V, et al. Gene expression profile correlates with T cell infiltration and relative survival in glioblastoma patients vaccinated with dendritic cell immunotherapy. *Clin Cancer Res*. March 15, 2011;17(6):1603–1615.

32. Phuphanich S, Wheeler CJ, Rudnick JD, et al. Phase 1 trial of a multi-epitope-pulsed dendritic cell vaccine for patients with newly diagnosed glioblastoma. *Cancer Immunol Immunother*. January 2013;62(1):125–135.

33. Wen P, Reardon D, Phuphanich S, et al. Randomized double blind placebo-controlled phase 2 trial of dendritic cell (DC) vaccine ICT-107 following standard treatment in newly diagnosed patients with GBM. *Neuro Oncol*. 2014;16(suppl 5):v22.

34. *Phase 3 Randomized, Double-Blind, Controlled Study of ICT-107 in Glioblastoma*; February 02, 2016. http://clinicaltrials.gov/ct2/show/study/NCT02546102.

35. Pollack IF, Jakacki RI, Butterfield LH, et al. Antigen-specific immune responses and clinical outcome after vaccination with glioma-associated antigen peptides and poly-inosinic-polycytidylic acid stabilized by lysine and carboxymethylcellulose in children with newly diagnosed malignant brainstem and nonbrainstem gliomas. *J Clin Oncol*. July 01, 2014;32(19):2050–2058.

36. Sampson JH, Crotty LE, Samson L, et al. Unarmed, tumor-specific monoclonal antibody effectively treats brain tumors. *Proc Natl Acad Sci USA*. June 20, 2000; 97(13):7503–7508.

37. Pelloski CE, Ballman KV, Furth AF, et al. Epidermal growth factor receptor variant III status defines clinically distinct subtypes of glioblastoma. *J Clin Oncol*. June 01, 2007;25(16):2288–2294.

38. Humphrey PA, Wong AJ, Vogelstein B, et al. Anti-synthetic peptide antibody reacting at the fusion junction of deletion-mutant epidermal growth factor receptors in human glioblastoma. *Proc Natl Acad Sci USA*. June 1990;87(11):4207–4211.

39. Heimberger AB, Crotty LE, Archer GE, et al. Epidermal growth factor receptor VIII peptide vaccination is efficacious against established intracerebral tumors. *Clin Cancer Res*. September 15, 2003;9(11):4247–4254.

40. Schuster J, Lai RK, Recht LD, et al. A phase II, multicenter trial of rindopepimut (CDX-110) in newly diagnosed glioblastoma: the ACT III Study. *Neuro Oncol*. June 2015;17(6):854–861.

41. Osada T, Chong G, Tansik R, et al. The effect of anti-VEGF therapy on immature myeloid cell and dendritic cells in cancer patients. *Cancer Immunol Immunother*. August 2008;57(8):1115–1124.

42. Reardon DA, Desjardins A, Schuster J, et al. ReACT: long-term survival from a randomized phase II study of rindopepimut (CDX-110) plus bevacizumab in relapsed glioblastoma. In: *The Annual Meeting of the Society of Neuro-Oncology; November 19–22, 2015; San Antonio, TX*; 2015. Abstract# IMCT-08.

43. RINTEGA® (Rindopepimet) – A Phase 3 Immnunotherapy Targeting EGFRvIII-

Expressing Glioblastoma (GBM). http://www.celldex.com/pipline/rindopepimut.php; n.d.

44. Rivoltini L, Castelli C, Carrabba M, et al. Human tumor-derived heat shock protein 96 mediates in vitro activation and in vivo expansion of melanoma- and colon carcinoma-specific T cells. *J Immunol*. 2003;171:3467–3474.

45. *Vaccine Therapy with Bevacizumab versus Bevacizumab Alone in Treating Patients with Recurrent Glioblastoma Multiforme that can be Removed by Surgery*; January 26, 2016. http://clinicaltrials.gov/ct2/show/NCT01814813.

46. Schuessler A, Walker DG, Khanna R. Cytomegalovirus as a novel target for immuno-therapy of glioblastoma multiforme. *Front Oncol*. 2014;4:275.

47. Nair SK, De Leon G, Boczkowski D, et al. Recognition and killing of autologous, pri-mary glioblastoma tumor cells by human cytomegalovirus pp65-specific cytotoxic T cells. *Clin Cancer Res*. May 15, 2014;20(10):2684–2694.

48. Mitchell DA, Batich KA, Gunn MD, et al. Tetanus toxoid and CCL3 improve DC vac-cines in mice and glioblastoma patients. *Nature*. March 19, 2015;519(7543):366–369.

49. *Nivolumab with DC Vaccines for Recurrent Brain Tumors (AVERT)*; February 08, 2016. http://clinicaltrials.gov/ct2/show/NCT02529072.

50. Cohen A, Holmen S, Colman H. IDH1 and IDH2 mutations in gliomas. *Curr Neurol Neurosci Rep*. May 2013;13(5):345.

51. Watanabe T, Vital A, Nobusawa S, Kleihues P, Ohgaki H. Selective acquisition of IDH1 R 132C mutations in astrocytomas associated with Li-Fraumeni syndrome. *Acta Neuropathol*. 2009;117(6):653–656.

52. Schumacher T, Bunse L, Pusch S, et al. A vaccine targeting mutant IDH1 induces antitu-mor immunity. *Nature*. August 21, 2014;512(7514):324–327.

53. Archer GE, Reap E, Norberg P, et al. IDH1 mutations as immunotherapeutic target for brain tumors. *Neuro Oncol*. 2014;16(suppl 3):iii40.

54. *IDH1 Peptide Vaccine for Recurrent Grade II Glioma (RESIST)*; February 09, 2016. http://clinicaltrials.gov/ct2/show/NCT02193347.

55. *Phase I Trial of IDH1 Peptide Vaccine in IDH1R132H-Mutated Grade III–IV Gliomas (NOA-16)*; October 22, 2015. http://clinicaltrials.gov/ct2/show/NCT02454634.

56. Cartellieri M, Bachmann M, Feldman A, et al. Chimeric antigen receptor-engineered T cells for immunotherapy of cancer. *J Biomed Biotechnol*. 2010;2010:956304.

57. Maude SL, Frey N, Shaw PA, et al. Chimeric antigen receptor T cells for sustained remissions in leukemia. *N Engl J Med*. October 16, 2014;371(16):1507–1517.

58. Sampson JH, Choi BD, Sanchez-Perez L, et al. EGFRvIII mCAR-modified T-cell therapy cures mice with established intracerebral glioma and generates host immunity against tumor-antigen loss. *Clin Cancer Res*. February 15, 2014;20(4):972–984.

59. Johnson LA, Scholler J, Ohkuri T, et al. Rational development and characterization of humanized anti-EGFR variant III chimeric antigen receptor T cells for glioblastoma. *Sci Transl Med*. February 18, 2015;7(275):275ra22.

60. *CAR T Cell Receptor Immunotherapy Targeting EGFRvIII for Patients with Malignant Gliomas Expressing EGFRvIII*; February 10, 2016. http://clinicaltrials.gov/ct2/show/NCT01454596.

61. *Pilot Study of Autologous T Cells Redirected to EGFRVIII-with a Chimeric Antigen Receptor in Patients with EGFRVIII Gliobloastoma*; August 04, 2014. http://clinicaltrials.gov/ct2/show/NCT02209376.

62. Brown CE, Warden CD, Starr R, et al. Glioma IL13Ralpha2 is associated with mesenchy-mal signature gene expression and poor patient prognosis. *PLoS One*. 2013;8:e77769.

63. Debinski W, Gibo DM, Hulet SW, Connor JR, Gillespie GY. Receptor for interleukin 13 is a marker and therapeutic target for human high-grade gliomas. *Clin Cancer Res*. 1999;5:985–990.

64. Thaci B, Brown CE, Binello E, Werbaneth K, Sampath P, Sengupta S. Significance of interleukin-13 receptor alpha 2-targeted glioblastoma therapy. *Neuro Oncol*. 2014;16:1304–1312.

65. Kahlon KS, Brown C, Cooper LJN, Raubitschek A, Forman SJ, Jensen MC. Specific rec-ognition and killing of glioblastoma multiforme by interleukin 13-zetakine redirected

cytolytic T cells. *Cancer Res.* 2004;64(24):9160–9166.

66. Brown CE, Badie B, Barish ME, et al. Bioactivity and safety of IL13Rα2-redirected chimeric antigen receptor CD8+ T cells in patients with recurrent glioblastoma. *Clin Cancer Res.* September 15, 2015;21(18):4062–4072.

67. *Genetically Modified T-Cells in Treating Patients with Recurrent or Refractory Malignant Glioma*; March 14, 2016. https://clinicaltrials.gov/ct2/show/NCT02208362.

68. Dock G. The influence of complicating disease upon leukemia. *Am J Med Sci.* 1904;127:563–592.

69. Kelly E, Russell SJ. History of oncolytic viruses: genesis to genetic engineering. *Mol Ther.* April 2007;15(4):651–659.

70. Alemany R, Balague C, Curiel DT. Replicative adenoviruses for cancer therapy. *Nat Biotechnol.* 2000;18:723–727.

71. U.S. Food and Drug Administration. http://www.fda.gov/NewsEvents/Newsroom/PressAnnouncements/ucm469571.htm; October 27, 2015.

72. Andtback RH, Kaufman HL, Collichio F, et al. Talimogene laherparepvec improves durable response rate in patients with advanced melanoma. *J Clin Oncol.* September 01, 2015;33(25):2780–2788.

73. Wollmann G, Ozduman K, van den Pol AN. Oncoloytic virus therapy of glioblastoma multiforme – concepts and candidates. *Cancer J.* January–February 2012;18(1):69–81.

74. Markert JM, Medlock MD, Rabkin SD, et al. Conditionally replicating herpes simplex virus mutant, G207 for the treatment of malignant glioma: results of a phase I trial. *Gene Ther.* May 2000;7(10):867–874.

75. Lang FF, Conrad C, Gomez-Manzano C, et al. Phase I clinical trial of oncolytic virus Delta-24-RGD (DNX-2401) with biological endpoints: implications for viro-immuno-therapy. In: *Presented at the Annual Meeting of the Society for Neuro-Oncology; November 13–14, 2014; Miami, FL*; 2014.

76. Gromeier M, Lachmann S, Rosenfeld MR, Gutin PH, Wimer E. Intergeneric poliovirus recombinants for the treatment of malignant glioma. *Proc Natl Acad Sci USA.* 2000;97:6803–6808.

77. Cello J, Toyoda H, Dejesus N, Dobrikova EY, Gromeier M, Wimmer E. Growth phenotypes and biosafety profiles in poliovirus-receptor transgenic mice of recombinant oncolytic polio/human rhinovirus. *J Med Virol.* 2008;80:352–359.

78. Desjardins A, Sampson JH, Peters KB, et al. Oncolytic polio/rhinovirus recombinant (PVSRIPO) against recurrent glioblastoma (GBM): optimal dose determination. *J Clin Oncol.* 2015;33 (suppl; abstr 2068).

79. Brenner A, Cohen Y, Vredenburgh J, et al. Phase 2 study of VB-111, an anti-cancer gene therapy, as monotherapy followed by combination of VB-111 with bevacizumab, in patients with recurrent glioblastoma. In: *20th Annual Scientific Meeting and Education Day of the Society for Neuro-Oncology; November 19–22, 2015; San Antonio, TX. Neuro-Oncology 17*; 2015:v45–v54. [abstract].

80. Boldin MP, Mett IL, Varfolomeev EE, et al. Self-association of the "death domains" of the p55 tumor necrosis factor (TNF) receptor and Fas/APO1 prompts signaling for TNF and Fas/APO1 effects. *J Bio Chem.* January 06, 1995;270(1):387–391.

81. Weiner GJ. Building better monoclonal antibody-based therapeutics. *Nat Rev Cancer.* June 2015;5(6):361–370.

82. Dreier T, Lorenczewski G, Brandl C, et al. Extremely potent, rapid and costimulation-independent cytotoxic T-cell response against lymphoma cells catalyzed by a single-chain bispecific antibody. *Int J Cancer.* August 20, 2002;100(6):690–697.

83. Topp MS, Gokbuget N, Stein AS, et al. Safety and activity of blinatumomab for adult patients with relapsed or refractory B-precursor acute lymphoblastic leukaemia: a multicentre, single-arm, phase 2 study. *Lancet Oncol.* January 2015;16(1):57–66.

84. Phase 3 trial of blinatumomab vs standard chemotherapy in pediatric subjects with HR first relapse B-precursor ALL. In: ClinicalTrials.gov [internet]. Bethesda, MD: National Library of Medicine (US); NLM Idenifier: NCT02393859. http://clinicaltrials.gov/sow/NCT02393859.

85. Choi BD, Gedeon PC, Herndon 2nd JE, et al. Human regulatory T cells kill tumor cells through granzyme-dependent cytotoxicity upon retargeting with a bispecific antibody. *Cancer Immunol Res.* September 2013;1(3):163.

86. Zou W. Immunosuppressive networks in the tumour environment and their therapeutic relevance. *Nat Rev Cancer.* 2005;5:263–274.

87. Ostrom QT, Gittleman H, Fulop J, et al. CBTRUS statistical report: primary brain and central nervous system tumors diagnosed in the United States in 2008–2012. *Neuro Oncol.* October 2015;17(suppl 4):iv1–iv62.

88. Ostrom QT, Gittleman H, Liao P, et al. CBTRUS statistical report: primary brain and central nervous system tumors diagnosed in the United States in 2007–2011. *Neuro Oncol.* 2014;16(suppl 4):iv1.

89. U.S. Food and Drug Administration. http://www.fda.gov/ForPatients/Approvals/Fast/ucm405447.htm; September 15, 2014.

90. Topalian SL, Hodi FS, Brahmer JR, et al. Safety, activity and immune correlates of anti-PD-1 antibody in cancer. *N Engl J Med.* June 28, 2012;366(26):2443–2454.

91. U.S. Food and Drug Administration. http://www.fda.gov/newsevents/newsroom/pressannouncements/ucm465444.htm; October 02, 2015.

92. The Cancer Genome Atlas Research Network. Compreshensive genomic characterization defines human glioblastoma genes and core pathways. *Nature.* October 23, 2008;455(7216):1061–1068.

93. Trippa L, Lee EQ, Wen PY, et al. Bayesian adaptive randomized trial design for patients with recurrent glioblastoma. *J Clin Oncol.* September 10, 2012;30(26):3258–3263.

94. Louis DN, Ohgaki H, Wiestler OD, et al. The 2007 WHO classification of tumours of the central nervous system. *Acta Neuropathol.* August 2007;114(2):97–109.

95. Stupp R, Mason WP, van den Bent MJ, et al. Radiotherapy plus concomitant and adjuvant temozolomide for glioblastoma. *N Engl J Med.* March 10, 2005;352(10):987–996.

96. Wong ET, Lok E, Gautam S, Swanson KD. Dexamethasone exerts profound immunologic interference on treatment efficacy for recurrent glioblastoma. *Br J Cancer.* July 14, 2015;113(2):232–241.

97. CTCAE. http://nciterms.nci.nih.gov/ncitbrowser/pages/vocabulary.jsf?dictionary=commonterminologycriteriaforadverseevents&version=4.03; April 29, 2010.

98. *Investigators Update PVS-RIPO Data in Glioblastoma*; July 10, 2015. http://www.asco-post.com/issues/july-10-2015/investigators-update-pvs-ripo-data-in-glioblastoma/.

99. Maude SL, Barrett D, Teachey DT, Grupp SA. Managing cytokine release syndrome associated with novel T cell-engaging therapies. *Cancer J.* March–April 2014;20(2):119–122.

100. Levin VA, Crafts DC, Norman DM, Hoffer PB, Spire JP, Wilson CB. Criteria for evaluating patients undergoing chemotherapy for malignant brain tumors. *J Neurosurg.* September 1977;47(4):329–335.

101. Macdonald DR, Cascino TL, Schold Jr SC, Cairncross JG. Response criteria for phase II studies of supratentorial malignant glioma. *J Clin Oncol.* July 1990;8(7):1277–1280.

102. Therasse P, Arbuck SG, Eisenhauer EA, et al. New guidelines to evaluate the response to treatment in solid tumors. *J Natl Cancer Inst.* February 2000;92:205–216.

103. Eisenhauer EA, Therasse P, Bogaerts J, et al. New response evaluation criteria in solid tumours: revised RECIST guideline (version 1.1). *Eur J Cancer.* January 2009;45(2):228–247.

104. Wen PY, Macdonald DR, Reardon DA, et al. Updated response assessment criteria for high-grade gliomas: response assessment in neuro-oncology working group. *J Clin Oncol.* April 10, 2010;28(11):1963–1972.

105. Gallego Perez-Larraya J, Lahutte M, Petrirena G, et al. Response assessment in recurrent glioblastoma treated with irinotecan-bevacizumab: comparative analysis of the Macdonald, RECIST, RANO, and RECIST + F criteria. *Neuro Oncol.* May 2012;14(5):667–673.

106. Wolchok JD, Ibrahim R, DePril V, et al. Antitumor response and new lesions in advanced melanoma patients on ipilimumab treatment. *J Clin Oncol.* 2008;26. [abstract 3020].

107. Wolchok JD, Hoos A, O'Day S, et al. Guidelines for the evaluation of immune therapy

activity in solid tumors: immune-related response criteria. *Clin Cancer Res.* December 2009;15(23):7412–7420.

108. *Study of Nivolumab Plus Chemotherapy in Patients with Advanced Cancer (NivoPlus)*; December 10, 2015. http://clinicaltrials.gov/ct2/show/NCT02423954.

109. *A Phase 1 Study of AM0010 in Patients with Advanced Solid Tumors*; January 11, 2016. http://clinicaltrials.gov/ct2/show/NCT02009449.

110. Okada H, Weller M, Huang R, et al. Immunotherapy response assessment in neuro-oncology: a report of the RANO working group. *Lancet Oncol.* November 2015;16(15):e534–e542.

111. Dang L, White DW, Gross S, et al. Cancer-associated IDH1 mutatons produce 2-hydroxygluterate. *Nature.* June 17, 2010;465(7300):966.

112. Andronesi OC, Rapalino O, Gerstner E, et al. Detection of oncogenic IDH1 mutations using magnetic resonance spectroscopy of 2-hydroxyglutarate. *J Clin Invest.* September 03, 2013;123(9):3659–3663.

113. Choi C, Ganji SK, DeBeradinis RJ, et al. 2-hydroxyglutarate detection by magnetic resonance spectroscopy in IDH-mutated patients with gliomas. *Nat Med.* January 26, 2012;18(4):624–629.

第三部分

试验性脑肿瘤免疫治疗

第 9 章

特异性多肽疫苗

P. Roth ■ M. Weller

University Hospital Zurich and University of Zurich, Zurich, Switzerland

引言

　　在过去几年中,免疫治疗作为包括胶质瘤在内的实体肿瘤治疗方案的一种选择,其关注度持续升高。在中枢神经系统肿瘤中,胶质瘤是特别值得关注的一种类型,而在胶质瘤中尤其值得关注的是胶质母细胞瘤(glioblastoma, GBM)[1],它是成人最常见的颅内原发恶性肿瘤。即使给予标准的治疗,包括最大安全范围手术切除、放疗加上烷化剂的化疗,GBM 仍是极具治疗挑战的肿瘤,正是基于上述原因,免疫治疗有可能成为一种新的治疗选择 [2]。免疫治疗的目的就是利用免疫系统的某些关键功能来对抗肿瘤,例如特异性地识别抗原并产生记忆功能,这将为实现长期控制肿瘤生长并最终治愈肿瘤提供一种可能。疫苗是免疫治疗的一种策略,能够增强 T 细胞介导的免疫应答发挥的抗肿瘤作用。在过去的几年里,抗肿瘤疫苗研究领域已经取得了较大的进展。

目前日益清晰的是抗肿瘤疫苗能够引起较强的免疫应答,且不会产生严重的不良反应。为了诱导产生高特异性的免疫应答,多种肿瘤疫苗接种方法已经研制成形,并进行了临床前试验,有些甚至进入到了临床试验阶段。在这诸多的肿瘤疫苗方案中,基于抗原肽的肿瘤疫苗是目前最先进的理念之一,它包含了一些关键性的优点,例如:针对预定抗原产生免疫应答,操作简便,且与其他肿瘤免疫治疗策略——例如免疫检测点抑制剂——相比,花费较低[3]。本章节将就当前对特异性多肽疫苗的认识以及面临的挑战进行综述。

抗原肽疫苗的临床前数据及原理

几十年来,人们一直认为利用免疫系统来治疗肿瘤是一个极具前景的治疗策略。与其他治疗方法相比,以抗原肽为基础的肿瘤疫苗具有诸多的优点,在最大限度地激活特异性免疫反应的同时,副作用也较小。尽管存在一些常见基因组的改变,GBM 仍然是异质性很强的实体肿瘤的代表。正是由于肿瘤的异质性,寻找适合所有肿瘤和患者的多肽疫苗显然是不现实的,因此,通过肿瘤抗原来开发标准化的肿瘤治疗性疫苗仍存在局限性。

诱导细胞免疫应答需要以主要组织相容性复合体(major histocompatibility complex,MHC)为基础的短肽片段的提呈。因此,多肽疫苗主要是促进细胞免疫反应,而对体液免疫影响较小。此外,由于免疫系统的复杂性,细胞免疫和体液免疫之间又有着密切的相互作用,再加上多肽疫苗的个体差异性,诸多因素增加了疫苗效用是否存在和程度上的不可预知性[4]。多肽疫苗设计的主要挑战是选择合适的靶抗原。在理想情况下,这些靶抗原应该仅由肿瘤细胞表达,而正常组织不表达。另外,一种抗原的大量表达也可以增加抗肿瘤免疫应答的概率。术语"肿瘤特异性抗原(tumor-specific antigen,TSA)"是指那些只有肿瘤细胞表达的特异性抗原。TSA 尽管是理想的疫苗候选抗原,但是 TSA 通常较为罕见或主要处于一个很低的表达水平,因此限制了 TSA 在免疫治疗方面的应用。TSAs 是基因转录和翻译过程中基因突变或变异的产物。胶质瘤是异质性肿瘤,大量报道描述了它在基因组、转录组和蛋白组水平上存在的突变和遗传学改变[5, 6]。然而,由于较高的个体差异性,找到统一合适的目标性抗原十分困难。到目前为止,所认识到的最有优势的 TSA 是表皮生长因子受体变异体Ⅲ(epidermal growth factor receptor variant Ⅲ,EGFRvⅢ),在约 20%~30% 的胶质母细胞瘤有表达[7~9]。与 TSA 相比,肿瘤相关抗原(tumor-associated antigens,TAA)是肿瘤细胞大量表达的抗原,但在健康组织也可能有低水平表达。因此,以 TAA 作为治疗靶点也能够产生激活免疫系统的作用,但有引发自身免疫和损害健康组织的风险。野生型的 EGFR 在 GBM

中常有过表达，能够被看做是 TAA[10]。其他的一些 TAA 多在胚胎发育过程中表达，或仅限于生殖细胞，如仅在睾丸中检测到。以 TAA 为靶抗原也面临着另外一个重要的挑战。由于 TAA 可能在健康细胞上表达，故能够被免疫系统识别为"自我抗原表位"。为了避免产生自身免疫反应，有几种机制可以消除针对于自身抗原的免疫应答。淋巴细胞可以通过克隆选择或免疫无能等方式来识别自身抗原。因此使用 TAA 来源的肽类来制备肿瘤疫苗将可能面临多种免疫耐受的考验。

　　基于多肽的肿瘤疫苗在 GBM 治疗方面一个特殊挑战是 MHC 分子在部分胶质瘤细胞中表达水平较低，例如具有干细胞特性的细胞 [11]。由于胶质瘤细胞抗原处理机制的缺陷，MHC 对于肽类的提呈作用可能会受到阻碍 [12, 13]。此外，胶质瘤细胞表达 MHC 分子的过程也受表观遗传学改变的影响，例如人白细胞抗原（human leukocyte antigen，HLA）基因的高度甲基化或 HLA 启动子区域的染色质结构改变 [14]。此外，肿瘤细胞表达 β2- 微球蛋白不足或缺失也可能会对将抗原提呈给免疫细胞的过程产生影响 [15, 16]。所有这些因素最终可能影响抗原特异性淋巴细胞对肿瘤细胞的识别能力。最后，基于多肽的肿瘤疫苗同其他免疫治疗方法一样，都是通过诱导免疫细胞发挥抗神经胶质肿瘤和其他脑肿瘤的作用。然而，胶质瘤周围存在免疫抑制的微环境，这有可能会抑制免疫细胞对于肿瘤细胞的攻击作用 [17]。

　　用于制备疫苗的多肽通常由 8～25 个氨基酸构成，代表了来源于 TSA 和 TAA 的抗原表位。单独的肽类分子几乎不具有免疫原性。因此，它们经常与载体蛋白结合，从而增强疫苗的免疫原性。多肽最主要的载体是钥孔血蓝蛋白（keyhole limpet hemocyanin，KLH），它是一个大的糖基化蛋白，具有免疫激动剂的作用 [18]。多肽疫苗的优点是其生产、储存简单，而且给药方便。除了特异性激活树突状细胞（dendritic cells，DC）的多肽以外，不需要分离并处理血细胞。因此，多肽疫苗无论是在制备或者给药阶段，都不会给患者带来特别的负担。与其他一些需要使用全肿瘤裂解物或 RNA 的肿瘤疫苗相比，多肽疫苗是一种更易行的方式。关于肽类是否能够诱发更好的免疫应答反应目前仍有争论。其副作用常常是可预测的，且取决于细胞毒性淋巴细胞携带的抗原与表达于健康细胞表面靶点的交叉反应 [19]。

　　如前所述，几乎所有的疫苗，包括基于多肽的疫苗，在单独使用时都不会引发足够的免疫应答。更重要的是，单独注射肽类可诱导对选用的抗原表位产生免疫耐受。为了提高疫苗的免疫原性，佐剂是治疗的重要组成部分。到目前为止，还没有可用的"标准佐剂"，主要原因是缺乏临床试验数据。然而，目前反复使用的一些佐剂的作用几乎是无可争议的。最常用的佐剂是能够招募抗原提呈细胞的粒细胞 - 巨噬细胞集落刺激因子（granulocyte-macrophage colonystimulating factor, GM-CSF)[20]。类似的佐剂如"弗氏佐剂",它是一种水油乳剂,常与分枝杆菌成分结合使用("完全弗氏佐剂"),用于疫苗的制备。此外,Toll 样受体激动剂能提高 T 细胞克隆扩增能力,例如赖氨酸及羧甲基纤维素共同稳定的聚肌胞苷酸(polyinosinic-polycytidylic acid stabilized by lysine and carboxymethylcellulose, poly-ICLC)或咪喹莫特[21]。鉴于佐剂在起始有效的抗肿瘤免疫应答中具有重要作用,需要进一步研究其最佳有效成分和给药途径。

　　当前的努力旨在尽可能地避免仅以单一肽类抗原进行疫苗研发。混合多肽可以同时靶向多个具有治疗意义的肿瘤抗原位点。此外,基于肿瘤个体化评估的定制疫苗有可能会诱发更强的免疫反应(图 9.1)。目前正在进行的疫苗临床评估只对部分相关的问题进行了解答,而一些关键性的问题目前并没有得到解决,包括多肽疫苗是单独使用还是与传统的治疗方式进行联合,特别是与放疗以及烷化剂化疗的配伍问题[22]。同样地,在多肽疫苗研究中仍存在最佳多肽及表位的选择问题,目前尚没有统一的标准。最后,大多数涉及脑肿瘤的疫苗试验只局限于部分或全部肿瘤切除的患者,而拒绝仅接受活检

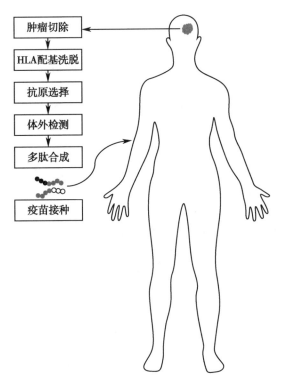

图 9.1　患者个体化的疫苗方案。切除肿瘤后进行 HLA 表型特征分析。选择一些多肽并进行体外检测,然后产生个体化的多肽疫苗

手术的患者入组。这样的选择是基于这样一个假设：大量残留的肿瘤细胞能够通过各种肿瘤细胞相关信号进行免疫抑制，且大体积的肿瘤团块可阻碍免疫系统对肿瘤生长的抑制作用。当进行多肽疫苗临床数据分析时，以上诸点都需要仔细考量。

临床试验数据

以 EGFRvⅢ 为基础的疫苗

　　EGFR 是联系细胞外信号与细胞内重要下游信号通路的纽带，这些下游的信号通路包括丝裂原活化蛋白激酶和磷脂酰肌醇 3 激酶信号通路[10]。EGFR 可以与各种配体相结合，如表皮生长因子、转化生长因子 -α、肝素结合表皮生长因子样生长因子、双调蛋白、β 细胞素、上皮细胞有丝分裂蛋白抗体和表皮调节素 3[23]。40%～50% 的 GBM 有 EGFR 扩增[5]。此外，基因扩增与一种叫做 EGFRvⅢ 的突变相关（也被称为 ΔEGFR）。EGFRvⅢ 突变是该基因外显子 2～7 的编码框内缺失[24]。总的来说，GBM 中大约有 25%～30% 表达 EGFRvⅢ，它是一种组成性活化的受体，不需要配体与信号转导相结合。EGFRvⅢ 的表达与多种肿瘤相关的驱动机制相关[25, 26]。因此，一直认为以 EGFR 通路为靶点的治疗方式是很有前途的。然而现有的 EGFR 抑制剂在胶质瘤试验中基本无效[27]。虽然关于 EGFRvⅢ 表达对于 GBM 患者整体预后判断的作用一直存在争议，但有一点是清楚的，即 EGFRvⅢ 突变与患者的长期生存呈负相关[28]。如前所述，EGFRvⅢ 是一种肿瘤抗原，且仅表达于肿瘤组织中，也因此毫不奇怪的成为主动免疫治疗日益关注的目标[29]。rindopepimut（CDX-110）是一种多肽疫苗，目前正在进行针对于 EGFR 阳性 GBM 患者的临床试验[30]。除此以外，尚没有其他的多肽疫苗像此项研究一样进入全面的临床评价阶段。CDX-110 是 14 肽结合 KLH，以 GM-CSF 为佐剂进行皮内注射。

　　有 3 项针对新诊断 GBM 患者的Ⅱ期临床试验已经完成。结果显示试验组的生存期结果优于历史对照及配对对照组。ACTIVATE 是这 3 项临床试验中首个评估 CDX-110 单独使用效果的临床研究。该研究共纳入 18 例新诊断的 EGFRvⅢ 阳性 GBM 患者，在接受肿瘤全切后给予联合替莫唑胺的同步放化疗，在放疗结束时复查均未发现肿瘤进展的迹象。之后给予疫苗治疗而非替莫唑胺维持治疗，直到肿瘤进展或药物不耐受[31]。基于前期实验结果，ACTIVATE-Ⅱ（ACT-Ⅱ）与 ACT-Ⅲ试验联合使用 CDX-110 和以替莫唑胺同步放化疗，结果表明化疗引起的淋巴细胞减少症有可能会增加疫苗的免疫刺激活性[32, 33]。试验中未看到剂量限制性毒性，也未见到有与之相关的主要不良事件报道。注射反应是最常见的不良事件,但大都不需要特殊处理。三项临床研究证明 CDX-110 在初治的 GBM 患者中生存获益优于配对历史对照[34,35]。一项大型的Ⅲ期临床试验(ACT Ⅳ,NCT01480479)已经完成试验入组,目的是探究 CDX-110 联合替莫唑胺同步放化疗对新诊断的 EGFR 阳性 GBM 患者的治疗效果。

ACT Ⅳ是一个双臂、随机、双盲、安慰剂对照的临床研究,共纳入 745 例患者。主要研究终点是具有最小残留病变的(minimal residual disease,MRD)患者同步放化疗后的总生存期(overall survival,OS)。放疗后的第三周开始使用 CDX-110 或者安慰剂,且在替莫唑胺辅助化疗阶段及辅助化疗后持续使用。该试验止于中期数据分析。在 MRD 队列中,安慰剂组与 CDX-110 组患者的中位 OS 分别为 20.0 个月和 20.1 个月(HR=0.99)。在非 MRD 队列,中位 OS 分别是 14.1 个月和 14.8 个月,(HR=0.79,p=0.066)。这些数据显示 CDX-110 联合标准治疗并不能带来额外的治疗获益。

一项针对 EGFRvⅢ阳性的复发 GBM 患者开展的Ⅱ期临床研究(ReACT,NCT01498328)的初步数据也表明 CDX-110 有效。这项双盲试验给予复发 GBM 患者贝伐珠单抗联合 CDX-110 或安慰剂治疗。CDX-110 组和安慰剂组的 6 个月无进展生存期(Progression-free survival,PFS)分别为 28% 和 16%(p=0.1163),且在意向性治疗人群中 CDX-110 组的 OS 显著延长(11.6 个月和 9.3 个月,p=0.0386;HR 0.57)[36]。

肾母细胞瘤抗原肽 1

Hashimoto 及其同事开展了一项针对肾母细胞瘤抗原肽 1(Wilms tumor peptide 1,WT-1)的单一多肽疫苗Ⅰ期临床研究。该疫苗包含人工修饰的 9 肽 WT-1。这种方法的原理是人工修饰可增强抗原肽和 MHC-Ⅰ类和Ⅱ类分子的亲和力,最终提高免疫原性。使用人工佐剂 Montanide ISA51 乳化的多肽疫苗可经皮下注射用于新诊断 GBM 患者的治疗,且疫苗与替莫唑胺化疗联合使用的耐受性较好[37]。然而,此方法能否实现生存获益仍需更大样本的临床试验。

以 IDH-1^{R132H} 为靶点的疫苗

近几年发现,异柠檬酸脱氢酶(isocitrate dehydrogenase,IDH)-1 基因突变只在大多数世界卫生组织(World Health Organization,WHO)分级为Ⅱ级和Ⅲ级的胶质瘤中表达[38,39]。IDH-1 基因突变在原发 GBM 极少见,且通常认为突变型 GBM 是从低级别肿瘤进展而来的。野生型 IDH 催化异柠檬酸变成 α-酮戊二酸，而突变型的 IDH 产生的代谢物为 2-羟基戊二酸二乙酯[40]。最常见的 IDH-1 突变是 R132H（IDH-1^{R132H}）。IDH-1^{R132H} 包含新的抗原表位，可以用于开发突变特异性的疫苗。同时，在肉瘤的临床前模型中筛选出了一种 II 型 MHC 限制性肽。基于 IDH-1^{R132H} 分子第 123～142 位氨基酸制备的多肽疫苗能够引起人源化小鼠体内的 CD_4 T 淋巴细胞免疫反应和抗体滴度升高，而 CD_4 T 细胞的消耗能够抵消疫苗介导的肿瘤细胞增殖[41]。基于上述研究成果，目前针对 IDH1 的多肽疫苗已经进入临床试验。目前已经开展了此法治疗 IDH-1 突变型胶质瘤的临床试验。正在进行的和计划进行的研究包括针对 WHO 分级为 II 级的胶质瘤患者的 RESIST（NCT02193347）试验，及针对间变性胶质瘤和 GBM 患者的 NOA-16 试验（NCT02454634）。

混合多肽疫苗方案

混合多肽疫苗可覆盖患者的多个 HLA 等位基因，包括 I 型和 II 型 MHC。因此，多肽疫苗能够同时诱导 CD_4 与 CD_8 T 细胞反应。这就需要筛选能够结合 MHC-I 类和 II 类分子的多肽[42]。CD_4 T 细胞虽然没有直接的抗肿瘤活性，但可以通过 CD_8 T 细胞活性来增强适应性免疫反应。临床前实验数据表明 CD_4 T 细胞可以增强免疫细胞的抗肿瘤反应[43, 44]。与靶向单个抗原的疫苗相似，这些多肽主要来源于突变的肿瘤抗原，从而使免疫细胞特异性地攻击肿瘤细胞且不产生毒性反应。

在过去几年的神经肿瘤研究中已经出现了混合多肽疫苗，它们可以只由多肽构成，也可以与 DC 细胞联合[45, 46]。后者已经用于一项 I/II 期临床试验，目的是探究以 DC 细胞为基础的混合多肽疫苗在复发的间变性胶质瘤或 GBM 中的疗效。这些多肽来源于胶质瘤相关的抗原，包括来自肝配蛋白 A 型受体 2（ephrin type-A receptor 2, EphA2）、白细胞介素 13 受体 α2（interleukin-13 receptor-α2, IL-13Rα2）、YKL-40 和糖蛋白 100（glycoprotein 100, gp100）的抗原表位，并与 poly-ICLC 联合使用。该试验要求纳入的所有患者均为 HLA-A2 检测阳性。疫苗采用瘤内注射，而 poly ICLC 采用肌肉注射。结果无明显毒性反应的报道，且在 58% 的患者血液中检测出至少针对一种靶抗原的免疫应答。此外，疫苗的使用促进了潜在的免疫刺激因子的表达，例如干扰素（interferon, INF）-α 和 CXCL10。22 例患者中有 9 例 PFS 超过 12 个月[47]。

另一个研究使用胶质瘤相关抗原制备多肽疫苗并进行皮下接种，探究其对新诊断的 HLA-A2 阳性的儿童脑干胶质瘤和高级别胶质瘤的治疗效果。混合抗原肽中包含来源于 EphA2、IL-13Rα2 和生存素（survivin）的抗原表位。

　　这三种靶抗原在儿童胶质瘤中均过表达。抗原肽在 Montanide-ISA-51 进行乳化，每三周一次联合肌注 poly-ICLC 给药。该试验共纳入了 26 例患者，且疫苗与放疗或联合放化疗同步进行。研究显示所有患者耐受性良好，且未观察到剂量限制性毒性。5 例患者出现了假性进展的影像学改变，经类固醇激素治疗后症状学稳定且观察到 OS 的延长。通过酶联免疫斑点（enzyme-linked immunosorbent spot，ELISPOT）方法评估疫苗引起的免疫反应，在 21 例患者中有 13 例产生了靶向 TAA 的免疫反应，这些免疫反应主要是针对 IL-13Rα2 和 EphA2，表明这些抗原表位比生存素更适合多肽疫苗制备多肽疫苗。除了有两例患者在疫苗接种早期出现疾病进展外，其他所有患者均情况稳定 [48]。

　　一项 I 期临床试验采用类似的方法，检验由 IL-13Rα2、EphA2、WT-1 及生存素的抗原表位组成的多肽疫苗在低级别胶质瘤患中的免疫原性和安全性。抗原肽在 Montanide-ISA-51 中进行乳化，并每三周一次联合肌注 poly-ICLC 给药，共计 8 个疗程，且每 12 周给予一次强化疫苗注射。研究未观察到剂量限制性毒性，这与前期类似疫苗的试验结论是一致的。研究人员通过 ELISPOT 方法发现 IFN-γ 在大多数病例中可对至少三个抗原表位产生对抗作用 [49]。

ICT-107

　　临床上现有最先进的混合多肽疫苗是 ICT-107，它包含六种肿瘤抗原相关多肽：黑色素瘤缺乏因子 2 蛋白、黑色素瘤相关抗原 1、酪氨酸酶相关蛋白 -2、gp100、人类表皮生长因子受体 2（human epidermal growth factor receptor 2，HER2/neu）和 IL-13Rα2。并使用胶质瘤相关的 MHC Ⅰ 型多肽处理患者 DC 细胞。在一项前导性 I 期临床试验中，给予 21 例初治及复发的 GBM 患者 ICT-107 治疗。结果显示 ICT-107 具有良好的耐受性，并且产生了抗胶质瘤免疫应答 [50]。随后，这一概念被进一步应用于一项针对新诊断的 GBM 患者的 Ⅱ 期随机临床试验中。该试验以成熟且无抗原肽负载的激活 DC 细胞作为对照组，将多肽疫苗与以标准替莫唑胺为基础的放化疗联合使用。结果观察到了类似前期 I 期试验的抗原特异性免疫应答。在对照组和 ICT-107 组间不良事件发生率无显著差异，而在 HLA-A2 阳性患者中生存期结果较好 [51]。目前，一项针对 ICT-107 联合标准治疗在新诊断的 GBM 患者中获益研究的 Ⅲ 期随机临床试验正在计划中。

IMA950

　　混合多肽疫苗 IMA950 包含 11 种表达于 GBM 细胞的肿瘤相关抗原肽 [52]。这其中有 9 种抗原肽与 HLA-A2 相结合，HLA-A2 表达于约 45% 的高加索人群；剩下 2 种抗原肽与 HLA-DR 结合，HLA-DR 是一种表达于大多数患者中的 MHC-Ⅱ型分子。这种方法的原理是通过疫苗增强抗肿瘤免疫应答的概率。预计这种多肽的混合物可以同时诱导以 CD_4 和 CD_8 T 细胞为基础的免疫反应。靶向抗原是从 GBM 组织中的 HLA 多肽复合物中分离出来的,随后通过质谱分析的方法对多肽序列进行分析。多肽的最终选择需要通过复杂的算法,包括比较肿瘤组织和健康组织的表达水平,多肽的体外免疫原性,以及疫苗多肽合成的可能性。

　　一项前导性试验探究 IMA950 与以替莫唑胺为基础的标准治疗的联合应用治疗初诊的 HLA-A2 阳性 GBM 患者,共计入组 45 例。所有患者接受标准放化疗联合皮内注射以 GM-CSF 为佐剂的 IMA950。与其他肽疫苗相似,该试验仅观察到了较小的毒性反应,主要不良事件为局部的注射反应。有 2 例患者出现 3 度的疲劳和过敏反应。HLA 多聚体分析显示 90% 患者对至少一种抗原肽产生 T 细胞应答,且类固醇激素治疗不能抑制这类 T 细胞反应。该试验 6 个月的 PFS 是 74%,9 个月的为 31%[53]。OS 数据目前尚未公布。另一项正在进行的试验将 IMA-950 与 poly-ICLC 联合用于治疗新诊断的 GBM 患者(NCT01920191)。在标准治疗中加入 IMA950 能否提高 GBM 患者的生存仍待进一步随机试验验证。

　　总之,目前以 TSA 或 TAA 为靶点的混合抗原肽疫苗是安全的,并且能够产生一些可检测的免疫应答反应。这些混合多肽疫苗是否优于单种多肽疫苗仍待验证。此外,需要进行更大型的临床试验研究来确定混合多肽疫苗的生存获益情况。

结论

　　在过去的几年中,特异性多肽疫苗在神经肿瘤领域已经取得了长足的进步。不同的临床试验结果均显示多肽疫苗耐受性良好,且制备及给药过程简单。无论是单肽疫苗如 CDX-110,抑或是多肽疫苗如 ICT-107,都在进行更深入的临床试验和后期临床开发。尽管目前认为多肽疫苗能够引起较强的抗肿瘤免疫应答反应,仍然有许多关键性问题有待探究,包括:最合适的靶抗原和相应抗原表位的选择,与抗原肽合用的理想佐剂,以及与放疗和 / 或烷基化化疗联用后如何实现最有效的免疫系统激活。未来将面临的挑战是疫苗接种后因抗原丢失而导致的肿瘤免疫逃逸——这一过程称为免疫编辑[54]。更前卫的概念是多肽疫苗将包括基于患者肿瘤多肽组的个体化疫苗[55]。这些策略虽然在技术上是可行的,但它们既耗时又耗力,因此需要完整的实验计划且在合理设计的临床试验中进行进一步的探索。

(康勋　李文斌　译)

参考文献

1. Ostrom QT, Gittleman H, Liao P, et al. CBTRUS statistical report: primary brain and central nervous system tumors diagnosed in the United States in 2007–2011. *Neuro Oncol*. 2014;16(suppl 4):iv1–iv63.
2. Weller M, van den Bent M, Hopkins K, et al. EANO guideline for the diagnosis and treatment of anaplastic gliomas and glioblastoma. *Lancet Oncol*. 2014;15(9):e395–403.
3. Callahan MK, Wolchok JD. At the bedside: CTLA-4- and PD-1-blocking antibodies in cancer immunotherapy. *J Leukoc Biol*. 2013;94(1):41–53.
4. Purcell AW, McCluskey J, Rossjohn J. More than one reason to rethink the use of peptides in vaccine design. *Nat Rev Drug Discov*. 2007;6(5):404–414.
5. Brennan CW, Verhaak RG, McKenna A, et al. The somatic genomic landscape of glioblastoma. *Cell*. 2013;155(2):462–477.
6. Sturm D, Bender S, Jones DT, et al. Paediatric and adult glioblastoma: multiform (epi) genomic culprits emerge. *Nat Rev Cancer*. 2014;14(2):92–107.
7. Montano N, Cenci T, Martini M, et al. Expression of EGFRvIII in glioblastoma: prognostic significance revisited. *Neoplasia*. 2011;13(12):1113–1121.
8. Aldape KD, Ballman K, Furth A, et al. Immunohistochemical detection of EGFRvIII in high malignancy grade astrocytomas and evaluation of prognostic significance. *J Neuropathol Exp Neurol*. 2004;63(7):700–707.
9. Shinojima N, Tada K, Shiraishi S, et al. Prognostic value of epidermal growth factor receptor in patients with glioblastoma multiforme. *Cancer Res*. 2003;63(20):6962–6970.
10. Hatanpaa KJ, Burma S, Zhao D, Habib AA. Epidermal growth factor receptor in glioma: signal transduction, neuropathology, imaging, and radioresistance. *Neoplasia*. 2010;12(9):675–684.
11. Di Tomaso T, Mazzoleni S, Wang E, et al. Immunobiological characterization of cancer stem cells isolated from glioblastoma patients. *Clin Cancer Res*. 2010;16(3):800–813.
12. Mehling M, Simon P, Mittelbronn M, et al. WHO grade associated downregulation of MHC class I antigen-processing machinery components in human astrocytomas: does it reflect a potential immune escape mechanism? *Acta Neuropathol*. 2007;114(2):111–119.
13. Facoetti A, Nano R, Zelini P, et al. Human leukocyte antigen and antigen processing machinery component defects in astrocytic tumors. *Clin Cancer Res*. 2005;11(23):8304–8311.
14. Yeung JT, Hamilton RL, Ohnishi K, et al. LOH in the HLA class I region at 6p21 is associated with shorter survival in newly diagnosed adult glioblastoma. *Clin Cancer Res*. 2013;19(7):1816–1826.
15. Restifo NP, Marincola FM, Kawakami Y, Taubenberger J, Yannelli JR, Rosenberg SA. Loss of functional beta 2-microglobulin in metastatic melanomas from five patients receiving immunotherapy. *J Natl Cancer Inst*. 1996;88(2):100–108.
16. Zagzag D, Salnikow K, Chiriboga L, et al. Downregulation of major histocompatibility complex antigens in invading glioma cells: stealth invasion of the brain. *Lab Invest*. 2005;85(3):328–341.
17. Roth P, Eisele G, Weller M. Immunology of brain tumors. *Handb Clin Neurol*. 2012;104:45–51.
18. Lateef SS, Gupta S, Jayathilaka LP, Krishnanchettiar S, Huang JS, Lee BS. An improved protocol for coupling synthetic peptides to carrier proteins for antibody production using DMF to solubilize peptides. *J Biomol Tech*. 2007;18(3):173–176.
19. Mohme M, Neidert MC, Regli L, Weller M, Martin R. Immunological challenges for peptide-based immunotherapy in glioblastoma. *Cancer Treat Rev*. 2014;40(2):248–258.
20. Heufler C, Koch F, Schuler G. Granulocyte/macrophage colony-stimulating factor and interleukin 1 mediate the maturation of murine epidermal Langerhans cells into potent immunostimulatory dendritic cells. *J Exp Med*. 1988;167(2):700–705.
21. Warger T, Schild H, Rechtsteiner G. Initiation of adaptive immune responses by transcu-

taneous immunization. *Immunol Lett*. 2007;109(1):13–20.

22. Dietrich PY, Dutoit V, Tran Thang NN, Walker PR. T-cell immunotherapy for malignant glioma: toward a combined approach. *Curr Opin Oncol*. 2010;22(6):604–610.

23. Schneider MR, Wolf E. The epidermal growth factor receptor ligands at a glance. *J Cell Physiol*. 2009;218(3):460–466.

24. Vogt N, Lefevre SH, Apiou F, et al. Molecular structure of double-minute chromosomes bearing amplified copies of the epidermal growth factor receptor gene in gliomas. *Proc Natl Acad Sci USA*. 2004;101(31):11368–11373.

25. Nagane M, Levitzki A, Gazit A, Cavenee WK, Huang HJ. Drug resistance of human glioblastoma cells conferred by a tumor-specific mutant epidermal growth factor receptor through modulation of Bcl-XL and caspase-3-like proteases. *Proc Natl Acad Sci USA*. 1998;95(10):5724–5729.

26. Fan QW, Cheng CK, Gustafson WC, et al. EGFR phosphorylates tumor-derived EGFRvIII driving STAT3/5 and progression in glioblastoma. *Cancer Cell*. 2013;24(4):438–449.

27. Roth P, Weller M. Challenges to targeting epidermal growth factor receptor in glioblastoma: escape mechanisms and combinatorial treatment strategies. *Neuro Oncol*. 2014;16(suppl 8):viii14–19.

28. Weller M, Kaulich K, Hentschel B, et al. Assessment and prognostic significance of the epidermal growth factor receptor vIII mutation in glioblastoma patients treated with concurrent and adjuvant temozolomide radiochemotherapy. *Int J Cancer*. 2014;134(10):2437–2447.

29. Congdon KL, Gedeon PC, Suryadevara CM, et al. Epidermal growth factor receptor and variant III targeted immunotherapy. *Neuro Oncol*. 2014;16(suppl 8):viii20–25.

30. Swartz AM, Li QJ, Sampson JH. Rindopepimut: a promising immunotherapeutic for the treatment of glioblastoma multiforme. *Immunotherapy*. 2014;6(6):679–690.

31. Sampson JH, Heimberger AB, Archer GE, et al. Immunologic escape after prolonged progression-free survival with epidermal growth factor receptor variant III peptide vaccination in patients with newly diagnosed glioblastoma. *J Clin Oncol*. 2010;28(31):4722–4729.

32. Asavaroengchai W, Kotera Y, Mule JJ. Tumor lysate-pulsed dendritic cells can elicit an effective antitumor immune response during early lymphoid recovery. *Proc Natl Acad Sci USA*. 2002;99(2):931–936.

33. Sanchez-Perez LA, Choi BD, Archer GE, et al. Myeloablative temozolomide enhances CD8+ T-cell responses to vaccine and is required for efficacy against brain tumors in mice. *PLoS One*. 2013;8(3):e59082.

34. Sampson JH, Aldape KD, Archer GE, et al. Greater chemotherapy-induced lymphopenia enhances tumor-specific immune responses that eliminate EGFRvIII-expressing tumor cells in patients with glioblastoma. *Neuro Oncol*. 2011;13(3):324–333.

35. Schuster J, Lai RK, Recht LD, et al. A phase II, multicenter trial of rindopepimut (CDX-110) in newly diagnosed glioblastoma: the ACT III study. *Neuro Oncol*. 2015;17(6):854–861.

36. Reardon DA, Schuster J, Tran DD, et al. ReACT: overall survival from a randomized phase II study of rindopepimut (CDX-110) plus bevacizumab in relapsed glioblastoma. *J Clin Oncol*. 2015;33 (suppl; abstr 2009).

37. Hashimoto N, Tsuboi A, Kagawa N, et al. Wilms tumor 1 peptide vaccination combined with temozolomide against newly diagnosed glioblastoma: safety and impact on immunological response. *Cancer Immunol Immunother*. 2015;64(6):707–716.

38. Weller M, Pfister SM, Wick W, Hegi ME, Reifenberger G, Stupp R. Molecular neuro-oncology in clinical practice: a new horizon. *Lancet Oncol*. 2013;14(9):e370–379.

39. Yan H, Parsons DW, Jin G, et al. IDH1 and IDH2 mutations in gliomas. *N Engl J Med*. 2009;360(8):765–773.

40. Ward PS, Patel J, Wise DR, et al. The common feature of leukemia-associated IDH1 and IDH2 mutations is a neomorphic enzyme activity converting alpha-ketoglutarate to 2-hydroxyglutarate. *Cancer Cell*. 2010;17(3):225–234.

41. Schumacher T, Bunse L, Pusch S, et al. A vaccine targeting mutant IDH1 induces antitumour immunity. *Nature*. 2014;512(7514):324–327.

42. Accolla RS, Tosi G. Optimal MHC-II-restricted tumor antigen presentation to CD4+ T helper cells: the key issue for development of anti-tumor vaccines. *J Transl Med*. 2012;10:154.

43. Newcomb EW, Demaria S, Lukyanov Y, et al. The combination of ionizing radiation and peripheral vaccination produces long-term survival of mice bearing established invasive GL261 gliomas. *Clin Cancer Res*. 2006;12(15):4730–4737.

44. Ochiai H, Archer GE, Herndon 2nd JE, et al. EGFRvIII-targeted immunotoxin induces antitumor immunity that is inhibited in the absence of CD4⁺ and CD8⁺ T cells. *Cancer Immunol Immunother*. 2008;57(1):115–121.

45. Jackson C, Ruzevick J, Brem H, Lim M. Vaccine strategies for glioblastoma: progress and future directions. *Immunotherapy*. 2013;5(2):155–167.

46. Bregy A, Wong TM, Shah AH, Goldberg JM, Komotar RJ. Active immunotherapy using dendritic cells in the treatment of glioblastoma multiforme. *Cancer Treat Rev*. 2013;39(8):891–907.

47. Okada H, Kalinski P, Ueda R, et al. Induction of CD8⁺ T-cell responses against novel glioma-associated antigen peptides and clinical activity by vaccinations with α-type 1 polarized dendritic cells and polyinosinic-polycytidylic acid stabilized by lysine and carboxymethylcellulose in patients with recurrent malignant glioma. *J Clin Oncol*. 2011;29(3):330–336.

48. Pollack IF, Jakacki RI, Butterfield LH, et al. Antigen-specific immune responses and clinical outcome after vaccination with glioma-associated antigen peptides and poly-inosinic-polycytidylic acid stabilized by lysine and carboxymethylcellulose in children with newly diagnosed malignant brainstem and nonbrainstem gliomas. *J Clin Oncol*. 2014;32(19):2050–2058.

49. Okada H, Butterfield LH, Hamilton RL, et al. Induction of robust type-I CD8⁺ T-cell responses in WHO grade 2 low-grade glioma patients receiving peptide-based vaccines in combination with poly-ICLC. *Clin Cancer Res*. 2015;21(2):286–294.

50. Phuphanich S, Wheeler CJ, Rudnick JD, et al. Phase I trial of a multi-epitope-pulsed dendritic cell vaccine for patients with newly diagnosed glioblastoma. *Cancer Immunol Immunother*. 2013;62(1):125–135.

51. Wen P, Reardon D, Phuphanich S, et al. A randomized double blind placebo-controlled phase 2 trial of dendritic cell (DC) vaccine ICT-107 following standard treatment in newly diagnosed patients with GBM. *Neuro Oncol*. 2014;16(suppl 5):v22.

52. Schoor O, Hilf N, Dutoit V, et al. A novel multi-peptide cancer vaccine for treatment of glioblastoma. *Cancer Res*. 2010;70:2396.

53. Halford S, Rampling R, James A, et al. Final results from a Cancer Research UK first in man phase I trial of IMA950 (a novel multi peptide vaccine) plus GM-CSF in patients with newly diagnosed glioblastoma. *Ann Oncol*. 2014;25(suppl 4):iv361–iv372.

54. Pellegatta S, Cuppini L, Finocchiaro G. Brain cancer immunoediting: novel examples provided by immunotherapy of malignant gliomas. *Expert Rev Anticancer Ther*. 2011;11(11):1759–1774.

55. Dutoit V, Herold-Mende C, Hilf N, et al. Exploiting the glioblastoma peptidome to discover novel tumour-associated antigens for immunotherapy. *Brain*. 2012;135(Pt 4):1042–1054.

第 10 章

脑肿瘤的免疫毒素治疗

V. Chandramohan[1] ■ J.H. Sampson[1] ■ I.H. Pastan[2] ■ D.D. Bigner[1]

[1]Duke University Medical Center, Durham, NC, United States;
[2]National Institutes of Health, Bethesda, MD, United States

本章内容

引言

胶质母细胞瘤（glioblastoma，GBM）是中枢神经系统（central nervous system，CNS）最常见的原发性恶性脑肿瘤[1]。目前对于 GBM 的标准治疗包括最大安全范围手术切除、放疗及替莫唑胺化疗，经标准治疗的新诊断 GBM 患者的中位生存期为 14.6 个月[2]。经目前可用的挽救疗法治疗的复发性 GBM 患者的中位生存期仅为 9 个月[3]。鉴于目前观察到的存活率差的问题，开发创新疗法以改善 GBM 患者的存活率是非常必要的。

基于肿瘤分子分型的靶向疗法已经改善了一些晚期癌症患者的临床结果[4]。GBM 肿瘤形成的分子表征提示其不同于正常脑组织的特异性生物学特征[5, 6]。肿瘤相关抗原（tumor-associated antigens，TAAs）的鉴定可以保证对肿瘤细胞的靶向性，以及对周围正常组织的低毒性。

免疫毒素的历史

免疫毒素的发展

Moolten 和 Cooperband 在 1970 年发表的开创性文章为使用抗体 - 毒素偶联物靶向癌细胞的概念奠定了基础[8]。他们测试了在猴肾细胞表面使用腮腺炎抗体 - 白喉毒素偶联物应对病毒抗原过表达的可行性并成功证明了抗体 - 毒素融合蛋白靶向肿瘤细胞的实用性。单克隆抗体（monoclonal antibody，mAb）技术的出现和肿瘤抗原特异性单克隆抗体的识别促进了抗体 - 毒素嵌合分子的构建，被称为免疫毒素（immunotoxins，ITs），用以杀伤肿瘤细胞[9]。除此以外，ITs 也通过结合肿瘤表面上过表达受体的蛋白质配体（生长因子和细胞因子）和毒素的融合构建[10]。第一代 ITs 通过抗体或蛋白质配体与毒素的化学偶联来构建[11]（图 10.1）。第二代 ITs 是通过 DNA 重组技术将蛋白质片段（单链可变区 Ab 片段，scFv 或配体）直接融合到有催化活性的毒素结构域[12]（图 10.1）。为了支持多周期治疗，第三代 ITs 的分子量更小，免疫原性降低，目前还在开发中[13, 14]。

免疫毒素的结构和功能

ITs 由两个主要的结构组成：来自抗体或蛋白质配体的靶向结构和来自毒素分子的细胞毒性结构。ITs 构建中使用的毒素来自植物和细菌的天然产物。植物和细菌毒素都具有共同的作用机制，即蛋白质合成抑制机制，并被归类

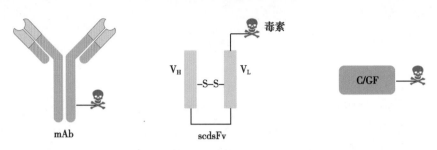

图 10.1　应用于脑肿瘤治疗的不同的免疫毒素形式。C,细胞活素类;GF,生长因子;mAb,单克隆抗体;scdsFv,单链二硫键可变片段;S-S,二硫键;V_H,可变重链;V_L,可变轻链

为核糖体失活蛋白(ribosome-inactivating proteins,RIPs)。RIPs 中,由具有酶活性的单亚基组成的为 1 型,由功能不同的 A(酶活性)和 B(与表面半乳糖或其他表面残基结合)亚基组成的为 2 型[15]。常用于 ITs 构建的 RIPs 包括细菌毒素假单胞菌外毒素 A(pseudomonas aeruginosa exotoxin A,PE)和白喉毒素(diphtheria toxin,DT),以及植物毒素蓖麻毒素和皂草素(图 10.2)。1 型 RIPs 包括植物毒素皂角素,而 2 型 RIPs 包含 PE,DT 和蓖麻毒蛋白(图 10.2)。细菌毒素 PE 和 DT 可催化延伸因子 2(elongation factor 2,EF2)第 715 位白喉酰胺修饰的组氨酸的 5′- 二磷酸腺苷(ADP)的糖基化,以抑制翻译延伸[16]。植物毒素蓖麻毒素和皂草素通过 RNA N- 糖苷酶活性抑制蛋白质的合成,RNA N- 糖苷酶可以从 60S 核糖体亚基中的 28S 核糖体 RNA(ribosomal RNA,rRNA)的暴露环中去除一个腺嘌呤核苷酸[17~19]。该环参与 EF 结合,但环路断裂后则不再支持蛋白质合成[20]。单个毒素分子可以在 35 分钟内灭活 300 个核糖

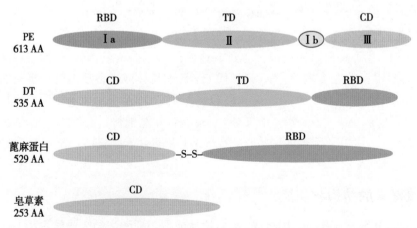

图 10.2　用于构建免疫毒素的细菌毒素[白喉毒素(DT)和假单胞菌外毒素(PE)]和植物毒素(蓖麻毒蛋白和皂草素)的图形表示。AA,氨基酸;CD,催化结构域;RBD,受体结合域;S-S,二硫键;TD,移位域

体,在某些情况下,单个分子可以杀死一个癌细胞[21~24]。通过将抗体或配体片
段与 PE、DT、蓖麻蛋白和皂草素具有酶活性的亚基进行基因重组构建 ITs。

应用于免疫毒素构建的毒素

假单胞菌外毒素 A

　　假单胞菌外毒素 A 原蛋白由 638 个氨基酸组成,在加工后,分泌为 613 个
氨基酸的成熟毒素[23]。成熟毒素由三个主要功能结构组成:受体结合域、易位
域和催化域[25,26](图 10.2)。N 端受体结合域由 Ⅰa(1～252 氨基酸)和 Ⅰb(365～
404 氨基酸)组成,通过与低密度脂蛋白受体相关蛋白(low-density lipoprotein-
receptor-related protein, LRP1)或类似的 LRP1B 的结合帮助 PE 进入细胞[27,28]。
PE 结构域Ⅱ(253～364 氨基酸)参与毒素易位和细胞内运输。在胞吞作用中,
PE 被内体中的弗林蛋白酶在 Arg279 和 Gly280 处切开,产生具有酶活性的
37kDa C 端片段,之后该片段被转移到细胞质中。进入细胞质后,具有酶活性
的 C 端结构域(405～613 氨基酸)催化 ADP 核糖基化和 EF 的失活,导致蛋白
质的合成抑制和细胞死亡[30]。最初,使用化学偶联的方法生产基于全长 PE
的 ITs[31]。对毒素结构和功能区域的进一步了解以及分子克隆的发展革新了
重组 ITs 技术。使用抗体、抗体片段(scFv)、生长因子或靶向肿瘤的细胞因子
代替 PE 的受体结合域生产的 ITs 对癌细胞有更高的亲和性[10]。

白喉毒素

　　白喉毒素是由革兰氏阳性细菌白喉棒状杆菌分泌的由 535 个氨基酸组成
的单链多肽。白喉毒素由氨基端催化区域 A(1～193 氨基酸)和可以进一步
分为受体结合域和易位域的羧基端区域 B(194～535 氨基酸)组成(图 10.2)。
C 端受体结合域(R, 385～455 氨基酸)通过受体介导的胞吞作用完成毒素结
合在细胞表面和内吞的过程。人类肝素结合表皮生长因子前体(HB-EGF)是
人类细胞膜上的 DT 受体。受体介导的内吞结束后,连接 A 和 B 区域的一段
富含精氨酸的片段会被胰蛋白样酶切开,以产生活性片段 A 和 B[34]。内体酸
性 pH 值引起易位结构域(T, 201～384 氨基酸)的构象变化,之后它插入内体
膜并且促进催化结构域 A 转运到细胞质中[35,36]。一旦到达细胞质,催化结构
域 A 启动 ADP 的核糖基化和 EF2 的失活[37~39]。修饰过的 EF2 不能再产生新
的蛋白,细胞走向凋亡。重组的 DT 免疫毒素是利用一段配体或癌细胞表面
受体抗体的 Fv 片段取代 DT 羧基端的细胞结合域,或是使这一段结合域发生
突变。

蓖麻毒素

　　植物毒素蓖麻毒素由蓖麻种子中提取。蓖麻毒素合成自 576 个氨基酸的

前体蛋白,包括 N 端信号序列(35 个氨基酸),A 链(267 个氨基酸),接头(12 个氨基酸)和 B 链(262 个氨基酸)[40,41](图 10.2)。在生物合成期间,会去除信号序列和接头以产生成熟蛋白质,剩下的部分通过一个二硫键结合在一起。蓖麻蛋白 A 链具有 rRNA 特异性 N 糖苷酶活性,B 链是与细胞表面含半乳糖的受体结合的 D- 半乳糖和 N- 乙酰半乳糖胺特异性凝集素[42,43]。在与其同源受体结合后,蓖麻毒素通过内吞作用被内化,并经历从高尔基体向内质网(ER)的逆向转运[44]。蓖麻毒素 A 链在 ER 内二硫键异构酶的作用下与 B 链分开;A 链通过 ER 相关蛋白降解途径进入细胞质[44]。一旦 A 链到达靶细胞的细胞质,它就攻击核糖体 60S 亚基的 28S rRNA 的 4324 位点的腺嘌呤残基,导致核糖体失活,进而导致蛋白质合成抑制[18,45,46]。ITs 通过完好的蓖麻毒素或重组蓖麻毒素 A 链与抗肿瘤细胞表面抗原过表达的抗体化学偶联得到。

皂草素

皂草素(也称为皂草素 S6)是从皂草的种子中分离出来的 I 型 RIP。皂草素的成熟形式由 253 个氨基酸组成(图 10.2)。由于缺乏受体结合域,皂草素自己进入细胞的效率非常低。然而,当与细胞表面靶向分子偶联后,皂草素可以通过内吞作用进入细胞,裂解 28S rRNA,抑制蛋白质的合成,诱导细胞凋亡并导致细胞死亡[19]。重组 ITs 是由皂草素和肿瘤定向抗体或抗体片段(Fab,scFv)偶联得到的[19]。

用于脑肿瘤治疗的免疫毒素

癌症靶向治疗的发展起源于 Paul Ehrlich 的"神奇子弹理论"(magic bullet concept),即药物选择性的针对致病细胞,而对正常细胞没有损害。Köhler 和 Milstein 开发的单克隆抗体实现了 Ehrlich 的这一理论。自从单克隆抗体问世以来,抗体在进行特异性诊断、靶向和治疗人类肿瘤方面的应用已经被积极推进。发现一种仅由肿瘤细胞表达而正常细胞不表达的抗原是很难的。然而,已经发现了几种细胞表面抗原在胶质瘤细胞中的表达量要远远超过正常脑组织,并且已经开发了靶向这些抗原的 mAb[47,48]。我们在下面讨论了几种胶质瘤相关抗原的临床实用性。表 10.1 和表 10.2 列出了 ITs 在脑肿瘤临床和临床前实验的总结。

转铁蛋白受体

转铁蛋白受体(transferrin receptor,TR)是机体内所有有核细胞都会表达的一种跨膜糖蛋白。TR 介导细胞从血浆糖蛋白转铁蛋白中摄取铁[49]。TR 的

表 10.1　脑肿瘤免疫毒素治疗的临床试验

免疫毒素	靶点	负载	分期	靶向的肿瘤	参考文献	状态
454A12-rRA	TR	Mab 与蓖麻毒素 A 链融合	I	8 个脑膜瘤患者	59	完成
TransMID（Tf-CRM107）	TR	Tf 与全长 DT 融合	II	复发 GBM	61	完成
NBI-3001（IL-4（38-37）-PE38KDEL	IL-4R	IL-4 与 PE38 连接	II	复发 GBM	82	完成
Cintredekin besudotox（IL-13-PE38QQR）	IL-13Rα2	IL-13 与 PE38 连接	III	复发 GBM	102	完成
IVAX（TP-38）	EGFR	TGF-α 与 PE38 连接	I	GBM，转移性胶质梭形细胞肉瘤，间变性少突胶质细胞瘤	129	完成
MR1-1（MR1-1-PE38KDEL）	EGFRvIII	scFv 与 PE38 融合	I	恶性脑肿瘤	141	终止
D2C7-IT（D2C7-（scdsFv）-PE38KDEL）	EGFR 和 EGFRvIII	scFv 与 PE38 融合	I	复发 GBM	145	启动

DT，白喉毒素（diphtheria toxin）；EGFR，表皮生长因子受体（epidermal growth factor receptor）；EGFRvIII，EGFR 变异体 III（EGFR variant III）；GBM，胶质母细胞瘤（glioblastoma）；IL-4R，白细胞介素 -4 受体（interleukin-4 receptor）；IL-13R α2，白细胞介素 -13 受体 α2（interleukin-13 receptor alpha two）；mAb，单克隆抗体（monoclonal antibody）；PE38，假单胞菌外毒素 A（Pseudomonas exotoxin A）；rRA，重组蓖麻毒素 A 链（recombinant ricin A chain）；scFv，单链可变区抗体片段（single chain variable region antibody fragment）；TGF-α，转化生长因子 α（transforming growth factor alpha）；TR，转铁蛋白受体（transferrin receptor）

表达水平与细胞对铁的需求以及增殖状态是相关的。一些癌症中已经观察到了 TR 的过表达与癌细胞的增长和快速增殖能力的相关性[50]。Trowbridge 和 Domingo 研究了抗 TR 单克隆抗体与 DT 或蓖麻毒素亚单位化学偶联靶向肿瘤细胞治疗的效用[51]。目前，已经有多个体内或体外试验研究了基于 TR 的 ITs 对恶性脑肿瘤的治疗[52,53]。两种主要的以 TR 为靶点应用于抗脑肿瘤试验中的 ITs 包括：① Tf-CRM107，人转铁蛋白与 B 链上有两点突变的全长 DT 的缀合物（CRM107），CRM107 可以抑制毒素和正常细胞的非特异性结合；② 454A12-rRA，人 TR 单克隆抗体（454A12）与重组蓖麻毒素 A 链（rRA）的缀合物。在体内体外研究中，与 454A12 相比，Tf-CRM107 对抗人胶质母细胞瘤细胞系显示出显著的效力。

表 10.2 脑肿瘤免疫毒素治疗的临床前试验

免疫毒素	靶点	负载	靶向的肿瘤	参考文献
F6V-PE38	GPNMB	scFv 与 PE38 融合	GBM 和髓母细胞瘤	149
9.2.27/Mel-14-PE38KDEL	HMW-MAA	scFv 与 PE38 融合	GBM	156
NZ-1-(scdsFv)-PE38KDEL	平足蛋白	scFv 与 PE38 融合	GBM 和髓母细胞瘤	158
EphrinA1-PE38QQR	酪氨酸蛋白激酶受体	酪氨酸蛋白激酶 A 与 PE38 连接	GBM	167
DTAT	uPAR	uPA 与 DT 连接	GBM	169
DTEGF13	EGGR 和 IL-13Rα2	EGF 和 IL-13 与 DT 融合	GBM	170
EGFATFKDEL 7mut	EGFR 和 uPAR	EGF 和 uPA 与 PE38 融合	GBM	171
DTAT13	uPAR 和 IL-13Rα2	uPA 和 IL-13 与 DT 融合	GBM	172

ATF，氨基末端片段；DT，白喉毒素；EGF，表皮生长因子；EGFR，EGF 受体；GBM，胶质母细胞瘤；GPNMB，糖蛋白跨膜 nmb；HMW-MAA，高分子量黑素瘤相关抗原；IL-13Rα2，白细胞介素 -13 受体 α2；PE38，假单胞菌外毒素 A；scFv，单链可变区抗体片段；uPA，尿激酶型纤溶酶原激活剂；uPAR，uPA 受体

软脑膜瘤的发病率为 5%～20%。软脑膜瘤的患者临床预后比较差，中位生存期仅有几个月[58]。一项 I 期研究通过对 8 名软脑膜瘤患者（6 例乳腺癌，1 例黑色素瘤和 1 例白血病）进行脑室内注射，确定了单剂量 454A12-rRA IT 的药代动力学、毒性和抗肿瘤活性[59]。在脑脊液（cerebrospinal fluid，CSF）中，454A12-rRA 早期和晚期半衰期分别为 44 ± 21 分钟和 237 ± 86 分钟。在454A12-rRA 剂量≤38μg 时没有观察到与药物相关的毒性。患者在 454A12-rRA 剂量≥120μg 时出现急性中毒的迹象。在脑室中注射了 454A12-rRA 之后，八名患者中的四名，在腰椎 CSF 中检测到肿瘤细胞计数下降超过 50%。然而，用 454A12-rRA 治疗的八名患者中，有七名不仅没有显示肿瘤清除，反而显示了肿瘤的进展[59]。

Tf-CRM107 的毒性、安全性和有效性在常规治疗难治的恶性脑肿瘤患者的单臂，剂量递增的 I 期试验中被评估[60]。为了绕开血脑屏障、降低全身毒性、达到 IT 在肿瘤处的局部高浓度状态，Tf-CRM107 通过增强对流输送直接递送到肿瘤中。18 名患者（年龄：24～51 岁）参加了试验，其中 5 名接受单次

输注，13 名接受 Tf-CRM107 多次输注。影像学证据评估显示 15 名患者出现肿瘤消退。15 名患者中有 9 名（60%）观察到肿瘤体积减少超过 50%[60]。其中间变性星形细胞瘤（anaplastic astrocytoma，AA）和复发性 GBM 患者表现出完全应答。单次输注 Tf-CRM107 后，复发的 GBM 患者保持了 23 个月的无肿瘤状态[60]。Ⅰ期结果证明，通过增强对流输送 Tf-CRM107 进行直接肿瘤递送可以在不引发严重的神经系统或全身毒性的前提下诱导恶性脑肿瘤患者体内的抗肿瘤活性。

　　Tf-CRM107 的多中心Ⅱ期临床试验现已启动，该实验使用肿瘤内增强对流输送（convection-enhanced delivery，CED）的方法治疗复发性 GBM 或 AA 的患者。该研究的主要目标是评估 Tf-CRM107 在复发 GBM 和 AA 患者治疗中的安全性和有效性。患者（年龄：15～75 岁）接受 Tf-CRM107 输注（0.67μg/ml，速度 0.40ml/h）4～5 天，直到输注体积达到 40ml。第二轮 Tf-CRM107 治疗在初始输注后 4～10 周开始。研究的主要终点是第二轮 Tf-CRM107 治疗 1 年后影像学证据显示肿瘤体积至少减少 50%。Tf-CRM107 治疗响应被分为完全响应、部分响应（partial response，PR）、疾病稳定和疾病进展。44 名患者参与了Ⅱ期研究，其中 31 名患者完成了两个治疗周期。在 34 名可评估的患者中，在 Tf-CRM107 的治疗中分别有 7 名和 5 名患者体现出了 CR 和 PR（35%，$p < 0.0001$）。中位生存时间为 37 周，并且 44 名患者中有 13 名患者（30%）在初次输注后存活超过 1 年，1 例患者存活 3.1 年。尽管患者对治疗都有反应，Tf-CRM107 输注导致 8 名患者出现症状性进行性脑水肿，3 名患者出现癫痫[61]。由于标准治疗复发性 GBM 和 AA 均失败了，Ⅱ期临床试验选择的客观有效率为至少 5%。在 35% 复发性或难治性 GBM 或 AA 患者中体现出显著的肿瘤反应，并且发现磁共振成像（magnetic resonance imaging，MRI）观察到的肿瘤反应与生存相关。Celtic Pharma 公司于 2004 年启动了一项Ⅲ期临床试验，包括两次 Tf-CRM107（TransMID）的肿瘤内输注，以改善无法切除的、复发 GBM 患者的总生存期（overall survival，OS）。然而，由于没有体现出明显的治疗反应，该研究在 2007 年终止。

　　除了肿瘤细胞表面上的 TRs 密度以外，Tf- 毒素缀合物的功效还受到 Tf- 铁饱和状态以及在肿瘤微环境中游离双铁转铁蛋白的影响。当铁发生去饱和的时候，Tf-Saporin（Tf-SO6）对 TR 的亲和力大大降低，并导致蛋白质合成抑制的丧失。同样地，当测定培养基中存在过量的双铁转铁蛋白时，Tf-SO6 抑制蛋白质合成的作用被完全破坏[62]。去饱和 Tf- 铁的缺点可以通过使用基因工程编辑的降低铁释放速率及增加细胞协作和细胞毒性的 Tf 来克服[63]。然而，在肿瘤微环境中控制双铁转铁蛋白的水平是困难的。Ⅲ期临床实验中 Tf-CRM107 的治疗失败可能是由于去饱和 Tf 以及双铁转铁蛋白的竞争。此外，来源于

TR 抗体的 ITs 对 Tf- 铁饱和状态或双铁转铁蛋白不敏感 [62]。由于以上这些原因，在以后的临床实验中使用 TR 抗体衍生毒素是非常有优势的。

白介素 4 受体

白细胞介素 -4（interleukin-4，IL-4）是 TH2 型 CD_4^+ T 细胞、碱性粒细胞和肥大细胞响应受体活化而产生的多效性细胞因子。IL4 的主要作用包括调控抗原激活幼稚 T 细胞分化和人 B 细胞特异性表达 IgE 和 IgG4[64]。IL-4 通过其受体 IL-4R 发挥信号传导作用，IL-4R 可以被很多种细胞分泌，包括造血细胞、内皮细胞、肌肉细胞和神经细胞，通常每个细胞可以表达 100～5000 个受体 [64]。已经发现了两种 IL-4 的受体，包括 I 型和 II 型。I 型受体由 140kDa 的蛋白质组成，IL-4Rα（也称为 IL-4Rβ）和常见 γ 链（γc）组成 [65, 66]。II 型受体由 IL-4Rα 和 IL-13Rα1（也称为 IL-13Rα′）组成 [67, 68]，并且主要在非造血细胞中表达。IL-4R 与配体结合诱导 IL-4R 的异源二聚化，导致细胞质酪氨酸激酶（cytoplasmic tyrosine kinase，属于 Janus kinase family，Jak）的激活，继而诱导细胞底物的磷酸化和细胞内信号级联启动，导致基因表达和细胞增殖 [64]。

目前已知表达 IL-4R 的人类肿瘤包括恶性黑色素瘤、乳腺癌、卵巢癌、肾细胞癌、GBM 和神经母细胞瘤 [69~71]。嵌合毒素，人类白介素 4（hIL4）-PE4E，是将人类 IL-4 与全长的 PE 分子融合而构建的，其中 PE 分子的细胞结合域存在基因突变。重组 hIL-4-PE4E 对人类癌细胞系有广泛的细胞毒性，半数抑制浓度（IC_{50}）（50% 的蛋白质合成受到抑制）为 12～120pM[72, 73]。IL-4-PE4E 对神经系统肿瘤的 IC_{50} 为 85～2000pM[71]。和天然 hIL-4 相比，hIL-4-PE4E 毒素的亲和力降低了 15～20 倍[72]。hIL-4-PE4E 毒素亲和力下降可能是大分子 PE 与 hIL-4 的羧基末端连接导致的 [72]。为了增加 hIL-4 毒素对受体的亲和力，用一个五氨基酸接头将 IL-4 的第 38～129 位氨基酸和第 1～37 位氨基酸连接到一起制成了环状排列的重组 IL-4。之后环状排列的重组 IL-4 与重新设计的只含有第 253～364 位和第 381～608 位氨基酸的融合，再连上新的 ER 保留序列 KDEL[74, 75]。新毒素 IL-4（38-37）-PE38KDEL 表现出亲和力、细胞毒性（IC_{50}：6-17pM）以及体内抗表达 IL-4R 癌症的抗肿瘤活性的提高 [74, 75]。另外，表达 IL-4R 受体的恶性脑肿瘤样本对 IL-4（38-37）-PE38KDEL 治疗高度敏感（IC_{50}：9-180pM）[76~77]。将 IL-4（38-37）-PE38KDEL 瘤内给药至裸鼠 U251GBM 腹部种植肿瘤，可以诱导肿瘤的完全消退 [78]。猴子中的毒性研究显示在 2μg/kg 和 6μg/kg 毒素浓度下不存在 IL-4（38-37）-PE38KDEL 诱导的 CNS 或其他全身异常 [77]。

在临床前研究的基础上，一个非盲、剂量递增（0.2～6μg/ml）的 I 期临床试验在九位复发恶性胶质瘤的患者中开展了，以确定直接瘤内输注 IL-4（38-37）-

PE38KDEL（NBI-3001）的安全性和有效性[79]。没有患者表现出明显的全身毒性和神经毒性。用 IL-4（38-37）-PE38KDEL 治疗的 9 名患者中有 6 名表现出剂量依赖性胶质瘤坏死，可以通过其 MRI 钆增强程度降低证明。6 名接受治疗的患者中，一人在单次注射 IL-4（38-37）-PE38KDEL（6μg/ml）后保持无病状态超过 18 个月。

为了确定 CED 瘤内注射 IL-4（38-37）-PE38KDEL 的最大耐受剂量（maximum tolerated dose，MTD）、注射体积以及安全性，开展了一个多中心非盲剂量递增的 I 期临床试验[80, 81]。25 名 GBM 和 6 名 AA 患者以四种剂量的 IL-4（38-37）-PE38KDEL 进行治疗：6μg/ml，9μg/ml 或 15μg/ml，注射 40ml，以及 9μg/ml，注射 100ml[80, 81]。在这 31 名患者身上没有发现药物相关的全身毒性。与治疗相关的副作用主要发生在中枢神经系统。其中总共有 12 名患者（39%）发生了药物相关的 CNS 毒性（3 级或 4 级），而 9 名以 6μg/ml，注射 40ml 方案治疗的患者中，有 2 名患者（22%）观察到药物相关的 CNS 毒性（3 级或 4 级）。28 名患者中有 11 名患者的血清 IgG 水平升高（≥4 倍），这与患者 IL-4（38-37）-PE38KDEL 输注前后体内抗 PE 抗体的增加是相关的（3.77～28.48 倍）[80]。27 名患者（基于数据可用性）的中位生存期为 8.2 个月，GBM 患者的中位生存期为 5.8 个月。所有患者和 GBM 患者的六个月生存率分别为 52% 和 48%。一名 GBM 患者接受 40ml 6μg/ml IL-4（38-37）-PE38KDEL 治疗后存活了 3 年。IL-4（38-37）-PE38KDEL 治疗后，脑部 MRI 显示信号强度下降的区域与肿瘤坏死的区域一致[80, 81]。不过 IL-4（38-37）-PE38KDEL 注射 4 周后又显示 MRI 对比增强。IL-4（38-37）-PE38KDEL 诱导的肿瘤坏死和炎症可能可以用来解释观察到的对比增强。

一项多中心、随机、非盲的 II 期临床研究，评估了复发性 GBM 患者 CED 给药下 IL-4（38-37）-PE38KDEL 的安全性、耐受性和最佳剂量，输注 3 周后手术切除肿瘤[82]。共有 30 名成年患者（年龄≥18 岁）参与，这些患者患有单侧单灶肿瘤，体积为 5～80ml，Karnofsky 性能评分（Karnofsky Performance Score，KPS）≥70。研究结果还没有公布。目前还没有涉及 IL-4（38-37）-PE38KDEL 的 III 期临床试验。

白介素 13 受体

白介素 13（Interleukin-13，IL-13）是由 CD_4 阳性辅助 T 细胞 2 亚型（Th2）、嗜碱性粒细胞、嗜酸性粒细胞、肥大细胞及自然杀伤 T 细胞，以及 2 型固有淋巴细胞表达的 12kDa 大小的细胞因子[84]。IL-13 和 IL-4 蛋白的氨基酸序列间有 30% 的氨基酸相似性[85]。因此，这些细胞因子有着多种功能。IL-13 的功能主要包括在单核细胞中上调主要组织相容复合物 II 类分子以及 CD_{23} 水平、诱导 IgG 类型转换、促进 IgG 和 IgM 在 B 细胞中的合成以及抑制炎症因子的表达[86]。IL-13 有 IL-13Rα1 和 IL-13Rα2 两个受体,IL-13Rα1 本身是一个低亲和力的 IL-13 受体,IL-13Rα1 与 IL-4Rα 结合后则具备了高亲和力,当结合体与 IL-13 反应时,可以通过 Jak 激酶传导以及转录激活因子 6 通路激活细胞内信号传导,包括肿瘤细胞、内皮细胞、成纤维细胞以及免疫细胞[87, 88]。IL-13Rα2 是一个具备 IL-13 高亲和力的膜结合蛋白,IL-13Rα2-IL-13 复合物一般通过配体结合的方式融合在一起[88],这种结合一般出现在 IL-4 非依赖性通路上[89]。

IL-13Rα2 在多种人体肿瘤中都有表达,包括胶质母细胞瘤、儿童颅内肿瘤(星形细胞瘤、脑室管膜瘤、髓母细胞瘤以及脑干胶质瘤)、头颈部鳞状细胞癌、胰腺癌、结直肠癌以及获得性免疫缺陷综合征相关的卡波西肉瘤[88~96]。人类过表达 IL-13R 的胶质瘤细胞对由人源 IL-13(hIL-13)与变异后的 PE 毒素(PE38QQR)结合构成的嵌合毒素 IL-13-PE38QQR 高度敏感(IC_{50} 小于 20pM)。为了将抗体结合在毒素分子的特定氨基酸残基上,将 PE38QQR 毒素进行了重组,将 PE 毒素第 590 位和第 606 位的赖氨酸替换为谷氨酰胺,并将第 613 位的赖氨酸替换为精氨酸[97]。由 hIL-13 和 DT 毒素的前 389 个氨基酸合成的 $DT_{390}IL13$(DTIL13)作为针对 IL-13 的第二种融合毒素,对 GBM 细胞系表现出了显著的细胞毒性。在皮下 GBM 及颅内 GBM 肿瘤裸鼠模型的动物实验中,DTIL13 表现出了促进肿瘤消退和延长生存期的效果[98, 99]。另一种由从噬菌体文库中筛选构建的人源重组抗 IL-13Rα2 单链抗体与经过改造的 PE38 毒素构建的新型免疫毒素 anti-IL-13Rα2(scFv)-PE38 也已经进行了初步试验,但其在体外实验和体内实验中针对 GBM 细胞系的杀伤效果显著低于 IL-13-PE38[100]。

基于可靠的临床前实验结果,多个使用 IL-13-PE38QQR(该药又名 Cintredekin Besudotox(CB: NeoPharm, Lake Bluff, IL))治疗复发恶性胶质瘤患者的临床 I 期和 II 期实验已经开展[101]。三个已经完成的 I 期临床试验(IL13PEI-002,IL13PEI-103,IL13PEI-105)评估计了 IL13-PE38QQR 在人体内的耐受性、组织分布以及 CED 方式。共有来自以色列和美国的 53 名患者参与了此项实验,有 51 名患者通过 CED 法进行 IL13-PE38QQR 治疗,这 51 名患者包括 46 名胶质母细胞瘤患者、3 名间变性星形细胞瘤患者、1 名少突星形细胞瘤患者和 1 名间变性少突胶质细胞瘤患者。在肿瘤切除后,1～3 支导管被置入可能受到肿瘤浸润的脑实质内。IL13-PE38QQR 通过 CED 方式给予患者,药物浓度分为 0.25μg/ml(21 位患者),0.5μg/ml(27 位患者)和 1.0μg/ml(3 位患者)三组,给药时间分为 96 小时(45 位患者)、120 小时(3 位患者)和 114 小时(3 位患者)。为了测定药物的分布情况,51 位患者中的 18 位进行了瘤体切除前的肿瘤内药物浸润实验。在药物浓度为 0.25μg/ml 和 0.5μg/ml 时均未观察到剂量限制毒性(dose-limiting toxicities,DLT),受试者均耐受良好,浸润程度维持了 5～6 天。但当药物浓度达到 1μg/ml 时，在受试者（2/3）中观察到了毒性，包括坏死和炎症反应。因此，IL-13-PE38QQR 用于脑实质内的最大浓度为 1μg/ml，而最大耐受浸润浓度为 0.5μg/ml。在所有受试患者中均观察到了由 CED 过程和药物本身导致的不良反应，但这种反应仅限于中枢神经系统，并且目前尚未发现药物浓度与不良反应之间有相关联系。该临床试验的总体中位生存期（$n=51$）为 45.9 周，在 GBM 患者（$n=46$）中的中位生存期为 42.7 周。术后导管留置的位置对于药物的最佳分布及延长患者的总生存期非常重要。在 GBM 患者中，置管位置适当（≥2 根导管位于最佳位置）的患者（$n=24$）中位生存期延长到了 55.6 周，而置管位置不佳（<2 根导管位于最佳位置）的患者（$n=19$）中位生存期只有 37.4 周。有 16 名复发 GBM 的患者（$n=46$）的无进展生存期延长到了 1～2 年，最长的随访患者无进展生存期超过了 5 年[101]。

　　一项针对复发 GBM 患者的大型Ⅲ期随机临床试验将使用 CED 方法给予 IL13-PE38QQR 药物与使用卡莫司汀化疗贴片［GW: Rhone-Poulenc Rorer, Inc.（Paris, France）, and Guilford Pharmaceuticals, Inc.（Baltimore, MD）］的疗效进行了对比（PRECISE 临床试验）[102]。该实验以总生存期作为主要终点，共有来自美国、加拿大、欧洲以及以色列的 52 个中心共计 296 个患者参与了该实验。这项研究的主要目标是判断 IL13-PE38QQR CED 疗法与卡莫司汀疗法相比是否能有效延长复发 GBM 患者的总生存期；次要目标是统计药物的安全性和毒性反应，并观察与健康状况相关的患者生存质量。296 名入组患者被随机分为使用 IL13-PE38QQR 治疗（$n=192$）和卡莫司汀化疗贴片治疗（$n=104$）两组，共有 276 名患者［意向治疗（intent-to-treat, ITT）人群］经过组织病理学诊断确认患有 GBM，183 人入组 IL13-PE38QQR 治疗而 93 人入组卡莫司汀化疗贴片治疗。IL13-PE38QQR 组在肿瘤全切术后在脑实质内置入 2～4 根导管并留置 2～7 天，通过导管输入浓度为 0.5μg/ml 的药物，总流速为 0.75ml/h，给药总时长为 96 小时。分入卡莫司汀化疗贴片组的患者则在肿瘤切除术后立刻使用规格为 3.85%/7.7mg 的卡莫司汀化疗贴片，用药的最大剂量为 8 片[102]。在经过两种药物治疗后，最终能被用于分析安全性的患者有 269 人，具有分析有效性的患者有 188 人。整个 ITT 人群中，经过 IL13-PE38QQR 治疗的患者中位生存期为 36.4 周（9.1 个月），经过卡莫司汀化疗贴片治疗的患者中位生存期为 35.3 周（8.8 个月）（$p=0.476$）。在疗效可评价人群中，IL13-PE38QQR 治疗组的中位生存期为 45.3 周（11.3 个月）而卡莫司汀化疗贴片治疗组为 39.8 周（10 个月）（$p=0.310$）[102]。两个治疗组的安全性较为相似，但在 IL13-PE38QQR 组中出现血管病变（≥3 级的不良事件）的发生率要显著高于卡莫司汀组（$p<0.001$）。PRECISE 试验是针对复发胶质母细胞瘤患者进行的最大规模使用 CED 给药方法并进行有效对比的Ⅲ期临床试验。

尽管有着良好的耐受性，经 CED 方式给药的 IL13-PE38QQR 对比卡莫司汀化疗贴片并无延长生存的优势。

通过 CED 给药方式治疗脑肿瘤患者能否在临床上成功应用主要依赖以下几个方面：药物针对靶抗原的特异性、导管位置是否合适及利用实时成像技术评估药物在目标区域有效分布程度。虽然前期研究中发现 IL-13Rα2 表达水平在 GBM 样本中显著升高，但在现行临床试验中并未根据 IL-13Rα2 的表达水平对患者进行筛选。更重要的是，后续研究发现 IL-13Rα2 只在 44%～47% 的 GBM 样本中表达，并且在肿瘤不同位置的分布有着很高的异质性[103]。这项研究结果凸显出在使用靶向治疗前筛选携带目标抗原的患者的重要性。导管结构、输注速度、药物体积和导管位置则是在 CED 方法中影响药物分布的一些因素。尽管神经外科医生有着严格的关于导管放置的培训，在实际操作中依据指南步骤进行放置的导管只有 68%。最后，评价 CED 效果的一个关键因素是测定注射的药物是否到达肿瘤残留的位置并发挥治疗作用，而目前的临床试验并未使用实时成像技术对药物是否准确到达肿瘤位置及药物浓度是否达到要求标准进行评估。因此，通过优化临床试验中的关键因素，包括预先筛选表达目标抗原（IL-13Rα2）的患者、调整优化置管位置以及进行实时药物输送显像，能够有效增加未来临床试验的成功率。

在脑肿瘤治疗中，为了克服使用 CED 方式导致的并发症，人工编辑的可以分泌 IL13-PE 的毒素耐受性人源神经干细胞（human neural stem cells，hNSCs）被开发出来[104]。在体外实验中，由重组 hNSCs 分泌的 IL13-PE 针对表达 IL-13Rα2 的 GBM 细胞系和原代培养的 GBM 细胞均表现出细胞毒性，并且肿瘤细胞中 IL-13Rα2 的表达水平越高，杀伤效果越好。更重要的是，在颅内 GBM 切除术后模型中，封装在胞外基质中的 hNSCs 分泌的 IL13-PE 的疗效相对直接合成的 IL13-PE 显著增强（$p = 0.0093$）[104]。

表皮生长因子受体

表皮生长因子受体（epidermal growth factor receptor，EGFR）是一个 170kDa 大小的跨膜糖蛋白。EGFR 由三个功能结构域组成，包括一个细胞外配体结合域（extracellular ligand-binding domain，ECD）、一个跨膜结构域和一个细胞内酪氨酸激酶催化结构域。特定配体[转化生长因子（transforming growth factor，TGF）-α 或表皮生长因子（epidermal growth factor，EGF）]结合 ECD 从而激活 EGFR[105, 106]。EGFR 配体是由 53 个氨基酸（EGF）或 50 个氨基酸（TGF-α）构成的小型有丝分裂蛋白。TGF-α 和 EGF 的氨基酸序列有 30% 的相似度，其中包括一段对于其生物学活性必需的参与形成 3 个分子内二硫键的保守序列，由 6 个半胱氨酸残基构成[107, 108]。EGF 和 TGF-α 竞争膜结合受体上的同一位点[105]。配体结合并介导受体二聚体形成，进一步激活 EGFR 酪氨酸激酶的活性，从而调控表皮细胞的生长及分裂[109]。最后，EGFR 信号通过受体配体复合物的内化而终止。

EGFR 过表达在人类恶性肿瘤细胞中十分普遍，包括乳腺癌[110]、肺癌[111]、头颈部恶性肿瘤[112]、前列腺癌[113]、膀胱癌[114]、结直肠癌[115]、卵巢癌[116] 以及脑肿瘤[117, 118]。在胶质瘤中过表达的 EGFR 最高表达水平可达正常脑组织的 300 倍[119]。并且，EGFR 是胶质母细胞瘤中最为常见的克隆基因。由于基因的过表达，大约 60%～90% 的胶质母细胞瘤在蛋白水平上过表达 EGFR[120]。更重要的是，在 12%～38% 的 GBM 患者中观察到蛋白的异常表达并不伴随基因的异常扩增，这一现象可能是异常翻译和翻译后调控机制导致[121]。除了抑制细胞凋亡过程，EGFR 信号也介导肿瘤的发生和进展，比如细胞增殖、血管生成和肿瘤转移[122]。

一些基于 EGFR 配体和 PE 毒素的嵌合毒素，比如 TGF-α-PE38 和 TGF-α-PE40，在体外实验中表现出针对 GBM 细胞系的高度细胞毒性（IC50＜11pM），毒素的活性和肿瘤细胞表面 EGFR 的数量相关[123, 124]。而且，在皮下种植肿瘤的裸鼠和颅内胶质瘤嵌合体动物模型的试验中，TGF-α-PE38 和 TGF-α-PE40 表现出了延缓肿瘤生长和延长生存的作用。而将抗 EGF 受体抗体（425.3）和整个 PE 毒素分子通过化学共轭连接起来的新型免疫毒素也被用于试验治疗胶质瘤。在基于裸大鼠的颅内 U87MG 肿瘤模型中，使用 4μg 425.3-PE 药物进行体内实验能够将大鼠的生存期从 23 天延长至 40 天，实验组的 9 只大鼠中有 2 只生存期超过了 90 天[125]。另一种基于 EGFR 配体和 DT 毒素设计的免疫毒素 DAB$_{389}$EGF，是由 DT 毒素（1～387 位氨基酸）的催化结构域和异位结构域与 EGF（1～53 位氨基酸）分子通过组氨酸 - 丙氨酸联结构成的[126]。DAB$_{389}$EGF 在表达 EGFR 的 GBM 细胞系中表现出了强力的细胞毒性（IC50＝0.4～50pM），并且这种细胞毒性和细胞系中 EGFR 蛋白的水平呈现显著的相关性（$p<0.001$）[126]。瘤内 DAB$_{389}$EGF 疗法在使用 U87MG 细胞通过皮下成瘤方法构建的模型中表现出了一定的减瘤作用[127]。

利用无胸腺大鼠和恒河猴，研究者评估了 TGF-α-PE38（以下缩写为 TP-38，IVAX）的毒性。研究者分别使用 0.222μg、0.666μg、1μg、2μg、4μg 和 8μg 的 TP-38 处理无胸腺大鼠，在使用 0.222μg 和 0.666μg 时并未观察到组织病理学上的异常，但在使用更高浓度的 TP-38 处理无胸腺大鼠时，出现了脱髓鞘和组织坏死现象。基于该研究，在无胸腺大鼠模型中，颅内注射的安全剂量为 0.666μg[127]。在恒河猴模型中则分别使用了 0.2μg、2μg 和 6μg 的 TP-38 进行处理，在 1 只注射了 6μg TP-38 的恒河猴中出现了坏死和出血。因此，恒河猴的最大耐受剂量为 2μg[128]。TP-38 的有效性研究在基于无胸腺小鼠的 EGFR 过表达 A431

表皮样癌模型中进行，将定量的 A431 细胞悬于磷酸盐缓冲液（phosphate-buffered saline，PBS）中，分为空白对照和加入 0.03μg、0.1μg 和 0.3μg TP-38 毒素组，再将其植入无胸腺小鼠的尾状核中。注射了 0.03μg 和 0.1μg TP-38 毒素的实验组小鼠存活并且没有肿瘤迹象，但注射了 0.3μg 或更大剂量药物的小鼠死于药物毒性。因此，对于无胸腺小鼠，TP-38 的最大耐受剂量为 0.1μg。基于以上多个动物实验，TP-38 对人类的最大耐受总量预估值为 200μg。因此，在人体试验中，预计的起始安全总剂量被定为 <1.0μg（浓度约为 25ng/ml）[128]。针对复发恶性胶质瘤患者使用 TP-38 开展的临床 I 期试验主要为了确定 CED 给药方式下的人体最大耐受剂量、剂量限制毒性和药物效能。该研究共有 20 名成年患者入组（17 名 GBM，1 名胶质肉瘤，1 名转移性梭形细胞肉瘤和 1 名间变少突胶质细胞瘤）[129]。基于影像学检查反映的残留病灶情况将患者分成两组进行 TP-38 治疗，无残留病灶的患者使用 25ng/ml（$n=3$）和 50ng/ml（$n=2$）两种剂量，有残留病灶的患者使用 25ng/ml（$n=3$）、50ng/ml（$n=6$）和 100ng/ml（$n=6$）三种剂量。对每个接受治疗的患者，在立体定向引导下置入两根导管，TP-38 药物以 0.4ml/h 的速度从 2 根导管同时输注入患者体内，药物总量为 40ml，共计用时超过 50 小时。在最后 8 名患者中，为了监测 TP-38 在颅内的分布，在输注药物的同时混合输注了 ^{123}I 标记的人血清白蛋白（human serum albumin，HSA）[129]。在 TP-38 治疗后，所有患者的总中位生存期为 28 周，有残留病灶亚组的中位生存期为 20.1 周，无影像学残留病灶亚组的中位生存期为 33 周。在有残留病灶亚组的 15 名患者中，有 2 名患者在 TP-38 治疗后出现了影像学反应，1 名 GBM 患者在接受了 50ng/ml 的 TP-38 注射后无进展生存期超过了 211 周，另 1 名再发 GBM 患者在接受了 25ng/ml 的 TP-38 注射后出现了接近完全响应的状态并在治疗后存活超过 260 周。混合输注 ^{123}I 标记 HSA 亚组的结果显示，使用 CED 方法可以实现高浓度药物输注后的颅内均匀分布。但是，16 支输注导管中只有 3 支（19%）实现了脑实质内输注及分布，大部分都明显地渗漏进了蛛网膜下腔或脑室内的脑脊液腔隙中。由于在大部分患者中 TP-38 无法达到足够的输注浓度，该研究将达到最大耐受剂量前的终点浓度设定为 100ng/ml。2 例神经相关的 DLT 事件分别发生在 50ng/ml 和 100ng/ml 剂量组[129]。颅内 CED 输注 TP-38 的耐受良好浓度为 ≤100ng/ml，并且能够出现一定程度上持久的影像学反应。未来的研究应集中于优化 CED 给药技术和药物的输注参数。

表皮生长因子受体变异体Ⅲ

EGFRvⅢ突变是最常见的 EGFR 缺失突变，该突变存在于 20%～50% 出现 EGFR 扩增的 GBM 患者中[130]。突变的 EGFRvⅢ包括编码区内 801 个碱基对的框内缺失,缺失对应 EGFR 基因的外显子 2～7 段 [131]。该缺失导致在融合交界处出现了异常的甘氨酸残基,形成了一段肿瘤特有的蛋白序列。EGFRvⅢ 作为一个可以持续激活的受体酪氨酸激酶 [132],在恶性胶质瘤及肉瘤中广泛表达,其中还包括头颈部恶性肿瘤 [133, 134] 和乳腺癌 [135]。存在 EGFRvⅢ 过表达的 GBM 患者对常规使用的化疗具有耐药性,这一点提示了 EGFRvⅢ 可以在干预治疗中成为一个合理的药物靶点 [136]。

将 EGFRvⅢ 特异的单克隆抗体 L8A4、Y10 和 H10 分别和 PE35KDEL 毒素化学耦合,从而得到针对 EGFRvⅢ 的三种新型免疫毒素,并使用表达 EGFRvⅢ 突变的细胞系对这三种毒素的治疗有效性进行评估。这三种免疫毒素均表现出了很高的体外细胞毒性,测定得到 IC_{50} 均在 15～50pM 之间 [137]。一种从噬菌体文库中分离到的 EGFRvⅢ 特异性单链抗体 MR1(变异性受体)被用于和 PE38KDEL 毒素融合构成 MR1-PE38KDEL,该免疫毒素针对 EGFRvⅢ 转染后恶性胶质细胞瘤的细胞毒活性(IC_{50})在 110～160pM 之间 [138]。在无肿瘤的无胸腺大鼠模型上,研究者进行了阶梯浓度的 MR1-PE38KDEL 毒性试验,在 1～20μg 之间选择了三个浓度,并将药物处理组的存活情况与生理盐水对照组进行对比。基于该实验得到的生存时间资料,3μg 被定为 MR1-PE38KDEL 的无毒性剂量 [139]。在基于无胸腺大鼠的 EGFRvⅢ 表达阳性(U87MG. ΔEGFR)的脑膜转移瘤模型上,研究者使用不同浓度(1、2 和 3μg)的药物进行处理并与生理盐水对照组和免疫毒素阳性对照组(3μg)进行对比。结果发现 MR1-PE38KDEL 治疗组的长时间生存率分别为 75%(1μg 组)和 57%(2μg 或 3μg 组)[139]。该动物实验的终点设定为 53 天,在实验结束时,MR1-PE38KDEL 治疗组并未成功测到中位生存期。因此,预计的 MR1-PE38KDEL 治疗组中位生存期应当大于53 天。全部的生理盐水处理组和 IT 处理组均在实验结束时死亡,计算得到的中位生存期分别为 7 天和 10 天。对 3μg 剂量的 MR1-PE38KDEL 组大鼠进行组织学分析发现了脱髓鞘现象。因此,使用 MR1-PE38KDEL 局部治疗表达EGFRvⅢ 的脑膜转移瘤时,2μg 为实验的三种剂量中的有效剂量 [139]。

MR1-1-PE38 是由 MR1 抗体的成熟亲和力变体 MR1-1 和 PE38 毒素偶联合成的用于靶向胶质瘤治疗的免疫毒素 [140]。MR1-1 抗体增加了针对 EGFRvⅢ 的亲和力,相比于原有的 MR1-PE38,MR1-1-PE38 毒素在表达 EGFRvⅢ 的NR6M 细胞系上表现出了明显增强的细胞毒性作用 [140]。使用 MR1-1-PE38 治疗患有幕上恶性脑肿瘤并且表达 EGFRvⅢ 的患者的临床 Ⅰ 期试验已经开始,该实验主要用于确定使用 CED 输注方法时的 MTD 和 DLT 剂量 [141]。该实验设计包括使用 CED 方法,即在颅内置入 2 根导管进行 MR1-1-PE38KDEL 输注。^{124}I 标记的 HSA 在和钆二乙三胺五乙酸(gadolinium-diethylene triamine pentaacetic acid,Gd-DTPA)混合后共同输注,用于检测药物的分布和输注后渗漏至脑脊液缝隙中的情况。药物的起始浓度为 0.5μg（大鼠 MTD 剂量的 1/20），从两根导管中以 0.5ml/h 的恒定流速同时输注。在恶性胶质瘤患者体内，使用 CED 方法输注 25ng/ml 的 MR1-1-PE38KDEL，并同时输注低分子量 Ga 示踪剂和 ^{124}I 标记的 HSA 对药物的分布进行监测 [142]。该研究通过药物和 Gd-DTPA 的共输注从而实现精确测定 MR1-1-PE38KDEL 在肿瘤部位的分布（图 10.3）。通过监测 MR1-1-PE38KDEL 的分布，能够有效提升药物在肿瘤位置的投送效率并增强治疗效果。由于患者入组数较低，MR1-1-PE38KDEL 的临床 I 期试验最终被终止。

作为一种特异性的单克隆抗体，D2C7 可以和正常的 EGFR 蛋白（EGFRwt）结合，也可以和 EGFRvⅢ变异蛋白结合 [143]。二硫化稳定的 D2C7 单链抗体和 PE38KDEL 毒素融合构成了 D2C7-（scdsFv）-PE38KDEL（D2C7-IT）新型重组免疫毒素，在一项基于表达 EGFRwt 或既表达 EGFRwt 又表达 EGFRvⅢ的颅内 GBM 嵌合体动物模型的临床前研究中，多特异性的 D2C7-IT 免疫毒素表现出了强有力的抗肿瘤反应 [144]。

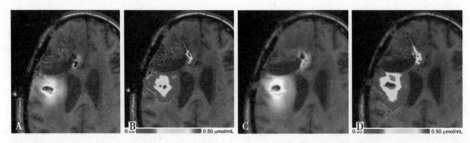

图 10.3　MR1-1-PE38KDEL 在磁共振 T1 相上的信号（图 A 和 C）和 Gd-DTPA 测定情况（图 B 和 D）的比较。图 A. 24 小时 MR1-1-PE38KDEL 药物在 T1 加权成像下信号；图 B. 24 小时 Gd-DTPA 浓度；图 C. 72 小时 MR1-1-PE38KDEL 药物在 T1 加权成像下信号；图 D. 72 小时 Gd-DTPA 浓度（Reprinted from Sampson JH, Brady M, Raghavan R, et al. Colocalization of gadolinium-diethylene triamine pentaacetic acid with high-molecular-weight molecules after intracerebral convection-enhanced delivery in humans. Neurosurgery. 2011; 69（3）: 668-676, with permission from Wolters Kluwer Health.）

在使用 Sprague-Dawley 大鼠进行的临床前药物毒性试验中，D2C7-IT 的 MTD 总剂量在 0.10～0.35μg 之间，在用药总量为 0.05μg 时没有观察到不良反应（文章已在撰写）。基于临床前毒性研究的数据，一项针对复发恶性胶质瘤患者的临床 I 期试验正在进行，该实验通过 CED 方式进行瘤内给药，具体的 MTD 剂量正在观察 [145]。

非转移性黑色素瘤蛋白 B 糖蛋白

非转移性黑色素瘤蛋白 B 糖蛋白（glycoprotein nonmetastatic melanoma

protein B，GPNMB）是一种可能的 GBM 标记基因，该基因属于 I 型跨膜糖蛋白 [146]。正常脑组织中几乎不表达 GPNMB，但在相当一部分 GBM 患者样本中，检测到了 GPNMB 的转录［70%（35/50）］和蛋白表达［66%（52/79）］[147]。当患者颅内肿瘤的免疫组化显示 GPNMB 转录水平升高超过 3 倍时，患者的死亡风险有显著性升高。因此，GPNMB 可以作为恶性胶质瘤靶向治疗的一个合理抗原。GPNMB 蛋白是一个由一段较长的细胞外结构域（465 个氨基酸）、一段跨膜结构域（21 个氨基酸）和一个较短的细胞质内结构域（65 个氨基酸）[148]。从噬菌体文库中提取的 GPNMB 特异性单肽抗原克隆 G49，被用于改造成一个具有成熟亲和力的特异性抗体，而另一种具有更高亲和力（0.3nM）的 GPNMB 变异性单肽段抗体 F6V，被用来和 PE38 毒素融合重组成 F6V-PE38 免疫毒素 [149]。F6V-PE38 在 GPNMB 表达的胶质瘤和髓母细胞瘤细胞系中表现出了有效的细胞毒性（IC_{50} = 8pM）。进一步的，在 GPNMB 表达的恶性胶质瘤（D212MG）和髓母细胞瘤（D487MED）模型中，F6V-PE38 表现出显著的抗肿瘤活性（$p < 0.001$）[149]。

高分子量黑色素瘤相关抗原

高分子量黑色素瘤相关抗原（high molecular weight melanoma-associated antigen，HMW-MAA）是一个单次跨膜的 I 型跨膜蛋白，主要由 1 个长段细胞外结构域（2195 个氨基酸）、一段疏水跨膜结构域（21 个氨基酸）和一端短链细胞质尾段（77 个氨基酸）组成 [150]。HMW-MAA 是一个 250kDa 的含氮糖蛋白，然后经外周糖基化过程形成一个超过 450kDa 的蛋白多糖 [151]。HMW-MAA 主要在黑色素瘤、乳腺癌、鳞状细胞癌和恶性胶质瘤中表达，针对 HMW-MAA 的特异性单克隆抗体是 9.2.27[152, 153]。9.2.27-PE 免疫毒素是由 9.2.27 单克隆抗体和整个 PE 毒素分子化学耦联合成，在人源胶质瘤嵌合体的模型中使用 9.2.27-PE 毒素进行载瘤动物模型的肿瘤内治疗能够使生存期延长 30% 到 90%[154]。另一种可以识别 HMW-MAA 的单克隆抗体叫做 Mel-14[155]。在免疫组化分析中，57%（28/49）的 GBM 患者样本表现出针对 Mel-14 抗体的反应性 [47]。目前，9.2.27 和 Mel-14 单链肽段抗体被用于与 PE38KDEL 毒素设计融合，合成针对 GBM 进行靶向治疗的 9.2.27-PE38KDEL 和 Mel-14-PE38KDEL 免疫毒素 [156]。

平足蛋白

平足蛋白（podoplanin）是由富含丝氨酸和苏氨酸的细胞外结构域（109 个氨基酸）、单跨膜结构域（21 个氨基酸）、短细胞质结构域（10 个氨基酸）组成的 162 个氨基酸的 I 型跨膜唾液黏蛋白样糖蛋白 [157]。平足蛋白在多种肿瘤中均有表达，包括鳞状细胞癌、皮肤癌、软骨肉瘤、生殖细胞肿瘤、肺癌、间皮瘤、中枢系统肿瘤和血管性肿瘤的特异性亚型[158, 159]。平足蛋白参与上皮 - 间质转化、转移和侵袭[159, 160]。在中枢系统的肿瘤中,平足蛋白在83%的胶质母细胞瘤和27%的髓母细胞瘤中表达,这使得平足蛋白在脑肿瘤治疗中是一个引人注目的靶标[161]。NZ-1 是一种与平足蛋白高度反应的单克隆抗体。通过将 NZ-1scFv 与 PE38KDEL 融合来构建重组 IT,构成用于脑肿瘤靶向治疗的NZ-1-(scdsFv)-PE38KDEL(NZ-1-IT)[158]。在体外研究中,NZ-1-IT 具有高度细胞毒性,对 GBM 和髓母细胞瘤异种移植细胞的 IC_{50} 范围为 25~446pM。在基于 D2159MG GBM 和 D283MED 髓母细胞瘤的体外研究中,NZ-1-IT 表现出生长延迟,平均天数分别为 24 天($p<0.001$)和 21 天($p<0.001$)。至关重要的是,NZ-1-IT 使 D425MED 颅内肿瘤模型的生存率提高了 41%(P≤0.001)[158]。

Ephrin 受体 A2

Ephrin 受体(Ephrin receptors,Eph)是酪氨酸激酶受体的最大家族。Ephrin受体在被它们的配体 ephrins 激活后,参与细胞定位、组织和器官的成型、控制正常和肿瘤细胞的存活、血管发育、轴突诱导和突触可塑性[163, 164]。根据配体特异性,Eph 被分为九个 Eph A 受体和五个 Eph B 受体。配体 Ephrin 包括 5个与糖基磷脂酰肌醇连接的结合在细胞表面的 ephrin-A 亚型(结合 A 型受体)和 3 个跨膜 ephrin-B 亚型(结合 B 型受体)[163~165]。Eph 和 ephrins 的定位是细胞之间的结合与激活必需的。Ephrin 受体 A2 在很多实体瘤中过表达,包括乳腺、前列腺、卵巢、黑色素瘤、肺、宫颈、结肠、食管、胃、膀胱和肾细胞中的实体瘤[164]。约 90% 的 GBM 标本和细胞系中检测到了 EphA2 的过表达;然而,其配体 ephrinA1 的表达水平却很低[166]。Ephrin 受体 A2 靶向治疗 GBM 的药物是通过 ephrinA1 与 PE38QQR 化学耦联得到的。ephrinA1-PE38QQR 细胞毒素能够显著性杀死过表达的 EphA2 的 GBM 细胞,IC_{50} 为 10~100pM[167]。

尿激酶型纤溶酶原激活物受体

尿激酶型纤溶酶原激活物受体(urokinase-type plasminogen activator receptor,uPAR)通过与其配体的氨基末端生长因子结构域——丝氨酸蛋白酶尿激酶型纤溶酶原激活物(urokinase-type plasminogen activator,uPA)——结合,可以调节细胞外基质(extracellular matrix,ECM)的蛋白水解[168]。表面结合的 uPA 可以裂解底物血纤维蛋白溶酶原并且产生活性纤溶酶。纤溶酶依次切割并激活基质金属蛋白酶(matrix metalloproteases,MMPs)。纤溶酶与 MMPs 一起降解ECM 组分并帮助动员生长因子。此外,uPAR 与玻璃体结合蛋白(vitronectin)结合并通过共同受体整合蛋白激活细胞内信号传导。因此,uPAR 在细胞增殖、分化、迁移和存活中起着关键作用。uPAR 属于淋巴抗原 6(Ly-6)超家族蛋白、Ly-6 和 uPAR（Lu）结构域为其特征结构。uPAR 含有三个 Lu 结构域，分别命名为 D1、D2 和 D3，它们通过短链相连[168]。uPAR 在很多人类肿瘤中都表达，包括膀胱癌、乳腺癌、前列腺癌、结肠癌、胃癌、肺癌、胰腺癌、GBM、白血病和淋巴瘤。肿瘤中 uPAR 表达可以在肿瘤和肿瘤相关的基质细胞中检测到，这些细胞包括成纤维细胞和巨噬细胞。uPAR 表达是肿瘤预后不良的指标，在某些情况下还是侵袭和转移的预测指标。将 DT 的催化部分与 uPA 的氨基末端（amino-terminal AT）片段（amino-terminal fragment，ATF）融合可以构建重组融合蛋白，即白喉毒素/尿激酶融合蛋白（diphtheria toxin/urokinase fusion protein，DTAT）。DTAT 的效力可通过抗 uPAR 阳性的人类 GBM 细胞 U118MG 和 U87MG 的能力测定[169]。DTAT 在体外表现出对 U118MG（$IC_{50} = 10nM$）和 U87MG（$IC_{50} < 1nM$）的显著杀伤作用。与对照组相比（PBS 和 DTIL13），实验组中应用 DTAT 进行无胸腺裸鼠皮下 U118MG 肿瘤的瘤内治疗（5 次注射 20μg DTAT）可引起统计学上显著的肿瘤消退（$p = 0.05$）。

双特异性细胞毒素

针对两种不同的 TAAs 的双特异性细胞毒素正在开发中，目的是提高抗 GBM 治疗的功效并且降低联合治疗的成本。靶向 EGFR、IL-13Rα2、DTEGF13 的双特异性细胞毒素是将 IL-13、EGF 和具有催化活性的截短的 DT 融合而成的单个多肽链分子[170]。在体外细胞毒性测定中，DTEGF13 显示出对 GBM 细胞 U87MG（$IC_{50} = 0.015nM$）和 U118（$IC_{50} = 0.02nM$）的显著细胞毒性。与单特异性细胞毒素 DTEGF（U87MG $IC_{50} = 1.2nM$ 和 U118MG $IC_{50} = 3nM$）和 DTIL-13（U87MG $IC_{50} = 10nM$ 和 U118MG $IC_{50} = 2nM$）相比，DTEGF13 对 U87MG 和 U118MG 表现出细胞毒性增加[170]。瘤内注射 DTEGF13（8 次注射 2.5μg）对裸鼠中建立的 U87MG 肿瘤的生长具有显著的抑制作用（$p < 0.04$）[170]。相比之下，用单特异性 DTEGF 或 DTIL13 处理的 U87MG 肿瘤与使用非特异性控制毒素治疗的肿瘤的生长速度相同，即没有表现出肿瘤生长抑制。

第二种双特异性细胞毒素 EGFATFKDEL 7mut 是通过将 uPA 的 EGF 和 ATF 剪接到一种 PE38KDEL 上产生的，并且对 PE38 的七个主要免疫显性表位进行突变以降低毒素免疫原性而不丧失催化活性[171]。EGFATFKDEL 7mut 与单特异性毒素（EGFKDEL 和 ATFKDEL）相比显示出细胞毒性增加，对抗 U87MG 细胞的 IC_{50} 为 0.001nM。在两个独立实验中，使用 CED 进行人 U87MG 异种移植物处理后的无胸腺大鼠进行颅内治疗，结果表现出显著的肿瘤生长延迟（$p < 0.01$）。在 EGFATFKDEL 7mut 处理组的五只大鼠中有两只在肿瘤接种后 130 天内保持无瘤。在 EGFATFKDEL7mut（$p < 0.05$）和 EGFATFKDEL 毒素免疫的动物之间观察到抗毒素抗体应答的显著下降。

IL-13、ATF 和 DT（靶向表达 uPAR 和 IL-13Rα2 的 GBM 细胞）融合合成了双特异性细胞毒素 DTAT13。与针对 U87MG 和 U373MG 细胞的单特异性毒素相比，DTAT13 的细胞毒性相同甚至降低。DTAT13 和 DTAT 针对 U87MG 细胞的 IC_{50} 分别为 0.23 和 0.24nM[172]。DTAT13 和 DTIL13 针对 U373MG 细胞的 IC_{50} 分别为 0.0007 和 0.000 15nM[172]。在用 U373MG 或 U87MG 细胞建立的 GBM 的皮下模型中，与未处理的对照组相比，DTAT13 和 DTIL13 具有显著的肿瘤生长抑制功效（$p < 0.05$）[172]。然而，在体内毒性研究中，DTAT13 比 DTAT 或 DTIL13 毒性更低[172]。

展望

将免疫毒素（IT）成功递送至肿瘤细胞、在不存在非特异性毒性的情况下选择性杀死肿瘤细胞以及防止抗 IT 抗体的产生对肿瘤靶向剂治疗的成功至关重要。几种在肿瘤细胞上过度表达的 IT 分子靶标也在正常组织上以较低水平表达。IT 对正常细胞的毒性作用可以通过 CED 直接递送到脑肿瘤病灶中来避免。尽管通过 CED 可以实现瘤内药物递送和局部施用药物的最佳分配量，但脑的特定区域本身就难以与输注物完全饱和。因此，在这种情况下，治疗剂对于肿瘤完全覆盖率取决于导管的放置。成像的进步将有助于通过 CED 预测治疗剂的分布，且改进的计算机模型可以用于导管定位的优化。最后，IT 多次应用的一个主要缺点是机体可能产生针对毒素的中和抗体。为了避免产生针对 PE 的中和抗体并实现连续多个周期治疗，已经通过鉴定和消除 B 细胞和 T 细胞上的 PE 表位产生更低免疫原性的 PE13[174~176]。新的 PE 分子显著变小、免疫原性更低，但仍然保持着完整的细胞毒性和抗肿瘤活性。

脑肿瘤具有高度异质性，具有多种基因改变，因此可以通过肿瘤细胞抗原的组合来靶向特定细胞。由于不同肿瘤抗原的过度表达，脑肿瘤在单药治疗后经常复发。因此，有效的治疗方案应该包括针对脑肿瘤发展、生长和侵袭的不同靶标的混合药物的使用。为了完成多靶点治疗，具有不同抗原特异性的双特异性抗体正在开发中，如前所述，双特异性抗体的治疗的临床实用性和疗效研究仍处于起步阶段，大部分证据支持均来自临床前研究。双特异性抗体在临床上的治疗成功取决于鉴定出合适的抗原靶组合。

早在 1985 年，旨在通过 ITs 改善肿瘤细胞杀伤作用的联合疗法就开始进行研究[177]。最初的联合疗法旨在增加 IT 向细胞间质的输送以实现全部肿瘤细胞的杀伤。最近，基于针对在肿瘤细胞中过度活跃的抗凋亡通路的 IT 组合疗法正在验证中。IT 和前生存抑制剂的联合治疗在一些肿瘤的治疗中已经显示出有效性，包括结肠癌、黑色素瘤和小细胞肺癌[178~180]。

　　此外，临床前研究已经强调了 MR1-1-(dsFv)-PE38KDEL 和 IL-13-PE38ITs 在肿瘤模型中的作用分别涉及 CD_4^+ 和 CD_8^+ T 细胞相关的继发性免疫应答 [181, 182]。除了特异性靶向和破坏肿瘤细胞，MR1-1-(dsFv)-PE38KDEL 可诱导产生识别和消除肿瘤抗原表达的长效免疫应答以及无肿瘤抗原的癌细胞。然而高度致死的终末期 GBM 处于免疫抑制的微环境。由 GBM 微环境介导的免疫抑制是利用 IT 诱导有效且持久的肿瘤免疫应答的主要障碍 [184, 183]。IT 与免疫检查点联合治疗可能克服胶质瘤微环境相关免疫抑制，也许可以诱导持久而有效的抗肿瘤应答 [185, 186]。靶向异质性脑肿瘤细胞群和肿瘤微环境的多种药物联合疗法是非常强大的，将成为癌症治疗的未来。

结论

　　降低毒性及免疫原性的 ITs 的构建、改善的递送方式以及药物分布监测技术已经恢复了我们对 ITs 成为潜在的抗肿瘤药物的信心。ITs 可利用它们独特的分子特征或蛋白质表达以靶向并杀死肿瘤细胞。然而，在脑肿瘤中观察到的高水平的瘤内和瘤间异质性将成为 ITs 在临床上作为有效的单一药物的巨大障碍。使用多种方法靶向肿瘤异质性可能对脑肿瘤患者有益。目前正在研究以确定最适合与 ITs 联合的药剂。

（李佳桐　汪佳儒　陈雯琳　代从新　马文斌 译）

参考文献

1. Louis DN, Gusella JF. A tiger behind many doors: multiple genetic pathways to malignant glioma. *Trends Genet.* 1995;11(10):412–415.
2. Stupp R, Hegi ME, Mason WP, et al. Effects of radiotherapy with concomitant and adjuvant temozolomide versus radiotherapy alone on survival in glioblastoma in a randomised phase III study: 5-year analysis of the EORTC-NCIC trial. *Lancet Oncol.* 2009;10(5):459–466.
3. Friedman HS, Prados MD, Wen PY, et al. Bevacizumab alone and in combination with irinotecan in recurrent glioblastoma. *J Clin Oncol.* 2009;27(28):4733–4740.
4. Tsimberidou AM, Wen S, Hong DS, et al. Personalized medicine for patients with advanced cancer in the phase I program at MD Anderson: validation and landmark analyses. *Clin Cancer Res.* 2014;20(18):4827–4836.
5. Furnari FB, Fenton T, Bachoo RM, et al. Malignant astrocytic glioma: genetics, biology, and paths to treatment. *Genes Dev.* 2007;21(21):2683–2710.
6. Sathornsumetee S, Reardon DA, Desjardins A, Quinn JA, Vredenburgh JJ, Rich JN. Molecularly targeted therapy for malignant glioma. *Cancer.* 2007;110(1):13–24.
7. Herlyn M, Menrad A, Koprowski H. Structure, function, and clinical significance of human tumor antigens. *J Natl Cancer Inst.* 1990;82(24):1883–1889.
8. Moolten FL, Cooperband SR. Selective destruction of target cells by diphtheria toxin conjugated to antibody directed against antigens on the cells. *Science.* 1970;169(940):68–70.
9. Blythman HE, Casellas P, Gros O, et al. Immunotoxins: hybrid molecules of

monoclonal antibodies and a toxin subunit specifically kill tumour cells. *Nature*. 1981;290(5802):145–146.

10. Pastan I, Hassan R, FitzGerald DJ, Kreitman RJ. Immunotoxin treatment of cancer. *Annu Rev Med*. 2007;58:221–237.

11. Vitetta ES, Krolick KA, Miyama-Inaba M, Cushley W, Uhr JW. Immunotoxins: a new approach to cancer therapy. *Science*. 1983;219(4585):644–650.

12. Pastan I, Hassan R, Fitzgerald DJ, Kreitman RJ. Immunotoxin therapy of cancer. *Nat Rev Cancer*. 2006;6(7):559–565.

13. Mazor R, Eberle JA, Hu X, et al. Recombinant immunotoxin for cancer treatment with low immunogenicity by identification and silencing of human T-cell epitopes. *Proc Natl Acad Sci USA*. 2014;111(23):8571–8576.

14. Pastan I, Onda M, Weldon J, Fitzgerald D, Kreitman R. Immunotoxins with decreased immunogenicity and improved activity. *Leuk Lymphoma*. 2011;52(suppl 2):87–90.

15. Stirpe F. Ribosome-inactivating proteins: from toxins to useful proteins. *Toxicon*. 2013;67:12–16.

16. Wayne AS, Fitzgerald DJ, Kreitman RJ, Pastan I. Immunotoxins for leukemia. *Blood*. 2014;123(16):2470–2477.

17. Lyu MA, Cao YJ, Mohamedali KA, Rosenblum MG. Cell-targeting fusion constructs containing recombinant gelonin. *Methods Enzymol*. 2012;502:167–214.

18. Olsnes S, Refsnes K, Pihl A. Mechanism of action of the toxic lectins abrin and ricin. *Nature*. 1974;249(458):627–631.

19. Polito L, Bortolotti M, Mercatelli D, Battelli MG, Bolognesi A. Saporin-S6: a useful tool in cancer therapy. *Toxins*. 2013;5(10):1698–1722.

20. Endo Y, Gluck A, Wool IG. Ribosomal RNA identity elements for ricin A-chain recognition and catalysis. *J Mol Biol*. 1991;221(1):193–207.

21. Carrasco L, Fernandez-Puentes C, Vazquez D. Effects of ricin on the ribosomal sites involved in the interaction of the elongation factors. *Eur J Biochem*. 1975;54(2):499–503.

22. Eiklid K, Olsnes S, Pihl A. Entry of lethal doses of abrin, ricin and modeccin into the cytosol of HeLa cells. *Exp Cell Res*. 1980;126(2):321–326.

23. Weldon JE, Pastan I. A guide to taming a toxin – recombinant immunotoxins constructed from Pseudomonas exotoxin A for the treatment of cancer. *FEBS J*. 2011;278(23):4683–4700.

24. Yamaizumi M, Mekada E, Uchida T, Okada Y. One molecule of diphtheria toxin fragment A introduced into a cell can kill the cell. *Cell*. 1978;15(1):245–250.

25. Allured VS, Collier RJ, Carroll SF, McKay DB. Structure of exotoxin A of *Pseudomonas aeruginosa* at 3.0-Angstrom resolution. *Proc Natl Acad Sci USA*. 1986;83(5):1320–1324.

26. Hwang J, Fitzgerald DJ, Adhya S, Pastan I. Functional domains of *Pseudomonas* exotoxin identified by deletion analysis of the gene expressed in *E. coli*. *Cell*. 1987;48(1):129–136.

27. Kounnas MZ, Morris RE, Thompson MR, FitzGerald DJ, Strickland DK, Saelinger CB. The alpha 2-macroglobulin receptor/low density lipoprotein receptor-related protein binds and internalizes *Pseudomonas* exotoxin A. *J Biol Chem*. 1992;267(18):12420–12423.

28. Pastrana DV, Hanson AJ, Knisely J, Bu G, Fitzgerald DJ. LRP 1 B functions as a receptor for *Pseudomonas* exotoxin. *Biochim Biophys Acta*. 2005;1741(3):234–239.

29. Chiron MF, Fryling CM, FitzGerald DJ. Cleavage of pseudomonas exotoxin and diphtheria toxin by a furin-like enzyme prepared from beef liver. *J Biol Chem*. 1994;269(27):18167–18176.

30. Siegall CB, Chaudhary VK, FitzGerald DJ, Pastan I. Functional analysis of domains II, Ib, and III of *Pseudomonas* exotoxin. *J Biol Chem*. 1989;264(24):14256–14261.

31. FitzGerald DJ, Trowbridge IS, Pastan I, Willingham MC. Enhancement of toxicity of antitransferrin receptor antibody-Pseudomonas exotoxin conjugates by adenovirus. *Proc Natl Acad Sci USA*. 1983;80(13):4134–4138.

32. Greenfield L, Bjorn MJ, Horn G, et al. Nucleotide sequence of the structural gene for diphtheria toxin carried by corynebacteriophage beta. *Proc Natl Acad Sci USA*. 1983;80(22):6853–6857.

33. Naglich JG, Metherall JE, Russell DW, Eidels L. Expression cloning of a diphtheria toxin receptor: identity with a heparin-binding EGF-like growth factor precursor. *Cell*.

1992;69(6):1051–1061.

34. Tsuneoka M, Nakayama K, Hatsuzawa K, Komada M, Kitamura N, Mekada E. Evidence for involvement of furin in cleavage and activation of diphtheria toxin. *J Biol Chem.* 1993;268(35):26461–26465.

35. Bell CE, Eisenberg D. Crystal structure of diphtheria toxin bound to nicotinamide adenine dinucleotide. *Biochemistry.* 1996;35(4):1137–1149.

36. Sandvig K, Olsnes S. Diphtheria toxin entry into cells is facilitated by low pH. *J Cell Biol.* 1980;87(3 Pt 1):828–832.

37. Collier RJ, Pappenheimer Jr AM. Studies on the mode of action of diphtheria toxin. II. Effect of toxin on amino acid incorporation in cell-free systems. *J Exp Med.* 1964;120:1019–1039.

38. Honjo T, Nishizuka Y, Hayaishi O. Diphtheria toxin-dependent adenosine diphosphate ribosylation of aminoacyl transferase II and inhibition of protein synthesis. *J Biol Chem.* 1968;243(12):3553–3555.

39. Van Ness BG, Howard JB, Bodley JW. ADP-ribosylation of elongation factor 2 by diphtheria toxin. Isolation and properties of the novel ribosyl-amino acid and its hydrolysis products. *J Biol Chem.* 1980;255(22):10717–10720.

40. P02879 Ricin precursor – *Ricinus communis* (Castor bean). UniProtKB. UniProt Consortium.

41. Lamb FI, Roberts LM, Lord JM. Nucleotide sequence of cloned cDNA coding for preproricin. *Eur J Biochem.* 1985;148(2):265–270.

42. Newton DL, Wales R, Richardson PT, et al. Cell surface and intracellular functions for ricin galactose binding. *J Biol Chem.* 1992;267(17):11917–11922.

43. Olsnes S, Pihl A. Different biological properties of the two constituent peptide chains of ricin, a toxic protein inhibiting protein synthesis. *Biochemistry.* 1973;12(16):3121–3126.

44. Spooner RA, Watson PD, Marsden CJ, et al. Protein disulphide-isomerase reduces ricin to its A and B chains in the endoplasmic reticulum. *Biochem J.* 2004;383(Pt 2):285–293.

45. Endo Y, Mitsui K, Motizuki M, Tsurugi K. The mechanism of action of ricin and related toxic lectins on eukaryotic ribosomes. The site and the characteristics of the modification in 28 S ribosomal RNA caused by the toxins. *J Biol Chem.* 1987;262(12):5908–5912.

46. Sperti S, Montanaro L, Mattioli A, Stirpe F. Inhibition by ricin of protein synthesis in vitro: 60 S ribosomal subunit as the target of the toxin. *Biochem J.* 1973;136(3):813–815.

47. Kurpad SN, Zhao XG, Wikstrand CJ, Batra SK, McLendon RE, Bigner DD. Tumor antigens in astrocytic gliomas. *Glia.* 1995;15(3):244–256.

48. Bullard DE, Bigner DD. Applications of monoclonal antibodies in the diagnosis and treatment of primary brain tumors. *J Neurosurg.* 1985;63(1):2–16.

49. Trowbridge IS, Newman RA, Domingo DL, Sauvage C. Transferrin receptors: structure and function. *Biochem Pharmacol.* 1984;33(6):925–932.

50. Gatter KC, Brown G, Trowbridge IS, Woolston RE, Mason DY. Transferrin receptors in human tissues: their distribution and possible clinical relevance. *J Clin Pathol.* 1983;36(5):539–545.

51. Trowbridge IS, Domingo DL. Anti-transferrin receptor monoclonal antibody and toxin-antibody conjugates affect growth of human tumour cells. *Nature.* 1981;294(5837):171–173.

52. Recht LD, Griffin TW, Raso V, Salimi AR. Potent cytotoxicity of an antihuman transferrin receptor-ricin A-chain immunotoxin on human glioma cells in vitro. *Cancer Res.* 1990;50(20):6696–6700.

53. Zovickian J, Johnson VG, Youle RJ. Potent and specific killing of human malignant brain tumor cells by an anti-transferrin receptor antibody-ricin immunotoxin. *J Neurosurg.* 1987;66(6):850–861.

54. Greenfield L, Johnson VG, Youle RJ. Mutations in diphtheria toxin separate binding from entry and amplify immunotoxin selectivity. *Science.* 1987;238(4826):536–539.

55. Laske DW, Ilercil O, Akbasak A, Youle RJ, Oldfield EH. Efficacy of direct intratumoral therapy with targeted protein toxins for solid human gliomas in nude mice. *J Neurosurg.* 1994;80(3):520–526.

56. Martell LA, Agrawal A, Ross DA, Muraszko KM. Efficacy of transferrin receptor-targeted immunotoxins in brain tumor cell lines and pediatric brain tumors. *Cancer Res.* 1993;53(6):1348–1353.

57. Johnson VG, Wrobel C, Wilson D, et al. Improved tumor-specific immunotoxins in the treatment of CNS and leptomeningeal neoplasia. *J Neurosurg.* 1989;70(2):240–248.

58. Giannone L, Greco FA, Hainsworth JD. Combination intraventricular chemotherapy for meningeal neoplasia. *J Clin Oncol.* 1986;4(1):68–73.

59. Laske DW, Muraszko KM, Oldfield EH, et al. Intraventricular immunotoxin therapy for leptomeningeal neoplasia. *Neurosurgery.* 1997;41(5):1039–1049. [discussion 1049–1051].

60. Laske DW, Youle RJ, Oldfield EH. Tumor regression with regional distribution of the targeted toxin TF-CRM107 in patients with malignant brain tumors. *Nat Med.* 1997;3(12):1362–1368.

61. Weaver M, Laske DW. Transferrin receptor ligand-targeted toxin conjugate (Tf-CRM107) for therapy of malignant gliomas. *J Neurooncol.* 2003;65(1):3–13.

62. Gosselaar PH, van-Dijk AJ, de-Gast GC, et al. Transferrin toxin but not transferrin receptor immunotoxin is influenced by free transferrin and iron saturation. *Eur J Clin Invest.* 2002;32(suppl 1):61–69.

63. Yoon DJ, Chu DS, Ng CW, et al. Genetically engineering transferrin to improve its in vitro ability to deliver cytotoxins. *J Control Release.* 2009;133(3):178–184.

64. Nelms K, Keegan AD, Zamorano J, Ryan JJ, Paul WE. The IL-4 receptor: signaling mechanisms and biologic functions. *Annu Rev Immunol.* 1999;17:701–738.

65. Kondo M, Takeshita T, Ishii N, et al. Sharing of the interleukin-2 (IL-2) receptor gamma chain between receptors for IL-2 and IL-4. *Science.* 1993;262(5141):1874–1877.

66. Russell SM, Keegan AD, Harada N, et al. Interleukin-2 receptor gamma chain: a functional component of the interleukin-4 receptor. *Science.* 1993;262(5141):1880–1883.

67. Obiri NI, Debinski W, Leonard WJ, Puri RK. Receptor for interleukin 13. Interaction with interleukin 4 by a mechanism that does not involve the common gamma chain shared by receptors for interleukins 2, 4, 7, 9, and 15. *J Biol Chem.* 1995;270(15):8797–8804.

68. Obiri NI, Leland P, Murata T, Debinski W, Puri RK. The IL-13 receptor structure differs on various cell types and may share more than one component with IL-4 receptor. *J Immunol.* 1997;158(2):756–764.

69. Obiri NI, Hillman GG, Haas GP, Sud S, Puri RK. Expression of high affinity interleukin-4 receptors on human renal cell carcinoma cells and inhibition of tumor cell growth in vitro by interleukin-4. *J Clin Invest.* 1993;91(1):88–93.

70. Obiri NI, Siegel JP, Varricchio F, Puri RK. Expression of high-affinity IL-4 receptors on human melanoma, ovarian and breast carcinoma cells. *Clin Exp Immunol.* 1994;95(1):148–155.

71. Puri RK, Leland P, Kreitman RJ, Pastan I. Human neurological cancer cells express interleukin-4 (IL-4) receptors which are targets for the toxic effects of IL4-Pseudomonas exotoxin chimeric protein. *Int J Cancer.* 1994;58(4):574–581.

72. Debinski W, Puri RK, Kreitman RJ, Pastan I. A wide range of human cancers express interleukin 4 (IL4) receptors that can be targeted with chimeric toxin composed of IL4 and *Pseudomonas* exotoxin. *J Biol Chem.* 1993;268(19):14065–14070.

73. Puri RK, Debinski W, Obiri N, Kreitman R, Pastan I. Human renal cell carcinoma cells are sensitive to the cytotoxic effect of a chimeric protein composed of human interleukin-4 and Pseudomonas exotoxin. *Cell Immunol.* 1994;154(1):369–379.

74. Kreitman RJ, Puri RK, Pastan I. A circularly permuted recombinant interleukin 4 toxin with increased activity. *Proc Natl Acad Sci USA.* 1994;91(15):6889–6893.

75. Kreitman RJ, Puri RK, Pastan I. Increased antitumor activity of a circularly permuted interleukin 4-toxin in mice with interleukin 4 receptor-bearing human carcinoma. *Cancer Res.* 1995;55(15):3357–3363.

76. Joshi BH, Leland P, Asher A, Prayson RA, Varricchio F, Puri RK. In situ expression of interleukin-4 (IL-4) receptors in human brain tumors and cytotoxicity of a recombinant IL-4 cytotoxin in primary glioblastoma cell cultures. *Cancer Res.*

2001;61(22):8058–8061.

77. Puri RK, Hoon DS, Leland P, et al. Preclinical development of a recombinant toxin containing circularly permuted interleukin 4 and truncated *Pseudomonas* exotoxin for therapy of malignant astrocytoma. *Cancer Res*. 1996;56(24):5631–5637.

78. Husain SR, Behari N, Kreitman RJ, Pastan I, Puri RK. Complete regression of established human glioblastoma tumor xenograft by interleukin-4 toxin therapy. *Cancer Res*. 1998;58(16):3649–3653.

79. Rand RW, Kreitman RJ, Patronas N, Varricchio F, Pastan I, Puri RK. Intratumoral administration of recombinant circularly permuted interleukin-4-Pseudomonas exotoxin in patients with high-grade glioma. *Clin Cancer Res*. 2000;6(6):2157–2165.

80. Weber F, Asher A, Bucholz R, et al. Safety, tolerability, and tumor response of IL4-*Pseudomonas* exotoxin (NBI-3001) in patients with recurrent malignant glioma. *J Neurooncol*. 2003;64(1–2):125–137.

81. Weber FW, Floeth F, Asher A, et al. Local convection enhanced delivery of IL4-Pseudomonas exotoxin (NBI-3001) for treatment of patients with recurrent malignant glioma. *Acta Neurochir Suppl*. 2003;88:93–103.

82. Rainov NG, Gorbatyuk K, Heidecke V. Clinical trials with intracerebral convection-enhanced delivery of targeted toxins in malignant glioma. *Rev Recent Clin Trials*. 2008;3(1):2–9.

83. ClinicalTrial.gov identifier: NCT00014677.

84. Bao K, Reinhardt RL. The differential expression of IL-4 and IL-13 and its impact on type-2 immunity. *Cytokine*. 2015;75(1):25–37.

85. Zurawski SM, Vega Jr F, Huyghe B, Zurawski G. Receptors for interleukin-13 and interleukin-4 are complex and share a novel component that functions in signal transduction. *EMBO J*. 1993;12(7):2663–2670.

86. Suzuki A, Leland P, Joshi BH, Puri RK. Targeting of IL-4 and IL-13 receptors for cancer therapy. *Cytokine*. 2015;75(1):79–88.

87. Shimamura T, Husain SR, Puri RK. The IL-4 and IL-13 pseudomonas exotoxins: new hope for brain tumor therapy. *Neurosurg Focus*. 2006;20(4):E11.

88. Shimamura T, Fujisawa T, Husain SR, Joshi B, Puri RK. Interleukin 13 mediates signal transduction through interleukin 13 receptor alpha2 in pancreatic ductal adenocarcinoma: role of IL-13 Pseudomonas exotoxin in pancreatic cancer therapy. *Clin Cancer Res*. 2010;16(2):577–586.

89. Mintz A, Gibo DM, Slagle-Webb B, Christensen ND, Debinski W. IL-13Ralpha2 is a glioma-restricted receptor for interleukin-13. *Neoplasia*. 2002;4(5):388–399.

90. Kawakami M, Kawakami K, Takahashi S, Abe M, Puri RK. Analysis of interleukin-13 receptor alpha2 expression in human pediatric brain tumors. *Cancer*. 2004;101(5):1036–1042.

91. Husain SR, Obiri NI, Gill P, et al. Receptor for interleukin 13 on AIDS-associated Kaposi's sarcoma cells serves as a new target for a potent *Pseudomonas* exotoxin-based chimeric toxin protein. *Clin Cancer Res*. 1997;3(2):151–156.

92. Joshi BH, Leland P, Puri RK. Identification and characterization of interleukin-13 receptor in human medulloblastoma and targeting these receptors with interleukin-13-pseudomonas exotoxin fusion protein. *Croat Med J*. 2003;44(4):455–462.

93. Kawakami K, Kawakami M, Joshi BH, Puri RK. Interleukin-13 receptor-targeted cancer therapy in an immunodeficient animal model of human head and neck cancer. *Cancer Res*. 2001;61(16):6194–6200.

94. Debinski W, Gibo DM, Hulet SW, Connor JR, Gillespie GY. Receptor for interleukin 13 is a marker and therapeutic target for human high-grade gliomas. *Clin Cancer Res*. 1999;5(5):985–990.

95. Barderas R, Bartolome RA, Fernandez-Acenero MJ, Torres S, Casal JI. High expression of IL-13 receptor alpha2 in colorectal cancer is associated with invasion, liver metastasis, and poor prognosis. *Cancer Res*. 2012;72(11):2780–2790.

96. Joshi BH, Puri RA, Leland P, et al. Identification of interleukin-13 receptor alpha2 chain overexpression in situ in high-grade diffusely infiltrative pediatric brainstem glioma.

Neuro Oncol. 2008;10(3):265–274.

97. Debinski W, Obiri NI, Powers SK, Pastan I, Puri RK. Human glioma cells over-express receptors for interleukin 13 and are extremely sensitive to a novel chime-ric protein composed of interleukin 13 and pseudomonas exotoxin. *Clin Cancer Res.* 1995;1(11):1253–1258.

98. Li C, Hall WA, Jin N, Todhunter DA, Panoskaltsis-Mortari A, Vallera DA. Targeting glioblastoma multiforme with an IL-13/diphtheria toxin fusion protein in vitro and in vivo in nude mice. *Protein Eng.* 2002;15(5):419–427.

99. Rustamzadeh E, Hall WA, Todhunter DA, et al. Intracranial therapy of glioblastoma with the fusion protein DTIL13 in immunodeficient mice. *Int J Cancer.* 2006;118(10):2594–2601.

100. Kioi M, Seetharam S, Puri RK. Targeting IL-13Ralpha2-positive cancer with a novel recombinant immunotoxin composed of a single-chain antibody and mutated *Pseudomonas* exotoxin. *Mol Cancer Ther.* 2008;7(6):1579–1587.

101. Kunwar S, Prados MD, Chang SM, et al. Direct intracerebral delivery of cintredekin besudotox (IL13-PE38QQR) in recurrent malignant glioma: a report by the Cintredekin Besudotox Intraparenchymal Study Group. *J Clin Oncol.* 2007;25(7):837–844.

102. Kunwar S, Chang S, Westphal M, et al. Phase III randomized trial of CED of IL13-PE38QQR vs Gliadel wafers for recurrent glioblastoma. *Neuro Oncol.* 2010;12(8):871–881.

103. Jarboe JS, Johnson KR, Choi Y, Lonser RR, Park JK. Expression of interleukin-13 recep-tor alpha2 in glioblastoma multiforme: implications for targeted therapies. *Cancer Res.* 2007;67(17):7983–7986.

104. Stuckey DW, Hingtgen SD, Karakas N, Rich BE, Shah K. Engineering toxin-resistant therapeutic stem cells to treat brain tumors. *Stem Cells.* 2015;33(2):589–600.

105. Massague J. Epidermal growth factor-like transforming growth factor. II. Interaction with epidermal growth factor receptors in human placenta membranes and A431 cells. *J Biol Chem.* 1983;258(22):13614–13620.

106. Pike LJ, Marquardt H, Todaro GJ, et al. Transforming growth factor and epidermal growth factor stimulate the phosphorylation of a synthetic, tyrosine-containing peptide in a similar manner. *J Biol Chem.* 1982;257(24):14628–14631.

107. Derynck R, Roberts AB, Winkler ME, Chen EY, Goeddel DV. Human transforming growth factor-alpha: precursor structure and expression in *E. coli. Cell.* 1984;38(1):287–297.

108. Carpenter G, Cohen S. Epidermal growth factor. *Annu Rev Biochem.* 1979;48:193–216.

109. Ushiro H, Cohen S. Identification of phosphotyrosine as a product of epider-mal growth factor-activated protein kinase in A-431 cell membranes. *J Biol Chem.* 1980;255(18):8363–8365.

110. Klijn JG, Berns PM, Schmitz PI, Foekens JA. The clinical significance of epidermal growth factor receptor (EGF-R) in human breast cancer: a review on 5232 patients. *Endocr Rev.* 1992;13(1):3–17.

111. Pavelic K, Banjac Z, Pavelic J, Spaventi S. Evidence for a role of EGF receptor in the progression of human lung carcinoma. *Anticancer Res.* 1993;13(4):1133–1137.

112. Rubin Grandis J, Melhem MF, Barnes EL, Tweardy DJ. Quantitative immunohisto-chemical analysis of transforming growth factor-alpha and epidermal growth fac-tor receptor in patients with squamous cell carcinoma of the head and neck. *Cancer.* 1996;78(6):1284–1292.

113. Fox SB, Persad RA, Coleman N, Day CA, Silcocks PB, Collins CC. Prognostic value of c-erbB-2 and epidermal growth factor receptor in stage A1 (T1a) prostatic adenocarci-noma. *Br J Urol.* 1994;74(2):214–220.

114. Chow NH, Chan SH, Tzai TS, Ho CL, Liu HS. Expression profiles of ErbB family recep-tors and prognosis in primary transitional cell carcinoma of the urinary bladder. *Clin Cancer Res.* 2001;7(7):1957–1962.

115. Yasui W, Sumiyoshi H, Hata J, et al. Expression of epidermal growth factor receptor in human gastric and colonic carcinomas. *Cancer Res.* 1988;48(1):137–141.

116. Bartlett JM, Langdon SP, Simpson BJ, et al. The prognostic value of epidermal growth factor receptor mRNA expression in primary ovarian cancer. *Br J Cancer.*

1996;73(3):301–306.

117. Arita N, Hayakawa T, Izumoto S, et al. Epidermal growth factor receptor in human glioma. *J Neurosurg*. 1989;70(6):916–919.

118. Libermann TA, Razon N, Bartal AD, Yarden Y, Schlessinger J, Soreq H. Expression of epidermal growth factor receptors in human brain tumors. *Cancer Res*. 1984;44(2):753–760.

119. Libermann TA, Nusbaum HR, Razon N, et al. Amplification, enhanced expression and possible rearrangement of EGF receptor gene in primary human brain tumours of glial origin. *Nature*. 1985;313(5998):144–147.

120. Fuller GN, Bigner SH. Amplified cellular oncogenes in neoplasms of the human central nervous system. *Mutat Res*. 1992;276(3):299–306.

121. Chaffanet M, Chauvin C, Laine M, et al. EGF receptor amplification and expression in human brain tumours. *Eur J Cancer*. 1992;28(1):11–17.

122. Huang SM, Harari PM. Epidermal growth factor receptor inhibition in cancer therapy: biology, rationale and preliminary clinical results. *Invest New Drugs*. 1999;17(3):259–269.

123. Kunwar S, Pai LH, Pastan I. Cytotoxicity and antitumor effects of growth factor-toxin fusion proteins on human glioblastoma multiforme cells. *J Neurosurg*. 1993;79(4):569–576.

124. Phillips PC, Levow C, Catterall M, Colvin OM, Pastan I, Brem H. Transforming growth factor-alpha-Pseudomonas exotoxin fusion protein (TGF-alpha-PE38) treatment of subcutaneous and intracranial human glioma and medulloblastoma xenografts in athymic mice. *Cancer Res*. 1994;54(4):1008–1015.

125. Engebraaten O, Hjortland GO, Juell S, Hirschberg H, Fodstad O. Intratumoral immunotoxin treatment of human malignant brain tumors in immunodeficient animals. *Int J Cancer*. 2002;97(6):846–852.

126. Liu TF, Cohen KA, Ramage JG, Willingham MC, Thorburn AM, Frankel AE. A diphtheria toxin-epidermal growth factor fusion protein is cytotoxic to human glioblastoma multiforme cells. *Cancer Res*. 2003;63(8):1834–1837.

127. Liu TF, Hall PD, Cohen KA, et al. Interstitial diphtheria toxin-epidermal growth factor fusion protein therapy produces regressions of subcutaneous human glioblastoma multiforme tumors in athymic nude mice. *Clin Cancer Res*. 2005;11(1):329–334.

128. Sampson JH, Akabani G, Archer GE, et al. Progress report of a phase I study of the intracerebral microinfusion of a recombinant chimeric protein composed of transforming growth factor (TGF)-alpha and a mutated form of the *Pseudomonas* exotoxin termed PE-38 (TP-38) for the treatment of malignant brain tumors. *J Neurooncol*. 2003;65(1):27–35.

129. Sampson JH, Akabani G, Archer GE, et al. Intracerebral infusion of an EGFR-targeted toxin in recurrent malignant brain tumors. *Neuro Oncol*. 2008;10(3):320–329.

130. Wikstrand CJ, Reist CJ, Archer GE, Zalutsky MR, Bigner DD. The class III variant of the epidermal growth factor receptor (EGFRvIII): characterization and utilization as an immunotherapeutic target. *J Neurovirol*. 1998;4(2):148–158.

131. Sugawa N, Ekstrand AJ, James CD, Collins VP. Identical splicing of aberrant epidermal growth factor receptor transcripts from amplified rearranged genes in human glioblastomas. *Proc Natl Acad Sci USA*. 1990;87(21):8602–8606.

132. Batra SK, Castelino-Prabhu S, Wikstrand CJ, et al. Epidermal growth factor ligand-independent, unregulated, cell-transforming potential of a naturally occurring human mutant EGFRvIII gene. *Cell Growth Differ*. 1995;6(10):1251–1259.

133. Humphrey PA, Wong AJ, Vogelstein B, et al. Anti-synthetic peptide antibody reacting at the fusion junction of deletion-mutant epidermal growth factor receptors in human glioblastoma. *Proc Natl Acad Sci USA*. 1990;87(11):4207–4211.

134. Sok JC, Coppelli FM, Thomas SM, et al. Mutant epidermal growth factor receptor (EGFRvIII) contributes to head and neck cancer growth and resistance to EGFR targeting. *Clin Cancer Res*. 2006;12(17):5064–5073.

135. Wikstrand CJ, Hale LP, Batra SK, et al. Monoclonal antibodies against EGFRvIII are tumor specific and react with breast and lung carcinomas and malignant gliomas. *Cancer Res*. 1995;55(14):3140–3148.

136. Nagane M, Levitzki A, Gazit A, Cavenee WK, Huang HJ. Drug resistance of human

glioblastoma cells conferred by a tumor-specific mutant epidermal growth factor receptor through modulation of Bcl-XL and caspase-3-like proteases. *Proc Natl Acad Sci USA*. 1998;95(10):5724–5729.

137. Lorimer IA, Wikstrand CJ, Batra SK, Bigner DD, Pastan I. Immunotoxins that target an oncogenic mutant epidermal growth factor receptor expressed in human tumors. *Clin Cancer Res*. 1995;1(8):859–864.

138. Lorimer IA, Keppler-Hafkemeyer A, Beers RA, Pegram CN, Bigner DD, Pastan I. Recombinant immunotoxins specific for a mutant epidermal growth factor receptor: targeting with a single chain antibody variable domain isolated by phage display. *Proc Natl Acad Sci USA*. 1996;93(25):14815–14820.

139. Archer GE, Sampson JH, Lorimer IA, et al. Regional treatment of epidermal growth factor receptor vIII-expressing neoplastic meningitis with a single-chain immunotoxin, MR-1. *Clin Cancer Res*. 1999;5(9):2646–2652.

140. Beers R, Chowdhury P, Bigner D, Pastan I. Immunotoxins with increased activity against epidermal growth factor receptor vIII-expressing cells produced by antibody phage display. *Clin Cancer Res*. 2000;6(7):2835–2843.

141. ClinicalTrials.gov Identifier: NCT01009866.

142. Sampson JH, Brady M, Raghavan R, et al. Colocalization of gadolinium-diethylene triamine pentaacetic acid with high-molecular-weight molecules after intracerebral convection-enhanced delivery in humans. *Neurosurgery*. 2011;69(3):668–676.

143. Zalutsky MR, Boskovitz A, Kuan CT, et al. Radioimmunotargeting of malignant glioma by monoclonal antibody D2C7 reactive against both wild-type and variant III mutant epidermal growth factor receptors. *Nucl Med Biol*. 2011;39(1):23–34.

144. Chandramohan V, Bao X, Keir ST, et al. Construction of an immunotoxin, D2C7-(scdsFv)-PE38KDEL, targeting EGFRwt and EGFRvIII for brain tumor therapy. *Clin Cancer Res*. 2013;19(17):4717–4727.

145. ClinicalTrials.gov Identifier: NCT02303678.

146. Loging WT, Lal A, Siu IM, et al. Identifying potential tumor markers and antigens by database mining and rapid expression screening. *Genome Res*. 2000;10(9):1393–1402.

147. Kuan CT, Wakiya K, Dowell JM, et al. Glycoprotein nonmetastatic melanoma protein B, a potential molecular therapeutic target in patients with glioblastoma multiforme. *Clin Cancer Res*. 2006;12(7 Pt 1):1970–1982.

148. http://www.uniprot.org/uniprot/Q14956.

149. Kuan CT, Wakiya K, Keir ST, et al. Affinity-matured anti-glycoprotein NMB recombinant immunotoxins targeting malignant gliomas and melanomas. *Int J Cancer*. 2011;129(1):111–121.

150. http://www.uniprot.org/uniprot/Q6UVK1.

151. Pluschke G, Vanek M, Evans A, et al. Molecular cloning of a human melanoma-associated chondroitin sulfate proteoglycan. *Proc Natl Acad Sci USA*. 1996;93(18):9710–9715.

152. Price MA, Colvin Wanshura LE, Yang J, et al. CSPG4, a potential therapeutic target, facilitates malignant progression of melanoma. *Pigm Cell Melanoma Res*. 2011;24(6):1148–1157.

153. Schrappe M, Klier FG, Spiro RC, Waltz TA, Reisfeld RA, Gladson CL. Correlation of chondroitin sulfate proteoglycan expression on proliferating brain capillary endothelial cells with the malignant phenotype of astroglial cells. *Cancer Res*. 1991;51(18):4986–4993.

154. Hjortland GO, Garman-Vik SS, Juell S, et al. Immunotoxin treatment targeted to the high-molecular-weight melanoma-associated antigen prolonging the survival of immunodeficient rats with invasive intracranial human glioblastoma multiforme. *J Neurosurg*. 2004;100(2):320–327.

155. Carrel S, Accolla RS, Carmagnola AL, Mach JP. Common human melanoma-associated antigen(s) detected by monoclonal antibodies. *Cancer Res*. 1980;40(7):2523–2528.

156. Ayriss JRR, Kuan CT, Keir S, Pastan I, Bigner DD. Mel-14 and 9.2.27 immunotoxins: promising therapeutics for pediatric glioma. In: *Pediatric Neuro-Oncology Basic and Translational Research Conference*. ; 2011. New Orleans, Louisiana.

157. http://www.uniprot.org/uniprot/Q86YL7.

158. Chandramohan V, Bao X, Kato Kaneko M, et al. Recombinant anti-podoplanin

(NZ-1) immunotoxin for the treatment of malignant brain tumors. *Int J Cancer.* 2013;132(10):2339–2348.

159. Raica M, Cimpean AM, Ribatti D. The role of podoplanin in tumor progression and metastasis. *Anticancer Res.* 2008;28(5B):2997–3006.

160. Dang Q, Liu J, Li J, Sun Y. Podoplanin: a novel regulator of tumor invasion and metastasis. *Med Oncol.* 2014;31(9):24.

161. Shibahara J, Kashima T, Kikuchi Y, Kunita A, Fukayama M. Podoplanin is expressed in subsets of tumors of the central nervous system. *Virchows Arch.* 2006;448(4):493–499.

162. Ogasawara S, Kaneko MK, Price JE, Kato Y. Characterization of anti-podoplanin monoclonal antibodies: critical epitopes for neutralizing the interaction between podoplanin and CLEC-2. *Hybridoma (Larchmt).* 2008;27(4):259–267.

163. Kullander K, Klein R. Mechanisms and functions of Eph and ephrin signalling. *Nat Rev Mol Cell Biol.* 2002;3(7):475–486.

164. Boyd AW, Bartlett PF, Lackmann M. Therapeutic targeting of EPH receptors and their ligands. *Nat Rev Drug Discov.* 2014;13(1):39–62.

165. Unified nomenclature for Eph family receptors and their ligands, the ephrins. Eph Nomenclature Committee. *Cell.* 1997;90(3):403–404.

166. Wykosky J, Gibo DM, Stanton C, Debinski W. EphA2 as a novel molecular marker and target in glioblastoma multiforme. *Mol Cancer Res.* 2005;3(10):541–551.

167. Wykosky J, Gibo DM, Debinski W. A novel, potent, and specific ephrinA1-based cytotoxin against EphA2 receptor expressing tumor cells. *Mol Cancer Ther.* 2007;6(12 Pt 1):3208–3218.

168. Smith HW, Marshall CJ. Regulation of cell signalling by uPAR. *Nat Rev Mol Cell Biol.* 2010;11(1):23–36.

169. Vallera DA, Li C, Jin N, Panoskaltsis-Mortari A, Hall WA. Targeting urokinase-type plasminogen activator receptor on human glioblastoma tumors with diphtheria toxin fusion protein DTAT. *J Natl Cancer Inst.* 2002;94(8):597–606.

170. Stish BJ, Oh S, Vallera DA. Anti-glioblastoma effect of a recombinant bispecific cytotoxin cotargeting human IL-13 and EGF receptors in a mouse xenograft model. *J Neurooncol.* 2008;87(1):51–61.

171. Oh S, Tsai AK, Ohlfest JR, Panoskaltsis-Mortari A, Vallera DA. Evaluation of a bispecific biological drug designed to simultaneously target glioblastoma and its neovasculature in the brain. *J Neurosurg.* 2011;114(6):1662–1671.

172. Todhunter DA, Hall WA, Rustamzadeh E, Shu Y, Doumbia SO, Vallera DA. A bispecific immunotoxin (DTAT13) targeting human IL-13 receptor (IL-13R) and urokinase-type plasminogen activator receptor (uPAR) in a mouse xenograft model. *Protein Eng Des Sel.* 2004;17(2):157–164.

173. Vandergrift WA, Patel SJ, Nicholas JS, Varma AK. Convection-enhanced delivery of immunotoxins and radioisotopes for treatment of malignant gliomas. *Neurosurg Focus.* 2006;20(4):E13.

174. Onda M, Beers R, Xiang L, Nagata S, Wang QC, Pastan I. An immunotoxin with greatly reduced immunogenicity by identification and removal of B cell epitopes. *Proc Natl Acad Sci USA.* 2008;105(32):11311–11316.

175. Liu W, Onda M, Lee B, et al. Recombinant immunotoxin engineered for low immunogenicity and antigenicity by identifying and silencing human B-cell epitopes. *Proc Natl Acad Sci USA.* 2012;109(29):11782–11787.

176. Mazor R, Vassall AN, Eberle JA, et al. Identification and elimination of an immunodominant T-cell epitope in recombinant immunotoxins based on Pseudomonas exotoxin A. *Proc Natl Acad Sci USA.* 2012;109(51):E3597–E3603.

177. Antignani A, Fitzgerald D. Immunotoxins: the role of the toxin. *Toxins.* 2013;5(8):1486–1502.

178. Mattoo AR, FitzGerald DJ. Combination treatments with ABT-263 and an immunotoxin produce synergistic killing of ABT-263-resistant small cell lung cancer cell lines. *Int J Cancer.* 2013;132(4):978–987.

179. Risberg K, Fodstad O, Andersson Y. Synergistic anticancer effects of the 9.2.27PE immu-

notoxin and ABT-737 in melanoma. *PLoS One*. 2011;6(9):e24012.

180. Traini R, Ben-Josef G, Pastrana DV, et al. ABT-737 overcomes resistance to immuno-toxin-mediated apoptosis and enhances the delivery of pseudomonas exotoxin-based proteins to the cell cytosol. *Mol Cancer Ther*. 2010;9(7):2007–2015.

181. Kawakami K, Terabe M, Kioi M, Berzofsky JA, Puri RK. Intratumoral therapy with IL13-PE38 results in effective CTL-mediated suppression of IL-13Ralpha2-expressing contralateral tumors. *Clin Cancer Res*. 2006;12(15):4678–4686.

182. Ochiai H, Archer GE, Herndon 2nd JE, et al. EGFRvIII-targeted immunotoxin induces antitumor immunity that is inhibited in the absence of CD4+ and CD8+ T cells. *Cancer Immunol Immunother*. 2008;57(1):115–121.

183. Adams S, Braidy N, Bessede A, et al. The kynurenine pathway in brain tumor patho-genesis. *Cancer Res*. 2012;72(22):5649–5657.

184. Humphries W, Wei J, Sampson JH, Heimberger AB. The role of tregs in glioma-medi-ated immunosuppression: potential target for intervention. *Neurosurg Clin North Am*. 2010;21(1):125–137.

185. Pyonteck SM, Akkari L, Schuhmacher AJ, et al. CSF-1R inhibition alters macrophage polarization and blocks glioma progression. *Nat Med*. 2013;19(10):1264–1272.

186. Wainwright DA, Chang AL, Dey M, et al. Durable therapeutic efficacy utilizing com-binatorial blockade against IDO, CTLA-4, and PD-L1 in mice with brain tumors. *Clin Cancer Res*. 2014;20(20):5290–5301.

第 11 章

胶质母细胞瘤的免疫检查点阻断治疗：进展与挑战

K.A. Riccione ■ P. Gedeon ■ L. Sanchez-Perez ■ J.H. Sampson

Duke University Medical Center, Durham, NC, United States

本章内容

肿瘤免疫反应与免疫检查点的生物学

　　肿瘤免疫反应是通过一系列连续事件实现的，这些事件在癌细胞和免疫细胞之间形成了一种复杂的对话。肿瘤抗原从肿瘤微环境（tumor microenvironment，TME）中的死亡细胞上脱落，被专职抗原递呈细胞（professional antigen-presenting cells，APCs）捕获，并提呈给肿瘤引流淋巴结（draining lymph node，DLN）中的未致敏的幼稚抗原特异性T细胞（图11.1）。这些被抗原激活的T细胞在肿瘤抗原识别过程中趋化并进入肿瘤组织，发挥肿瘤特异性细胞毒性作用。以上每一步均受到激活和抑制信号，或检查点的复杂调控，以控制T细胞维持其效应状态或停止免疫攻击，从而精密调控肿瘤免疫反应的持续时间和强度。

　　检查点信号通路可在免疫应答的起始阶段或效应阶段起效，分别抑制幼稚T细胞的激活或杀伤抗原特异性肿瘤的活性。免疫反应的启动阶段发生在次级淋巴组织，在此幼稚T细胞接收APCs提呈的肿瘤抗原。这种抗原

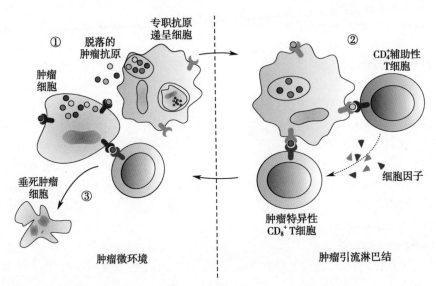

图 11.1　肿瘤微环境与肿瘤引流淋巴结中肿瘤抗原的表达。①抗原由死亡／垂死的肿瘤细胞脱落产生，并被专职抗原递呈细胞（APCs）摄取；②活化的APCs进入肿瘤引流淋巴结，将MHC分子-抗原复合物提呈给幼稚CD_4^+辅助性T细胞和CD_8^+T细胞；③活化的效应CD_8^+T细胞迁移到肿瘤，识别肿瘤表面MHC上的肿瘤抗原，通过其细胞毒活性杀伤肿瘤

诱导的 T 细胞的激活受幼稚 T 细胞与 APCs 间受体 - 配体相互作用下的抑制性检查点的调节（例如 cytotoxic Tlymphocyte associated protein 4（CTLA-4）/B7）。激活的 T 细胞跨过第一个检查点后迁移到外围组织，并上调其抑制受体的水平（例如 programmed-death receptor 1（PD-1），T cell immunoglobulin and mucin-3（TIM-3）），这些受体与表达于肿瘤或肿瘤间质上的检查点配体结合（例如 PD-L1，galectin-9（GAL-9））（图 11.2）。正常的生理条件下，免疫检查点在预防对自身抗原发生免疫反应和预防病原感染后持续炎症反应引起的免疫介导的组织损伤具有重要作用。然而，许多肿瘤却会利用这种原本健康的免疫调节模式来逃避和对抗肿瘤特异性细胞毒性 T 细胞的攻击。

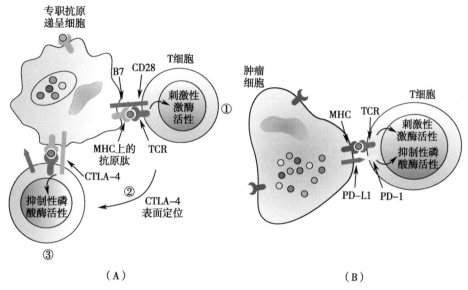

图 11.2　刺激或抑制 T 细胞反应的免疫调节信号。（A）调节 T 细胞活化的抑制和刺激信号在抗原呈递给幼稚 T 细胞时发挥作用：①在第一次识别 MHC 分子上的抗原肽时，幼稚 T 细胞的活化需要 B7/CD$_{28}$ 的共刺激；②细胞毒性 T 淋巴细胞相关蛋白 4（CTLA-4）是在活化（或失调）的 T 细胞表面表达；③CTLA-4 与 B7 竞争结合 CD$_{28}$，从而抑制抗原提呈后的 T 细胞活化。（B）肿瘤微环境中，肿瘤表面表达的 PD-L1 与活化的 T 细胞表面表达的程序性死亡受体 1（PD-1）结合以抑制 T 细胞对肿瘤的杀伤

　　由于免疫检查点失调与许多恶性肿瘤密切相关，消除抑制性信号释放休眠的抗肿瘤免疫反应已成为肿瘤免疫治疗新的希望。干预检查点通路最直接的策略是通过与配体或受体能特异性结合的第三类分子阻断配体 / 受体的相互作用。单克隆抗体（monoclonal antibodies，mAbs）以其精准的抗原结合特异性，以及对目标的高亲和力为免疫检测点精确靶向治疗提供了理想的平台。免疫调节抗体 ipilimumab（抗 CTLA-4 单克隆抗体，百时美施贵宝公司）和

nivolumab（抗PD1单克隆抗体，百时美施贵宝公司）获得了美国食品和药品管理局（Food and Drug Administration，FDA）的批准，两者被证实可使转移性黑色素瘤[1]和非小细胞肺癌（non-small-cell lung cancer，NSCLC）患者[2]的生存显著获益，这表明基于抗体的免疫检查点阻断是可行的癌症治疗方法。本章我们将对免疫检查点生物学及其与恶性胶质瘤的关系做一回顾，并探讨以抗体为基础的免疫调节治疗作为中枢神经系统（central nervous system，CNS）肿瘤治疗策略的可行性，介绍检查点抗体临床前和临床使用经验，并介绍胶质瘤检查点阻断免疫治疗的进展（表11.1和表11.2）。

CTLA-4：T细胞活化检查点

在抗原刺激初始阶段，CTLA-4通过干扰T细胞活化所需的两种信号中的一个信号调控幼稚T细胞的活化。在免疫应答的启动阶段，T细胞激活需要：①肽类抗原呈现在主要组织相容性复合体（MHC）上并结合T细胞抗原

表11.1　免疫调节抗体临床进展

抗体	靶点	同种型	临床阶段
ipilimumab	CTLA-4	IgG1	批准用于NSCLC和黑色素瘤
tremelimumab	CTLA-4	IgG2	批准用于间皮瘤
pidilizumab	PD-1	IgG1	II期临床：大B细胞淋巴瘤 I/II临床：DIPG和MM
pembrolizumab	PD-1	IgG4	批准用于晚期黑色素瘤（BRAF突变），ipilimumab耐药，和抗铂、PD-L1阳性且EGFR、ALK异常的NSCLC
nivolumab	PD-1	IgG4	批准用于抗铂、EGFR或ALK异常的NSCLC 与ipilimumab结合治疗晚期黑色素瘤 转移性难治性RCC
durvalumab	PD-L1	非ADCC/CDC的Fc优化	III期临床：头颈癌，膀胱癌，NSCLC 多个实体肿瘤的I/II期临床实验
atezolizumab	PD-L1	非ADCC/CDC的Fc优化	批准用于膀胱癌
avelumab	PD-L1	IgG1	III期临床：胃癌，NSCLC，晚期RCC，尿路上皮癌，难治性卵巢癌 II期临床：Merkel细胞癌 I期临床：局部晚期实体瘤
BMS986016	LAG-3		II期临床：NSCLC和胃癌 I期临床：实体瘤，难治性血液系统肿瘤，复发性GBM

续表

抗体	靶点	同种型	临床阶段
PDR001	PD-1	IgG4	III 期临床：晚期黑色素瘤 II 期临床：鼻咽癌、胸腺癌、胃癌、胰腺癌、NSCLC 和其他实体肿瘤 I/II 期临床：晚期恶性肿瘤
LAG525	LAG-3	人源化	I 期临床：晚期恶性肿瘤
MBG453	TIM-3	人源化	I 期临床：晚期恶性肿瘤
enoblituzumab	B7-H3	IgG1	I 期临床：SCCHN, NSCLC 和难治性实体瘤
lirilumab	NK KIR	IgG4	II 期临床：AML、CLL 和 MDS I 期临床：HL, NHL, MM, MDS 和晚期实体肿瘤
indoximod	IDO1	N/A	II 期：转移性胰腺癌，转移性乳腺癌，转移性前列腺癌，NSCLC I/II 期：AML、黑色素瘤和恶性脑肿瘤 I 期：转移性黑色素瘤，难治性实体瘤
CP-870, 893	CD_{40}	IgG2	黑色素瘤 I 期临床
MEDI6469	OX40	鼠 IgG1	I 期临床：晚期 SCCHN, 转移性前列腺癌，转移性结直肠癌，转移性乳腺癌
urelumab	4-1BB	IgG4	II 期临床：黑色素瘤，B 细胞 NHL, 难治性 CLL, 膀胱癌和其他实体肿瘤 I 期临床：GBM, 多发性骨髓瘤，结直肠癌，转移性头颈部癌和其他恶性肿瘤
utomilumab	4-1BB	IgG2	III 期临床：弥漫性大 B 细胞淋巴瘤 II 期临床：晚期实体肿瘤 I 期临床：B 细胞淋巴瘤，CD_{20}^+NHL, RCC, SCCHN 和晚期实体肿瘤
varililumab	CD_{27}	IgG1	II 期临床：GBM、RCC 和黑色素瘤 I/II 期临床：透明细胞 RCC, 泌尿系 / 肾肿瘤、乳腺、结直肠、SCCHN、NSCLC、低级别胶质瘤、晚期黑色素瘤 I 期临床：CD_{27}^+B 细胞恶性肿瘤，晚期卵巢癌，前列腺癌和其他实体肿瘤

数据截至 2016 年 12 月。ADCC, 抗体依赖性细胞介导的细胞毒作用；ALK, 间变性淋巴瘤激酶；AML, 急性髓系白血病；BRAF, 人类基因编码丝氨酸 / 苏氨酸蛋白激酶 B-Raf; CDC, 补体依赖性细胞毒性反应；CTLA, 细胞毒性 T 淋巴细胞相关蛋白 4; CLL, 慢性淋巴细胞性白血病；DIPG, 弥散内生性脑桥胶质瘤；EGFR, 表皮生长因子受体；GBM, 胶质母细胞瘤；HL, 霍奇金淋巴瘤；IDO, 吲哚胺 -2, 3- 双加氧酶 1; IgG, 免疫球蛋白 G; KIR, 杀伤细胞抑制性受体；LAG, 淋巴细胞活化基因 3; MDS, 骨髓增生异常综合征；MM, 多发性骨髓瘤；N/A, 不适用；NHL, 非霍奇金淋巴瘤；NK, 自然杀伤细胞；NSCLC, 非小细胞肺癌；PD-1, 程序性死亡受体 -1; RCC, 肾细胞癌；SCCHN, 头颈部鳞状细胞癌

表 11.2　检查点阻断抗体治疗中枢神经系统恶性肿瘤的临床试验

药物 / 疾病	方案	阶段 / 状态	主要指标	次要指标	NCT 号
在新诊断 GBM 应用 TMZ SOC 下给予 ipilimumab + nivolumab 联合治疗	1. TMZ + ipilimumab 2. TMZ + nivolumab 3. TMZ + ipilimumab + nivolumab	I 期临床招募	irDLTs	生物标记检测分析 (IHC), NCICTCAE, 1 年和 2 年存活率	02311920
ipilimumab + nivolumab 与 bevacizumab 对比, 用于复发 GBM	1. nivolumab 2. ipilimumab + nivolumab 3. bevacizumab	III 期临床招募	安全性 (i 和 ii) OS (i vs. iii)	PFS 和 RR (i vs. iii)	02017717
ipilimumab + nivolumab 与福莫司汀对比, 用于 MBM	1. fotemustine 2. fotemustine + ipilimumab 3. ipilimumab + nivolumab	III 期临床招募	OS (i vs. ii; i vs. iii)	安全性, irDCR, irPFS, ORR, DoR, irDoR, TRR, irTRR	02460068
ipilimumab 联合 RT 用于 MBM	1. ipilimumab + RT	II 期临床招募	1 年存活率	PFS, OS, ORR, 安全性	02460068
ipilimumab + 糖皮质激素用于 MBM	1. ipilimumab 2. ipilimumab + 糖皮质激素	II 期临床结束	疾病控制率	irRC, DoR, ORR, PFS, 存活率, irAEs, OS	00623766
ipilimumab + RT 用于 MBM	1. ipilimumab + WBRT 2. ipilimumab + SRS	I 期临床试验进行中	MTD	OS, PFS, AEs/SAEs	01703507
ipilimumab + nivolumab 用于 MBM	1. ipilimumab + nivolumab	II 期临床招募	临床获益率	OS, 安全性	02320058
ipilimumab + SRS 用于 MBM	1. ipilimumab + SRS	II 期临床结束	OS	AEs, ORR, PFS	02662725
SRS 前或后加用 ipilimumab, 用于 MBM	1. SRS 后加用 ipilimumab 2. SRS 前使用 ipilimumab	II 期临床招募	局部控制率	毒性, OS	02097732

续表

药物/疾病	方案	阶段/状态	主要指标	次要指标	NCT 号
nivolumab + CMV pp65DCs 用于 III/IV 级复发脑肿瘤	1. 术前 nivolumab + 术后 nivolumab + DC 2. 术前 nivolumab + DC + 术后 nivolumab	I 期临床未招募	安全性	OS, PFS	02529072
nivolumab + anti-CSF1R 单克隆抗体用于 GBM	1. anti-CSF1R 2. anti-CSF1R + niovlumab	I 期临床未招募	AEs/SAEs, RD, ORR	OS, anti-CSF1R 的 PK 参数, TIL 和 TIM 水平, anti-nivolumab 和 anti-antiCSF1R 抗体滴度	02526017
galunisertib + nivolumab 用于 GBM	1. nivolumab + galunisertib	II 期临床未招募	MTD	galunisertib 的 PK 参数, anti-nivolumab 滴度, PFS, ORR, DoR, TTR, OS	02423343
nivolumab + SOC 用于新诊断的 GBM	1. nivolumab + TMZ + RT 2. placebo + TMZ + RT	III 期临床尚未招募	OS	PFS	02617589
新辅助 nivolumab 治疗	nivolumab	II 期临床未招募	肿瘤 PD-L1 表达	ORR, 毒性	02550249
pembrolizumab + bevacizumab 用于复发 HGG	pembrolizumab + bevacizumab + HFSRT	I 期临床未招募	MTD	ORR	02313272
pembrolizumab + MLA 用于复发 MG	1. pembrolizumab + MLA 2. pembrolizumab	I 期临床	MTD, DLT, PFS	毒性, OS, 肿瘤内 PD-L1 表达, 胶质瘤免疫反应	02311582
pembrolizumab 用于高突变复发 MG	pembrolizumab	预试验招募	ORR	无	02658279
pembrolizumab + SOC 用于新诊断 GBM	pembrolizumab + TMZ + RT	I/II 期临床未招募	DLT, PFS	AEs, OS, ORR	02530502

续表

药物/疾病	方案	阶段/状态	主要指标	次要指标	NCT号
pembrolizumab ± bevacizumab 用于复发 GBM	1. pembrolizumab + bevacizumab 2. pembrolizumab	II期临床进行中	PFS, MTD	AEs, OS 影像学反应	02337491
pembrolizumab vs. anti-PI3K/Akt 用于 GBM 或胶质肉瘤	1. pembrolizumab 2. anti-PI3K/Akt	I/II期临床进行中	PFS	CTCAE	02430363
pembrolizumab 用于复发 GBM	pembrolizumab	II期临床招募	PFS, 效应指标：Treg 比例	无	02337686
durvalumab 用于复发 GBM, bevacizumab 用于初发 GBM	1. durvalumab (新诊断) 2. bevacizumab + durvalumab	II期临床招募	OS, PFS	AEs, PK 概况, ORR	02336165
BMS-986016 或 urelumab 用于复发 GBM	1. BMS-986016 (anti-LAG-3) 2. urelumab (anti-4-1BB) 3. BMS-986016 + nivolumab (anti-PD1) 4. urelumab + nivolumab	I期临床尚未招募	MTD	OS, PFS, ORR	02658981
indoximod + SOC 用于新发 MG	1. indoximod (anti-IDO1) + TMZ 2. indoximod + TMZ (bevacizumab 新发) 3. indoximod + TMZ + bevacizumab 4. indoximod + TMZ + SRT	I/II期临床	剂量, PFS	AEs, PK 概况, ORR	02052648

AEs, 不良事件；CMV, 巨细胞病毒；CTCAE, 不良事件的通用术语标准；DLT, 剂量限制性毒性；GBM, 胶质母细胞瘤；HGG, 高级别胶质瘤；MG, 恶性胶质瘤；irDCR, 免疫相关疾病整制率；irDLT, 免疫相关剂量限制性毒性；irDoR, 免疫相关反应持续时间；irTRR, 免疫相关反应率；MLA, MRI 引导下激光消融；MTD, 最大耐受剂量；NCT, 国家临床试验；ORR, 客观反应率；OS, 总生存期；PFS, 无进展生存期；PK, 药代动力学；PI3K, 磷脂酰肌醇 -3- 羟激酶；SAE, 重大不良事件（简文的"AE"译为"不良事件"）；SOC, 标准疗法；SRS, 立体定向放射外科；RR, 反应率；SRT, 立体定向放疗；TMZ, 替莫唑胺；WBRT, 全脑放疗

受体和② APCs 表面配体的共刺激信号，这些共刺激分子与 T 细胞表面受体结合（如 B7 结合 CD_{28}）。CD_{28} 共刺激分子与 CTLA-4 竞争结合 B7[3,4]，在抗原识别初始过程中迅速定位于 T 细胞表面。CTLA-4 与 B7 的总体亲和力高于 CD_{28} 与 B7 的亲和力，这导致 CTLA-4 优势性阻断 CD_{28}/B7 的共刺激作用[5,6]（图 11.2A）。CTLA-4 除了直接阻断 T 细胞的共刺激[7,8]外，尚可通过诱导磷酸酶活性来抵消 T 细胞激活所需的激酶信号[5]，向 T 细胞传递抑制信号。因此，在幼稚 T 细胞活化过程中，CTLA-4 信号可以抑制 T 细胞的激活并导致抗原耐受。事实上，动物实验已证明其免疫调节功能——Ctla-4 基因敲除小鼠会对自身抗原进行识别和反应，并出现致命的全身性过度免疫反应[9,10]。

虽然 CTLA-4 主要在次级淋巴器官发挥作用，但该分子的检查点信号可以通过调控调节性 T 细胞（Tregs）在周围组织中发挥作用。Tregs 是在效应位点发挥免疫抑制作用的一种 T 细胞。Treg 以表达 Forkhead box P3（FoxP3）转录因子为表型特征，而 FoxP3 对 Ctla-4 基因有直接的转录控制作用，因此 CTLA-4 基本在 Treg 上表达[11,12]。CTLA-4 是 Tregs 免疫抑制功能的组成部分[13]，因为它竞争性结合 B7 分子，导致 APCs 下调[14]。由于 Tregs 集中于病理状态下的外周组织（包括肿瘤内），CTLA-4 检查点通路可能是影响 T 细胞效应的主要因素。文献证明，淋巴结中 T 细胞被抑制的条件下 CTLA-4 阻滞可产生抗肿瘤免疫反应，这表明此检查点至少在效应位点上发挥一定作用[15]。

CTLA-4 检查点是抑制抗肿瘤免疫反应的中心。在肿瘤抗原呈递过程中，接受 CTLA-4 信号而非共刺激 CD_{28} 的幼稚 T 细胞不能分化为效应表型。这种 CTLA-4 介导的抑制作用降低了已激活的肿瘤特异性 T 细胞的功能，阻止了疫苗诱导的 T 细胞活化，从而降低了肿瘤辅助治疗的潜在免疫刺激效果，并减弱了主动免疫治疗效力。

PD-1：T 细胞功能效应检查点

与 CTLA-4 主要在幼稚 T 细胞启动过程中发挥抑制作用不同，PD-1 检查点则是在免疫反应的效应阶段起作用。PD-1 在细胞表面表达，在活化 T 细胞中表达上调[16]。长期的抗原暴露，如慢性病毒感染和癌症，会导致 PD-1 持续性高表达及 T 细胞衰竭[17,18]。PD-1 信号活化会导致 T 细胞增殖减少，细胞因子生成下降，细胞杀伤能力减弱[19]。除抑制 T 细胞功能外，PD-1 还表达于 B 细胞和自然杀伤细胞（natural killer，NK）[20,21]，分别限制其抗体产生和细胞溶解活性。此外，PD-1 在 Tregs 中高表达，以增强其在配体作用下的增殖[22]。

与 PD-1 结合的两种配体 PD-L1 和 PD-L2 的序列有 37% 同源性，但调节机制相异，并且对 PD-1 产生的影响也不相同[23]。PD-L1 表达于外周上皮细胞、激活的造血细胞和肿瘤细胞[24,25]，可进一步受 T 细胞产生的炎症细胞因

子干扰素 γ(interferon gamma，IFN-γ) 的刺激而上调[26, 27]。PD-L2 的表达更有选择性，激活的树突状细胞(dendritic cells，DCs) 和部分巨噬细胞中的 PD-L2 可被白细胞介素 -4 上调其表达[28]。PD-1/PD-L1 间的相互作用通过其下游的磷酸酶抑制 T 细胞活化，这种方式与 CTLA-4 相似[29]，而 PD-L2 在 T 细胞中的作用仍不明确。有趣的是，PD-L1 可以作为受体与 CD_{80} 相互作用，在激活 T 细胞(也可能是 APCs) 的过程中传递抑制信号[30, 31]，这更增加了这条信号通路免疫调节的复杂性。

PD-1 轴提供了肿瘤免疫逃避的多种机制。PD-1 在肿瘤浸润性淋巴细胞(tumor-infiltrating lymphocytes，TILs) 中高表达[32, 33]，通过与肿瘤细胞本身或肿瘤基质中髓样细胞上的 TME 中的 PD-L1 结合传递信号[34](图 11.2B)。肿瘤的 PD-L1 表达可能是肿瘤固有表型或适应性反应，以规避免疫识别。固有的 PD-L1 表达是由基因改变和 / 或许多癌症常见信号通路激活所致(如蛋白激酶 B(Akt) 和信号转导与转录因子(signal transducer and activator of transcriptions，STATs))[35, 36]。适应性表达指的是 PD-L1 面对肿瘤免疫反应产生的炎症性细胞因子(例如 IFN-γ) 时，其表达上调，而这种适应性表达使肿瘤能对抗免疫介导的细胞毒性。事实上，TME 中 T 细胞浸润、IFN-γ 水平均与 PD-L1 表达正相关，这见于包括胶质母细胞瘤[38] 在内的人类肿瘤[27, 37]。PD-1 表达在 TILs 的相对重要性和 PD-L1 在肿瘤免疫抵抗 / 逃避中的适应性表达仍有待进一步研究。

恶性胶质瘤中的免疫检查点

失调的免疫检查点信号通路已经成为潜在重要的 GBM 免疫抑制和免疫逃避的重要机制。这种免疫抑制以无效的 APCs 肿瘤抗原提呈[39]、肿瘤内 Tregs 招募与诱导[40] 以及效应 T 细胞表型耗竭[41, 42] 为表现形式。事实上，在 GBM 患者中，检查点分子和免疫抑制通路的表达增加与总生存期(overall survival，OS) 和无进展生存期(progression-free survival，PFS) 的降低相关。

尤其 PD-1/PD-L1 轴，现被认为是胶质瘤免疫抑制的重要机制。Ⅱ级至Ⅳ级星形细胞瘤患者外周血 T 细胞 PD-1 表达水平较健康对照组高，且 PD-1 表达水平随肿瘤等级升高而增加[45]。重要的是，外周血 T 细胞上 PD-1 的表达量随肿瘤手术切除而减少，这更提示肿瘤在 PD-1 上调方面所起的重要作用，尽管其机制仍不清楚。

与 PD-1 相比，PD-L1 在胶质瘤细胞、肿瘤浸润巨噬细胞和 GBM 患者的循环单核细胞表面的表达水平均更高[46]。在对 135 例 GBM 标本的分析中，超过 70% 的样本有 PD-L1 表达，在新诊断的病例中比例更高[47]，并且只见于肿瘤细胞，周围健康 CNS 组织则无此现象。有趣的是，GBM 中的阳性率比其他类型肿瘤高 30%[48, 49]，这成为 GBM 一个鲜明的特征[47]。在同一研究中，PD-L1 在不同细胞亚型中有不同的表达水平，尤其在中间质型表达水平较高，这提示 PD-L1 与 GBM 高侵袭性有潜在联系[50]。

　　GBM 中 PD-L1 呈阳性，这被认为是一种先天固有表型，是由于肿瘤抑制因子、PTEN（磷酸酶和张力蛋白同源性，phosphatase and tensin homology）表达缺失而引起，这最终激活致癌的 phosphatidylinositol-3-OH（PI（3）K）激酶途径[35]。胶质瘤 PD-L1 的表达进一步增加了炎性细胞因子暴露[38]，这提示存在适应性免疫耐受的可能。在几种肿瘤类型中，PD-L1 表达预示较差的疾病预后[51, 53]。最近一份研究报告显示 PD-L1 阳性的胶质瘤患者预后较差[54]。有趣的是，在同一研究中，肿瘤周围神经元 PD-L1 表达与较好的预后相关，这些神经元被证明对胶质瘤细胞有抗肿瘤作用，尽管这一发现的意义尚不清楚。总的来说，PD-L1 表达与 GBM 预后的关系仍有待确定，但对肿瘤免疫反应的不利影响几乎可以肯定。

　　与 PD-1 类似，CTLA-4 与幼稚 T 细胞的结合导致抗胶质瘤免疫反应被抑制。CTLA-4 多态性所致基因表达的变化，以及 CTLA-4 介导的 T 细胞活性下降，均与胶质瘤易感性增加相关[55]，这凸显了该抑制通路在胶质瘤免疫耐受中的作用。由于 CTLA-4 信号主要在抗原启动过程中起作用，因此该检查点的抑制作用对增强或诱导肿瘤免疫反应特别不利。例如，研究发现在肿瘤免疫治疗中，DC 疫苗接种后外周血 T 细胞 CTLA-4 表达减少与 GBM 患者的存活时间延长相关[56]。

　　虽然 CTLA-4 信号在抗原启动过程中对幼稚 T 细胞有抑制作用，但胶质瘤 CTLA-4 的免疫抑制作用却被认为主要是通过该通路在 Tregs 中的作用而实现的，这在 GBM 患者全身[40]和 TME[40, 57, 58]中都有增强。这导致 Treg 池增加而对应的效应 T 细胞活性下降，伴随而来的则是 1 型促炎细胞因子（如 IFN-γ 和 IL-2）向 2 型抗炎细胞因子（如 IL-4 和 IL-5）的转变[40]。CTLA-4 对 Treg 的作用增强其免疫抑制功能，阻止 T 细胞对肿瘤抗原反应[59]。

免疫检查点阻断

　　基于肿瘤免疫检查点信号异常的普遍性，对许多类型肿瘤而言检查点阻断已成为一种富有前景的治疗方法。虽然 GBM 免疫治疗仍处于起步阶段，但 GBM 免疫检查点的高度异常以及其他恶性肿瘤检查点阻断治疗的成功，使免疫治疗成为了一种极富吸引力的 GBM 治疗方法。检查点阻断的基础是 GBM 患者本身具有针对胶质瘤抗原的特异性 T 细胞，但异常的抑制作用限制了这些细胞的活性。事实上，胶质瘤病灶有大量 T 细胞浸润 [60, 61]。大量证据表明，在适当的免疫刺激和（或）不存在压倒性抑制信号的情况下，细胞毒性T 淋巴细胞有能力消灭大的、未转移的肿瘤 [62]。在本节，我们将对基于抗体的检查点阻断治疗用于其他类型肿瘤的临床成功经验进行回顾，并讨论此方法治疗 GBM 的可行性。

CTLA-4 阻断

CTLA-4 是第一个受临床关注的肿瘤免疫治疗检查点分子。最初，特定肿瘤检查点分子表达的缺乏加剧了对整个免疫检查点阻断治疗的质疑，使这一领域进展缓慢。然而，当 CTLA-4 阻断可以在恶性肿瘤小鼠模型中诱发抗肿瘤免疫逃逸被首次证实后 [63]，免疫检查点调控迅速成为一种极具吸引力的肿瘤免疫治疗方法。此临床前发现促进了 CTLA-4 阻断抗体的发展和临床评估，首先用于晚期黑色素瘤，随后在其他类型肿瘤中也广泛开展。

两个完全人源化的抗 CTLA-4 抗体——ipilimumab（完全的人 IgG1 单克隆抗体）和 tremelimumab（完全的人 IgG2 抗体）（辉瑞公司）已作为第一批肿瘤免疫检查点阻断治疗药物进入临床试验，并在约 10% 的转移性黑色素瘤患者身上产生了客观的临床反应 [64~66]。在晚期黑色素瘤的Ⅲ期随机三臂试验中，患者接受：①源于黑色素瘤特异性 gp100 的肽疫苗；② gp100 疫苗结合 ipilimumab；或③ ipilimumab，接受 ipilimumab 的两组，其生存期均较单独使用疫苗组长3.5 月 [1]。然而在之后的试验中，相对于黑色素瘤标准治疗，tremelimumab在存活期上却未显获益。ipilimumab 和 tremelimumab 疗效差异的原因在于各自同种型所具有的特性。ipilimumab 通过抗体依赖细胞介导的细胞毒性（antibody-dependent cell-mediated cytotoxicity，ADCC）来减少 CTLA-4 高表达的 Treg 细胞，这需要 Fc 受体与 IgG1 等位基因的特异结合，而 IgG2/Fc 受体信号不参与 ADCC 通路。重要的是，这些发现证实了在 CTLA-4 免疫抑制功能中 Treg 的作用，使瘤内 Treg 成为 ipilimumab 疗效的潜在预测因子（因此ipilimumab 对 GBM 具有潜在的治疗价值）。

作为第一个使转移性黑色素瘤生存获益的药物，2010 年 ipilimumab 被美国 FDA 批准用于治疗晚期黑色素瘤。比 3.5 个月的生存获益更令人印象深刻的是 ipilimumab 对长期生存的影响：三个月内仅仅用药四个疗程，18% 的患者存活超过 2 年（以标准肿瘤的标准衡量，约为两倍），部分患者生存期延长至10 年 [68]。相对较短疗程对长期生存的影响支持阻断 T 细胞抑制通路激活肿瘤特异性免疫的观念——这使机体对肿瘤具有长期免疫记忆，即使在免疫调节药物撤下后仍能抑制肿瘤的生长。

ipilimumab 在转移性黑色素瘤上的成功促使人们尝试将其用于其他类

型恶性肿瘤。在 ipilimumab 单药治疗转移性肾细胞癌（metastatic renal cell carcinoma，mRCC）的 II 期临床研究中，观察到 10% 的部分反应率（$n=61$）。肺癌 III 期临床试验中（NSCLC，$n=204$；广泛 SCLC，$n=130$），与单独化疗相比，ipilimumab 结合标准化疗可延长 PFS 1 个月 [69, 70]，但对 OS 没有影响。与其他肿瘤类型相比，ipilimumab 在晚期黑色素瘤患者中临床获益更大的原因可能在于黑色素瘤固有的免疫原性和对细胞免疫反应的有效性。事实上，早期临床前研究表明，抗 CTLA-4 抗体单药治疗对免疫原性差的肿瘤疗效较差，而对具有部分免疫原性的肿瘤，试验小鼠可获得生存获益 [63]。这些发现表明，CTLA-4 阻断可能通过增强基础抗肿瘤免疫反应起效。因此，尽管有希望，但对于"免疫原性较低"或"免疫可用性较低"的恶性肿瘤，这种有限的生存获益突出了联合治疗的必要性，以诱导和 / 或增强 CTLA-4 检查点阻断的抗肿瘤免疫反应，从而优化治疗。正如后文将要讨论的那样，这一要求可能对 CNS 恶性肿瘤的治疗提出挑战。

PD-1/PD-L1 阻断

ipilimumab 治疗晚期黑色素瘤的巨大成功使免疫检查点阻断治疗成为一种极富希望的肿瘤治疗方法，促进了以 PD-1 为靶点的药物开发和实验。不像 CTLA-4 的天然配体 B7 为 T 细胞激活所必需，PD-1 轴为检查点阻断提供了配体和受体作为靶点。虽然抗 PD1 和抗 PD-L1 抗体的临床使用经验比靶向 CTLA-4 的临床经验少，但初步结果喜人。目前有几种不同的抗 PD-1/ 抗 PD-L1 抗体正在临床试验中，且所有的抗体都观察到了抗肿瘤活性，这更突出 PD-1 通路是肿瘤免疫抑制的主要节点，也是肿瘤免疫治疗的主要靶点。

然而首个抗 PD1 单克隆抗体 CT-011（pidilizumab，CureTech 公司）的临床试验结果却令人失望。CT-011 是一种人源化 IgG1 抗 PD1 单克隆抗体，在 17 例血液系统恶性肿瘤患者中进行了一项剂量递增试验，结果发现在接受治疗的患者中，有 33% 的患者临床获益，其中一名患者完全缓解 [71]。CT-011 进行了几个 II 期试验，包括复发性滤泡性淋巴瘤（$n=29$）和晚期黑色素瘤（$n=103$）。虽然在滤泡淋巴瘤上观察到 66% 的客观缓解率（objective response rates，ORRs）和 86% 的肿瘤缩小 [72]，但只有 6% 的晚期黑色素瘤患者获得 ORRs[48]，由此认为 PD-1 阻断可能不是一个可行的实体肿瘤治疗策略，或者肿瘤表达 PD-1 是 PD-1 阻断起效所必需的。然而，最近观察显示 CT-011 失效原因可能在于 IgG1 同种型的生理机能和其诱导 ADCC 的倾向性。在这种情况下，CT-011 对 PD-1 阳性肿瘤是有效的，通过 ADCC 消除肿瘤，但在 PD-1 阴性肿瘤中 CT-011 却可能通过 ADCC 作用导致 PD-1 阳性的肿瘤特异性 T 细胞衰竭，从而降低了这一检查点阻断所潜在的免疫调节功能。事实上，这一现象可能与胶质瘤免疫治疗相关，因为已观察到胶质瘤中 TILs 的 PD-1 表达升高。

尽管抗 PD-1 治疗方案在治疗实体肿瘤方面明显遇挫，但仍有几个不同同种型和亲和性的抗 PD-1 单克隆抗体列于临床试验日程。在 pembrolizumab（人 IgG4，Merck 公司）治疗晚期黑色素瘤的 II 期剂量激增试验中，观察到 38% 患者获得 ORRs（$n=135$）[73]。类似的，一项 pembrolizumab 治疗 NSCLC 的 I 期临床试验中（$n=282$），23% 的患者获得 ORRs，其中 47% 的患者是单药治疗[74]。一项 III 期临床试验（$n=834$）将 pembrolizumab 与 ipilimumab 治疗晚期黑色素瘤的效果做了直接对比，显示 pembrolizumab 组 33% 患者获得 ORRs，一年生存率为 74%，且毒性较低，而 ipilimumab 组的 ORRs 则为 12%[75]。在争取上市的竞赛中，第三种抗 PD-1 抗体 nivolumab（人 IgG4，Bristol Myers Squibb 公司）与 pembrozilumab 同时进入临床试验。临床试验对 pembrozilumab 与 ipilimumab 进行了直接的疗效对比，对 nivolumab 与 ipilimumab 联合用药治疗晚期黑色素瘤进行临床评估并取得了前所未有的结果，其 2 年生存率为 79%，ORR 为 43%[76]。类似的，一项 III 期临床研究比较了 nivolumab 与 docetaxel 化疗对 NSCLC（$n=272$）的疗效，OS 分别为 9.2 个月和 6.0 个月，ORR 则分别为 20% 和 9%[2]。

这些重大临床发现促使美国 FDA 在近期批准了两种治疗晚期黑色素瘤和 NSCLC 的药物。这两种抗体都被批准作为单药用于经 ipilimumab 和 / 或经丝氨酸 / 苏氨酸蛋白激酶 B-Raf（BRAF）抑制剂（用于 BRAF 突变型肿瘤）治疗后肿瘤仍进展的未切除或转移性黑色素瘤。这两种抗体也被批准用于非小细胞肺癌（NSCLC），与铂化疗同步或之后给药。此外，nivolumab 被批准作为一线用药与 ipilimumab 联合用于 BRAF 野生型肿瘤和已接受抗血管生成治疗的晚期 RCC 患者。相比 pembrolizumab，nivolumab 之所以拥有更广的适应证（包括其作为部分恶性肿瘤一线治疗用药）及更优异的市场表现很可能源于其精心设计的直接比较的临床试验方案而非两抗体本身的功效差异，这突出了在推进检查点阻断治疗进入临床时试验设计的重要性。

由于 PD-1 阻断取得了显著成功，基于抗体的 PD-L1 阻断也成为一种有前途的疗法。与 PD-1 阻断类似，抗 PD-L1 抗体可以通过这个检查点通路阻止信号传导。然而，由于 PD-L1 主要表达于 TME，因此需要认真考虑抗 PD-L1 抗体的几个生物学特性以使该治疗方法可行。首先，PD-1 抗体可与肿瘤特异性 T 细胞结合，并可随 T 细胞迁移进入肿瘤中以防止 TME 中 T 细胞衰竭[77]，而抗 PD-L1 抗体则需要自身直接穿透肿瘤，没有机会在浸润肿瘤的免疫细胞上"搭便车"。其次，PD-L1 抗体可能从不同同种型诱导 ADCC 中获益，这样 PD-L1 既可以在 TME 中防止 T 细胞衰竭，同时也能激发先天免疫应答，以帮助肿瘤的根除。另外，PD-L1 的阻断只会阻止 PD-1/PD-L1 的相互作用，PD-1/

PD-L2 信号传导不受影响，因此 PD-L1 阻断对 PD-L2 阳性恶性肿瘤的影响仍不清楚。

目前几种 PD-L1 抗体正处于临床评估的早期阶段。抗体 durvalumab（MEDI4736，AstraZeneca）对非小细胞肺癌的 I/II 期研究已显示出其抗肿瘤活性[78]，近期还开始了对头颈部鳞状细胞癌（squarmous cell carcinoma of the head and neck，SCCHN）的 III 期研究（NCT02369874）。最近 atezolizumab（Roche 公司）针对 mRCC（$n = 63$）的 I 期临床试验显示 OS 可提升至 28.9 个月，并有 15% 的 ORRs[79]，而 avelumab（MSB0010718C，Pfizer 公司）的剂量递增试验已证明其治疗难治性实体瘤的安全性（NCT01772004）。重要的是这三种抗体都是人 IgG1 同种型抗体，有望通过诱导 ADCC 来提供抗瘤活性，同时抑制 PD-1 通路。

有趣的是，在许多 PD-1/PD-L1 阻断研究中，PD-L1 阳性肿瘤的患者与没有检测到 PD-L1 的肿瘤相比有更高的 ORRs[80, 81]，这表明阻断肿瘤介导的 PD-1 通路可能是这一治疗策略奏效的基础。然而，在 PD-L1 阴性的肿瘤患者身上也可观察到药物反应，因此 PD-L1 能否作为抗 PD-L1 治疗有效性的生物标志尚不明确。重要的是，肿瘤内 PD-L1 信号阻断需要抗 PD-L1 抗体到达 TME，这可能会对 CNS 恶性肿瘤的治疗选择和抗体穿透性带来挑战。

中枢神经系统恶性肿瘤检查点阻断的可行性

血脑屏障和抗体通路

肿瘤免疫疗法在"免疫豁免"的 CNS 恶性肿瘤中能否临床获益历来存在疑问。传统观念认为，中枢神经系统免疫反应受限是由于血脑屏障的阻挡、中枢神经管系统同淋巴引流缺乏、低水平的抗原呈递和免疫细胞对脑组织有限的渗透能力[82]。尽管这一观点受到了免疫细胞很容易迁移到 CNS（包括胶质瘤）和最近发现的 CNS 淋巴管[83] 的挑战，但基于抗体的 CNS 恶性肿瘤免疫治疗的可行性仍存疑问。围绕这一疗法的质疑很大程度上源于生物大分子穿透 BBB 能力的不确定性，以及生理状态下只有低水平抗体存在于 CNS 中的事实[84]。然而胶质瘤肿瘤细胞会导致组成神经血管结构的基板及星形胶质细胞出现结构变化，破坏 BBB 的完整性，使大的可溶性分子穿透性增强，从而使以抗体为基础的免疫疗法治疗 CNS 病变成为可能。事实上有几项研究表明静脉内注射的抗体可以进入颅内肿瘤，并在 GBM 中发挥重要治疗作用[85~87]。然而，基于抗体的治疗能否成功可能取决于特定的免疫调节靶点。

传统观点认为，CTLA-4 通路参与次级淋巴组织（介于 B7 分子在髓系衍生的 APCs 和幼稚 T 细胞之间），而 PD-1 则在 TME（介于肿瘤细胞 / 基质上的 PD-L1/2 和效应 T 细胞上的 PD-1 之间）。由于 CTLA-4 阻滞改善抗肿瘤免疫抑制作用可能发生在 DLNs，因此抗 CTLA-4 单克隆抗体并不需要进入 CNS 以增强抗胶质瘤免疫反应。另一方面，由于 PD-1/PD-L1/2 相互作用主要发生在效应位点，阻断 PD-1 的抗体，其配体需要穿过 BBB 并浸润肿瘤。如果 CTLA-4 阻断的潜在机制被证明是通过抑制 TME 上的 Treg 功能起作用，那么这可能也适用于 CTLA-4 阻断。虽然检查点阻断对 CNS 恶性肿瘤治疗的可行性尚不明确，但抗 CTLA-4、抗 PD-1 和抗 PD-L1 抗体的临床前和临床使用经验为进一步探索这些免疫调节药物在 GBM 中的应用提供了部分依据。

黑色素瘤脑转移患者的临床经验表明检查点阻断可以在 CNS 中起效。以往晚期黑色素瘤脑转移患者已被有意地排除在免疫治疗试验之外，这归因于此疾病晚期本身不良预后和长期以来 CNS 免疫豁免的观念。然而在一项小样本黑色素瘤脑转移患者（melanoma brain metastases，MBM）（$n=38$）的回顾性研究中，研究人员发现 ipilimumab 治疗的部分反应率为 16%[88]，这客观上进一步评估了 MBM 患者检查点阻断治疗。最近，在 ipilimumab + fotemustine 化疗联合用药的 II 期试验中，50% 的 MBM 患者表现出与免疫相关的疾病控制，其一年生存率为 54.2%[89]。目前在 MBM 患者中正在进行的 III 期随机三臂试验（NCT02460068）比较了 fotemustine、fotemustine + ipilimumab、ipilimumab + nivolumab 治疗方案，有望据此进一步了解 PD-1 阻断治疗 CNS 恶性肿瘤的可行性。此外，对生物大分子在恶性胶质瘤患者 BBB 的通透性的进一步研究将有助于阐明这种疗法的可行性。

肿瘤的免疫原性

BBB 并不是 GBM 检查点阻断疗法的唯一障碍。这种疗法面临的一个悬而未决的问题仍然是寻找可被新释放的 T 细胞识别的主要抗原靶点。间接证据表明，肿瘤体细胞突变产生的新抗原是引发肿瘤免疫反应的"外来"靶点。事实上，具有较高突变负荷的黑色素瘤对 CTLA-4 阻断的反应更灵敏[90]，而抗 PD-1/PDL-1 治疗在致癌物诱发的肿瘤类型（例如那些具有较高的平均突变负载的肿瘤）上有更好的临床效果[91]。此外，TME 中肿瘤抗原须在 MHC 分子上呈现才能被效应 T 细胞识别。由于胶质瘤，包括 GBM，在 TME 中显示出相对较低的突变率[92] 和较低的 MHC 表达[93~95]（因此免疫原性较低），因此对单用检查点阻断诱导免疫治疗该肿瘤始终存在疑问。

安全性

免疫检查点阻断后突破性 T 细胞活性已被证明可转化为抗肿瘤反应，另一方面此种活性也可以表现为 T 细胞对自身抗原不受限制的免疫反应这种毒性形式，并导致自身免疫或免疫相关不良事件（immune-related adverse events，irAEs）。已报告的全身毒性反应包括皮肤病、胃肠道不良反应、肝炎、内分泌疾病、肺炎和肾功能不全[96]，大多数是高激活的 CD_4^+ 和 CD_8^+ T 细胞浸润，以及正常组织中炎症细胞因子增加的结果。胶质瘤局部炎症和 / 或对脑自身抗原的 T 细胞反应可能会导致特别危险的疾病。虽然早期临床试验表明脑肿瘤免疫治疗相关 CNS 毒性反应罕见[97]，但神经系统副反应已有报道[98]。

　　几乎所有的检查点阻断抗体在临床研制过程中都被观察到明显的 irAEs，但总体而言，根据靶点和肿瘤类型，irAEs 的严重程度会有所不同。CTLA-4 阻滞的耐受性要低于抗 PD-1/PD-L1 治疗。有趣的是，这些不同的毒性反应已经在基因敲除小鼠模型中有所预见；然而，CTLA-4 敲除小鼠出现了快速的致命的全身免疫过度反应，PD-1、PD-L1 和 PD-L2 敲除小鼠的表现则较为温和。事实上，已有报告 ipilimumab 在 60% 的患者中有一系列炎症副作用，7% 患者出现严重毒性（3/4 级）[1]，而 PD-1/PD-L1 阻断则被证明有更好耐受性，在大多数肿瘤类型中其 irAE 率约为 35%，3/4 级毒性只见于 <5% 的患者[99]。PD-1 阻滞相对少的毒性反应可能归功于：PD-1/PD-L1 相互作用主要发生于效应点（TME 中），而 CTLA-4/B7 间作用则在全身淋巴器官，从而可在 TME 外接触更多样化的组织特异性抗原[99]。

　　肿瘤和周围基质所表达的共同抗原被认为是检查点阻断治疗相关的几个 3/4 级组织特异性 irAEs 的根源。确切地说，在 RCC 中 21% 的 ipilimumab 治疗患者经历了 3/4 级结肠炎（$n=198$）[66]，15% 的 ipilimumab 治疗的晚期黑色素瘤患者出现轻度皮肤毒性，如瘙痒、皮疹、红斑或白癜风[1]。将这一结果外推到胶质瘤免疫治疗，大脑中的自身免疫 T 细胞反应会引起严重 / 致命的脑炎或脑膜炎。CNS irAEs 可以通过皮质类固醇激素标准治疗（如地塞米松）来减轻脑水肿或其他 irAEs[100, 101]。然而，鉴于 PD-1/PD-L1 阻滞的 irAEs 程度较抗 CTLA-4 治疗的要轻，前者可能是临床上更为可行的 CNS 恶性肿瘤检查点阻断治疗方法。

临床前证据

　　GBM 小鼠模型临床前研究帮助减轻了对抗体穿透有限、肿瘤免疫原性差和检查点阻滞安全性的担忧。在一免疫原性差的原位小鼠低级别胶质瘤模型中，CTLA-4 单克隆抗体单药阻断可获得 80% 的长期生存率[102]。该作者指出 CTLA-4 阻滞在 Treg 存在或缺失的情况下均促进了常规 CD_4^+ T 细胞的增殖，表明这种情况下抗 CTLA-4 活性可能发生在次级淋巴组织，而不是通过降低 TME 中的 Treg 介导的免疫抑制作用起效。此研究提示 CTLA-4 抗体可能不需要穿透 BBB 便可对 CNS 恶性肿瘤起治疗作用，即使在弱免疫原性的肿瘤当中检查点阻断仍然可行。Rearden 等人最近的一项小鼠胶质瘤研究进一步证实了这一观点。作者指出单剂 CTLA-4、PD-1 或抗 PD-L1 治疗的耐受性良好，并可在所治疗动物中分别获得 50%、20% 和 15% 的长期无瘤生存[103]。这三种方法的疗效差异主要在于目标检查点分子主要是在淋巴组织中表达还是在 TME 中表达。重要的是，PD-L1 阻滞 PD-L1$^+$ 颅内肿瘤的疗效表明检查点阻断抗体可以穿过 BBB，具有直接的局部抗肿瘤作用。

胶质母细胞瘤检查点阻断的临床进展

尽管基于抗体的检查点阻断治疗 GBM 仍处于起步阶段，但许多正在进行的临床试验将大大促进其临床转化。在本节我们将对现正进行的各项 GBM 检查点阻断治疗试验做一概述。具体来说，我们将讨论 GBM 标准疗法与肿瘤免疫治疗的相关性，以及标准疗法如何用于众多临床研究中。我们还将聚焦于增强抗肿瘤免疫反应，检查点阻断和伴随免疫疗法联合运用的前景。

胶质母细胞瘤的标准治疗

目前 GBM 标准治疗方案为最大范围手术切除，术后放疗和替莫唑胺（temozolomide，TMZ）辅助化疗。尽管三管齐下，但 5 年生存率仍低于 5%[104]。免疫疗法为 GBM 提供了一种新的治疗思路，以解决标准治疗的不足。最初，放疗和化疗被认为与免疫治疗不相关或拮抗免疫疗法，这是因为两者对增殖活跃细胞有更大细胞毒性，这会导致 T 淋巴细胞减少[105~108]，并诱导肿瘤细胞非炎性凋亡途径，产生免疫耐受[109]。然而，过去 5～10 年的证据表明这些观念是有问题的。

一个 2008 年的病例研究表明，只要 TMZ 是在效应窗（effector window）之外用药，疫苗同样可以成功诱导免疫反应[110]。因此，对疫苗而言 TMZ 化疗可能是需要的，因为它可以减少疫苗接种后常常升高的免疫抑制性 Treg 细胞[110~112]，并允许疫苗诱导的 T 细胞进行自体扩增[113]。此外，最近一项临床前研究表明，淋巴细胞接种和／或接种疫苗之前行 TMZ 化疗，其诱导减少 T 细胞的数量，这一现象被称为"宿主调节"[114]。放射疗法也被证明能通过以下几种机制增强抗肿瘤免疫反应：①触发"危险"信号激活先天免疫细胞群[115, 116]；② APCs 吞噬已死／垂死肿瘤细胞，随后将肿瘤抗原呈递给幼稚 T 细胞[117, 118]；③肿瘤中 MHC 分子表达增加[119, 120]。GBM 标准治疗所带来的这种免疫刺激作用具有与检查点阻断协同作用的潜力，它可以增加肿瘤抗原的数量和质量，同时增强抗原特异性 T 细胞的增殖和功效（图 11.3）。

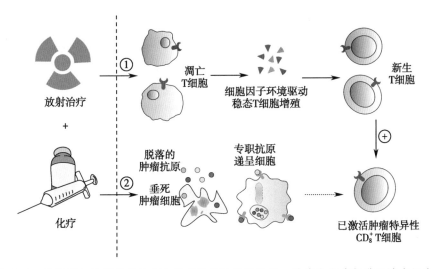

图 11.3 胶质母细胞瘤标准治疗与免疫治疗的协同作用。放疗和化疗促进了肿瘤细胞的死亡，以及脱落的抗原被抗原递呈细胞捕获。另外，标准治疗可引起 T 淋巴细胞减少。但在肿瘤免疫反应的启动阶段，剩余的细胞因子环境诱导了特定的肿瘤特异性 T 细胞的优先增殖，从而产生了更大比例的效应细胞用于肿瘤杀伤

事实上，一些临床前研究证实 GBM 标准治疗可以作为免疫检查点阻断疗法的补充。在小鼠 PD-L1+ 胶质瘤模型中，Zeng 等的研究表明 PD-1 单克隆抗体结合局部放疗使中位生存期延长将近一倍，近 30% 获得长期存活，而单一治疗方式均无法获得显著的生存获益[121]。此外，当与抗 CTLA-4 抗体联合使用时，放疗可以在照射区域之外诱导出现免疫介导的肿瘤杀伤作用，这一现象称之为远位效应[122, 123]。这种协同效应可能归因于在促炎环境中释放多种肿瘤相关抗原，而这些抗原成为诱导 T 细胞活化和免疫记忆的疫苗。相比而言，TMZ 化疗对检查点阻断的影响则不太显著。最近一项临床前研究评估了三种检查点阻断疗法（分别是抗 CTLA-4、抗 PD-L1 和抗 IDO（anti-indoleamine-2, 3-dioxygenase 1，anti-IDO））的疗效，结果显示 TMZ 稍微提高了抗 IDO 的疗效却降低了抗 CTLA-4/ 抗 PD-L1 的疗效[124]。这些研究表明，检查点分子机制和治疗方案对有效利用 TMZ 肿瘤杀伤和间接免疫作用可能是至关重要的。

各种颅外肿瘤的临床经验表明，分割放疗和化疗协同 CTLA-4 和 / 或 PD-1 阻断，可获得肿瘤缩小和长期生存的效果[122, 125]。正在进行的 GBM 临床试验将有助于阐明 GBM 标准治疗与以抗体为基础的检查点阻断治疗的关系，这包括 TMZ 化疗时 ipilimumab 和 nivolumab 联合用药的安全性 I 期临床试验（NCT02311920），pembrolizumab 联合 TMZ/RT 的安全性 / 有效性 I/Ⅱ期临床试验（02530502），TMZ/RT 标准治疗下 nivolumab 有效性的Ⅲ期临床试验（02617589）。此外，抗 PD-L1 抗体（durvalumab）联合 / 不联合标准放疗有效性

和安全性的Ⅱ期临床试验将评测 durvalumab 药代动力学特征（NCT02336165），阐明抗体 BBB 透过与此疗法抗 PD-L1⁺CNS 肿瘤可行性的关系。

GBM 标准治疗除了直接的免疫增效作用，手术切除和联合 RT/TMZ 对 BBB 的破坏也可能有利于检查点阻断疗法。为进一步解除对抗体进入 CNS 的疑虑，最近一项Ⅰ/Ⅱ期临床试验将对 pembrolizumab（抗 PD-1 单克隆抗体）结合 MRI 引导下激光消融技术进行评估。众所周知，MRI 引导下激光消融技术可破坏肿瘤周围 BBB，促进新肿瘤抗原迁移至肿瘤引流淋巴结（draining lymph nodes，DLNs）及免疫效应细胞渗透至肿瘤。此外，在抗体治疗过程中，对手术切除病灶的患者施用 pembrolizumab 的Ⅱ期试验（NCT02550249）可能有助于揭示手术对 BBB 的影响与检查点阻断疗效间的协同关系。

贝伐单抗

贝伐单抗（bevacizumab，Genentech 公司）是一种以人血管内皮生长因子 A（VEGF-A）为靶点预防肿瘤血管生成的人源化单克隆抗体。贝伐单抗可用于几种类型肿瘤的标准治疗，在某些国家可用于 GBM，尤其疾病进展期。虽然贝伐单抗和胶质瘤免疫之间的相互作用尚不清楚，但其他类型肿瘤的研究表明，贝伐单抗可能具有免疫刺激作用[126]，因此可能是一种检查点阻滞剂的协同药物。具体地说，一份研究报告显示贝伐单抗增加了实体瘤内 DC 的数量和功能，减少了结直肠癌患者外周 Treg 的数量[127]。目前正在进行的贝伐单抗联合抗 PD-L1 抗体Ⅰ期临床试验（NCT02336165）将有助于阐明这两种 GBM 疗法间潜在的协同关系。

联合治疗

受 CTLA-4 和 PD-1 抗体治疗 NSCLC 和转移性黑色素瘤临床成功的鼓舞，最近几个针对 CNS 恶性肿瘤的Ⅰ期临床试验正在开展。尤其 ipilimumab 联合 nivolumab 治疗晚期黑色素瘤的临床疗效让人印象深刻，这为 nivolumab 单独或联合 ipilimumab 治疗其他多种类型肿瘤的安全性 / 耐受性临床试验打开了大门，这其中包括复发性 GBM（NCT02017717）。对 GBM 的Ⅰ期试验包括两组接受 4 种不同剂量 nivolumab 和 ipilimumab 的患者，受试者其后每两周还要给予 nivolumab 直至疾病进展或出现不可耐受毒性反应。此外，目前一个更直观的旨在比较 ipilimumab 或 nivolumab 与两者联合用药疗效的Ⅰ期临床试验正在招募志愿者（NCT02311920），此试验由三臂组成：① nivolumab；② ipilimumab；③ nivolumab＋ipilimumab，其主要观察指标是所有三组的免疫相关剂量限制性毒性（immune-related dose-limiting toxicities，irDLTs）。虽然缺乏统计功效，但次要指标包括 1～2 年生存率，以及肿瘤免疫细胞浸润的生物标志物分析，这将阐明这种治疗对 TME 的影响。考虑到这两种抗体的作用机制，其结合可能会使检查点阻断发生在肿瘤部位和肿瘤 DLN 内，以最大限度地发挥内源性抗肿瘤免疫反应。

联合免疫治疗

由于对检查点阻断抗体在脑中的起效能力以及面对弱免疫原性胶质瘤时能否诱导内源性抗肿瘤免疫反应仍存疑问，目前正在进行的几项试验便对检查点抗体与其他免疫增强剂和 / 或肿瘤疫苗联合使用进行了评估。事实上，检查点阻断与其他免疫刺激疗法联合使用已被证明耐受性良好，并可增强多种类型肿瘤治疗效果。nivolumab 与几种靶向黑色素瘤相关抗原的多肽类疫苗联合使用的 I 期临床试验显示，治疗组（$n = 33$）的抗原特异性 CD_8^+ T 细胞数量增加，治疗耐受性良好[128]。此外，一个 ipilimumab 联合粒细胞巨噬细胞集落刺激因子（granulocyte-macrophage colony-stimulating factor，G-CSF）（Sagramostim，GenZyme 公司）促进 APC 功能的 II 期临床试验显示，治疗转移性黑色素瘤时联合用药较 ipilimumab 单药治疗有更长的 OS 和更低的毒性（每组 $n = 122$）[129]。目前尚有多项临床试验正在进行以评估 ipilimumab 或 nivolumab 联合疫苗治疗胰腺癌（NCT01896869；NCT02243371）、宫颈癌（NCT02426892）、前列腺癌（NCT02506114）及其他转移性恶性肿瘤（NCT02070406）的安全性和有效性。

最近一项针对复发性高级别胶质瘤的 I 期临床试验正式公布，该试验旨在评估 nivolumab 与 DC 疫苗一起使用的安全性和有效性（NCT02529072）。此外，nivolumab 联合转化生长因子 -β（transforming growth factor，TGF-β）通路抑制剂的 I/II 期临床试验正在招募患者（NCT02423343）。事实上，一些临床前研究表明，检查点阻断联合免疫增强剂有协同作用，可提高生存率。例如，在小鼠胶质瘤模型上，接种肿瘤 - 裂解疫苗后阻断 CTLA-4[130] 或阻断 CTLA-4 与瘤内 IL-12 注射合用[131] 可获得 40%～50% 的长期生存，并增强效应 T 细胞反应。

检查点阻断的新靶点

虽然靶向 CTLA-4 和 PD-1 通路已经占据了临床研究的主导地位，但其他一些 T 细胞抑制分子也已成为检查点阻断的潜在靶点。由于许多检查点分子在 T 细胞衰竭增加时都有表达，因此联合阻滞可能会进一步提高临床成功的概率。本节我们将对"下一代"检查点通路、它们与 CNS 恶性肿瘤的相关性及临床进展做一综述。

淋巴细胞活化基因 3

淋巴细胞活化基因 3（lymphocyte activation gene 3，LAG-3 或 CD_{223}）是一种 CD_4 样复合受体，在激活后 T 细胞[132, 133]、Tregs[134]、NK 细胞[133]、B 细胞[135]和某 DCs 亚群[136]中表达上调。Ⅱ类 MHC 分子是唯一已知的 LAG-3 配体[132]；通过该信号可以增强 Treg 功能[134]、消除 CD_8^+ 效应 T 细胞功能[137]。在慢性感染[138]和自身抗原识别[139]时，LAG-3 通常与 PD-1 共表达，在此过程中逐渐出现 T 细胞衰竭和 / 或免疫耐受。PD-1 和 LAG-3 之间的协同关系已被证明与抗肿瘤免疫有一定相关性；单一的 PD1 或 LAG3 基因敲除小鼠的肿瘤生长延缓，双 PD-1/LAG-3 基因敲除小鼠则完全排斥肿瘤[140]。

虽然 GBM 患者中 LAG-3 的作用尚未研究，但从其他类型肿瘤患者中发现 CD_8^+ T 细胞上 LAG-3 和 PD-1 共表达增加[141, 142]，这提示这一检查点通路也可能与脑肿瘤相关。考虑到 PD-1 和 LAG-3 之间潜在的免疫抑制关系，一种抗 LAG-3 单克隆阻断抗体（BMS-986016）最近已作为单药（NCT02061761）或与 nivolumab（NCT01968109）联用进入临床试验，对象为血液系统恶性肿瘤和晚期 / 转移性实体瘤，包括 GBM（NCT02658981）。事实上几项临床前研究已证明，与单药相比，抗体同时阻滞 LAG-3 和 PD-1 能提高抗肿瘤疗效[140, 143, 144]。

T 细胞免疫球蛋白黏蛋白分子 -3

T 细胞免疫球蛋白黏蛋白分子 -3（T cell immunoglobulin and mucin-3，TIM-3）表达于活化的 T 细胞、NK 细胞和单核细胞。GAL-9 为 TIM-3 配体，在许多组织多种细胞类型中均有表达[145]，两者的结合被证明会导致 Th1 细胞的死亡[146]。与 LAG-3 相似，几个小鼠肿瘤模型显示几乎所有 TILs 均有 TIM-3 和 PD-1 共表达[147]，此代表以细胞增殖和炎性细胞因子生成减少为表现的更衰竭表型。在同一研究中，TIM-3 和 PD-1 联合阻滞均比两者任一单独阻滞更有效。

TIM-3 表达水平在多种恶性肿瘤中均升高[148~150]。最近一项研究报道胶质瘤患者外周血 CD_4^+ 和 CD_8^+ T 细胞 TIM-3 表达升高[151]。高级别肿瘤患者 CD_8^+ TIM-3 表达水平较低级别肿瘤高，两组 T 细胞 TIM-3 表达水平均与炎性细胞因子肿瘤坏死因子 -α（tumor necrosis factor alpha，TNF-α）血浆水平相关。一种抗 TIM-3 单克隆抗体（MBG453，诺华公司）最近进入 I 期临床试验，作为一种单药或联合抗 PD-1 单克隆抗体（NCT02608268）治疗晚期恶性肿瘤。

B7-H3

B7-H3（CD_{276}）是 I 型跨膜蛋白，与其他 B7 家族分子具有很高的序列和结构同源性。B7-H3 在免疫细胞上的表达被认为具有协同刺激作用 [152, 153]，但 B7-H3 对肿瘤细胞的作用则尚不清楚。虽然一些报道指出 B7-H3 在肿瘤细胞系上的表达增加了它们的免疫原性，有利于对抗肿瘤 [154]，但在许多人类肿瘤中 B7-H3 的原位表达却与不良预后有关 [155, 156]。在人脑部肿瘤中，胶质瘤 B7-H3 表达水平与肿瘤分级相关，并与弥漫内生性脑桥胶质瘤的免疫反应性增加有关 [157]。

　　基于肿瘤特异性 B7-H3 过表达的发现，抗 B7-H3 单克隆抗体 enoblituzumab （MGA271，MacroGenics 公司）最近进入临床试验，作为单药（NCT01391143）或与 ipilimumab（NCT02381314）或 pembrolizumab（NCT02475213）联合治疗难治性实体瘤。然而，MGA271 的作用机制被认为是通过 ADDC，而不是作为一种检查点阻断抗体起效，这类似于抗 HER2 抗体治疗 HER2$^+$ 乳腺癌。有趣的是，一种放射性同位素标记的抗 B7-H3 抗体（^{131}I 8H9）在颅内异种移植肿瘤模型中显示其传递治疗剂量射线来抑制肿瘤细胞的生长 [158]，并已有报道称其在儿童复发转移性 CNS 神经母细胞瘤中具有抗肿瘤活性 [159]。这些研究体现出以直接靶向肿瘤细胞为基础的单克隆抗体疗法的可行性。

NK 细胞检查点——杀伤细胞抑制受体

　　NK 细胞是一种固有淋巴细胞，它通过分泌存储的穿孔蛋白 / 颗粒酶颗粒来识别和杀死恶性的和病毒感染的细胞。与 T 细胞不同，NK 细胞不能识别在 MHC 分子上呈现的肿瘤肽抗原，在细胞缺乏 MHC 表达的情况下也可被激活。NK 细胞功能是由激活受体和杀伤细胞抑制受体（killer inhibitory receptors，KIRs）及其配体的复杂相互作用所控制的 [160]。KIRs 与 MHC Ⅰ类分子的结合传递了一系列抑制信号，导致 NK 细胞对自身细胞耐受，因此 KIRs 在 NK 细胞中扮演检查点分子的角色。

　　在胶质瘤患者，NK 细胞在浸润的免疫细胞中占相当大比例，并在抗肿瘤免疫中发挥作用 [161]。已证明一些小鼠肿瘤对 CTL 非依赖的 NK 细胞介导的根治性治疗敏感 [162, 163]。具体地说，在原位 GBM 异种移植模型中，NK 细胞瘤内移植诱导胶质瘤细胞凋亡，产生显著的治疗效果 [164]。这一发现表明，阻断 NK 细胞上的 KIRs 增强其活性可以促进抗肿瘤免疫治疗。为此，一个完全人源化抗 KIR 单克隆抗体（lirilumab，Bristol Myers Squibb 公司）已在血液系统恶性肿瘤上进入临床试验（NCT02399917，NCT02481297，NCT01687387），并已证明对基因改造后人源化鼠淋巴瘤有效 [163]。此外，尚有几项临床试验已被设计用来评估 ipilimumab 和 / 或 nivolumab 联合 lirilumab 用于血液系统恶性肿瘤和实体肿瘤的效果（NCT01592370，NCT02599649，NCT01714739，NCT01750580），由此可能通过同时激活固有免疫和获得性免疫获得额外的抗肿瘤疗效。鉴于 NK 细胞在抗胶质瘤免疫中被普遍认可的地位，以及 NK 细胞直接肿瘤杀伤方面的初步成效，下一步临床研究应该阐明抗 KIR 抗体阻滞对胶质瘤免疫治疗的潜在作用。

"检查点酶"——吲哚胺 -2, 3- 双加氧酶

吲哚胺 -2, 3- 双加氧酶（Indolemaine dioxygenase, IDO）是一种催化色氨酸分解代谢的限速酶，而色氨酸是 T 细胞存活和起效所必需的一种氨基酸。因此，IDO 介导的色氨酸缺乏会导致 T 细胞功能障碍 / 免疫耐受以及随后的 CD_4^+ T 细胞向 Tregs 转化 [165]。因为 IDO 并不通过与 T 细胞的配体 / 受体相互作用而发挥作用，因此其不被认可为经典的免疫检查点。然而在许多类型肿瘤中（尤其恶性胶质瘤 [170]），IDO 在下调抗肿瘤免疫功能方面发挥着重要作用 [166~169]，这使得这种酶成为免疫阻断治疗 GBM 的一个有吸引力的靶点。

正常生理条件下，大脑中 IDO 只处于较低水平，而在胶质瘤患者中 IDO 表达率则高达 96%[44]，且与较差预后相关 [44, 171]。在胶质瘤小鼠模型中，1-methyl-Dtryptophan（indoximod）单剂阻滞 IDO 轻微增加 OS，而与 PD-L1、CTLA-4 三药联合治疗则使长期 OS 获益达 80%[124]。矛盾的是，PD-L1/CTLA-4 双阻滞与三药联合阻滞有类似的生存获益，但只有三药治疗导致 Treg 水平显著下降，这表明靶向所有三种通路可能有助于缓解肿瘤介导的免疫抑制作用。的确，indoximod 结合多烯紫杉醇化疗的 I 期临床试验显示仅约 20% 转移性实体瘤治疗患者（$n=22$）出现部分反应 [172]。恶性胶质瘤（包括 GBM）TMZ 化疗和标准放疗后行 indoximod 治疗的 I/II 期临床试验目前正在招募志愿者（NCT02052648; NCT02502708）。有趣的是，TME 中增加的 IDO 表达也可作为疫苗靶点；在 I 期 NSCLC 试验中，与未经治疗的对照组（$n=10$）7.7 个月的 OS 相比，IDO 衍生多肽组（$n=15$）OS 为 26 个月。因此，除了检查点阻断增强内源性 T 细胞反应外，这些数据支持利用肿瘤相关检查点分子作为抗原靶点诱导抗肿瘤免疫的治疗策略。

曙光：T 细胞共刺激免疫调节抗体

通过检查点阻滞可缓解 T 细胞免疫抑制，另一方面，抗体靶向 T 细胞共刺激受体则可能直接增强其对肿瘤抗原的识别，增强其特异性抗肿瘤效应。共刺激是功能 T 细胞反应所需的"第二信号"，来源于活化 APCs 上的上调的共刺激配体与 T 细胞共刺激受体的结合 [174, 175]。荷瘤宿主 APCs 中的共刺激通路通常被抑制，这可导致 T 细胞凋亡或对肿瘤抗原失效 [176, 177]。T 细胞共刺激受体单克隆抗体激动剂为克服 APC 异常活动和确保重要的共刺激信号有

效传递提供了一种很有前景的治疗方法。

迄今为止，共刺激单克隆抗体受到的临床关注远远比不上检查点阻断。然而，这种抗体激动剂在治疗几种类型肿瘤的临床试验中显示出了巨大的潜能，是一种很富吸引力的 GBM 免疫治疗方法。在胶质瘤模型中已证实，靶向肿瘤坏死因子受体超家族的共刺激成员特别有效，这些成员在活化 T 细胞上特异性上调（如 OX40、4-1BB 和 CD_{27}）。用 OX40[178] 和 4-1BB[179] 单克隆抗体单药治疗小鼠胶质瘤，结果分别为治愈率 50%，中位生存时间从 31 天增加到 42 天。在另一项研究中，添加一种抗 4-1BB 抗体增强了 T 细胞的抗肿瘤活性，这些 T 细胞经由胶质瘤细胞裂解物致敏的 DCs 诱导[180]。事实上，得益于从小鼠胶质瘤和其他肿瘤模型中获取的喜人结果，目前有许多共刺激受体抗体激动剂正处于临床开发中（表 11.1）。

除了直接向 T 细胞提供共刺激信号外，通过 CD_{40} 单克隆抗体激动剂促进 APCs 活化是另一种有吸引力的增强抗肿瘤免疫反应的治疗方法。CD_{40} 由未成熟 DCs 组成型表达，与 CD_{40L} 的连接可诱导 DC 成熟和上调共刺激配体，这使其在功能性抗原提呈上占据重要地位[185, 186]。事实上，CD_{40} 单克隆抗体激动剂在多种小鼠肿瘤模型中具有抗肿瘤作用[187~189]。有趣的是，胶质瘤 CD_{40} 刺激可通过核因子 -κB 信号通路（nuclear factor kappa B signaling）以及生成 TNF-α 直接抑制肿瘤细胞增殖[190]。无论从免疫调节角度还是直接的肿瘤治疗角度来看，这些研究均表明单克隆抗体靶向 CD_{40} 是一种有前景的治疗方法。抗 CD_{40} 单克隆抗体 CP-870,893（Pfizer 公司）已表现出由 CD_{40} 阳性巨噬细胞介导的抗肿瘤活性；目前一项在黑色素瘤患者中评估 CP-870,893 与抗 CTLA-4（tremilumumab）联合用药疗效的临床试验（NCT01103635）正在进行中。

结论

检查点阻断疗法已成为一种富有前景的肿瘤治疗方法。虽然这种疗法最近才进入胶质瘤临床领域，但免疫调节单克隆抗体在治疗其他多种实体瘤方面已被证明是安全有效的，在肿瘤免疫治疗领域整体上是值得信赖的。因在晚期黑色素瘤治疗上获得了成功，CTLA-4 和 PD-1 联合阻滞最近备受关注。此类联合疗法用于 GBM 的临床试验正在进行中，结果有待公布。免疫效应细胞表面的几种共刺激分子也因在胶质瘤治疗中具有逆转免疫抑制及其基于抗体的免疫调节功能而成为诱人的治疗靶点。研究这种治疗方法用于多种实体瘤的临床试验正在进行中，所获取的胶质瘤临床前数据已显示出令人鼓舞的结果。

显然，鉴于胶质瘤患者存在严重的免疫抑制，许多免疫抑制通路都可以通过抗体阻断或激活进行缓解。然而由于 CNS 恶性肿瘤本身的特性，用于胶质瘤免疫治疗的抗体检查点阻断仍面临着诸多挑战和质疑。这种治疗方法的成功很可能需要联合多种方法改善 BBB 通透性，增强内源性肿瘤免疫反应和／或找到有效的肿瘤免疫靶点，并缓解脑内 irAEs。胶质瘤的最佳治疗可能需要协同运用标准治疗、组合肿瘤疫苗和／或多目标免疫调节抗体。需要进行大规模临床试验以确定哪些治疗靶点可为胶质瘤患者提供最安全、最有效的抗肿瘤免疫治疗。此外，疗效反应评价标准和疗效相关生物标志物的优调将进一步提高胶质瘤免疫治疗临床试验的成功率。尽管基于抗体的检查点阻断可能不是癌症治疗的"灵丹妙药"，但这种方法有可能会为胶质瘤标准治疗增添另一种强力武器，以进一步改善这种难治性恶性肿瘤的预后。

（邹宇辉　王伟民　译）

参考文献

1. Hodi FS, O'Day SJ, McDermott DF, et al. Improved survival with ipilimumab in patients with metastatic melanoma. *N Engl J Med*. 2010;363(8):711–723.
2. Brahmer J, Reckamp KL, Baas P, et al. Nivolumab versus Docetaxel in advanced squamous-cell non-small-cell lung cancer. *N Engl J Med*. 2015;373(2):123–135.
3. Azuma M, Ito D, Yagita H, et al. B70 antigen is a second ligand for CTLA-4 and CD28. *Nature*. 1993;366:76–79.
4. Hathcock KS, Laszlo G, Dickler HB, Bradshaw J, Linsley P, Hodes RJ. Identification of an alternative CTLA-4 ligand costimulatory for T cell activation. *Science*. 1993;262(5135):905–907.
5. Rudd CE, Taylor A, Schneider H. CD28 and CTLA-4 coreceptor expression and signal transduction. *Immunol Rev*. 2009;229(1):12–26.
6. Schwartz RH. Costimulation of T lymphocytes: the role of CD28, CTLA-4, and B7/BB1 in interleukin-2 production and immunotherapy. *Cell*. 1992;71(7):1065–1068.
7. Schneider H, Downey J, Smith A, et al. Reversal of the TCR stop signal by CTLA-4. *Science*. 2006;313(5795):1972–1975.
8. Parry RV, Chemnitz JM, Frauwirth KA, et al. CTLA-4 and PD-1 receptors inhibit T-cell activation by distinct mechanisms. *Mol Cell Biol*. 2005;25(21):9543–9553.
9. Tivol EA, Borriello F, Schweitzer AN, Lynch WP, Bluestone JA, Sharpe AH. Loss of CTLA-4 leads to massive lymphoproliferation and fatal multiorgan tissue destruction, revealing a critical negative regulatory role of CTLA-4. *Immunity*. 1995;3(5):541–547.
10. Waterhouse P, Penninger JM, Timms E, et al. Lymphoproliferative disorders with early lethality in mice deficient in Ctla-4. *Science*. 1995;270(5238):985–988.
11. Hill JA, Feuerer M, Tash K, et al. Foxp3 transcription-factor-dependent and -independent regulation of the regulatory T cell transcriptional signature. *Immunity*. 2007;27(5):786–800.
12. Gavin MA, Rasmussen JP, Fontenot JD, et al. Foxp3-dependent programme of regulatory T-cell differentiation. *Nature*. 2007;445(7129):771–775.
13. Wing K, Onishi Y, Prieto-Martin P, et al. CTLA-4 control over Foxp3 regulatory T cell function. *Science*. 2008;322(5899):271–275.
14. Qureshi OS, Zheng Y, Nakamura K, et al. Trans-endocytosis of CD80 and CD86: a molecular basis for the cell-extrinsic function of CTLA-4. *Science*. 2011;332(6029):600–603.

15. Spranger S, Koblish HK, Horton B, Scherle PA, Newton R, Gajewski TF. Mechanism of tumor rejection with doublets of CTLA-4, PD-1/PD-L1, or IDO blockade involves restored IL-2 production and proliferation of CD8(+) T cells directly within the tumor microenvironment. *J Immunother Cancer*. 2014;2(3).

16. Ishida Y, Agata Y, Shibahara K, Honjo T. Induced expression of PD-1, a novel member of the immunoglobulin gene superfamily, upon programmed cell death. *EMBO J*. 1992;11:3887–3895.

17. Day CL, Kaufmann DE, Kiepiela P, et al. PD-1 expression on HIV-specific T cells is associated with T-cell exhaustion and disease progression. *Nature*. 2006;443(7109):350–354.

18. Barber DL, Wherry EJ, Masopust D, et al. Restoring function in exhausted CD8 T cells during chronic viral infection. *Nature*. 2006;439(7077):682–687.

19. Riley JL. PD-1 signaling in primary T cells. *Immunol Rev*. 2009;229(1):114–125.

20. Terme M, Ullrich E, Aymeric L, et al. IL-18 induces PD-1-dependent immunosuppression in cancer. *Cancer Res*. 2011;71(16):5393–5399.

21. Fanoni D, Tavecchio S, Recalcati S, et al. New monoclonal antibodies against B-cell antigens: possible new strategies for diagnosis of primary cutaneous B-cell lymphomas. *Immunol Lett*. 2011;134(2):157–160.

22. Francisco LM, Salinas VH, Brown KE, et al. PD-L1 regulates the development, maintenance, and function of induced regulatory T cells. *J Exp Med*. 2009;206(13):3015–3029.

23. Tseng SY, Otsuji M, Gorski K, et al. B7-DC, a new dendritic cell molecule with potent costimulatory properties for T cells. *J Exp Med*. 2001;193(7):839–846.

24. Zou W, Chen L. Inhibitory B7-family molecules in the tumour microenvironment. *Nat Rev Immunol*. 2008;8(6):467–477.

25. Dong H, Strome SE, Salomao DR, et al. Tumor-associated B7-H1 promotes T-cell apoptosis: a potential mechanism of immune evasion. *Nat Med*. 2002;8(8):793–800.

26. Lee SK, Seo SH, Kim BS, et al. IFN-gamma regulates the expression of B7-H1 in dermal fibroblast cells. *J Dermatol Sci*. 2005;40(2):95–103.

27. Taube JM, Anders RA, Young GD, et al. Colocalization of inflammatory response with B7-h1 expression in human melanocytic lesions supports an adaptive resistance mechanism of immune escape. *Sci Transl Med*. 2012;4(127):127ra137.

28. Yamazaki T, Akiba H, Iwai H, et al. Expression of programmed death 1 ligands by murine T cells and APC. *J Immunol*. 2002;169(10):5538–5545.

29. Freeman GJ, Long AJ, Iwai Y, et al. Engagement of the PD-1 immunoinhibitory receptor by a novel B7 family member leads to negative regulation of lymphocyte activation. *J Exp Med*. 2000;192(7):1027–1034.

30. Butte MJ, Keir ME, Phamduy TB, Sharpe AH, Freeman GJ. Programmed death-1 ligand 1 interacts specifically with the B7-1 costimulatory molecule to inhibit T cell responses. *Immunity*. 2007;27(1):111–122.

31. Park JJ, Omiya R, Matsumura Y, et al. B7-H1/CD80 interaction is required for the induction and maintenance of peripheral T-cell tolerance. *Blood*. 2010;116(8):1291–1298.

32. Ahmadzadeh M, Johnson LA, Heemskerk B, et al. Tumor antigen-specific CD8 T cells infiltrating the tumor express high levels of PD-1 and are functionally impaired. *Blood*. 2009;114(8):1537–1544.

33. Sfanos KS, Bruno TC, Meeker AK, De Marzo AM, Isaacs WB, Drake CG. Human prostate-infiltrating CD8+ T lymphocytes are oligoclonal and PD-1+. *Prostate*. 2009;69(15):1694–1703.

34. Patel SP, Kurzrock R. PD-L1 expression as a predictive biomarker in cancer immunotherapy. *Mol Cancer Ther*. 2015;14(4):847–856.

35. Parsa AT, Waldron JS, Panner A, et al. Loss of tumor suppressor PTEN function increases B7-H1 expression and immunoresistance in glioma. *Nat Med*. 2007;13(1):84–88.

36. Marzec M, Gowen BG, Goradia A, et al. Oncogenic kinase NPM/ALK induces through STAT3 expression of immunosuppressive protein CD274 (PD-L1, B7-H1). *Proc Natl Acad Sci USA*. 2008;105:20852–20857.

37. Spranger S, Spaapen RM, Zha Y, et al. Up-regulation of PD-L1, IDO, and T(regs) in

the melanoma tumor microenvironment is driven by CD8(+) T cells. *Sci Transl Med.* 2013;5(200):200ra116.

38. Wintterle S, Schreiner B, Mitsdoerffer M, et al. Expression of the B7-related molecule B7-H1 by glioma cells: a potential mechanism of immune paralysis. *Cancer Res.* 2003;63(21):7462–7467.

39. Petersen TR, Dickgreber N, Hermans IF. Tumor antigen presentation by dendritic cells. *Crit Rev™ Immunol.* 2010;30(4):345–386.

40. Fecci PE, Mitchell DA, Whitesides JF, et al. Increased regulatory T-cell fraction amidst a diminished CD4 compartment explains cellular immune defects in patients with malignant glioma. *Cancer Res.* 2006;66(6):3294–3302.

41. Jiang Y, Li Y, Zhu B. T-cell exhaustion in the tumor microenvironment. *Cell Death Dis.* 2015;6:e1792.

42. Mirghorbani M, Van Gool S, Rezaei N. Myeloid-derived suppressor cells in glioma. *Exp Rev Neurother.* 2013;13(12):1395–13406.

43. Yue Q, Zhang X, Ye HX, et al. The prognostic value of Foxp3+ tumor-infiltrating lymphocytes in patients with glioblastoma. *J Neuro Oncol.* 2014;116(2):251–259.

44. Mitsuka K, Kawataki T, Satoh E, Asahara T, Horikoshi T, Kinouchi H. Expression of indoleamine 2,3-dioxygenase and correlation with pathological malignancy in gliomas. *Neurosurgery.* 2013;72(6):1031–1038. discussion 1038–1039.

45. Wei B, Wang L, Zhao XL, Du C, Guo YC, Sun ZG. The upregulation of programmed death 1 on peripheral blood T cells of glioma is correlated with disease progression. *Tumor Biol.* 2014;35(4):2923–2929.

46. Bloch O, Crane CA, Kaur R, Safaee M, Rutkowski MJ, Parsa AT. Gliomas promote immunosuppression through induction of B7-H1 expression in tumor-associated macrophages. *Clin Cancer Res.* 2013;19(12):3165–3175.

47. Berghoff AS, Kiesel B, Widhalm G, et al. Programmed death ligand 1 expression and tumor-infiltrating lymphocytes in glioblastoma. *Neuro Oncol.* 2015;17(8):1064–1075.

48. Weber JS, Kudchadkar RR, Yu B, et al. Safety, efficacy, and biomarkers of nivolumab with vaccine in ipilimumab-refractory or -naive melanoma. *J Clin Oncol.* 2013;31(34):4311–4318.

49. Velcheti V, Schalper KA, Carvajal DE, et al. Programmed death ligand-1 expression in non-small cell lung cancer. *Lab Invest.* 2014;94(1):107–116.

50. Zhang L, Zhang Z, Liu Y, Xue Y, Parney I. Programmed death-ligand 1 (PD-L1) may play a role in malignant glioma infiltration. *Med Hypotheses.* 2015;85:127–129.

51. Thompson RH, Gillett MD, Cheville JC, et al. Costimulatory B7-H1 in renal cell carcinoma patients: indicator of tumor aggressiveness and potential therapeutic target. *Proc Natl Acad Sci USA.* 2004;101(49):17174–17179.

52. Ohigashi Y, Sho M, Yamada Y, et al. Clinical significance of programmed death-1 ligand-1 and programmed death-1 ligand-2 expression in human esophageal cancer. *Clin Cancer Res.* 2005;11(8):2947–2953.

53. Hamanishi J, Mandai M, Iwasaki M, et al. Programmed cell death 1 ligand 1 and tumor-infiltrating CD8+ T lymphocytes are prognostic factors of human ovarian cancer. *Proc Natl Acad Sci USA.* 2007;104(9):3360–3365.

54. Liu Y, Carlsson R, Ambjorn M, et al. PD-L1 expression by neurons nearby tumors indicates better prognosis in glioblastoma patients. *J Neurosci.* 2013;33(35):14231–14245.

55. Wu Q, Zhan X, Dou T, et al. CTLA4 A49G polymorphism shows significant association with glioma risk in a Chinese population. *Biochem Genet.* 2011;49:190–201.

56. Fong B, Jin R, Wang X, et al. Monitoring of regulatory T cell frequencies and expression of CTLA-4 on T cells, before and after DC vaccination, can predict survival in GBM patients. *PLoS One.* 2012;7(4):e32614.

57. El Andaloussi A, Han Y, Lesniak MS. Prolongation of survival following depletion of CD4+CD25+ regulatory T cells in mice with experimental brain tumors. *J Neurosurg.* 2006;105(3):430–437.

58. Heimberger AB, Abou-Ghazal M, Reina-Ortiz C, et al. Incidence and prognostic impact of FoxP3+ regulatory T cells in human gliomas. *Clin Cancer Res.* 2008;14(16):5166–5172.

59. Walker LS, Sansom DM. The emerging role of CTLA4 as a cell-extrinsic regulator of T cell responses. *Nat Rev Immunol.* 2011;11(12):852–863.

60. Dix AR, Brooks WH, Roszman TL, Morford LA. Immune defects observed in patients with primary malignant brain tumors. *J Neuroimmunol.* 1999;100(1–2):216–232.

61. Rossi ML, Hughes JT, Esiri MM, Coakham HB, Brownell DB. Immunohistological study of mononuclear cell infiltrate in malignant gliomas. *Acta Neuropathol.* 1987;74(3):269–277.

62. Dudley ME, Rosenberg SA. Adoptive-cell-transfer therapy for the treatment of patients with cancer. *Nat Rev Cancer.* 2003;3(9):666–675.

63. Leach DR, Krummel MF, Allison JP. Enhancement of antitumor immunity by CTLA-4 blockade. *Science.* 1996;271(5256):1734–1736.

64. Phan GQ, Yang JC, Sherry RM, et al. Cancer regression and autoimmunity induced by cytotoxic T lymphocyte-associated antigen 4 blockade in patients with metastatic melanoma. *Proc Natl Acad Sci USA.* 2003;100(14):8372–8377.

65. Ribas A, Camacho LH, Lopez-Berestein G, et al. Antitumor activity in melanoma and anti-self responses in a phase I trial with the anti-cytotoxic T lymphocyte-associated antigen 4 monoclonal antibody CP-675,206. *J Clin Oncol.* 2005;23(35):8968–8977.

66. Beck KE, Blansfield JA, Tran KQ, et al. Enterocolitis in patients with cancer after antibody blockade of cytotoxic T-lymphocyte-associated antigen 4. *J Clin Oncol.* 2006;24(15):2283–2289.

67. Selby MJ, Engelhardt JJ, Quigley M, et al. Anti-CTLA-4 antibodies of IgG2a isotype enhance antitumor activity through reduction of intratumoral regulatory T cells. *Cancer Immunol Res.* 2013;1(1):32–42.

68. Schadendorf D, Hodi FS, Robert C, et al. Pooled analysis of long-term survival data from phase II and phase III trials of Ipilimumab in unresectable or metastatic melanoma. *J Clin Oncol.* 2015;33(17):1889–1894.

69. Lynch TJ, Bondarenko I, Luft A, et al. Ipilimumab in combination with paclitaxel and carboplatin as first-line treatment in stage IIIB/IV non-small-cell lung cancer: results from a randomized, double-blind, multicenter phase II study. *J Clin Oncol.* 2012;30(17):2046–2054.

70. Reck M, Bondarenko I, Luft A, et al. Ipilimumab in combination with paclitaxel and carboplatin as first-line therapy in extensive-disease-small-cell lung cancer: results from a randomized, double-blind, multicenter phase 2 trial. *Ann Oncol.* 2013;24(1):75–83.

71. Berger R, Rotem-Yehudar R, Slama G, et al. Phase I safety and pharmacokinetic study of CT-011, a humanized antibody interacting with PD-1, in patients with advanced hematologic malignancies. *Clin Cancer Res.* 2008;14(10):3044–3051.

72. Westin JR, Chu F, Zhang M, et al. Safety and activity of PD1 blockade by pidilizumab in combination with rituximab in patients with relapsed follicular lymphoma: a single group, open-label, phase 2 trial. *Lancet Oncol.* 2014;15(1):69–77.

73. Hamid O, Robert C, Daud A, et al. Safety and tumor responses with lambrolizumab (anti-PD-1) in melanoma. *N Engl J Med.* 2013;369(2):134–144.

74. Garon EB, Gandhi L, Rizvi NA, et al. Antitumor activity of pembrolizumab (PEMBRO; MK-3475) and correlation with programmed death ligand (PD-L1) expression in a pooled analysis of patients (pts) with advanced non small cell lung carcinoma (NSCLC). *Ann Oncol.* 2014;25(suppl 4s).

75. Robert C, Schachter J, Long GV, et al. Pembrolizumab versus Ipilimumab in advanced melanoma. *N Engl J Med.* 2015;372(26):2521–2532.

76. Wolchok JD, Kluger H, Callahan MK, et al. Nivolumab plus ipilimumab in advanced melanoma. *N Engl J Med.* 2013;369(2):122–133.

77. Choi BD, Pastan I, Bigner DD, Sampson JH. A novel bispecific antibody recruits T cells to eradicate tumors in the "immunologically privileged" central nervous system. *Oncoimmunology.* 2013;2(4):e23639.

78. Antonia S, Goldberg SB, Balmanoukian A, et al. Safety and antitumour activity of durvalumab plus tremelimumab in non-small cell lung cancer: a multicentre, phase 1b study. *Lancet Oncol.* 2016;**17**(3) :299–308.

79. McDermott DF, Sosman JA, Sznol M, et al. Atezolizumab, an anti-programmed death-ligand 1 antibody, in metastatic renal cell carcinoma: long-term safety, clinical activity, and immune correlates from a phase Ia study. *J Clin Oncol* 2016:34(8):833–842.

80. Topalian SL, Hodi FS, Brahmer JR, et al. Safety, activity, and immune correlates of anti-PD-1 antibody in cancer. *N Engl J Med*. 2012;366(26):2443–2454.

81. Omuro AM, Faivre S, Raymond E. Lessons learned in the development of targeted therapy for malignant gliomas. *Mol Cancer Ther*. 2007;6(7):1909–1919.

82. Jackson C, Ruzevick J, Phallen J, Belcaid Z, Lim M. Challenges in immunotherapy presented by the glioblastoma multiforme microenvironment. *Clin Dev Immunol*. 2011;2011:732413.

83. Louveau A, Smirnov I, Keyes TJ, et al. Structural and functional features of central nervous system lymphatic vessels. *Nature*. 2015;523(7560):337–341.

84. Male DK. Immunology of brain endothelium and the blood–brain barrier. In: Bradbury MWB, ed. *Physiology and Pharmacology of the Blood–Brain Barrier*. Berlin: Springer; 1992:397–415.

85. Bullard DE, Adams CJ, Coleman RE, Bigner DD. In vivo imaging of intracranial human glioma xenografts comparing specific with nonspecific radiolabeled monoclonal antibodies. *J Neurosurg*. 1986;64(2):257–262.

86. Bourdon MA, Coleman RE, Blasberg RG, Groothuis DR, Bigner DD. Monoclonal antibody localization in subcutaneous and intracranial human glioma xenografts: paired-label and imaging analysis. *Anticancer Res*. 1984;4(3):133–140.

87. Zalutsky MR, Moseley RP, Coakham HB, Coleman RE, Bigner DD. Pharmacokinetics and tumor localization of 131I-labeled anti-tenascin monoclonal antibody 81C6 in patients with gliomas and other intracranial malignancies. *Cancer Res*. 1989;49(10):2807–2813.

88. Konstantinou MP, Dutriaux C, Gaudy-Marqueste C, et al. Ipilimumab in melanoma patients with brain metastasis: a retrospective multicentre evaluation of thirty-eight patients. *Acta Derm-Venereol*. 2014;94(1):45–49.

89. Di Giacomo AM, Ascierto PA, Pilla L, et al. Ipilimumab and fotemustine in patients with advanced melanoma (NIBIT-M1): an open-label, single-arm phase 2 trial. *Lancet Oncol*. 2012;13(9):879–886.

90. Snyder A, Makarov V, Merghoub T, et al. Genetic basis for clinical response to CTLA-4 blockade in melanoma. *N Engl J Med*. 2014;371(23):2189–2199.

91. Topalian SL, Drake CG, Pardoll DM. Immune checkpoint blockade: a common denominator approach to cancer therapy. *Cancer Cell*. 2015;27(4):450–461.

92. Lawrence MS, Stojanov P, Polak P, et al. Mutational heterogeneity in cancer and the search for new cancer-associated genes. *Nature*. 2013;499(7457):214–218.

93. Flugel A, Labeur MS, Grasbon-Frodl EM, Kreutzberg GW, Graeber MB. Microglia only weakly present glioma antigen to cytotoxic T cells. *Int J Dev Neurosci*. 1999;17(5–6):547–556.

94. Tran CT, Wolz P, Egensperger R, et al. Differential expression of MHC class II molecules by microglia and neoplastic astroglia: relevance for the escape of astrocytoma cells from immune surveillance. *Neuropathol Appl Neurobiol*. 1998;24(4):293–301.

95. Zagzag D, Salnikow K, Chiriboga L, et al. Downregulation of major histocompatibility complex antigens in invading glioma cells: stealth invasion of the brain. *Lab Invest*. 2005;85(3):328–341.

96. Villadolid J, Amin A. Immune checkpoint inhibitors in clinical practice: update on management of immune-related toxicities. *Transl Lung Cancer Res*. 2015;4(5):560–575.

97. Xu LW, Chow KK, Lim M, Li G. Current vaccine trials in glioblastoma: a review. *J Immunol Res*. 2014;2014:796856.

98. Plautz GE, Miller DW, Barnett GH, et al. T cell adoptive immunotherapy of newly diagnosed gliomas. *Clin Cancer Res*. 2000;6(6):2209–2218.

99. Gelao L, Criscitiello C, Esposito A, Goldhirsch A, Curigliano G. Immune checkpoint blockade in cancer treatment: a double-edged sword cross-targeting the host as an "innocent bystander". *Toxins*. 2014;6(3):914–933.

100. Weber JS. Practical management of immune-related adverse events from immune

checkpoint protein antibodies for the oncologist. *Am Soc Clin Oncol Educ Book*. 2012:174–177.

101. Fecher LA, Agarwala SS, Hodi FS, Weber JS. Ipilimumab and its toxicities: a multidisciplinary approach. *Oncologist*. 2013;18(6):733–743.

102. Fecci PE, Ochiai H, Mitchell DA, et al. Systemic CTLA-4 blockade ameliorates glioma-induced changes to the CD4$^+$ T cell compartment without affecting regulatory T-cell function. *Clin Cancer Res*. 2007;13(7):2158–2167.

103. Reardon DA, Gokhale PC, Klein SR, et al. Glioblastoma eradication following immune checkpoint blockade in an orthotopic, immunocompetent model. *Cancer Immunol Res*. 2016;4(2):124–135.

104. Stupp R. Radiotherapy plus concomitant and adjuvant temozolomide for glioblastoma. *N Engl J Med*. 2005;352:987–996.

105. Rosen EM, Fan S, Rockwell S, Goldberg ID. The molecular and cellular basis of radio-sensitivity: implications for understanding how normal tissues and tumors respond to therapeutic radiation. *Cancer Invest*. 1999;17(1):56–72.

106. Gough MJ, Crittenden MR. Combination approaches to immunotherapy: the radiotherapy example. *Immunotherapy*. 2009;1(6):1025–1037.

107. Trinh VA, Patel SP, Hwu WJ. The safety of temozolomide in the treatment of malignancies. *Expert Opin Drug Saf*. 2009;8(4):493–499.

108. Ishikawa E, Yamamoto T, Sakamoto N, et al. Low peripheral lymphocyte count before focal radiotherapy plus concomitant temozolomide predicts severe lymphopenia during malignant glioma treatment. *Neural Med Chir*. 2010;50(8):638–644.

109. Kerr JF, Wyllie AH, Currie AR. Apoptosis: a basic biological phenomenon with wide-ranging implications in tissue kinetics. *Br J Cancer*. 1972;26(4):239–257.

110. Heimberger AB, Sun W, Hussain SF, et al. Immunological responses in a patient with glioblastoma multiforme treated with sequential courses of temozolomide and immunotherapy: case study. *Neuro Oncol*. 2008;10(1):98–103.

111. Banissi C, Ghiringhelli F, Chen L, Carpentier AF. Treg depletion with a low-dose metronomic temozolomide regimen in a rat glioma model. *Cancer Immunol Immunother*. 2009;58(10):1627–1634.

112. Su YB, Sohn S, Krown SE, et al. Selective CD4$^+$ lymphopenia in melanoma patients treated with temozolomide: a toxicity with therapeutic implications. *J Clin Oncol*. 2004;22(4):610–616.

113. Sampson JH, Aldape K, Archer GE, et al. Greater chemotherapy-induced lymphopenia enhances tumor-specific immune responses that eliminate EGFRvIII-expressing tumor cells in patients with glioblastoma. *Neuro Oncol*. 2011;13(3):323–333.

114. Sanchez-Perez LA, Choi BD, Archer GE, et al. Myeloablative temozolomide enhances CD8(+) T-cell responses to vaccine and is required for efficacy against brain tumors in mice. *PLoS One*. 2013;8(3):e59082.

115. McBride WH, Chiang CS, Olson JL, et al. A sense of danger from radiation. *Radiat Res*. 2004;162(1):1–19.

116. Demaria S, Formenti SC. Sensors of ionizing radiation effects on the immunological microenvironment of cancer. *Int J Radiat Biol*. 2007;83(11–12):819–825.

117. Albert ML, Sauter B, Bhardwaj N. Dendritic cells acquire antigen from apoptotic cells and induce class I-restricted CTLs. *Nature*. 1998;392(6671):86–89.

118. Sauter B, Albert ML, Francisco LM, Larsson M, Somersan S, Bhardwaj N. Consequences of cell death: exposure to necrotic tumor cells, but not primary tissue cells or apoptotic cells, induces the maturation of immunostimulatory dendritic cells. *J Exp Med*. 2000;191:423–434.

119. Santin AD, Hermonat PL, Hiserodt JC, et al. Effects of irradiation on the expression of major histocompatibility complex class I antigen and adhesion costimulation molecules ICAM-1 in human cervical cancer. *Int J Radiat Oncol Biol Phys*. 1997;39(3):737–742.

120. Lugade AA, Sorensen EW, Gerber SA, Moran JP, Frelinger JG, Lord EM. Radiation-induced IFN-gamma production within the tumor microenvironment influences anti-tumor immunity. *J Immunol*. 2008;180(5):3132–3139.

121. Zeng J, See AP, Phallen J, et al. Anti-PD-1 blockade and stereotactic radiation produce long-term survival in mice with intracranial gliomas. *Int Radiat Oncol Biol Phys*. 2013;86(2):343–349.

122. Dewan MZ, Galloway AE, Kawashima N, et al. Fractionated but not single-dose radiotherapy induces an immune-mediated abscopal effect when combined with anti-CTLA-4 antibody. *Clin Cancer Res*. 2009;15(17):5379–5388.

123. Silk AW, Bassetti MF, West BT, Tsien CI, Lao CD. Ipilimumab and radiation therapy for melanoma brain metastases. *Cancer Med*. 2013;2(6):899–906.

124. Wainwright DA, Chang AL, Dey M, et al. Durable therapeutic efficacy utilizing combinatorial blockade against IDO, CTLA-4, and PD-L1 in mice with brain tumors. *Clin Cancer Res*. 2014;20(20):5290–5301.

125. Demaria S, Kawashima N, Yang AM, et al. Immune-mediated inhibition of metastases after treatment with local radiation and CTLA-4 blockade in a mouse model of breast cancer. *Clin Cancer Res*. 2005;11(2 Pt 1):728–734.

126. Mansfield AS, Nevala WK, Lieser EA, Leontovich AA, Markovic SN. The immunomodulatory effects of bevacizumab on systemic immunity in patients with metastatic melanoma. *Oncoimmunology*. 2013;2(5):e24436.

127. Terme M, Colussi O, Marcheteau E, Tanchot C, Tartour E, Taieb J. Modulation of immunity by antiangiogenic molecules in cancer. *Clin Dev Immunol*. 2012;2012:492920.

128. Gibney GT, Kudchadkar RR, DeConti RC, et al. Safety, correlative markers, and clinical results of adjuvant nivolumab in combination with vaccine in resected high-risk metastatic melanoma. *Clin Cancer Res*. 2015;21(4):712–720.

129. Hodi FS, Lee S, McDermott DF, et al. Ipilimumab plus sargramostim vs ipilimumab alone for treatment of metastatic melanoma: a randomized clinical trial. *JAMA*. 2014;312(17):1744–1753.

130. Agarwalla P, Barnard Z, Fecci P, Dranoff G, Curry Jr WT. Sequential immunotherapy by vaccination with GM-CSF-expressing glioma cells and CTLA-4 blockade effectively treats established murine intracranial tumors. *J Immunother*. 2012;35(5):385–389.

131. Vom Berg J, Vrohlings M, Haller S, et al. Intratumoral IL-12 combined with CTLA-4 blockade elicits T cell-mediated glioma rejection. *J Exp Med*. 2013;210(13):2803–2811.

132. Huard B, Gaulard P, Faure F, Hercend T, Triebel F. Cellular expression and tissue distribution of the human LAG-3-encoded protein, an MHC class II ligand. *Immunogenetics*. 1994;39(3):213–217.

133. Triebel F, Jitsukawa S, Baixeras E, et al. LAG-3, a novel lymphocyte activation gene closely related to CD4. *J Exp Med*. 1990;171(5):1393–1405.

134. Huang CT, Workman CJ, Flies D, et al. Role of LAG-3 in regulatory T cells. *Immunity*. 2004;21(4):503–513.

135. Kisielow M, Kisielow J, Capoferri-Sollami G, Karjalainen K. Expression of lymphocyte activation gene 3 (LAG-3) on B cells is induced by T cells. *Eur J Immunol*. 2005;35(7):2081–2088.

136. Workman CJ, Wang Y, El Kasmi KC, et al. LAG-3 regulates plasmacytoid dendritic cell homeostasis. *J Immunol*. 2009;182(4):1885–1891.

137. Grosso JF, Kelleher CC, Harris TJ, et al. LAG-3 regulates CD8+ T cell accumulation and effector function in murine self- and tumor-tolerance systems. *J Clin Invest*. 2007;117(11):3383–3392.

138. Blackburn SD, Shin H, Haining WN, et al. Coregulation of CD8+ T cell exhaustion by multiple inhibitory receptors during chronic viral infection. *Nat Immunol*. 2009;10(1):29–37.

139. Grosso JF, Goldberg MV, Getnet D, et al. Functionally distinct LAG-3 and PD-1 subsets on activated and chronically stimulated CD8 T cells. *J Immunol*. 2009;182(11):6659–6669.

140. Woo SR, Turnis ME, Goldberg MV, et al. Immune inhibitory molecules LAG-3 and PD-1 synergistically regulate T-cell function to promote tumoral immune escape. *Cancer Res*. 2012;72(4):917–927.

141. Matsuzaki J, Gnjatic S, Mhawech-Fauceglia P, et al. Tumor-infiltrating NY-ESO-1-

specific CD8[+] T cells are negatively regulated by LAG-3 and PD-1 in human ovarian cancer. *Proc Natl Acad Sci USA.* 2010;107(17):7875–7880.

142. Baitsch L, Legat A, Barba L, et al. Extended co-expression of inhibitory receptors by human CD8 T-cells depending on differentiation, antigen-specificity and anatomical localization. *PLoS One.* 2012;7(2):e30852.

143. Huang RY, Eppolito C, Lele S, Shrikant P, Matsuzaki J, Odunsi K. LAG3 and PD1 co-inhibitory molecules collaborate to limit CD8[+] T cell signaling and dampen antitumor immunity in a murine ovarian cancer model. *Oncotarget.* 2015;6(29):27359–27377.

144. Jing W, Gershan JA, Weber J, et al. Combined immune checkpoint protein blockade and low dose whole body irradiation as immunotherapy for myeloma. *J Immunother Cancer.* 2015;3(1):2.

145. Wada J, Kanwar YS. Identification and characterization of galectin-9, a novel beta-galactoside-binding mammalian lectin. *J Biol Chem.* 1997;272(9):6078–6086.

146. Zhu C, Anderson AC, Schubart A, et al. The Tim-3 ligand galectin-9 negatively regulates T helper type 1 immunity. *Nature Immunol.* 2005;6(12):1245–1252.

147. Sakuishi K, Apetoh L, Sullivan JM, Blazar BR, Kuchroo VK, Anderson AC. Targeting Tim-3 and PD-1 pathways to reverse T cell exhaustion and restore anti-tumor immunity. *J Exp Med.* 2010;207(10):2187–2194.

148. Yang M, Yu Q, Liu J, et al. T-cell immunoglobulin mucin-3 expression in bladder urothelial carcinoma: clinicopathologic correlations and association with survival. *J Surg Oncol.* 2015;112(4):430–435.

149. Ji P, Chen D, Bian J, et al. Up-regulation of TIM-3 on CD4[+] tumor infiltrating lymphocytes predicts poor prognosis in human non-small-cell lung cancer. *Xi Bao Yu Fen Zi Mian Yi Xue Za Zhi.* 2015;31(6):808–811.

150. Xu L, Huang Y, Tan L, et al. Increased Tim-3 expression in peripheral NK cells predicts a poorer prognosis and Tim-3 blockade improves NK cell-mediated cytotoxicity in human lung adenocarcinoma. *Int Immunopharmacol.* 2015;29(2):635–641.

151. Han S, Feng S, Xu L, et al. Tim-3 on peripheral CD4(+) and CD8(+) T cells is involved in the development of glioma. *DNA Cell Biol.* 2014;33(4):245–250.

152. Chapoval AI, Ni J, Lau JS, et al. B7-H3: a costimulatory molecule for T cell activation and IFN-gamma production. *Nat Immunol.* 2001;2(3):269–274.

153. Yi KH, Chen L. Fine tuning the immune response through B7-H3 and B7-H4. *Immunol Rev.* 2009;229:145–151.

154. Luo L, Chapoval AI, Flies DB, et al. B7-H3 enhances tumor immunity in vivo by costimulating rapid clonal expansion of antigen-specific CD8[+] cytolytic T cells. *J Immunol.* 2004;173(9):5445–5450.

155. Crispen PL, Sheinin Y, Roth TJ, et al. Tumor cell and tumor vasculature expression of B7-H3 predict survival in clear cell renal cell carcinoma. *Clin Cancer Res.* 2008;14(16):5150–5157.

156. Chavin G, Sheinin Y, Crispen PL, et al. Expression of immunosuppresive B7-H3 ligand by hormone-treated prostate cancer tumors and metastases. *Clin Cancer Res.* 2009;15(6):2174–2180.

157. Zhou Z, Luther N, Ibrahim GM, et al. B7-H3, a potential therapeutic target, is expressed in diffuse intrinsic pontine glioma. *Neuro Oncol.* 2013;11(3):257–264.

158. Modak S, Guo HF, Humm JL, Smith-Jones PM, Larson SM, Cheung NK. Radioimmunotargeting of human rhabdomyosarcoma using monoclonal antibody 8H9. *Cancer Biother Radiopharm.* 2005;20:534–546.

159. Kramer K, Kushner BH, Modak S, et al. Compartmental intrathecal radioimmunotherapy: results for treatment for metastatic CNS neuroblastoma. *J Neuro Oncol.* 2010;97(3):409–418.

160. Lanier LL. Natural killer cell receptor signaling. *Curr Opin Immunol.* 2003;15(3):308–314.

161. Domingues P, Gonzalez-Tablas M, Otero A, et al. Tumor infiltrating immune cells in gliomas and meningiomas. *Brain Behav Immun.* 2015;53, 1–15.

162. Liu RB, Engels B, Arina A, et al. Densely granulated murine NK cells eradicate large

solid tumors. *Cancer Res*. 2012;72(8):1964–1974.

163. Kohrt HE, Thielens A, Marabelle A, et al. Anti-KIR antibody enhancement of anti-lymphoma activity of natural killer cells as monotherapy and in combination with anti-CD20 antibodies. *Blood*. 2014;123(5):678–686.

164. Lee SJ, Kang WY, Yoon Y, et al. Natural killer (NK) cells inhibit systemic metastasis of glioblastoma cells and have therapeutic effects against glioblastomas in the brain. *BMC Cancer*. 2015:15.

165. Fallarino F, Grohmann U, You S, et al. The combined effects of tryptophan starvation and tryptophan catabolites down-regulate T cell receptor zeta-chain and induce a regulatory phenotype in naive T cells. *J Immunol*. 2006;176(11):6752–6761.

166. Uyttenhove C, Pilotte L, Theate I, et al. Evidence for a tumoral immune resistance mechanism based on tryptophan degradation by indoleamine 2,3-dioxygenase. *Nat Med*. 2003;9(10):1269–1274.

167. Holmgaard RB, Zamarin D, Li Y, et al. Tumor-expressed IDO recruits and activates MDSCs in a Treg-dependent manner. *Cell Rep*. 2015;13(2):412–424.

168. Yang C, Zhou Y, Zhang L, Jin C, Li M, Ye L. Expression and function analysis of indoleamine 2 and 3-dioxygenase in bladder urothelial carcinoma. *Int J Clin Exp Pathol*. 2015;8(2):1768–1775.

169. Ferns DM, Kema IP, Buist MR, Nijman HW, Kenter GG, Jordanova ES. Indoleamine-2,3-dioxygenase (IDO) metabolic activity is detrimental for cervical cancer patient survival. *Oncoimmunology*. 2015;4(2).

170. Zhai L, Lauing KL, Chang AL, et al. The role of IDO in brain tumor immunotherapy. *J Neuro Oncol*. 2015;123(3):395–403.

171. Wainwright DA, Balyasnikova IV, Chang AL, et al. IDO expression in brain tumors increases the recruitment of regulatory T cells and negatively impacts survival. *Clin Cancer Res*. 2012;18(22):6110–6121.

172. Soliman HH, Jackson E, Neuger T, et al. A first in man phase I trial of the oral immunomodulator, indoximod, combined with docetaxel in patients with metastatic solid tumors. *Oncotarget*. 2014;5(18):8136–8146.

173. Iversen TZ, Engell-Noerregaard L, Ellebaek E, et al. Long-lasting disease stabilization in the absence of toxicity in metastatic lung cancer patients vaccinated with an epitope derived from indoleamine 2,3 dioxygenase. *Clin Cancer Res*. 2014;20(1):221–232.

174. Ranheim EA, Kipps TJ. Activated T cells induce expression of B7/BB1 on normal or leukemic B cells through a CD40-dependent signal. *J Exp Med*. 1993;177(4):925–935.

175. Roy M, Aruffo A, Ledbetter J, Linsley P, Kehry M, Noelle R. Studies on the interdependence of gp39 and B7 expression and function during antigen-specific immune responses. *Eur J Immunol*. 1995;25(2):596–603.

176. Jenkins M, Schwartz R. Antigen presentation by chemically modified splenocytes induces antigen-specific T cell unresponsiveness in vitro and in vivo. *J Exp Med*. 1987;165:302–319.

177. Nagaraj S, Gabrilovich DI. Tumor escape mechanism governed by myeloid-derived suppressor cells. *Cancer Res*. 2008;68(8):2561–2563.

178. Kjaergaard J, Tanaka J, Kim JA, Rothchild K, Weinberg A, Shu S. Therapeutic efficacy of OX-40 receptor antibody depends on tumor immunogenicity and anatomic site of tumor growth. *Cancer Res*. 2000;60(19):5514–5521.

179. Newcomb EW, Lukyanov Y, Kawashima N, et al. Radiotherapy enhances antitumor effect of anti-CD137 therapy in a mouse Glioma model. *Radiat Res*. 2010;173(4):426–432.

180. Kuhnol C, Herbarth M, Foll J, Staege MS, Kramm C. CD137 stimulation and p38 MAPK inhibition improve reactivity in an in vitro model of glioblastoma immunotherapy. *Cancer Immunol Immunother*. 2013;62(12):1797–1809.

181. Weinberg AD, Rivera MM, Prell R, et al. Engagement of the OX-40 receptor in vivo enhances antitumor immunity. *J Immunol*. 2000;164(4):2160–2169.

182. Melero I, Shuford WW, Newby SA, et al. Monoclonal antibodies against the 4-1BB T-cell activation molecule eradicate established tumors. *Nat Med*. 1997;3(6):682–685.

183. Hirschhorn-Cymerman D, Rizzuto GA, Merghoub T, et al. OX40 engagement and che-

motherapy combination provides potent antitumor immunity with concomitant regulatory T cell apoptosis. *J Exp Med*. 2009;206(5):1103–1116.

184. Shuford WW, Klussman K, Tritchler DD, et al. 4-1BB costimulatory signals preferentially induce CD8⁺ T cell proliferation and lead to the amplification in vivo of cytotoxic T cell responses. *J Exp Med*. 1997;186(1):47–55.

185. Schoenberger SP, Toes REM, van der Voort EIH, Offringa R, Melief CJM. T-cell help for cytotoxic T lymphocytes is mediated by CD40-CD40L interactions. *Nature*. 1998;393(6684):480–483.

186. Mackey MF, Gunn JR, Ting PP, et al. Protective immunity induced by tumor vaccines requires interaction between CD40 and its ligand, CD154. *Cancer Res*. 1997;57(13):2569–2574.

187. Diehl L, den Boer AT, Schoenberger SP, et al. CD40 activation in vivo overcomes peptide-induced peripheral cytotoxic T-lymphocyte tolerance and augments anti-tumor vaccine efficacy. *Nature Med*. 1999;5(7):774–779.

188. French RR, Chan HTC, Tutt AL, Glennie MJ. CD40 antibody evokes a cytotoxic T-cell response that eradicates lymphoma and bypasses T-cell help. *Nature Med*. 1999;5(5):548–553.

189. Li FB, Ravetch JV. Inhibitory Fc gamma receptor engagement drives adjuvant and anti-tumor activities of agonistic CD40 antibodies. *Science*. 2011;333(6045):1030–1034.

190. Zhang Y, Huang T, Hu Y, Wang Y. Activation of CD40 by soluble recombinant human CD40 ligand inhibits human glioma cells proliferation via nuclear factor-kappaB signaling pathway. *J Huazhong Univ Sci Technol*. 2012;32(5):691–696.

第 12 章

脑肿瘤树突状细胞疗法

R.G. Everson ■ J.P. Antonios ■ A.M. Tucker ■ L.M. Liau

David Geffen School of Medicine at UCLA, Los Angeles, CA, United States

引言

胶质母细胞瘤（glioblastoma，GBM）的标准治疗方法没有取得对于该疾病不良预后的实质性改善[4]。针对肿瘤细胞快速增殖、放化疗耐受以及广泛迁移到周围脑组织的特点[4]，需要有新的治疗方法来应对。对于脑肿瘤的治疗来说，免疫治疗是一项颇具吸引力的治疗方法，因为免疫细胞可能会识别并选择性杀伤浸润的恶性细胞，同时保护正常脑组织免受破坏。由于 DCs 具有启动和/或增强天然免疫和获得性免疫反应的特殊功能，在各种形式的免疫治疗中，树突状细胞（dendritic cell，DC）介导的治疗通常用于诱导抗肿瘤免疫[4]。目前进行中的临床试验已证明 DC 疫苗可以成功地诱导抗肿瘤反应, 促进记忆 T 细胞形成, 并延长患者总生存期(overall survival, OS)[4]。本章讨论 DC 介导的免疫疗法为恶性脑肿瘤治疗中的前景。

肿瘤微环境

许多发生在肿瘤微环境中的免疫抑制变化是针对阻断抗原呈递细胞(antigen presenting cells, APCs)如 DCs 及其下游功能[5, 6]。胶质瘤细胞低表达 MHC 分子可以避免其在免疫识别中暴露免疫原性靶点[7]。来源于肿瘤细胞和小胶质细胞微环境中的抑制性细胞因子, 如白细胞介素(interleukin, IL)-10 和 IL-6 的表达改变了 DCs 成熟过程及 Th1/Th2 比例的平衡, 进而有效地减少了局部微环境中强效 T 细胞活化因子的数量[8, 9, 10]。

假设免疫反应能够被启动, 肿瘤微环境中也缺乏必需的共刺激信号来维持免疫反应, 且活化的免疫检查点抑制子可导致 T 细胞免疫失能, 如程序性细胞死亡因子 -1(programmed cell death-1, PD-1)和细胞毒性 T 淋巴细胞相关抗原 4(cytotoxic T-lymphocyte-associated antigen 4, CTLA-4)[11]。抑制性免疫细胞, 如 Tregs 和髓系抑制细胞(myeloid-derived suppressor cells, MDSCs), 在阻止抗肿瘤免疫应答中也发挥了作用[12, 13]。在肿瘤细胞中, 信号转导和转录激活因子 3(signal transducer and activator of transcription 3, STAT3)信号通路可阻断促炎性细胞因子信号传导并增强 Tregs 的作用[14]。Tregs 和 MDSCs 不仅可以阻止抗肿瘤免疫应答, 还可以改变肿瘤微环境中的炎症反应[15, 16]。最后, 假设上述屏障均无效, 肿瘤产生并释放至细胞外基质中的物质如肌糖蛋白 -C 等可形成物理屏障, 阻碍效应免疫细胞与肿瘤细胞接触。

树突状细胞免疫

DCs 是骨髓造血系统来源的白细胞的一个亚群, 作为专职的抗原呈递细胞可通过启动抗原特异性 T 细胞反应来连接固有免疫系统和适应性免疫系统[18]。

虽然普遍认为 DCs 是专职 APCs, 但它们的未成熟状态以较强的吞噬活性为特征, 而不是抗原呈递功能[19]。骨髓来源前体细胞最初分化为未成熟 DCs, 其特征是具有高水平吞噬活性, 而非抗原递呈或潜在的激活 T 细胞的能力[20]。

这些细胞位于大多数器官和组织, 特别是病原体可能侵入的地方, 并且起局部防护和初始免疫响应器的作用。这些细胞是否广泛存在于大脑中目前还存在争议, 也有观点认为 DCs 能向大脑中转运。另有观点认为小胶质细胞承担了 DCs 的大部分功能。不管怎么说, 未成熟的 DCs 会不断从周围环境和邻近细胞获取病原体物质。环境中特定病原体相关分子模式受体如 Toll 样受体(TLRs)的激活,通常与病原体或组织损伤相关[例如,高迁移率族蛋白 1(high mobility group box 1, HMGB1),去甲基化 DNA,双链 RNA],可作为次级"危险"信号启动 DCs 的成熟化进程[21~23]。第二信号可进一步促进 T 细胞反应趋向主动免疫或无反应耐受。

这种成熟化过程是以增加抗原呈递能力、促进共刺激分子表达、迁移到淋巴器官并分泌分化细胞因子[如 IL-12 和干扰素 α(interferon alpha, IFN-α)]为特征的[24]。DCs 上调趋化因子如 C-C 趋化因子受体 7(C-C chemokine receptor type 7, CCR7),可使 DC 通过外周循环迁移到淋巴器官,如脾脏或淋巴结[27]。在那里,DCs 表面高表达的 MHC Ⅰ类和Ⅱ类分子可促进抗原提呈给 CD_4^+ 辅助性 T 细胞、CD_8^+ 杀伤性 T 细胞和产生抗体的 B 细胞。DC 表面高表达的共刺激分子如 CD_{80}(B7.1)、CD_{86}(B7.2)和 CD_{40} 可增强这一呈递过程,从而激活效应细胞和其他细胞,并诱导其归巢至靶向器官[26, 27]。

DCs 作为专职 APCs 特有的功能是在 MHC Ⅰ类和Ⅱ类分子之间进行抗原交叉递呈[28~30]。鉴于有效的免疫反应可能需要多种效应细胞的参与,抗原特异性反应体系通过多种效应器协调,使 DCs 成为诱导抗肿瘤免疫的关键。其他 APCs 可激活某些特定的 T 淋巴细胞群(主要是 CD_8^+),但 DC 诱导的 CD_4^+ 和 CD_8^+ 共活化在免疫记忆的形成中尤为重要[31, 32]。DC 也被认为能够激活自然杀伤(natural killer, NK)细胞和 NKT 细胞,因此无论是否有 MHC Ⅰ类分子表达,都可能杀死靶细胞。

树突状细胞疫苗:最新进展

迄今为止,大部分 DC 疫苗都采用体外生成和抗原荷载的方法[35](图 12.1)。作为细胞产品,在制备方法上有数不清的变化方式。关于最理想的制备方式或最终产品的特性仍未达成共识。目前已经筛选出多种 DCs 亚型,包括浆细胞样 DCs、表皮朗汉氏细胞、经典 DCs($CD_{11b}^+CD_8^-$)、CD_8^+DCs 以及单核细胞来源 DCs[36]。临床前研究已经证实了这些细胞在癌症免疫治疗中的不同作用。然而,目前大多数临床试验仍使用单核细胞来源的 DCs[37]。

为了制备疫苗,通过去白细胞分离获得患者来源的外周血单核细胞并进行培养,在细胞因子、粒细胞 - 巨噬细胞集落刺激因子和白细胞介素 -4(IL-4)作用下诱导产生 DCs[38~41]。这些细胞产生的表型非常类似于经典 DCs,其特点是高水平表达 CD_{11} 和 MHC Ⅱ且能够刺激 T 细胞增殖。这些未成熟 DCs 可以荷载各种来源的抗原物质,如肿瘤特异性肽、肿瘤裂解物或肿瘤来源 RNA。这些细胞成熟和活化过程伴随着共刺激分子表达、抗原呈递和与迁移相关趋

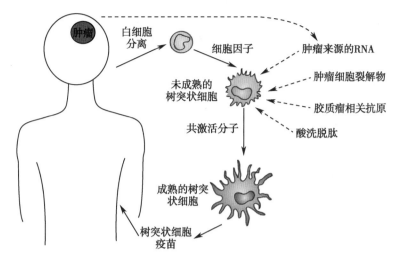

图 12.1　树突状细胞（DCs）体外生成和抗原荷载。将患者血液除去白细胞后，使用肿瘤裂解物、胶质瘤相关抗原、酸洗脱肽或肿瘤来源的 RNA 对自体未成熟 DCs 进行致敏。通过上调共刺激分子，递呈抗原并表达迁移相关趋化因子受体等一系列培养过程，这些细胞成熟并活化。最后，成熟 DCs 通过皮下给药的方式进行患者接种

化因子受体上调。有报道表明，由多种 TLR 配体或炎性细胞因子诱导细胞成熟可以克服上述因素的局限性，并且是通过诱导许多在临床免疫治疗设计中尚未充分阐明的功能表型来实现的。

抗原靶标

　　DCs 荷载抗原的最佳来源仍然存在争议。肿瘤细胞产生的蛋白并非体内大多数组织所正常表达的蛋白，例如突变、异常或差异性表达的内源性蛋白、分化抗原或某些情况下的病毒蛋白。独特抗原识别体系使肿瘤细胞易于受到免疫系统识别 [42]。肿瘤表达的特异性抗原的选择是避免免疫应答的下调或自身免疫攻击正常细胞的关键 [43]。由于对大多数肿瘤的特异性抗原认识匮乏，确定其抗原靶标是困难的 [44]。肿瘤的异质性更增加了问题的复杂性，因为在任何肿瘤内，细胞可以呈现不同的抗原组合 [43]。用单一抗原致敏的 DC 疫苗可能只消灭部分肿瘤。在通过识别抗原消灭所有肿瘤细胞的过程中，免疫系统将自然筛选具有免疫逃逸抗原遗传特征的肿瘤细胞群 [45]。因此，更可取的做法是确保所使用的抗原在细胞生存和转移过程中起重要作用。

　　胶质瘤已被证实可表达多种肿瘤相关抗原（tumor-associated antigens, TAAs）——肿瘤组织而非正常组织中过表达的正常 / 非突变蛋白。DC 疫苗可以用肽或抗原编码 RNA 来致敏。目前的临床试验包括了表皮生长因子受体

(epidermal growth factor receptor，EGFR)，白细胞介素 -13 受体 α2(interleukin-13receptor α2，IL-13Rα2)，糖蛋白 100(glycoprotein 100，gp100)，酪氨酸酶相关蛋白 2(tyrosinase-related protein 2，TRP-2)，人表皮生长因子受体 2(human epidermal growth factor receptor 2，HER-2)，黑色素瘤相关抗原 1(melanoma associated antigen 1，MAGE-1)，生存素，黑素瘤缺乏因子 2(absent in melanoma 2，AIM-2)，肝配蛋白 A 型受体 2(ephrin type-A receptor 2，EphA2)，几丁质酶 3 样蛋白 1(chitinase-3-like protein 1，CHI3L1，也称为 YKL-40)等 [46~50]。对这些抗原的免疫应答有望对肿瘤产生不同的作用。但是，由于 TAAs 也在正常组织中表达，对这些靶标进行免疫诱发时，免疫耐受诱导和自身免疫之间存在微妙的平衡。针对自身抗原的肿瘤疫苗往往会导致在克服免疫耐受后只产生微弱克隆 [51]。这些疫苗主要使用短肽，当致敏 DC 时，可以直接与 MHC 分子结合而无需进一步处理。但是，这个系统需要选择特定类型的 HLA 表型，以便这些抗原被正确呈递。长肽或完整蛋白可以克服这个问题，并使肿瘤逃逸最小化，但可能对特定的目标表位缺乏特异性。虽然这个方法已经被用于一些临床试验，目前尚未见对正常组织产生自身免疫反应的病案报道，这使得人们猜想 DC 疫苗可能不足以诱导这样的免疫反应 [4, 52]。

理想情况下，应该使用真正的肿瘤特异性靶标来克服上述不足。然而，这种抗原是否存在是有争议的。EGFRvⅢ被用于 DC 疫苗中，既安全又具有免疫原性 [53~55]。靶向这种抗原仅限于表达阳性的患者(约 35%)，问题依然是，它是否可以实现对于肿瘤的完全免疫排斥反应，因为靶标可能不会在每个肿瘤细胞上表达，并且治疗后复发的肿瘤可呈现出抗原丢失变异 [56~58]。尽管如此，在靶向这些抗原的临床试验中，DC 和肽疫苗取得了令人瞩目的临床结果，代表着胶质瘤免疫治疗取得了显著进展。关于靶向胶质瘤的病毒抗原也存在一些类似的争议。一些研究人员已经报道恶性胶质瘤可含有巨细胞病毒(CMV)基因序列并表达病毒基因产物 [59, 60]。虽然常规 CMV 疗法(缬更昔洛韦)的临床试验似乎失败了，最近一项运用 DC 疫苗靶向病毒抗原 pp65 的临床研究表明可成功诱导针对靶标的免疫应答反应，并可延长患者生存期 [61, 62]。

由于人 GBM 缺乏单一普遍表达的抗原且恶性胶质瘤明显的异质性，也有研究者使用了"全部"抗原荷载 DC 的方法。这种方法使用了大量没有被明确鉴定的肿瘤抗原。这些方法涉及用各种物质荷载 DCs，例如自体肿瘤组织裂解物、从肿瘤标本 MHC 分子洗脱的肽、从肿瘤中提取的 RNA 或 DCs 与胶质瘤细胞融合产物等 [50, 63~74]。抗原靶标的精确鉴定对于这种方法来说并不是必需的，因为它实质上是依靠免疫系统从非自体中筛选出自体，诱导拮抗肿瘤的反应而避免攻击正常组织。由此产生的免疫反应可以靶向任何数量的抗原，包括 TAAs(前面提到)以及个体特异性突变产生的抗原。这种多靶点方法在理论上减少了因抗原丢失变异影响疗效的可能性[45]。

　　每种方法都有其优缺点。尽管并非所有患者的肿瘤细胞都表达所有靶抗原，但检测和监控某一靶向抗肿瘤免疫应答肯定比针对不明确靶点的疫苗更简便直观。制作"全抗原"疫苗的某些方法依赖于肿瘤组织来源，这些组织可能是有限的且需要通过手术获得[66]。在 I 期和 II 期临床试验中，两种策略的成功案例都有报道[75]。从二代测序获得的信息正在用来深入探究潜在免疫治疗靶点的鉴别和分类，并纳入到下一代 DC 疫苗的设计当中。

给药途径

　　最佳剂量、时间和给药途径也是 DC 疫苗疗法的决定性因素。研究人员已经使用了许多方法。大部分疫苗接种治疗都在手术切除后的几个星期内进行[52]，然而，在一项研究中，疫苗给药推迟到手术后 30 周进行[69]。并且大多数疫苗方案规定使用荷载自体肿瘤细胞（ATC）、ATC 裂解物、ATC 肽或 ATC 匀浆的自体成熟 DC，在患者腋下和 / 或腹股沟区进行给药[52, 75]。其他方式还有在超声引导下直接注射入淋巴结或通过 Ommaya 囊瘤内给药[70]。山中等人对比了皮下注射和皮下联合瘤内给药的方法，发现联合方式给药患者的总生存期更长。注射部位的调整似乎也有一定的作用。一些研究者在注射部位使用了 TLR 激动剂试图增强免疫反应[48, 67, 69, 76]。一项研究在注射部位用破伤风类毒素进行预处理并通过 [111]In 标记的 DCs 进行检测，结果显示注射 DC 在淋巴结中迁移增强[61]。最佳剂量仍是未知的。鉴于罕见的不良反应，很少有试验使用至最大耐受剂量。同时，Prins 等人报道指出最高剂量不一定对应最好的临床疗效[69]。这些研究发现提示：传统药物剂量和代谢转运概念是否适用于 DC 疫苗疗法是有待商榷的。DCs 和它们产生的效应细胞有迁移游走的能力，且可根据免疫系统调整免疫应答的量级以适应靶抗原负荷。

安全性和并发症

　　尽管许多临床试验还在 I 期和 II 期阶段，但 DC 介导的免疫治疗呈现出很好的耐受性和总体安全性。在 DC 免疫治疗建立初始，人们担心可能会诱发有害的自身免疫反应，特别是针对没有特定靶标的体系（即肿瘤裂解物疫苗）[77]。与其他组织不同，免疫介导的大脑正常组织损害可以灾难性地影响神经功能并危及生命。即便是一小部分治疗病例中出现类似工程化过继细胞试验的脱靶效应，若发生在 CNS 中则可能致命[78]。然而，这些担心在临床试验中没有发生。这与近期的检查点阻滞剂疗法（CTLA-4 和 PD-1 阻断性单克隆抗体）的临床试验形成对比,据报道其中高达50%的患者遭遇了免疫相关毒性反应[79]。

常见的副作用通常是轻微和自限性的。疼痛、瘙痒和注射部位肿胀常见,治疗期间发生率约20%。更严重的皮肤副作用较为罕见,如注射部位的丘疹。常见的全身性副反应包括肝功能检测指标(AST/ALT)一过性升高,出现在不超过10%的病例中[52, 75]。

危及生命的并发症也很罕见,据报道结果显示,相比于疫苗本身,更常见的是与开颅手术和肿瘤切除相关的后遗症(脑膜刺激征、肿瘤出血),但疫苗作为诱因的可能性也不能被完全排除。值得注意的是,一项试验报道了一件涉及临床试验中免疫监控过程的不良事件。Wheeler等人报道了一名患者因进行迟发型超敏反应(DTH)测试,在接种辐射灭活的肿瘤细胞部位患上了侵犯皮肤的GBM[49]。

免疫反应

目前没有普遍认同的代理标记物用于预测DC疫苗的疗效。但相关研究已经涉及了多种技术:包括DTH检测、循环淋巴细胞的相对免疫表型、T细胞增殖、细胞毒性T淋巴细胞(cytotoxic T-lymphocytes,CTL)测定、NK细胞测定、IFN-产物[血清,酶联免疫吸附斑点(ELISPOT),mRNA表达,荧光激活细胞分选]和最近的胸腺移植试验[37]。试验设计中的各种差异导致无法比较疫苗的下游效应。几乎每一个试验都使用了独特的方法来生产和使用DC疫苗。在这些试验中,免疫监测数据很少与长期生存获益相关联。鉴于免疫系统的复杂性,不可能通过免疫监测试验评估抗肿瘤免疫反应的每一个方面。CD_4^+和CD_8^+ T细胞测定通常不包括体液免疫产生的抗体及与单核细胞和自然杀伤细胞类似的免疫效应细胞,但后者可能是对于特定疫苗免疫应答更重要的介质。然而,不管使用怎样的方法、监控工具和测定法,仍有大约50%的患者出现了一些免疫活动迹象,而且大多数避开了自身免疫反应[4, 52, 75]。

临床反应和生存获益

对所有已发布的临床DC试验进行系统回顾显示,在约15%的病例中报道了客观反应率(根据"实体肿瘤反应率评估标准"判定获得完全缓解或部分缓解),较广泛开展DC研究的其他肿瘤(黑色素瘤,肾癌,前列腺癌)的治疗反应率更高[4]。另一项系统回顾性研究发现,相比于58.4周的平均生存期,接种负载ATCs的DC疫苗在复发GBM患者(71.6～138.0周)与新诊断的GBM患者(65.0～230.4周)中都获得了中位生存期的延长[52]。

GBM 中另一个特别容易混淆的问题就是标准治疗流程提出的最大限度地安全切除肿瘤。一些临床试验已经证实，有些术后有微小残留病灶的患者在接种疫苗期间病情稳定，且达到长期存活[66]。在肿瘤完全切除的情况下，通过影像学监测治疗反应是困难的，因为保护性免疫起作用的主要表现是没有肿瘤复发，而不是可测量的肿瘤体积的缩小。

此外，皮质类固醇是针对由脑肿瘤血管源性水肿引起的临床症状的主要疗法，但会引起免疫抑制，特别是对于 DCs[80~82]。这些药物本来是用来抑制接种疫苗的主动免疫反应。因此，临床免疫治疗试验经常规定患者完全避免类固醇药物使用，但在临床上，完全避免安使用过类固醇药物只能出现在部分临床病例中，且可能会导致选择偏倚。表现出疾病进展迹象的患者常重新使用类固醇，这可能会使 DC 治疗的任何积极效果变得无效。

通过标准检测反映出的客观有效率与临床实验中所见患者亚组长期生存之间存在的明显脱节，这仍是需要解决的问题。一些学者争论认为，免疫治疗剂不应该按照常规细胞毒药物相同的标准进行评估，即期望肿瘤体积获得迅速缩小。与此相反，从免疫治疗临床试验中受益的患者更多地表现为疾病的长期稳定和无进展。目前正在进行的Ⅲ期临床试验结果有望提供更多关于DC 疗法临床疗效的确定性证据。

影像学表现

免疫疗法中的影像学表现也可能具有欺骗性。在磁共振成像（MRI）中，难以将 GBM 中的主动免疫应答与炎症和水肿区分开来，因为它们均可引起肿瘤大小和增强区域的变化。假性进展已经越来越多地得到认可，且常在各种治疗之后出现，包括替莫唑胺和免疫治疗[83]。假性进展通常发生在治疗后2~3 个月，并且在 15~50% 的患者中可能以某种形式表现出来[84~86]。已经有多个研究使用新的 MRI 序列模式来区分由免疫应答反应引发的假性进展和肿瘤的真性进展，但目前为止还没有任何一种模式得到证实。Vrabec 等进行的一项研究中，给予复发性 GBM 患者 DC 疫苗联合手术治疗。使用 MR 灌注成像发现，局部相对脑血容量（rCBV）的增加与预示胶质瘤真性进展的血管形成增加密切相关。而较低水平的 rCBV 提示肿瘤假性进展。因此，MR 灌注和弥散成像技术可能会帮助区分反应性炎性进展同复发性肿瘤，甚至在免疫治疗中亦如此[87]。由于 GBM 免疫治疗临床试验越来越多，神经肿瘤治疗反应评价工作组（NeuroOncology Working Group，RANO）制定了新的指南，命名为免疫 RANO，即神经肿瘤免疫治疗反应评价标准[88]。这个指南提出通过影像学表现并不能完全排除免疫治疗的持续获益。相反，指南认为临床症状的改善优于影像学证据，并且建议在诊断疾病进展之前，需随访等待 3 个月后再扫描进行最终确认。

临床试验

在过去的 20 年里，治疗胶质瘤的 DC 疫苗已经开展进行临床试验，用于治疗神经胶质瘤。其可行性、安全性已经得到了证明，并证实其可引发免疫反应[89]。迄今为止，许多高质量的综述已经分类阐述了这方面的经验。最近，几篇优秀的系统性回顾和一篇 meta 分析相继发表[35~37, 52, 75, 90~95]。读者可以直接查阅这些出版物。表 12.1 列举了目前所有脑肿瘤 DC 治疗领域正在进行或注册的临床试验。由于本章篇幅有限，仅将我单位临床试验所获经验与在这一领域的其他突出试验进行相关比较。

1999 年，Liau 等首次对 DC 疫苗治疗 GBM 患者进行病例报告，该治疗使用同种异体的酸洗脱肽致敏自体 DC 进行三次皮内注射[64]。使用酸洗脱技术提取与 MHC Ⅰ类分子结合的肽，从而分离出用于制备疫苗的肿瘤特异性抗原

表 12.1   正在进行或已注册的脑肿瘤树突状细胞疫苗疗法临床试验

临床试验官方注册号	分期	肿瘤类型	主办方	抗原来源	佐剂及联合用药
NCT01808820	Ⅰ	成人及儿童 HGG	迈阿密大学	ATL	咪喹莫特
NCT01635283	Ⅱ	LGG	琼森综合癌症中心	ATL	—
NCT01792505	Ⅰ	HGG	雪松 - 西奈医疗中心	ATL	咪喹莫特
NCT01204684	Ⅱ	HGG	琼森综合癌症中心	ATL	咪喹莫特或 poly ICLC
NCT02010606	Ⅰ	GBM	雪松 - 西奈医疗中心	异体肿瘤干细胞裂解物	—
NCT01902771	Ⅰ	儿科脑肿瘤	迈阿密大学	ATL	咪喹莫特
NCT01567202	Ⅱ	—	华山医院	自体 A2B5+ 干性细胞	
NCT00045968	Ⅲ	GBM	西北生物治疗公司	ATL	—
NCT02332889	Ⅰ/Ⅱ	儿科 HGG，MB, CNS PNET	路易斯维尔大学	NY-ESO-1，MAGE-A1 和 MAGE-A3 肽	Poly-ICLC，地西他滨
NCT02465268	Ⅱ	GBM	佛罗里达大学	CMV-pp65RNA	Td

续表

临床试验官方注册号	分期	肿瘤类型	主办方	抗原来源	佐剂及联合用药
NCT02649582	I/II	GBM	安特卫普大学医院	WT-1RNA	TMZ
NCT02049489	I	GBM	免疫细胞治疗公司	CD_{133} 肽	—
NCT02366728	II	GBM	杜克大学	CMV-pp65-LAMP RNA	Td, 巴利昔单抗
NCT00639639	I/II	脑肿瘤	杜克大学	CMV pp65-LAMP mRNA	Td, ALT
NCT02146066	Open label	进展期 GBM	西北生物治疗公司	ATL	
NCT01280552	II	GBM	免疫细胞治疗公司	AIM-2, MAGE-1, TRP-2, gp100, HER-2, IL-13Ra2 肽	
NCT01280552	III	GBM	免疫细胞治疗公司	AIM-2, MAGE-1, TRP-2, gp100, HER-2, IL-13Ra2 肽	
NCT00626483	I	脑肿瘤	杜克大学	CMV pp65-LAMP mRNA	巴利昔单抗
NCT01326104	I	MB, PNET	弗罗里达大学	Total tumor RNA	ALT

ALT, 自体淋巴细胞回输; ATL, 自体肿瘤裂解物; GBM, 胶质母细胞瘤; HGG, 高级别胶质瘤; LAMP, 溶酶体相关膜蛋白; LGG, 低级别胶质瘤; MAGE, 黑色素瘤相关抗原; MB, 髓母细胞瘤; NY-ESO-1, 纽约食管鳞状细胞癌 -1; PNET, 原始神经外胚层肿瘤; poly-ICLC, 赖氨酸和羧甲基纤维素稳化的聚肌胞 - 聚胞苷酸; Td, 破伤风 - 白喉类毒素; TRP, 酪氨酸酶相关蛋白

组分。虽然难以从单个病例报道中评估 DC 疫苗的临床获益,但是观察到肿瘤中 CD_3 T 细胞浸润增加。在 I 期剂量爬坡试验中,给予 12 名恶性胶质瘤患者酸洗脱肽荷载的 DC 治疗,发现安全性和耐受性良好,即便每次注射剂量达到 10^7 个 DCs,也没有出现自身免疫反应或剂量限制性毒性[66]。与历史对照组相比,该研究中的患者无进展生存期(progression-free survival,PFS)和 OS 均有改善,并且有几例获得长期生存(36 个月)。对于复发的患者,标本显示浸润的 CD_3^+ T 细胞大部分由记忆 T 细胞($CD_8^+/CD_{45R}O+$)构成。这些初步临床试验的数据还表明:这种疫苗对于手术切除后微小残留病灶的疗效最好。随后,Yu 等也报道了 GBM 患者接受酸洗脱肽荷载 DC 皮下注射治疗能够得到相似的结果[72]。然而,该项技术受限于需要大量培养原代肿瘤细胞,用以提取足够的肽来制备疫苗。

随后的临床试验利用来源于手术切除标本的自体肿瘤裂解物致敏 DC 制备疫苗。这项技术是将患者的肿瘤组织反复冻融裂解以获取细胞碎片，将其与DCs 共培养，以完成吞噬作用和随后的抗原交叉呈递。Prins 等报道了 I / II 期临床试验，包括初治 GBM 及复发 GBM 患者接受自体肿瘤裂解物致敏 DCs 治疗，并在加强免疫接种期间辅以咪喹莫特或由赖氨酸和羧甲基纤维素（poly-ICLC）稳化的聚肌胞 - 聚胞苷酸作为佐剂 [69]。没有明显的不良事件报道，从而证实了疫苗及佐剂的安全性。该临床试验的患者较历史对照组在 PFS 和 OS 均有明显改善，初治 GBM 患者平均中位生存期为 31.4 个月。基因表达谱分析表明，利用分子分型进行分层后，间质亚型 GBM 患者的生存率有所增加，预后得以改善。这个亚类肿瘤具有独特的先存免疫浸润和特定基因表达及突变，这些因素可能在决定肿瘤对免疫疗法的易感性中起关键作用 [96]。

有趣的是，这些临床试验中有一名受试者，在注射自体肿瘤裂解物致敏DC 后，体内立即检测到人巨细胞病毒（human cytomegalovirus，HCMV）特异性 CD_8^+ T 细胞对 pp65CMV 免疫显性表位产生了强烈应答反应，且该患者生存期延长 [97]。Mitchell 等的研究也将相同抗原 CMV-pp65 作为疫苗靶标 [61]。包括比利时在内的其他几个研究小组也使用自体肿瘤裂解物制备疫苗，并在大宗临床试验中报告了类似结果 [67, 68, 76, 98]。目前正在进行初治 GBM 的 DC疫苗 III 期多中心试验，约有 348 名患者入组（NCT00045968）[92]。

比较自体肿瘤裂解物疫苗与胶质瘤相关肽疫苗是本研究中心另一项临床试验的重点内容 [48]。该试验使用 HLA-A2.1 特异性结合肽抗原 TRP-2、gp100、her-2/neu 和活性蛋白致敏 DC。但是，单倍体基因特异性要求导致试验入组率非常低。肿瘤靶标全部表达起初不是入组条件，但随后要求在所有入组患者的肿瘤组织中至少表达一种抗原。除了需要使用含有肿瘤坏死因子 α（TNF-α）、IL-6、IL-1β 和前列腺素 E2（prostaglandin E2，PGE2）的促成熟鸡尾酒疗法之外，疫苗制备和其他细胞产品类似。最后，在胶质瘤相关抗原 DC 患者中观察到四聚体阳性 CD_8^+ T 细胞，但是应答反应和总生存期之间没有相关性证据。就 PFS 和 OS 而言，这个小样本研究不能媲美裂解物研究。有几个因素可以说明这个 TAA 定向性试验与包括靶向几种重叠肽（AIM-2、MAGE-1、TRP-2、gp100、HER-2 和 IL-13Ra）的试验之间的不同，包括确切的抗原靶标、治疗患者的表达水平以及使用促成熟鸡尾酒疗法，后者的临床试验结果更好 [47]。

展望

未来，需要利用 DC 生物学研究成果，摸索改进方法来制备具有更好免疫活性疫苗产品，以增强 DC 疫苗效能。这可能需要利用调节生长因子、细胞因子和细胞亚群制作更强效疫苗以及将 DC 疫苗与其他协同治疗相结合。

虽然机制尚未完全阐明，但可以诱导产生 Th1 型免疫应答的 DC 疫苗似乎是有益的。许多研究还利用细胞因子和前列腺素（IL-1β、IL-6、TNFα 和 PGE-2，所谓的 Jonuleit 鸡尾酒疗法）来诱导肿瘤抗原致敏后 DC 的进一步成熟[10]。一些研究报告中说，以这种方式诱导产生的 DC 最终不会产生对 CD_8^+ 和 NK 应答至关重要的 IL-12，并且这种 DC 可能会导致更高程度的免疫耐受[99, 100]。也有试验探究使用其他因子代替上述因子。为了给予注射 DC 额外的活化刺激，临床上已经测试了几种 TLR 激动剂，其中咪喹莫特 / 瑞喹莫德（TLR7 激动剂）、polyI: C（TLR3 激动剂）和临床级脂多糖（TLR4 激动剂）最为常用。然而，还没有任何一种佐剂的有效性被证实。

由 DC 介导的 CD_8^+ T 细胞杀伤靶细胞过程也面临许多障碍，包括 CTLA-4 和 PD-1 等免疫检查点机制及 Tregs 或 MDSCs 等抑制性细胞亚群的存在。针对 Tregs 的药物如达利珠单抗（抗 CD-25）和针对 MDSCs 的药物正在研发中[15, 101]。同时，免疫检查点阻滞剂治疗也有所进展，并在诸如黑色素瘤和肺癌等的其他癌症中显示出非常好的前景[102, 103]。临床前的胶质瘤模型实验证实了这一结果。Wainwright 等证实在颅内胶质瘤模型中阻断 CTLA-4、PD-1 和 IDO 会导致肿瘤浸润调节性 T 细胞减少，并增强细胞毒性 T 淋巴细胞介导的长期存活[104]。PD-1 是一种免疫调节性受体，与持久抗原刺激导致的 T 细胞抑制有关（在慢性疾病表现中也有这一现象，如病毒感染和癌症），在调节 T 细胞应答的效应阶段具有重要作用[11]。通过肿瘤微环境中胶质瘤细胞和免疫调节性细胞表达的 PD-L1 和 PD-L2 激活该受体可促进免疫抑制。早期研究表明，PD-1 受体抑制与对肿瘤的免疫应答显著增强有关。Zeng 等证明在放射治疗中的 PD-1 阻断可诱导胶质瘤细胞系成瘤小鼠的生存期延长[105]。这些结果表明，通过抑制免疫调节机制来增强 DC 疫苗诱导的免疫应答的策略具有一定的前景。

结论

DCs 必须在倾向于下调免疫应答的微环境中发挥作用，特别是在脑中（图 12.2）。对于中枢神经系统自身免疫疾病的研究有助于了解中枢神经系统抗肿瘤免疫调节机制。肿瘤靶标的抗原丢失和免疫逃逸是许多研究的主题，这些实验应用二代测序技术明确了肿瘤表达的具有独特免疫靶向性的抗原库。深入研究的目的是找到避开前述障碍的策略，以提高 DC 疫苗的临床效果。

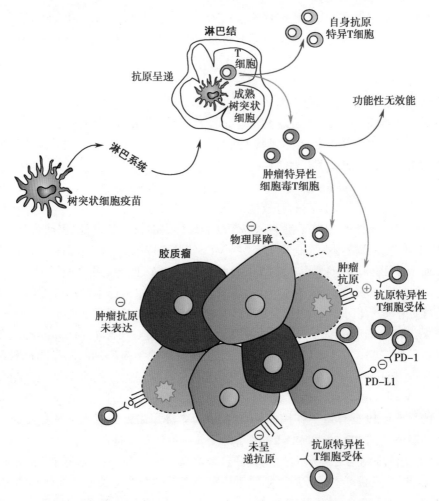

图12.2　脑肿瘤微环境倾向于免疫反应下调。自体树突状细胞（DC）迁移至淋巴系统，在那里它们寻找抗原特异性T细胞从而启动爆发性增殖。然后肿瘤特异性T细胞会浸润至脑肿瘤微环境中产生细胞毒作用。然而脑肿瘤环境中的机制可限制T细胞抗原特异性T细胞受体与肿瘤抗原的结合，从而限制肿瘤细胞裂解。这些相关机制包括物理屏障、限制性肿瘤细胞抗原表达和PD-1/PD-L1的负性共调节机制

（刘鸿宇　刘嘉霖　刘天懿　陈凌 译）

参考文献

1. Stupp R, Mason WP, van den Bent MJ, et al. Radiotherapy plus concomitant and adjuvant temozolomide for glioblastoma. *N Eng J Med*. 2005;352(10):987–996.
2. Hanahan D, Weinberg RA. Hallmarks of cancer: the next generation. *Cell*. 2011;144(5):646–674.

3. Anguille S, Smits EL, Bryant C, et al. Dendritic cells as pharmacological tools for cancer immunotherapy. *Pharmacol Rev*. 2015;67(4):731–753.

4. Anguille S, Smits EL, Lion E, van Tendeloo VF, Berneman ZN. Clinical use of dendritic cells for cancer therapy. *Lancet Oncol*. 2014;15(7):e257–e267.

5. Varker KA, Kondadasula SV, Go MR, et al. Multiparametric flow cytometric analysis of signal transducer and activator of transcription 5 phosphorylation in immune cell subsets in vitro and following interleukin-2 immunotherapy. *Clin Cancer Res*. 2006;12(19):5850–5858.

6. Ihle JN, Kerr IM. Jaks and Stats in signaling by the cytokine receptor superfamily. *Trends Genet*. 1995;11(2):69–74.

7. Rolle CE, Sengupta S, Lesniak MS. Mechanisms of immune evasion by gliomas. *Adv Exp Med Biol*. 2012;746:53–76.

8. Chomarat P, Banchereau J, Davoust J, Palucka AK. IL-6 switches the differentiation of monocytes from dendritic cells to macrophages. *Nat Immunol*. 2000;1(6):510–514.

9. Palucka K, Banchereau J. Cancer immunotherapy via dendritic cells. *Nat Rev Cancer*. 2012;12(4):265–277.

10. Steinbrink K, Wolfl M, Jonuleit H, Knop J, Enk AH. Induction of tolerance by IL-10-treated dendritic cells. *J Immunol*. 1997;159(10):4772–4780.

11. Callahan MK, Postow MA, Wolchok JD. CTLA-4 and PD-1 pathway blockade: combinations in the clinic. *Front Oncol*. 2014;4:385.

12. Ooi YC, Tran P, Ung N, et al. The role of regulatory T-cells in glioma immunology. *Clin Neurol Neurosurg*. 2014;119:125–132.

13. Mirghorbani M, Van Gool S, Rezaei N. Myeloid-derived suppressor cells in glioma. *Expert Rev Neurother*. 2013;13(12):1395–1406.

14. Assi H, Espinosa J, Suprise S, et al. Assessing the role of STAT3 in DC differentiation and autologous DC immunotherapy in mouse models of GBM. *PLoS One*. 2014;9(5):e96318.

15. Maes W, Rosas GG, Verbinnen B, et al. DC vaccination with anti-CD25 treatment leads to long-term immunity against experimental glioma. *Neuro Oncol*. 2009;11(5):529–542.

16. Maes W, Verschuere T, Van Hoylandt A, Boon L, Van Gool S. Depletion of regulatory T cells in a mouse experimental glioma model through anti-CD25 treatment results in the infiltration of non-immunosuppressive myeloid cells in the brain. *Clin Dev Immunol*. 2013;2013:952469.

17. Jachetti E, Caputo S, Mazzoleni S, et al. Tenascin-C protects cancer STEM-like cells from immune surveillance by arresting T-cell activation. *Cancer Res*. 2015;75(10):2095–2108.

18. Steinman RM, Banchereau J. Taking dendritic cells into medicine. *Nature*. 2007;449(7161):419–426.

19. Everson RG, Graner MW, Gromeier M, et al. Immunotherapy against angiogenesis-associated targets: evidence and implications for the treatment of malignant glioma. *Expert Rev Anticancer Ther*. 2008;8(5):717–732.

20. Steinman RM, Idoyaga J. Features of the dendritic cell lineage. *Immunol Rev*. 2010;234(1):5–17.

21. Guermonprez P, Valladeau J, Zitvogel L, Thery C, Amigorena S. Antigen presentation and T cell stimulation by dendritic cells. *Annu Rev Immunol*. 2002;20:621–667.

22. Barton GM, Medzhitov R. Control of adaptive immune responses by Toll-like receptors. *Curr Opin Immunol*. 2002;14(3):380–383.

23. O'Neill DW, Adams S, Bhardwaj N. Manipulating dendritic cell biology for the active immunotherapy of cancer. *Blood*. 2004;104(8):2235–2246.

24. Banchereau J, Steinman RM. Dendritic cells and the control of immunity. *Nature*. 1998;392(6673):245–252.

25. Verdijk P, Aarntzen EH, Punt CJ, de Vries IJ, Figdor CG. Maximizing dendritic cell migration in cancer immunotherapy. *Expert Opin Biol Ther*. 2008;8(7):865–874.

26. Andrews DM, Andoniou CE, Scalzo AA, et al. Cross-talk between dendritic cells and natural killer cells in viral infection. *Mol Immunol*. 2005;42(4):547–555.

27. Ni K, O'Neill HC. The role of dendritic cells in T cell activation. *Immunol Cell Biol.* 1997;75(3):223–230.

28. Fehres CM, Unger WW, Garcia-Vallejo JJ, van Kooyk Y. Understanding the biology of antigen cross-presentation for the design of vaccines against cancer. *Front Immunol.* 2014;5:149.

29. Rock KL, Clark K. Analysis of the role of MHC class II presentation in the stimulation of cytotoxic T lymphocytes by antigens targeted into the exogenous antigen-MHC class I presentation pathway. *J Immunol.* 1996;156(10):3721–3726.

30. Rock KL, Gamble S, Rothstein L. Presentation of exogenous antigen with class I major histocompatibility complex molecules. *Science.* 1990;249(4971):918–921.

31. Pizzurro GA, Barrio MM. Dendritic cell-based vaccine efficacy: aiming for hot spots. *Front Immunol.* 2015;6:91.

32. Michaud HA, Eliaou JF, Lafont V, Bonnefoy N, Gros L. Tumor antigen-targeting mono-clonal antibody-based immunotherapy: Orchestrating combined strategies for the development of long-term antitumor immunity. *Oncoimmunology.* 2014;3(9):e955684.

33. Gottschalk C, Mettke E, Kurts C. The role of invariant natural killer T cells in den-dritic cell licensing, cross-priming, and memory CD8+ T cell generation. *Front Immunol.* 2015;6:379.

34. Pampena MB, Levy EM. Natural killer cells as helper cells in dendritic cell cancer vac-cines. *Front Immunol.* 2015;6:13.

35. Mineharu Y, Castro MG, Lowenstein PR, Sakai N, Miyamoto S. Dendritic cell-based immunotherapy for glioma: multiple regimens and implications in clinical trials. *Neurol Med-Chir.* 2013;53(11):741–754.

36. Mac Keon S, Ruiz MS, Gazzaniga S, Wainstok R. Dendritic cell-based vaccination in can-cer: therapeutic implications emerging from murine models. *Front Immunol.* 2015;6:243.

37. Van Gool SW. Brain tumor immunotherapy: what have we learned so far? *Front Oncol.* 2015;5:98.

38. Markowicz S, Engleman EG. Granulocyte-macrophage colony-stimulating factor pro-motes differentiation and survival of human peripheral blood dendritic cells in vitro. *J Clin Invest.* 1990;85(3):955–961.

39. Babatz J, Rollig C, Oelschlagel U, et al. Large-scale immunomagnetic selection of CD14+ monocytes to generate dendritic cells for cancer immunotherapy: a phase I study. *J Hematother Stem Cell Res.* 2003;12(5):515–523.

40. Morse MA, Zhou LJ, Tedder TF, Lyerly HK, Smith C. Generation of dendritic cells in vitro from peripheral blood mononuclear cells with granulocyte-macrophage-colony-stimulating factor, interleukin-4, and tumor necrosis factor-alpha for use in can-cer immunotherapy. *Ann Surg.* 1997;226(1):6–16.

41. Shurin MR, Salter RD. *Dendritic cells in cancer.* New York, NY: Springer; 2009.

42. Schumacher TN, Schreiber RD. Neoantigens in cancer immunotherapy. *Science.* 2015;348(6230):69–74.

43. Jamal-Hanjani M, Thanopoulou E, Peggs KS, Quezada SA, Swanton C. Tumour hetero-geneity and immune-modulation. *Curr Opin Pharmacol.* 2013;13(4):497–503.

44. Overwijk WW, Wang E, Marincola FM, Rammensee HG, Restifo NP. Mining the muta-nome: developing highly personalized immunotherapies based on mutational analysis of tumors. *J Immunother Cancer.* 2013;1:11.

45. Dunn GP, Old LJ, Schreiber RD. The three Es of cancer immunoediting. *Annu Rev Immunol.* 2004;22:329–360.

46. Okada H, Kalinski P, Ueda R, et al. Induction of CD8+ T-cell responses against novel glioma-associated antigen peptides and clinical activity by vaccinations with α-type 1 polarized dendritic cells and polyinosinic-polycytidylic acid stabilized by lysine and carboxymethylcellulose in patients with recurrent malignant glioma. *J Clin Oncol.* 2011;29(3):330–336.

47. Phuphanich S, Wheeler CJ, Rudnick JD, et al. Phase I trial of a multi-epitope-pulsed dendritic cell vaccine for patients with newly diagnosed glioblastoma. *Cancer Immunol Immunother.* 2012.

48. Prins RM, Wang X, Soto H, et al. Comparison of glioma-associated antigen peptide-loaded versus autologous tumor lysate-loaded dendritic cell vaccination in malignant glioma patients. *J Immunother*. 2013;36(2):152–157.

49. Wheeler CJ, Black KL, Liu G, et al. Vaccination elicits correlated immune and clinical responses in glioblastoma multiforme patients. *Cancer Res*. 2008;68(14):5955–5964.

50. Yu JS, Wheeler CJ, Zeltzer PM, et al. Vaccination of malignant glioma patients with peptide-pulsed dendritic cells elicits systemic cytotoxicity and intracranial T-cell infiltration. *Cancer Res*. 2001;61(3):842–847.

51. Buhrman JD, Slansky JE. Improving T cell responses to modified peptides in tumor vaccines. *Immunol Res*. 2013;55(1–3):34–47.

52. Bregy A, Wong TM, Shah AH, Goldberg JM, Komotar RJ. Active immunotherapy using dendritic cells in the treatment of glioblastoma multiforme. *Cancer Treat Rev*. 2013;39(8):891–907.

53. Gedeon PC, Choi BD, Sampson JH, Bigner DD. Rindopepimut: anti-EGFRvIII peptide vaccine, oncolytic. *Drugs Future*. 2013;38(3):147–155.

54. Choi BD, Archer GE, Mitchell DA, et al. EGFRvIII-targeted vaccination therapy of malignant glioma. *Brain Pathol*. 2009;19(4):713–723.

55. Sampson JH, Archer GE, Mitchell DA, Heimberger AB, Bigner DD. Tumor-specific immunotherapy targeting the EGFRvIII mutation in patients with malignant glioma. *Semin Immunol*. 2008;20(5):267–275.

56. Padfield E, Ellis HP, Kurian KM. Current therapeutic advances targeting EGFR and EGFRvIII in glioblastoma. *FrontOncol*. 2015;5:5.

57. Gan HK, Kaye AH, Luwor RB. The EGFRvIII variant in glioblastoma multiforme. *J Clin Neurosci*. 2009;16(6):748–754.

58. Sampson JH, Heimberger AB, Archer GE, et al. Immunologic escape after prolonged progression-free survival with epidermal growth factor receptor variant III peptide vaccination in patients with newly diagnosed glioblastoma. *J Clin Oncol*. 2010;28(31):4722–4729.

59. Dziurzynski K, Chang SM, Heimberger AB, et al. Consensus on the role of human cytomegalovirus in glioblastoma. *Neuro Oncol*. 2012;14(3):246–255.

60. Cobbs CS, Harkins L, Samanta M, et al. Human cytomegalovirus infection and expression in human malignant glioma. *Cancer Res*. 2002;62(12):3347–3350.

61. Mitchell DA, Batich KA, Gunn MD, et al. Tetanus toxoid and CCL3 improve dendritic cell vaccines in mice and glioblastoma patients. *Nature*. 2015;519(7543):366–369.

62. Stragliotto G, Rahbar A, Solberg NW, et al. Effects of valganciclovir as an add-on therapy in patients with cytomegalovirus-positive glioblastoma: a randomized, double-blind, hypothesis-generating study. *Int J Cancer*. 2013;133(5):1204–1213.

63. Gilboa E. DC-based cancer vaccines. *J Clin Invest*. 2007;117(5):1195–1203.

64. Liau LM, Black KL, Prins RM, et al. Treatment of intracranial gliomas with bone marrow-derived dendritic cells pulsed with tumor antigens. *J Neurosurg*. 1999;90(6):1115–1124.

65. Liau LM, Black KL, Martin NA, et al. Treatment of a patient by vaccination with autologous dendritic cells pulsed with allogeneic major histocompatibility complex class I-matched tumor peptides. Case Report. *Neurosurg Focus*. 2000;9(6):e8.

66. Liau LM, Prins RM, Kiertscher SM, et al. Dendritic cell vaccination in glioblastoma patients induces systemic and intracranial T-cell responses modulated by the local central nervous system tumor microenvironment. *Clin Cancer Res*. 2005;11(15):5515–5525.

67. Ardon H, Van Gool S, Lopes IS, et al. Integration of autologous dendritic cell-based immunotherapy in the primary treatment for patients with newly diagnosed glioblastoma multiforme: a pilot study. *J Neurooncol*. 2010;99(2):261–272.

68. De Vleeschouwer S, Fieuws S, Rutkowski S, et al. Postoperative adjuvant dendritic cell-based immunotherapy in patients with relapsed glioblastoma multiforme. *Clin Cancer Res*. 2008;14(10):3098–3104.

69. Prins RM, Soto H, Konkankit V, et al. Gene expression profile correlates with T-cell infiltration and relative survival in glioblastoma patients vaccinated with dendritic cell immunotherapy. *Clin Cancer Res*. 2011;17(6):1603–1615.

70. Yamanaka R, Abe T, Yajima N, et al. Vaccination of recurrent glioma patients with tumour lysate-pulsed dendritic cells elicits immune responses: results of a clinical phase I/II trial. *Br J Cancer*. 2003;89(7):1172–1179.

71. Yamanaka R, Homma J, Yajima N, et al. Clinical evaluation of dendritic cell vaccination for patients with recurrent glioma: results of a clinical phase I/II trial. *Clin Cancer Res*. 2005;11(11):4160–4167.

72. Yu JS, Liu G, Ying H, Yong WH, Black KL, Wheeler CJ. Vaccination with tumor lysate-pulsed dendritic cells elicits antigen-specific, cytotoxic T-cells in patients with malignant glioma. *Cancer Res*. 2004;64(14):4973–4979.

73. Caruso DA, Orme LM, Neale AM, et al. Results of a phase 1 study utilizing monocyte-derived dendritic cells pulsed with tumor RNA in children and young adults with brain cancer. *Neuro Oncol*. 2004;6(3):236–246.

74. Kobayashi T, Yamanaka R, Homma J, et al. Tumor mRNA-loaded dendritic cells elicit tumor-specific CD8+ cytotoxic T cells in patients with malignant glioma. *Cancer Immunol Immunother*. 2003;52(10):632–637.

75. Cao JX, Zhang XY, Liu JL, et al. Clinical efficacy of tumor antigen-pulsed DC treatment for high-grade glioma patients: evidence from a meta-analysis. *PLoS One*. 2014;9(9):e107173.

76. Ardon H, Van Gool SW, Verschuere T, et al. Integration of autologous dendritic cell-based immunotherapy in the standard of care treatment for patients with newly diagnosed glioblastoma: results of the HGG-2006 phase I/II trial. *Cancer Immunol Immunother*. 2012.

77. Bigner DD, Pitts OM, Wikstrand CJ. Induction of lethal experimental allergic encephalomyelitis in nonhuman primates and guinea pigs with human glioblastoma multiforme tissue. *J Neurosurg*. 1981;55(1):32–42.

78. Morgan RA, Chinnasamy N, Abate-Daga D, et al. Cancer regression and neurological toxicity following anti-MAGE-A3 TCR gene therapy. *J Immunother*. 2013;36(2):133–151.

79. Hodi FS, O'Day SJ, McDermott DF, et al. Improved survival with ipilimumab in patients with metastatic melanoma. *N Engl J Med*. 2010;363(8):711–723.

80. Pufall MA. Glucocorticoids and cancer. *Adv Exp Med Biol*. 2015;872:315–333.

81. Piemonti L, Monti P, Allavena P, et al. Glucocorticoids affect human dendritic cell differentiation and maturation. *J Immunol*. 1999;162(11):6473–6481.

82. Matasic R, Dietz AB, Vuk-Pavlovic S. Dexamethasone inhibits dendritic cell maturation by redirecting differentiation of a subset of cells. *J Leukoc Biol*. 1999;66(6):909–914.

83. Brandsma D, Stalpers L, Taal W, Sminia P, van den Bent MJ. Clinical features, mechanisms, and management of pseudoprogression in malignant gliomas. *Lancet Oncol*. 2008;9(5):453–461.

84. Knudsen-Baas KM, Moen G, Fluge O, Storstein A. Pseudoprogression in high-grade glioma. *Acta Neurol Scand Suppl*. 2013;196:31–37.

85. Linhares P, Carvalho B, Figueiredo R, Reis RM, Vaz R. Early pseudoprogression following chemoradiotherapy in glioblastoma patients: the value of RANO evaluation. *J Oncol*. 2013;2013:690585.

86. Taal W, Brandsma D, de Bruin HG, et al. Incidence of early pseudo-progression in a cohort of malignant glioma patients treated with chemoirradiation with temozolomide. *Cancer*. 2008;113(2):405–410.

87. Vrabec M, Van Cauter S, Himmelreich U, et al. MR perfusion and diffusion imaging in the follow-up of recurrent glioblastoma treated with dendritic cell immunotherapy: a pilot study. *Neuroradiology*. 2011;53(10):721–731.

88. Okada H, Weller M, Huang R, et al. Immunotherapy response assessment in neuro-oncology: a report of the RANO working group. *Lancet Oncol*. 2015;16(15):e534–542.

89. Constantino J, Gomes C, Falcao A, Cruz MT, Neves BM. Antitumor dendritic cell-based vaccines: lessons from 20 years of clinical trials and future perspectives. *Transl Res*. 2016;168:74–95.

90. Lampson LA. Brain tumor immunotherapy: seeing the brain in the body. *Drug Discov Today*. 2013;18(7–8):399–406.

91. Hdeib A, Sloan AE. Dendritic cell immunotherapy for solid tumors: evaluation of the DCVax® platform in the treatment of glioblastoma multiforme. *CNS Oncol.* 2015;4(2):63–69.

92. Polyzoidis S, Ashkan K. DCVax®-L–developed by Northwest Biotherapeutics. *Human Vaccin Immunother.* 2014;10(11):3139–3145.

93. Batich KA, Swartz AM, Sampson JH. Enhancing dendritic cell-based vaccination for highly aggressive glioblastoma. *Expert Opin Biol Ther.* 2015;15(1):79–94.

94. Wang X, Zhao HY, Zhang FC, Sun Y, Xiong ZY, Jiang XB. Dendritic cell-based vaccine for the treatment of malignant glioma: a systematic review. *Cancer Invest.* 2014;32(9):451–457.

95. Antonios JP, Everson RG, Liau LM. Dendritic cell immunotherapy for brain tumors. *J Neurooncol.* 2015;123(3):425–432.

96. Verhaak RG, Hoadley KA, Purdom E, et al. Integrated genomic analysis identifies clinically relevant subtypes of glioblastoma characterized by abnormalities in *PDGFRA, IDH1, EGFR,* and *NF1. Cancer Cell.* 2010;17(1):98–110.

97. Prins RM, Cloughesy TF, Liau LM. Cytomegalovirus immunity after vaccination with autologous glioblastoma lysate. *N Engl J Med.* 2008;359(5):539–541.

98. Ardon H, De Vleeschouwer S, Van Calenbergh F, et al. Adjuvant dendritic cell-based tumour vaccination for children with malignant brain tumours. *Pediatr Blood Cancer.* 2010;54(4):519–525.

99. Zobywalski A, Javorovic M, Frankenberger B, et al. Generation of clinical grade dendritic cells with capacity to produce biologically active IL-12p70. *J Transl Med.* 2007;5:18.

100. Curtsinger JM, Johnson CM, Mescher MF. CD8 T cell clonal expansion and development of effector function require prolonged exposure to antigen, costimulation, and signal 3 cytokine. *J Immunol.* 2003;171(10):5165–5171.

101. Sampson JH, Schmittling RJ, Archer GE, et al. A pilot study of IL-2Rα blockade during lymphopenia depletes regulatory T-cells and correlates with enhanced immunity in patients with glioblastoma. *PLoS One.* 2012;7(2):e31046.

102. Pilotto S, Carbognin L, Karachaliou N, et al. Moving towards a customized approach for drug development: lessons from clinical trials with immune checkpoint inhibitors in lung cancer. *Transl Lung Cancer Res.* 2015;4(6):704–712.

103. Lau PK, Ascierto PA, McArthur G. Melanoma: the intersection of molecular targeted therapy and immune checkpoint inhibition. *Curr Opin Immunol.* 2016;39:30–38.

104. Wainwright DA, Chang AL, Dey M, et al. Durable therapeutic efficacy utilizing combinatorial blockade against IDO, CTLA-4, and PD-L1 in mice with brain tumors. *Clin Cancer Res.* 2014;20(20):5290–5301.

105. Zeng J, See AP, Phallen J, et al. Anti-PD-1 blockade and stereotactic radiation produce long-term survival in mice with intracranial gliomas. *Int J Radiat Oncol Biol Phys.* 2013;86(2):343–349.

第 13 章

脑肿瘤的过继免疫治疗

C. Flores ■ D. Mitchell ■ P.A. Wells

University of Florida, Gainesville, FL, United States

引言

免疫治疗的目的是建立一个针对肿瘤的稳定且持续存在的免疫力。通过输注自体肿瘤反应性 T 淋巴细胞建立的过继免疫疗法通常具有迅速而显著的抗肿瘤反应。这种方法能够同时兼顾到异体抗原的识别和自体毒性作用的预防。

免疫疗法已被证明是针对小鼠和人类转移性黑色素瘤最有前景的肿瘤疗法。使用经体外扩增的肿瘤浸润淋巴细胞(TIL)进行的过继性细胞输注已被证明在转移性黑色素瘤和肾癌的治疗中拥有最高的治愈率 [1, 2]。良好的临床治疗结局得益于肿瘤部位过继性输注肿瘤特异性 T 细胞产生的抗肿瘤功能、瘤内迁移能力和持久性。过继细胞疗法尽管有显著的抗实体肿瘤功效，但其在对抗脑肿瘤的发展方面受到了很大的限制。发展脑肿瘤免疫疗法的一个主要挑战就是对普遍表达的保守性肿瘤特异性抗原（TSA）和脑肿瘤特异表达而正常组织不表达的相关抗原了解甚少。然而，想要产生免疫反应，肿瘤特异性 T 细胞必须由和肿瘤抗原具有足够亲和力的 T 细胞受体（TCRs）来激活自身。此外，脑肿瘤生长于极其有限的解剖空间，肿瘤特异性 T 细胞可达到性也使肿瘤浸润淋巴细胞免疫疗法变得困难。在全身放射治疗和造血干细胞补救的条件下，依赖骨髓抑制宿主条件的过继性细胞输注在小鼠和人中获得了最大化的抗实体肿瘤效果。过继细胞疗法治疗的潜力克服了上述的限制。

穿越屏障

血管内皮细胞在淋巴细胞迁移中起着关键作用。相关证据表明，肿瘤血管系统建立了一个活性屏障，效应 T 细胞必须跨越这个屏障去识别和杀死肿瘤[3, 4]。因此，为了达到有效抗肿瘤的目的，T 细胞浸润进入肿瘤微环境的过程至关重要。T 细胞成功通过肿瘤内皮屏障是实现最大抗肿瘤效果的必要条件。为了能够穿过该屏障，T 细胞须通过移行并黏附于内皮细胞的方式渗透通过内皮屏障达到肿瘤。尽管 T 细胞可以积聚在肿瘤基质中，但它们常常无法渗透到肿瘤深部[3]。

有学者指出，在肿瘤微环境中，包括血管内皮生长因子在内的血管生成分子可抑制内皮细胞黏附分子的表达[5]。内皮素及其受体在包括胶质瘤、乳腺癌、卵巢、肾癌和结肠癌在内的多种实体肿瘤中都有表达[6, 7]。有研究证实，肿瘤细胞中表达的内皮素 -B 受体可以抑制 T 细胞的归巢、内皮黏附及其向肿瘤内的浸润[8]。过表达内皮素 -B 受体可以阻止 T 细胞黏附内皮，并和实体瘤中肿瘤浸润淋巴细胞的缺失存在关联[8]。

接触抗原

T 细胞识别以肽链为主的组织相容性复合物（major histocompatibility complexes，MHCs）的简单过程并不足够激活 T 细胞自身。T 细胞必须接触来自诸如树突状细胞的抗原递呈细胞（antigen presenting cells，APCs）的抗原和其提供的协同刺激信号 B7.1 和 B7.2 才能完全被激活[9]。因此，直到 T 细胞被递呈肿瘤抗原的树突状细胞协同激活之前，幼稚型 T 细胞都无法发现肿瘤的存在。同时识别 MHC 中的抗原和 T 细胞协同配体会启动激活型 T 细胞的细胞因子产生、增殖和细胞毒性功能。明确有效的治疗颅内胶质瘤的过继免疫方法应同时包括树突状细胞疫苗接种和肿瘤特异性 T 细胞的输注[10]。

一旦效应 T 细胞穿过内皮屏障，他们必须定位到肿瘤基质中，从而与表达同源抗原的目标肿瘤细胞相遇。T 细胞很大程度上依赖 MHC-T 细胞受体的相互作用来识别目标肿瘤细胞，包括脑肿瘤在内的多种肿瘤会表达可被免疫系统识别的特异性蛋白产物。这些蛋白产物包括过表达的自体抗原——如癌 - 睾丸抗原与其他的免疫优势位点抗原——以及体细胞非同义突变产生的新抗原。

方法

肿瘤浸润淋巴细胞

使用从实体肿瘤中提纯扩增获得的肿瘤浸润淋巴细胞（tumor infiltrating lymphocytes，TILs）的过继细胞疗法在转移性黑素瘤中已经被证实可导致完全持久且全面的反应并具有高反应率。肿瘤浸润淋巴细胞疗法的反应率已经证实了输注自体 T 淋巴细胞可以在小鼠和人类中治疗晚期癌症的理论 [11~13]。然而，这种疗法的抗肿瘤功效仅对于一些外周肿瘤而言。

使用肿瘤浸润淋巴细胞的过继细胞疗法是诱导转移性黑色素瘤患者完全反应最有效的细胞免疫疗法 [14]。为分离肿瘤浸润淋巴细胞，实体肿瘤首先被切下并消化成单细胞悬液或切分成肿瘤碎块。细胞或肿瘤碎块经白介素 -2 处理 2～3 周后，使其在体外单独生长形成致肿瘤反应型淋巴细胞集落。个体集落可以通过快速扩增方法被进一步扩增。在此方法中，T 细胞在辐照过的饲养层细胞、靶向 T 细胞 CD3 的磁珠共轭抗体和白介素 -2 三者共存的环境中得以扩增，扩增后的细胞可以回输患者体内 [12]。

包括 T 细胞在内的多克隆肿瘤浸润淋巴细胞对肿瘤抗原的识别具有特异性。然而，明确肿瘤浸润淋巴细胞中哪部分细胞负责杀灭肿瘤是具有挑战性的。越来越多的证据表明在黑色素瘤中，新表位是肿瘤浸润淋巴细胞抗肿瘤反应的主要驱动因素 [11]。黑色素瘤的特点是拥有大量突变事件以及可被 T 细胞识别的新生肽。能够识别新生肽的肿瘤浸润淋巴细胞组成了肿瘤浸润淋巴细胞中主要的抗肿瘤集落 [15, 16]。TIL 来源的 T 细胞克隆在识别突变的抗原并且对目标肿瘤细胞抗原具有高亲和性和识别性的同时，很少产生自身免疫毒性作用 [11, 17]。肿瘤浸润淋巴细胞疗法可改善黑色素瘤和其他上皮恶性肿瘤患者的临床结局 [15, 16, 18]。若肿瘤能表达高免疫原性抗原表位，这些肿瘤就可以成为肿瘤浸润淋巴细胞疗法的合理目标。

体外激活型肿瘤特异性 T 细胞

胶质母细胞瘤（GBM）中人类巨细胞病毒（CMV）的存在问题一直有争

议。在 2002 年，巨细胞病毒抗原首次在胶质瘤组织的免疫组化样本中被检测出 [19]。此后，使用免疫组织化学、原位杂交、定量实时 PCR 联合病毒 DNA 测序以及 Western 免疫印迹等各种方法都确认了 CMV 存在于胶质母细胞瘤而不存在于正常脑组织中 [20]。研究人员已经通过改变 CMV 抗原的免疫原性开发了过继细胞疗法，这种疗法使用自体外周血单核细胞在胶质母细胞瘤患者中生成 CMV 特异性 T 细胞 [21, 22]，这些 CMV 反应性 T 细胞表现出对自体肿瘤高度特异的细胞溶解活性 [21, 22]。

在一个临床研究中，19 位患者中有 13 位患者的自体 CMV 特异性 T 细胞被成功扩增。13 位患者中，共 10 位患者接受了至少三次的 T 细胞输注。11 位患者接受了至少一次的 CMV 特异性 T 细胞输注 [21]。11 名患者的中位生存期为 33.58 个月，总体生存期范围为 133～2428 天 [21]。有趣的是，相比于对应的外周血中的 CMV 特异性 T 细胞，浸润肿瘤的 CMV 特异性 T 细胞高表达免疫抑制标记物、程序性细胞死亡受体 1（PD-1）、T 细胞免疫球蛋白和黏蛋白 -3（TIM-3）和细胞毒性 T 细胞相关抗原 4（CTLA-4）。这表明免疫抑制性肿瘤微环境甚至能够抑制抗原特异性 T 细胞的功能 [21]。

开发脑肿瘤特异性 T 细胞是具有挑战性的。对脑肿瘤特异性抗原了解甚少是一个主要障碍。为了克服这个问题，研究人员用胶质瘤的总 RNA 来脉冲式处理树突状细胞（dendritic cells pulsed with the total tumor RNA，TTRNA-pulsed dendritic cells）以在体外扩增肿瘤特异性 T 细胞 [10]。在人类和小鼠中，RNA 脉冲式处理的树突状细胞已经被用来产生肿瘤特异性 T 细胞 [10, 22~24]。临床前研究表明，在骨髓抑制宿主条件和造血干细胞补救的条件下，过继输注肿瘤特异性 T 细胞和后续的 RNA 脉冲式处理的树突细胞疫苗对替莫唑胺耐药和放射治疗抵抗的颅内胶质瘤高度有效 [10]。该疗法扩增没有保守抗原限制的多克隆肿瘤特异性 T 细胞的过程不需要肿瘤浸润淋巴细胞。这种过继性肿瘤反应型 T 细胞输注方法有效地避免了免疫疗法的局限性。过继输注总 RNA 脉冲式处理的 T 细胞（TTRNA-T cells）至患有强侵袭性和放化疗耐药的颅内星形细胞瘤患者体内能显著延长患者的中位生存期和达到长期治愈。过继细胞疗法和肿瘤浸润淋巴细胞疗法联合的方式突显了宿主条件和造血干细胞补救对于增强细胞免疫疗法疗效的重要性。

设计 T 细胞

分子生物学和合成生物学的结合及其在肿瘤中的应用已经构造出可以增强抗肿瘤功能的新型生物结构。这两种形式的工程 T 细胞在临床试验中已经成功地赋予工程 T 细胞增强的自体肿瘤亲和性和细胞毒性。第一种方法是应用具有亲和性增强的 T 细胞受体，内源性 T 细胞受体文库通常对自身肿瘤抗

原亲和性低 [25]。通过反转录病毒转染 T 细胞受体 α 和 β 链进入淋巴细胞并表达抗原特异性的 T 细胞受体基因后，T 细胞表现出针对同源抗原的特异性迁移和体内扩增 [26]。

　　肿瘤 - 睾丸（cancer/testis，CT）抗原在患者中具有免疫原性，并且只在睾丸和转化细胞中组织限制性地表达 [27, 28]。CT 抗原在多种癌症如膀胱癌、非小细胞肺癌、前列腺癌、卵巢癌和黑色素瘤中都有表达 [27]。NYE-SO-1 作为 CT 抗原家庭的一员，在多种常见类型肿瘤中有表达，这使得 NYE-SO-1 成为一个有吸引力的免疫治疗靶标。使用 NYE-SO-1- 特异性人类白细胞抗原 A2- 限制型 T 细胞受体的临床试验已经在转移性滑膜细胞肉瘤、黑色素瘤和骨髓瘤患者中展开 [29, 30]。在接受治疗的 6 位转移性滑膜细胞肉瘤和 11 位黑色素瘤患者中，分别有 4 位和 5 位患者被观察到客观的临床反应，并且都没有出现自身毒性 [29]。在另一个临床研究中，研究人员改造自体 T 细胞，使之表达对 NYE-SO-1 和 LAGE-1 具有高亲和力的受体（NYE-SO-1-LAGE-1TCR-engineered Tcells）[30]。二十位 NYE-SO-1 和 LAGE-1 阳性的多发性骨髓瘤（multiple myeloma，MM）患者接受了自体 NYE-SO-1-LAGE-1T 细胞受体 - 工程 T 细胞和自体干细胞移植。在接受该治疗的患者体内，T 细胞受体 - 工程细胞迁移到骨髓、扩增并持续存在。这些细胞具有特异性识别和溶解肿瘤细胞的抗肿瘤能力。接受治疗的患者的无进展生存期为 19.1 个月。在接受治疗的 20 位患者中，16 位患者取得了确实的治疗效果 [30]。

嵌合抗原受体

　　随着对 T 细胞识别和 T 细胞受体信号的逐步了解，一种通过基因工程技术构造出的表达嵌合抗原受体（chimeric antigen receptors，CARs）的 T 细胞能够高度特异性靶向肿瘤 [11, 31]。CARs 的基本设计是将一个细胞外配体识别结构域连接到一个胞内信号区，包括 $CD_{3\zeta}$。结合同源抗原可诱导 T 细胞活化。从第一代只包含一个 $CD_{3\zeta}$ 信号域的 CARs 基础上，发展到第二代、第三代 CARs 的分子胞内区增加了共刺激分子的胞内结构域，如 CD_{28}、4-1BB 和 $OX40^{[32]}$。APCs 表面的 MHC 分子识别 TCR，和协同刺激信号一起导致全 T 细胞活化。人为地提供一个或多个共刺激信号可促进 CAR-T 细胞的增殖和细胞因子的产生 [31, 32]。第二代和第三代 CARs 也可以重组 T 细胞，使其在各种免疫抑制的肿瘤微环境中存活。

　　在癌症患者中使用 CAR 治疗的第一项研究显示，T 细胞的持久性有限且没有疗效 [31, 33, 34]。然而，第二代 CAR-T 细胞在血液系统恶性肿瘤中的应用，已经证明其具有一定的临床疗效。在一篇具有里程碑意义的文章中，Porter 等人改造出可靶向 CD_{19} 的 CAR-T 细胞用于 B 细胞肿瘤治疗。含有 CD_{137}（4-1BB）

信号域的抗 CD_{19} CAR T 细胞被发现在 B 细胞肿瘤患者中有潜在疗效，包括慢性淋巴细胞白血病（CLL）和急性淋巴细胞白血病（ALL）患者。在 CLL 治疗患者中，含有 CD_{137} 信号域的 CAR T 细胞可持续存在超过 3 年，在 ALL 治疗患者中则可超过 2 年[31]。CAR T 细胞长期存在与具有较好的临床反应率有关，超过 50% 的患者实现部分或完全缓解[31]。含有 CD_{28} 或 4-1BB 信号域的第二代 CD_{19} CAR T 细胞研究显示，其在小鼠和人类系统中都有肯定的抗肿瘤疗效[13, 32, 36, 37]。

研究发现，患者体内 CAR T 细胞的高水平移植和增殖能力与肿瘤消退有关。关于可编码 CD_{28} 信号域的 CD_{19} CAR T 细胞的研究显示工程细胞不会长期存在。因此，研究也探讨了 CD_{28} CAR T 细胞在骨髓移植后患者淋巴细胞减少恢复期应用的可行性[31]。

表皮生长因子受体变异体Ⅲ的嵌合体抗原受体

脑肿瘤治疗发展的一个挑战是对其肿瘤相关抗原和肿瘤特异性抗原了解不多，除了表皮生长因子受体变异体Ⅲ（EGFRvⅢ）。这是 CAR 策略发展中的一个重要事件，因为靶向抗原的非肿瘤表达已被证明会引起严重的自体毒性。EGFRvⅢ是 EGFR 胞外结构域中的一个框架缺失，是一种肿瘤相关的细胞表面受体，未在正常组织中表达[38]。约有 30%～45% 的 GBM 患者表达 EGFRvⅢ，使其成为在人类肿瘤中观察到的最常见 EGFR 变异，并与长期预后不良有关[39]。宾夕法尼亚大学的研究人员设计了病毒转导 CAR T 细胞，可以同时靶向小鼠和人类 GBM[25, 40]。他们的设计包括 scFv 融合到 $CD_{8\alpha}$ 铰链和跨膜区域，及胞内含有 $CD_{3\zeta}$ 和 4-1BB 共刺激分子区域[40]。EGFRvⅢ CAR T 细胞的疗效和免疫反应在体外和异种移植系统中都得到了广泛的研究。观察种植人类肿瘤细胞的免疫缺陷小鼠，发现 EGFRvⅢ CAR T 细胞输注显示肿瘤消退。虽然，输注的 CAR T 细胞中 80% 是 CD_4^+，只有 20% 是 CD_8^+，但在肿瘤部位发现的大多数 CAR T 细胞是 $CD_8^{+[40]}$。EGFRvⅢ表达也与神经胶质瘤前体细胞有关，使其成为更具吸引力的治疗靶点[41]。EGFRvⅢ CAR T 细胞表现出良好的结果，然而这种突变只在部分 GBM 患者中表达。此外，脑肿瘤具有显著的异质性，使用单一抗原靶点可出现潜在的免疫逃逸机制。

促红细胞生成素产生肝细胞癌 A2 嵌合抗原受体

促红细胞生成素产生肝细胞癌 A2（erythropoietin-producing hepatocellular carcinoma A2，EphA2）受体是受体酪氨酸激酶中 Eph 家族成员之一，在胶质瘤中高表达[42]。EphA2 的表达与不良预后密切相关，其过度表达往往可促进肿瘤的发生[43]。研究人员使用 $CD_{3\zeta}$ 和 $CD_{28\zeta}$ 胞内域来设计针对 EphA2 的 CAR T 细胞[44]。通过体外细胞毒性实验发现 EphA2 CAR T 细胞对表达 EphA2 的胶质瘤细胞有细胞毒性作用，在胶质瘤异种移植模型中观察到其可抑制肿瘤生长 [44]。

白细胞介素 -13 受体 α2 嵌合抗原受体

白介素 13 受体 α2（interleukin 13receptor α2，IL13Rα2）是一种胶质瘤限制性细胞表面抗原表位，在 80% 的包括胶质母细胞瘤的高级别神经胶质瘤中表达，但在中枢神经系统中没有检测到 [45]。干细胞样肿瘤细胞和分化的恶性细胞常表达 IL13Rα2，其与间充质特征基因的表达密切相关。研究人员通过基因工程设计了 CD_8^+ 细胞毒性 T 淋巴细胞，以表达膜性 IL13 的 CARs[46]。他们通过氨基酸替换将 IL13E13Y 突变蛋白质选择性绑定至 IL13Rα2，称为 IL13-zetakine[47]。IL13-zetakine＋CD_8^+ T 细胞显示 IL13Rα2 特异性的抗肿瘤效应 [46, 48]。在 GBM 的原位异种移植模型中，IL13-zetakine＋T 细胞的过继输注导致了肿瘤生长的抑制 [46, 48]。IL13-zetakine 信号是通过一个由膜性细胞因子突变蛋白与细胞表面细胞因子受体结合的工程免疫突触来介导的。CAR 识别 IL13Rα2 并通过胞内 CD_3－ζT 细胞激活域启动细胞毒性。IL13-zetakine T 细胞在接触 IL13Rα2 表达的目标后分泌 Th1 细胞因子并增殖 [47]。此外，IL13-zetakine＋CD_8^+ T 细胞有能力靶向干细胞样肿瘤细胞，并阻止肿瘤的发生 [48]。

使用 IL13-zetakine＋CD_8^+ T 细胞进行的一项小型临床研究已经在 3 例复发 GBM（NCT00730613）中进行 [7]。利用符合条件的患者的白细胞分离的外周血单核细胞来改造 CD_8^+ T 细胞以表达 IL13-zetakine[47]。体外实验中这些细胞可直接杀死表达 IL13Rα2 的靶细胞 [47]。当患者从手术中恢复后，这些细胞被直接注入患者的手术腔中。在一个实验治疗后复发的患者中，研究人员能够比较早期检测切除后和 IL13-zetakine T 细胞疗法后复发肿瘤中的 IL13Rα2 表达情况。CAR 治疗 14 周后，IL13Rα2 的肿瘤表达显著降低。本研究证实了使用 IL13-zetakine CAR T 细胞治疗恶性 GBM 的安全性和可行性。

人表皮生长因子 2 嵌合抗原受体

人类表皮生长因子 2（human epidermal growth factor 2，HER2）是一种与肿瘤相关的抗原，在 80% 的 GBMs 中表达，但健康的神经元或神经胶质中不表达 [49]。研究人员利用编码 HER2 基因的反转录病毒改造自体 T 淋巴细胞，生成 HER2 特异性的 CAR T 细胞 [50, 51]。在自体神经胶质瘤细胞识别 HER2 后，HER2-CAR T 细胞增殖并释放 IFN-γ。这些 T 细胞对包括 CD_{133}^+ 胶质瘤干细胞在内的自体胶质瘤细胞具有有效的反应 [51]。

一项研究从 10 个新诊断 GBM 患者中提取外周血单核细胞，使用由来自高亲和性 HER2 单克隆抗体 FRP5 的细胞外区域和共刺激分子 CD_{28} 和 $CD_{3\zeta}$ 链的胞内信号域组成的第二代 CAR，可生成 HER2-CAR T 细胞 [50, 51]。所有患者的

HER2-CAR T 细胞可特异性直接杀死表达 HER2 的靶细胞,并分泌 IFN-γ 和 IL-2,然而未转染的细胞没有显示此反应活性 [51]。基因工程构造的 HER2-CAR T 细胞能够识别和杀死自体 GBM 细胞,且 10 个 GBM 中有 9 个表达 HER2[51]。在体内研究中,原位 GBM 异种移植模型显示,HER2-CAR 的应用可抑制肿瘤生长,50% 的动物模型可长期存活 [51]。

这些研究者也证实了 HER2-CAR T 细胞在髓母细胞瘤的过继细胞治疗中的作用 [50]。虽然仅 40% 的髓母细胞瘤表达 HER2,且处于低水平表达,但 HER2-CAR T 细胞对使用单克隆抗体的无效免疫治疗进行了补充。HER2-CAR T 细胞也是用前面所说的方法改造而成。在功能分析中,这些细胞被培养用于靶向杀伤人类髓母细胞瘤细胞系 Daoy 和 D283 细胞,检测显示 HER2-CAR T 细胞可分泌 IFN-γ 并具有细胞毒性。这些 HER2 特异性 T 细胞的过继转移也可为髓母细胞瘤 Daoy 细胞异种移植模型提供生存优势 [50]。

改善过继免疫疗法

改善 TIL 治疗的策略包括宿主淋巴细胞清除调节疗法,能够显著增加在细胞注射前接受淋巴细胞清除准备疗法的患者临床反应持续时间 [3, 12]。黑色素瘤人和鼠模型的研究揭示了宿主调节有助于提升过继细胞疗法效果的几种机制。淋巴细胞清除宿主调节可去除负性调节细胞包括调节性 T 细胞(regulatory T cells,Tregs)和髓源性抑制细胞(myeloid-derived suppressor cells,MDSC)。在外周血中循环的 MDSCs 可抑制胶质瘤和黑色素瘤患者的 T 细胞活化和增殖 [52]。然而有研究表明,在外周血中的 MDSCs 可抑制黑色素瘤患者的 T 细胞增殖,而肿瘤中的 MDSCs 则没有这种作用 [53]。这表明,在抑制 T 细胞反应时是由循环中骨髓细胞发挥作用而不是肿瘤中驻留的骨髓细胞。因此,通过淋巴细胞清除宿主调节可去除外周血肿的 MDSCs,有助于过继性输注的 T 淋巴细胞的增殖。

以 $CD_4^+CD_{25}^+FoxP3^+$ 表达为特征的调节性 T 细胞在荷载人类和小鼠肿瘤模型中也得到了广泛的研究。肿瘤体内 Tregs 的积累在 GBM 中有着详细研究,在肿瘤患者和移植瘤的小鼠中 Tregs 的缺失,可使其在化疗诱导的淋巴细胞减少症中快速恢复,并与增强抗肿瘤免疫具有一定关系 [54~56]。在用自体 TILs 治疗的免疫重建中,CD_4^+ Tregs 水平与临床患者反应呈负相关 [56]。在小鼠中,少量的 Tregs 就可以降低 CD_8^+ T 细胞介导的细胞治疗的效果 [57]。

淋巴细胞清除宿主调节作用不仅减少了相互竞争和抑制的宿主细胞,而且还增加了同源细胞因子 IL-7 和 IL-15,这可导致过继输注淋巴细胞的自体增殖 [58]。在小鼠中,从非骨髓性调节到骨髓性调节的剂量增加,可提高过继输注的 CD_8^+ T 细胞的抗肿瘤疗效 [10]。在两个采用过继细胞治疗的平台中,一个使用 TILs，另一个使用 RNA 脉冲处理树突细胞扩增的 T 细胞，显示造血干细胞介导的机制在抗肿瘤疗效中发挥重要作用[10, 58]。此外，在小鼠研究中，替莫唑胺的剂量升高也是导致 CD_8^+ T 细胞的反应增加的因素[59]。在 3 个非随机临床试验中，使用 TIL 疗法治疗黑色素瘤，患者分为单独接受化疗、化疗加 2Gy 的全身照射或化疗加 12Gy 的全身照射，总体反应率分别为 49%、52% 和 72%；而完全反应率分别为 12%、20% 和 40%[12, 14, 60]。更密集的准备方案可提高过继细胞治疗的效果，但应慎重考虑骨髓清髓性准备的长期毒性作用。

（施祝梅　曾爱亮　尤永平　译）

参考文献

1. Rosenberg SA. Cell transfer immunotherapy for metastatic solid cancer—what clinicians need to know. *Nat Rev Clin Oncol*. 2011;8(10):577–585.
2. Wrzesinski C, Paulos CM, Kaiser A, et al. Increased intensity lymphodepletion enhances tumor treatment efficacy of adoptively transferred tumor-specific T cells. *J Immunother*. 2010;33(1):1–7.
3. Dudley ME, Wunderlich JR, Robbins PF, et al. Cancer regression and autoimmunity in patients after clonal repopulation with antitumor lymphocytes. *Science*. 2002;298(5594):850–854.
4. Lurquin C, Lethe B, De Plaen E, et al. Contrasting frequencies of antitumor and anti-vaccine T cells in metastases of a melanoma patient vaccinated with a MAGE tumor antigen. *J Exp Med*. 2005;201(2):249–257.
5. Min JK, Lee YM, Kim JH, et al. Hepatocyte growth factor suppresses vascular endothelial growth factor-induced expression of endothelial ICAM-1 and VCAM-1 by inhibiting the nuclear factor-kappaB pathway. *Circ Res*. 2005;96(3):300–307.
6. Hsieh WT, Yeh WL, Cheng RY, et al. Exogenous endothelin-1 induces cell migration and matrix metalloproteinase expression in U_{251} human glioblastoma multiforme. *J Neurooncol*. 2014;118(2):257–269.
7. Motz GT, Coukos G. Deciphering and reversing tumor immune suppression. *Immunity*. 2013;39(1):61–73.
8. Buckanovich RJ, Facciabene A, Kim S, et al. Endothelin B receptor mediates the endothelial barrier to T cell homing to tumors and disables immune therapy. *Nat Med*. 2008;14(1):28–36.
9. Greenwald RJ, Freeman GJ, Sharpe AH. The B7 family revisited. *Annu Rev Immunol*. 2005;23:515–548.
10. Flores C, Pham C, Snyder D, et al. Novel role of hematopoietic stem cells in immunologic rejection of malignant gliomas. *Oncoimmunology*. 2015;4(3):e994374.
11. Hinrichs CS, Rosenberg SA. Exploiting the curative potential of adoptive T cell therapy for cancer. *Immunol Rev*. 2014;257(1):56–71.
12. Rosenberg SA. Raising the bar: the curative potential of human cancer immunotherapy. *Sci Transl Med*. 2012;4(127):127–128.
13. Rosenberg SA, Kochenderfer JN. Personalized cell transfer immunotherapy for B-cell malignancies and solid cancers. *Mol Ther*. 2011;19(11):1928–1930.
14. Rosenberg SA, Restifo NP. Adoptive cell transfer as personalized immunotherapy for human cancer. *Science*. 2015;348(6230):62–68.
15. Robbins PF, Lu YC, El-Gamil M, et al. Mining exomic sequencing data to identify mutated antigens recognized by adoptively transferred tumor-reactive T cells. *Nat Med*. 2013;19(6):747–752.

16. Tran E, Turcotte S, Gros A, et al. Cancer immunotherapy based on mutation-specific CD4+ T cells in a patient with epithelial cancer. *Science*. 2014;344(6184):641–645.

17. Kvistborg P, Shu CJ, Heemskerk B, et al. TIL therapy broadens the tumor-reactive CD8+ T cell compartment in melanoma patients. *Oncoimmunology*. 2012;1(4):409–418.

18. Dudley ME, Gross CA, Langhan MM, et al. CD8+ enriched "young" tumor infiltrating lymphocytes can mediate regression of metastatic melanoma. *Clin Cancer Res*. 2010;16(24):6122–6131.

19. Cobbs CS, Harkins L, Samanta M, et al. Human cytomegalovirus infection and expression in human malignant glioma. *Cancer Res*. 2002;62(12):3347–3350.

20. Nair SK, Sampson JH, Mitchell DA. Immunological targeting of cytomegalovirus for glioblastoma therapy. *Oncoimmunology*. 2014;3:e29289.

21. Schuessler A, Smith C, Beagley L, et al. Autologous T cell therapy for cytomegalovirus as a consolidative treatment for recurrent glioblastoma. *Cancer Res*. 2014;74(13):3466–3476.

22. Nair SK, De Leon G, Boczkowski D, et al. Recognition and killing of autologous, primary glioblastoma tumor cells by human cytomegalovirus pp65-specific cytotoxic T cells. *Clin Cancer Res*. 2014;20(10):2684–2694.

23. Yang S, Archer GE, Flores CE, Mitchell DA, Sampson JH. A cytokine cocktail directly modulates the phenotype of DC-enriched anti-tumor T cells to convey potent anti-tumor activities in a murine model. *Cancer Immunol Immunother*. 2013;62(11):1649–1662.

24. Pham CD, Flores C, Yang C, et al. Differential immune microenvironments and response to immune checkpoint blockade amongst molecular subtypes of murine medulloblastoma. *Clin Cancer Res*. 2016;22(3):582–595.

25. Johnson LA, Morgan RA, Dudley ME, et al. Gene therapy with human and mouse T cell receptors mediates cancer regression and targets normal tissues expressing cognate antigen. *Blood*. 2009;114(3):535–546.

26. Morgan RA, Dudley ME, Yu YY, et al. High efficiency TCR gene transfer into primary human lymphocytes affords avid recognition of melanoma tumor antigen glycoprotein 100 and does not alter the recognition of autologous melanoma antigens. *J Immunol*. 2003;171(6):3287–3295.

27. Scanlan MJ, Simpson AJ, Old LJ. The cancer/testis genes: review, standardization, and commentary. *Cancer Immun*. 2004;4:1.

28. Zhao Y, Zheng Z, Robbins PF, Khong HT, Rosenberg SA, Morgan RA. Primary human lymphocytes transduced with NY-ESO-1 antigen-specific TCR genes recognize and kill diverse human tumor cell lines. *J Immunol*. 2005;174(7):4415–4423.

29. Robbins PF, Morgan RA, Feldman SA, et al. Tumor regression in patients with metastatic synovial cell sarcoma and melanoma using genetically engineered lymphocytes reactive with NY-ESO-1. *J Clin Oncol*. 2011;29(7):917–924.

30. Rapoport AP, Stadtmauer EA, Binder-Scholl GK, et al. NY-ESO-1-specific TCR-engineered T cells mediate sustained antigen-specific antitumor effects in myeloma. *Nat Med*. 2015;21(8):914–921.

31. June CH, Maus MV, Plesa G, et al. Engineered T cells for cancer therapy. *Cancer Immunol Immunother*. 2014;63(9):969–975.

32. Srivastava S, Riddell SR. Engineering CAR-T cells: design concepts. *Trends Immunol*. 2015;36(8):494–502.

33. Kershaw MH, Westwood JA, Parker LL, et al. A phase I study on adoptive immunotherapy using gene-modified T cells for ovarian cancer. *Clin Cancer Res*. 2006;12(20 Pt 1):6106–6115.

34. Lamers CH, Sleijfer S, Vulto AG, et al. Treatment of metastatic renal cell carcinoma with autologous T-lymphocytes genetically retargeted against carbonic anhydrase IX: first clinical experience. *J Clin Oncol*. 2006;24(13):e20–22.

35. Porter DL, Levine BL, Kalos M, Bagg A, June CH. Chimeric antigen receptor-modified T cells in chronic lymphoid leukemia. *N Engl J Med*. 2011;365(8):725–733.

36. Kochenderfer JN, Rosenberg SA. Chimeric antigen receptor-modified T cells in CLL. *N Engl J Med*. 2011;365(20):1937–1938. author reply 1938.

37. Kochenderfer JN, Wilson WH, Janik JE, et al. Eradication of B-lineage cells and regression of lymphoma in a patient treated with autologous T cells genetically engineered to recognize CD19. *Blood*. 2010;116(20):4099–4102.

38. Wikstrand CJ, McLendon RE, Friedman AH, Bigner DD. Cell surface localization and density of the tumor-associated variant of the epidermal growth factor receptor, EGFRvIII. *Cancer Res*. 1997;57(18):4130–4140.

39. Hegi ME, Rajakannu P, Weller M. Epidermal growth factor receptor: a re-emerging target in glioblastoma. *Curr Opin Neurol*. 2012;25(6):774–779.

40. Johnson LA, Scholler J, Ohkuri T, et al. Rational development and characterization of humanized anti-EGFR variant III chimeric antigen receptor T cells for glioblastoma. *Sci Transl Med*. 2015;7(275):222–275.

41. Morgan RA, Johnson LA, Davis JL, et al. Recognition of glioma stem cells by genetically modified T cells targeting EGFRvIII and development of adoptive cell therapy for glioma. *Hum Gene Ther*. 2012;23(10):1043–1053.

42. Wykosky J, Gibo DM, Stanton C, Debinski W. EphA2 as a novel molecular marker and target in glioblastoma multiforme. *Mol Cancer Res*. 2005;3(10):541–551.

43. Zelinski DP, Zantek ND, Stewart JC, Irizarry AR, Kinch MS. EphA2 overexpression causes tumorigenesis of mammary epithelial cells. *Cancer Res*. 2001;61(5):2301–2306.

44. Chow KK, Naik S, Kakarla S, et al. T cells redirected to EphA2 for the immunotherapy of glioblastoma. *Mol Ther*. 2013;21(3):629–637.

45. Mintz A, Gibo DM, Slagle-Webb B, Christensen ND, Debinski W. IL-13Ralpha2 is a glioma-restricted receptor for interleukin-13. *Neoplasia*. 2002;4(5):388–399.

46. Kahlon KS, Brown C, Cooper LJ, Raubitschek A, Forman SJ, Jensen MC. Specific recognition and killing of glioblastoma multiforme by interleukin 13-zetakine redirected cytolytic T cells. *Cancer Res*. 2004;64(24):9160–9166.

47. Brown CE, Badie B, Barish ME, et al. Bioactivity and safety of IL13Ralpha2-redirected chimeric antigen receptor CD8+ T cells in patients with recurrent glioblastoma. *Clin Cancer Res*. 2015;21(18):4062–4072.

48. Brown CE, Starr R, Aguilar B, et al. Stem-like tumor-initiating cells isolated from IL13Ralpha2 expressing gliomas are targeted and killed by IL13-zetakine-redirected T cells. *Clin Cancer Res*. 2012;18(8):2199–2209.

49. Liu G, Ying H, Zeng G, Wheeler CJ, Black KL, Yu JS. HER-2, gp100, and MAGE-1 are expressed in human glioblastoma and recognized by cytotoxic T cells. *Cancer Res*. 2004;64(14):4980–4986.

50. Ahmed N, Ratnayake M, Savoldo B, et al. Regression of experimental medulloblastoma following transfer of HER2-specific T cells. *Cancer Res*. 2007;67(12):5957–5964.

51. Ahmed N, Salsman VS, Kew Y, et al. HER2-specific T cells target primary glioblastoma stem cells and induce regression of autologous experimental tumors. *Clin Cancer Res*. 2010;16(2):474–485.

52. Raychaudhuri B, Rayman P, Ireland J, et al. Myeloid-derived suppressor cell accumulation and function in patients with newly diagnosed glioblastoma. *Neuro-oncology*. 2011;13(6):591–599.

53. Gros A, Turcotte S, Wunderlich JR, Ahmadzadeh M, Dudley ME, Rosenberg SA. Myeloid cells obtained from the blood but not from the tumor can suppress T cell proliferation in patients with melanoma. *Clin Cancer Res*. 2012;18(19):5212–5223.

54. Mitchell DA, Cui X, Schmittling RJ, et al. Monoclonal antibody blockade of IL-2 receptor alpha during lymphopenia selectively depletes regulatory T cells in mice and humans. *Blood*. 2011;118(11):3003–3012.

55. Sampson JH, Schmittling RJ, Archer GE, et al. A pilot study of IL-2Ralpha blockade during lymphopenia depletes regulatory T cells and correlates with enhanced immunity in patients with glioblastoma. *PLoS One*. 2012;7(2):e31046.

56. Yao X, Ahmadzadeh M, Lu YC, et al. Levels of peripheral CD4+FoxP3+ regulatory T cells are negatively associated with clinical response to adoptive immunotherapy of human cancer. *Blood*. 2012;119(24):5688–5696.

57. Antony PA, Restifo NP. CD4+CD25+ T regulatory cells, immunotherapy of cancer, and

interleukin-2. *J Immunother*. 2005;28(2):120–128.
58. Wrzesinski C, Paulos CM, Gattinoni L, et al. Hematopoietic stem cells promote the expansion and function of adoptively transferred antitumor CD8 T cells. *J Clin Invest*. 2007;117(2):492–501.
59. Sanchez-Perez L, Suryadevara CM, Choi BD, Reap EA, Sampson JH. Leveraging chemotherapy-induced lymphopenia to potentiate cancer immunotherapy. *Oncoimmunology*. 2014;3(7):e944054.
60. Restifo NP, Dudley ME, Rosenberg SA. Adoptive immunotherapy for cancer: harnessing the T cell response. *Nat Rev Immunol*. 2012;12(4):269–281.

第 14 章

脑肿瘤的嵌合抗原受体治疗

L. Sanchez-Perez[1] ■ C.M. Suryadevara[1] ■ B.D. Choi[2] ■ L.A. Johnson[3]

[1]Duke University Medical Center, Durham, NC, United States;

[2]Massachusetts General Hospital and Harvard Medical School, Boston, MA, United States;

[3]University of Pennsylvania, Philadelphia, PA, United States

历代嵌合抗原受体

第一代嵌合抗原受体

嵌合抗原受体（chimeric antigen receptors，CARs）这一概念最初是在 1989 年由 Zelig Eshhar 等人提出的 [1]。他们发表在 *Proceedings of the National Academy of Sciences* 上的研究，描述了"免疫球蛋白 -T 细胞受体嵌合分子"的产生。该过程是通过将单克隆抗体（monoclonal antibod，mAb）的重链和轻链可变区与

T 细胞受体（T cell receptor，TCR）的恒定区域结合到 T 淋巴细胞系中实现的。后来，他们进一步改进了方法，通过合成一个编码重链和轻链可变区的单链片段并用接头序列链片段（scFv）将其连接，从而得到"免疫球蛋白 -T 细胞受体嵌合分子"，这一方法否定了必须通过多基因转染才可实现抗体样受体特异性的观念[2]。在 scFv 结合到同源抗原的基础上，CAR 通过 CD_3 的 zeta 链来表达信号，从而激活受体耐受 T 淋巴细胞。早期的临床试验评估了这些通过包含单个细胞内信号域来定义的第一代嵌合抗原受体，这些临床试验是通过在卵巢癌、肾癌和儿童神经母细胞瘤患者中分别使用以叶酸受体[3]、碳酸酐酶 IX（carbonic anhydrase IX，CAIX）[4] 和 CD_{171}/L1-CAM[5] 为靶标的 CARs 来进行评估的。这些试验均未能显示出抗肿瘤疗效，且在患者的血液中明显缺乏长期存在的循环 CARs。然而，在 CAIX 试验中发生了意料之外的胆道毒性，证明了在体内严重脱靶可能性。

2009 年，位于休斯顿的 Baylor College of Medicine 的 Malcolm Brenner 及其同事发表了一份报告，首次提出了使用 CARs 的积极临床结果。第一代针对儿童神经母细胞瘤的二唾液酸神经节苷酯 GD2 的 CAR，在 11 名患者中有 1 人得到了完全的反应[5, 6]。免疫监测显示，所有患者在治疗后循环系统中的 CAR T 细胞计数均显著降低，灌注后 24 小时进行 PCR 仅可检出 0.1%。这些结果表明，CAR T 细胞疗法具有诱导有效的抗肿瘤反应的潜力，然而，如何使患者体内移植的 CAR T 细胞维持长效是一个新兴的挑战。

在此期间，使用基于转基因 TCR 的免疫疗法的研究也得到了关键进展来支持对 CAR 设计的细化，以维持其在体内的存活和持续时间。TCRs 通过在细胞表面的 MHC 分子呈递的肽段，识别细胞内的抗原。类似于 CARs，TCR 修饰的 T 细胞能够通过利用转基因 TCRα 和 β 链基因而不是 mAb scFv 片段来使患者的淋巴细胞重新定向，从而识别和摧毁肿瘤。美国国家癌症研究所（national cancer institute，NCI）的 Steven Rosenberg 研究小组的研究提供了关于受体亲和力对抗原的作用，以及经过处理的 T 细胞在患者体内的存活情况的观点[7~9]。他们的研究表明，经过修饰后表达 TCR 基因的 T 细胞以 gp100 或被 T 细胞识别的黑色素瘤抗原（melanoma antigen recognized by Tcells，MART1）为靶点，两种不同靶点的 T 细胞能够分别在 17% 和 30% 的晚期转移性黑素瘤患者中诱导发生抗肿瘤作用[依据实体瘤的反应评估标准（Response Evaluation Criteria in Solid Tumors，RECIST）][9]。值得注意的是，我们发现，即使在治疗 1 个月后，这些经过基因工程处理的 T 细胞在患者的循环血液中比例依然非常高（在循环 T 细胞中高达 80%）。与第一代 CAR 相对较短的存活时间相比，TCR- 转基因 T 细胞的长时间存活也促进了 CAR 的重新设计。尽管存在这种差异，CAR T 技术仍然很受欢迎，这是因为它能够避开人类肿瘤抗原中的白细胞抗原。这种抗原在癌症中常表达失调，并促进免疫逃逸，进而限制了符合条件的患者群体。

第二代嵌合抗原受体

基于对 T 细胞生物学的理解，第二代 CAR T 技术改善了 CAR T 细胞的功能和生存能力。正常情况下，T 细胞通过两步机制激活，这有助于免疫系统区分有危险的病原体和正常的自我组织。在 TCR zeta（ζ）链的强烈刺激下，T 细胞激活通路被触发，导致了包括 1 型细胞因子干扰素 γ、肿瘤坏死因子 α 在内的效应分子的产生，以及因穿孔素和颗粒酶的产生以及 CD_{107a}/LAMP1 的释放所致的靶细胞裂解。然后，第二个信号启动，促进 T 细胞的增殖和存活，以确保对致病的病原体的持久防御。而这是通过 T 细胞与巨噬细胞或树突状细胞等免疫支持细胞的相互作用来实现的，它们表达的共刺激分子，如 CD_{70}、CD_{80} 或 CD_{86}，可以与 T 细胞表面的 CD_{27}、CD_{28} 或 4-1BB 相结合。

当 TCR zeta 信号与这些共刺激信号同时发生时，T 细胞接收到存活的指令，维持长效并将最终转变为效应记忆细胞。然而，如果缺乏这种协同刺激，则会启动一种抗自身免疫循环机制，从而激活的 T 细胞很快就会发生活化诱导的细胞死亡（activation-induced cell death，AICD）。这一过程确保了 T 细胞会针对一个预期的靶标显示出持续的激活和功能状态，但如果是自身免疫的 T 细胞将很快被清除。

Carl June 和 Michel Sadelain 团队推测共刺激的第二信号可能在 CAR T 细胞中缺失，他们发明制造了第二代 CARs，其中包括了来自诸如 CD_{28}[10, 11]、4-1BB 或 OX40[12~14] 的共刺激分子的胞内信号传导。从本质上讲，第二代 CAR 通过增加细胞内共刺激信号区域来增强第一代 CAR 的作用；第一代 CAR 由 scFv+$CD_{3\zeta}$ 组成，第二代 CAR 也包括其中的一部分，如 CD_{28}，4-1BB 或 OX40。然而，对于哪一共刺激区域更为重要这一问题，目前观点尚不统一。有证据显示，CD_{28} 与 T 细胞的抗肿瘤作用增强有关，而 4-1BB 通过对 AICD 的抵抗，能够使 T 细胞存活时间更长。在这些最初的发现之后，各研究团队对其他第二代共刺激分子进行了评估，这些共刺激分子包括 ICOS[15]、CD_2[16]、CD_{27}[17]、KIR[18]、CD_{40L}[19] 和 CD_{80}[20]。

未来的嵌合抗原受体

从定义上来看，第三代 CAR 除了 scFv 和 $CD_{3\zeta}$ 信号外，还包括多个共刺激分子，正如图 14.1 中所示。NCI 的 Steven Rosenberg 的团队发表了一些关于第三代 CAR 的临床前研究，这些第三代 CAR 在临床前模型中可编码 CD_{28} 和 4-1BB 两种细胞内信号域。这些 CARs 的靶标包括存在于肿瘤血管中的血管内皮生长因子受体[21]，存在于实体肿瘤基质中的成纤维细胞活化蛋白（fibroblast activation protein，FAP）[22]，存在于白血病中的 CD_{19}[23]，和存在于高级别胶质瘤中的表皮生长因子受体变异体Ⅲ（epidermal growth factor receptor variant three，EGFRvⅢ）[24]。

美国杜克大学的 Laura Johnson 的研究团队与 NCI 合作，在相同基因的小鼠模型中发现，第三代以 EGFRvⅢ 突变为靶标的 CARs 能够识别并消除表达其靶点的细胞，这种细胞能够长期表达其靶点，并诱发对其他非 EGFRvⅢ 突变的肿瘤的内源性免疫应答[25]。在胶质瘤模型中，EGFRvⅢ CARs 能够完全消除在 VM/Dk 小鼠中表达 EGFRvⅢ 突变的胶质瘤。这种消除是剂量依赖的，并且这些治疗后的小鼠与 EGFRvⅢ 突变阴性的配对小鼠相比，表现出了对肿瘤复发的抵抗作用。这是我们首次发现以单一抗原为靶标的 CAR T 细胞能够诱发额外的内源性适应性免疫。

在体内第一次使用长时间存活的 FAP 靶向 CARs 是基于良好的细胞试验数据的。然而，在同源小鼠模型中，这些 CARs 也由于与共享抗原的交叉反应表现出了严重的自身毒性[22]。特别地，NCI 的 Tran 等人在 C57Bl/6 和 Balb/C 小鼠中移植不同类型的肿瘤，如黑素瘤、肾癌、乳腺癌和结直肠癌。对这些小鼠模型实行以 FAP 为靶标的 CARs 治疗，其抗肿瘤效果有限，却引起了严重的

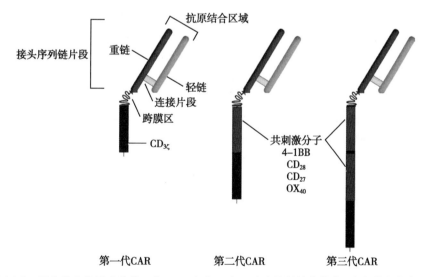

图 14.1　历代嵌合抗原受体第一代 CAR 包括一个细胞外抗原结合位点，这个结合位点通常由一个 mAb 的 VH 和 VL 部分组成，该结合位点与一个连接序列相连接，形成一个 scFv。scFv 与细胞内信号区域 TM 段相连接，其后连接一个 $CD_{3\varsigma}$ 信号区域（第一代 CAR），或一个由单个或多个共刺激分子处理过的 $CD_{3\varsigma}$ 信号区域。CAR，嵌合抗原受体；mAb，单克隆抗体；scFv，单链可变区段；VH，重链可变区；VL，轻链可变区

毒性反应，而这种毒性反应与破坏表达 FAP 的骨髓基质细胞有关 [22]。有趣的是，宾夕法尼亚大学（University of Pennsylvania，UPENN）的 Wang 等人在类似研究中发现，同基因小鼠的 FAP CARS 显示出了抗肿瘤作用，却没有发生自身毒性 [26]。两组实验方法的差异为：UPENN 的实验单独使用鼠 CD_{28}（mCD_{28}）作为共刺激分子，而在 NCI 的实验中使用的是 mCD_{28} 和 m4-1BB 作为共刺激分子；两个实验细胞数量不同；以及不同的抗 FAP mAb 克隆繁殖衍生的 scFv。Wang 等人也报道，mCAR T 细胞在体内的存活时间不超过一周。这两组实验结果的对比表明了这种治疗方案可能存在治疗窗效应，即针对同一抗原的治疗可能会有不同的结果，这取决于：①受体亲缘或表位选择的差异；②共刺激信号的组合；③CAR T 细胞的剂量。

针对血液源性恶性肿瘤的成功：CD_{19} 嵌合抗原受体

在首次证明了在肾癌患者中使用以 CAIX 为靶标的 CAR 会产生未预料到的毒性反应 [4] 和在患者中使用以黑素细胞为靶标的 TCRs 会产生皮肤毒性 [9] 之后，我们找到了更加适合并且"安全"的靶点。

白血病是血液系统的恶性肿瘤，由 T 淋巴细胞、B 淋巴细胞等白细胞恶变而来。由 B 淋巴细胞白血病包括慢性淋巴细胞白血病（chronic lymphoid leukemia，CLL）、急性淋巴细胞白血病（acute lymphoblastic leukemia，ALL）、弥漫性大 B 细胞淋巴瘤和套细胞淋巴瘤。尽管化疗和放疗可以治愈一些白血病患者，但疾病进展的患者除了骨髓移植（bone marrow transplant，BMT）之外几乎没有什么有效的治疗方法。同时，BMT 这种治疗方法本身的死亡率就高达 30%～35%。即使是那些对 BMT 耐受性良好并且最初显示出疗效的患者也往往会复发，故患者的治疗选择非常有限。在 Zelig Eshhar 首次提出将抗体的特异性识别能力与以 B 细胞中普遍存在的抗原（CD_{19}）为靶标的 CAR T 细胞的破坏能力联系起来的观点后的 20 年，CAR T 细胞疗法首次在临床诊疗中得到成功应用。

虽然以 B 细胞（CD_{19}，CD_{20}）的分化抗原为靶标是许多研究人员关注的焦点，但三个主要的团队将第一个以白血病为靶标的 CAR 转化成了临床试验，并在 2010～2012 年发表了初步结果。NCI 的外科专家 Drs. James Kochenderfer 和 Steven Rosenberg 报道了以 CD_{19} 为导向，CD_{28} 共刺激的第二代 CAR 治疗晚期滤泡性淋巴瘤的病例。该病例描述了一位临床复发的患者，体内循环的所有正常 B 淋巴细胞都已被清除，并已经进行了为期 39 周的随访研究 [27]。Memorial Sloan-Kettering Cancer Center 的 Drs. Renier Brentjens 和 Michel Sadelain 报告了一名 CLL 患者，他在接受第二代包含 CD_{28} 共刺激信号的 CD_{19} CAR T 细胞后数小时内就发生了严重的不良反应，并且该不良反应导致了患者随后的死

亡 [28]。另外 9 名在此试验中接受治疗的患者的结果分别在第二年被发表 [29]。这些患 CLL 或 ALL 的患者均未表现出客观的抗肿瘤效应，但 CAR T 细胞移植和 T 细胞细胞因子产生给予 CAR T 治疗希望。同样是在 2011 年，宾夕法尼亚大学的 Drs. David Porter and Carl June 在 *New England Journal of Medicine* 上报道了第一例使用以 CD_{19} 为靶标，4-1BB 共刺激的 CARs 进行治疗的 CLL 患者 [30]。该患者临床上达到了完全缓解，并且在治疗后 10 个月仍保持着循环 B 淋巴细胞的消除状态。值得注意的是，在这个案例中，研究者使用了相对较小的剂量的 CAR T 细胞给药方案（1×10^5/kg），以及在后续过程中约占外周血 T 细胞 1% 的数量的 CAR T 细胞的长期植入；相比而言，另外两组（总量为 4×10^8 个 CAR T 细胞和 Rosenberg 和 Sadelaine 的 3×10^7/kg 个 CAR T 细胞）研究，大约 2 个月后 CAR T 细胞就下降到了无法检测到的水平。

随着使用 CD_{19} 靶向 CARs 治疗白血病患者的技术和临床经验的成熟，越来越多的研究报道了治疗反应率的提高和 B 细胞性恶性肿瘤对治疗的反应的多样性。到 2015 年，已发表的研究报告共报道了 100 多名接受以 CD_{19} 为靶标的 CAR 治疗的患者，其中儿童 ALL 患者的治疗反应率高达 95%，而正如 CD_{19} 弱阴性的多发性骨髓瘤一样不可预期的是，疾病治疗结果显示，我们对白血病的治疗也显示出了积极的反应 [29, 31~33]。持续的高反应率，包括公认的治疗方案，已经引起了商业公司的极大兴趣，包括 Novartis，Juno，Kite，Bluebird 等的许多小型和大型生物技术公司和制药公司在 CAR 疗法上投入了大量资金。目前，在北美、欧洲、亚洲和澳大利亚有 30 多个以 CD_{19} 为靶标的 CAR 临床试验正在进行当中。

实体肿瘤作为嵌合抗原受体治疗靶点

虽然 CARs 对表达 CD_{19} 的血液系统肿瘤的治疗取得了很大的成功，但针对实体的、非血液系统恶性肿瘤在其应用过程中仍然面临着一系列特别的挑战。与液态的血源性的肿瘤环境相反，实体肿瘤的微环境相对恶劣，并存在一种促进结缔组织增生的基质，二者共同作用，从而抑制了 CARs 引起有效的抗肿瘤免疫反应的穿透性和作用的持久性。此外，也许最大的障碍在于，虽然目前我们正在探索一些针对实体肿瘤的抗原靶点，但除了少数肿瘤外，迄今为止，我们还缺乏能够较好地被描述的、肿瘤相关的或肿瘤特异的抗原。

脑肿瘤中的嵌合抗原受体治疗方案

脑肿瘤面临的一个重要潜在问题是血脑屏障（blood-brain barrier，BBB）的跨越。在过去，大脑被认为是一个免疫豁免的部位，它被一层致密的周细胞形成的屏障所保护，以避免脑组织与蛋白质、细胞、微观或宏观的有机物通过血液相接触。目前我们已经证明血脑屏障能将大分子药物或抗体抵挡在外，因此这种经外周循环给药的大分子药物在脑中的水平通常低于血液循环中药物浓度的 1/1000。如前所述，目前脑肿瘤的 T 细胞免疫治疗依然是受限的，因为我们还缺乏能够安全使用的靶点 [34, 35]。CAR 技术已经被用于以 CAR T 细胞靶向的，胶质瘤相关的抗原的进一步研究，例如表皮生长因子受体 [36~38]，癌症特异的 EGFRvⅢ [39~42]，白介素 -13 受体 α2（IL-13Rα2）[43~45]，受体酪氨酸蛋白激酶 erbB-2（也称为人类表皮生长因子受体 2（HER2/Neu））[46~49]，A 型产促红细胞生成素人类肝细胞癌受体 2（EphA2）[51, 52]，和神经胶质瘤干细胞（glioma stem cell，GSC）标志物 Prominin-1（CD_{133}）和神经细胞黏附分子 L1（L1-CAM）[53, 54]。这些 CARs 已经在临床前研究中进行了开发和评价，并且其中的几个已经进入了Ⅰ期临床研究（表 14.1）。在这里，我们回顾了目前正在进行的治疗脑恶性肿瘤的临床前和临床 CAR T 细胞研究。

表 14.1　嵌合抗原受体治疗脑肿瘤患者临床试验

研究	分期	编号	发起者
关于在 EGFRvⅢ（+）胶质母细胞瘤（GBM）患者中自体 T 细胞被重定向到 EGFRvⅢ 与嵌合抗原受体的初步研究	Ⅰ 期试验	NCT02209376	Abramson Cancer Center of the University of Pennsylvania, Philadelphia, PA 2 个中心：UPENN 和 UCSF
以 EGFRvⅢ 为靶点的嵌合抗原受体（CAR）T 细胞对 EGFRvⅢ 阳性的恶性胶质瘤患者进行的免疫治疗	Ⅰ 期试验	NCT01454596	National Cancer Institute, Bethesda, MD
转基因 T 细胞治疗复发性或难治性恶性胶质瘤（IL13Rα2）	Ⅰ 期试验	NCT02208362	City of Hope Medical Center, Duarte, CA
CAR T 细胞治疗过表达 EGFR 的恶性胶质瘤患者	Ⅰ 期试验	NCT02331693	仁济医院，中国
GBM 患者中表达 HER-2 特异性 CARs 的 T 细胞	Ⅰ 期试验	NCT02442297	Baylor College of Medicine, Houston, TX
在 GBM 患者中，巨细胞病毒特异性细胞毒性 T 淋巴细胞表达以 HER2 为靶点的 CAR	Ⅰ 期试验	NCT01109095	Baylor College of Medicine, Houston, TX

嵌合抗原受体 T 细胞的临床前实践

　　CAR 的设计主要是基于现有抗体的可用性，但最近已经扩展到针对上述抗原的新型抗体。大多数的这类抗体都是鼠源性的，通过对鼠进行免疫接种，将人类目标抗原绑定到诸如钥孔血蓝蛋白等佐剂上，以获取高亲和力同时也对人类靶点具有较高的特异性的抗体。这些方法是利用小鼠和人类分子之间的分子差异来产生鼠源的抗人抗体，从而将针对鼠同源抗体的交叉反应的可能性降到最低。这种 CARs 是当今研究中所使用的 CARs 的主流，很显著地在移植小鼠身上显示了针对人类细胞株上表达的人类靶点的特异性。因此，对这些 CARs 进行临床前评价需要免疫系统严重受损的动物模型，如非肥胖型糖尿病，严重联合免疫缺陷（nonobese diabetic，severe combined immunodeficien，NOD SCID）小鼠或 NOD SCID IL-2RγC$^{-/-}$（NSG）小鼠 [43, 48]。这些模型的使用既有优点也有缺点。最显著的优点就是它能够评估用于临床研究的相同的治疗因子；这些模型使用人类肿瘤和人类 CAR T 细胞。然而，一个主要的缺点是使用免疫联合缺陷动物模型使我们无法充分地评估与 CAR T 细胞治疗相关的免疫生物学相关内容 [55, 56]。此外，对安全性和自身免疫毒性发生的可能性也无法得到准确的评估。人类 CAR T 细胞在移植入联合免疫缺陷小鼠的过程中也可能经历着有限的或不断改变的动力学过程，如果 CAR T 细胞不能持续存活下去可能就无法诱导发生 CAR 依赖的自身免疫病理过程，而这一过程可能在会在临床上发生，因此限制了该模型在药物安全上急性毒性和慢性毒性的研究。

在脑肿瘤模型中嵌合抗原受体的临床前评估

EGFR CARs

　　EGFR 是一个 170kDa 大小的细胞表面受体酪氨酸激酶，它能识别一些相似的生长因子，例如：表皮生长因子（epidermal growth factor，EGF），肝素连接表皮生长因子样生长因子，转化生长因子 α，双向调节因子，上皮调节因子和 β 细胞素 [57]。EGFR 在大脑发育的过程中自然表达，并在神经形成过程中起着至关重要的作用 [58]。在成年阶段，大脑内 EGFR 的表达受到了极大的限制，并且在室管膜下区和海马体的亚粒状区域这些干细胞存在的区域，EGFR 都处于低水平状态 [59]。然而，多数高级别原发性恶性脑肿瘤如胶质母细胞瘤（glioblastoma，GBM）已被证实表达 EGFR，这种基因表达模式与侵袭性肿瘤表型和预后不良有关 [60]。超过 50% 的 GBM 患者在肿瘤床内表达 EGFR，并且其分布相对均匀 [61, 62]。此外，表达 EGFR 的肿瘤通常表现出基因扩增，并且，这种高表达水平明显高于正常表达 EGFR 的正常组织 [63]。因此，EGFR 在正常脑组织中的表达有限，而在 GBM 肿瘤中，这种受体表达丰富且均一，使其成为了 CAR 治疗 GBM 的一个潜在的十分有利的靶点。

　　最近，Zhou 等人发表了一篇关于 EGFR 特异性的第二代 CAR 的报道，其

中将 CD_{28} 的胞内段与 mAb 108 的抗人类 EGFR scFv 相连[36]。研究者评价了该 CAR 结构在体外识别表达 EGFR 细胞系(主要是肺癌的细胞系)的有效性,同时也评价了其在生存期得到延长的实验性肺转移免疫缺陷小鼠中识别细胞系的有效性。虽然研究者建议将它用于治疗表达 EGFR 的胶质瘤,但该 CAR 还并没有完成在脑瘤模型中的实验评估。MD Anderson 癌症中心也对两个 EGFR 特异的第二代 CAR 进行了临床前研究,其中 CD_{28} 胞内结构与 scFv 抗体相连,后者来源于临床批准的抗人 EGFR 抗体西妥昔单抗和尼妥珠单抗[37]。虽然对西妥昔单抗的被动抗体治疗有着一定毒性[64],并且相应的 EGFR-CAR 在人的皮肤移植小鼠模型中显示了皮肤毒性,但在基于尼妥珠单抗治疗的 CAR 治疗中毒性却相对较小。在最近一系列发表的文章研究了对 scFvs 亲和力调整产生的影响,从而显示对低和高表达 EGFR 的组织的差异性识别。以基于尼妥珠单抗的 EGFR-CARs 对高 EGFR 表达的组织(如肿瘤)表现出了选择性,并能保留低表达的组织[37]。我们认为这种选择性是为了提高 EGFR-CARs 的安全性和临床适用性。而是否存在一个治疗窗,使得我们既能够治疗高表达 EGFR 的肿瘤,同时也能够避免对正常表达 EGFR 的细胞产生毒性作用,目前仍在研究当中,并且因为缺乏可用的临床前模型,可能需要临床试验来确定。这里所提到的三个 EGFR 特异的 CARs,以及一种最近开发的新型 CAR[38],都能够在识别人类的分子同时也不会与鼠的同源基因发生交叉反应,因此这些 CAR T 细胞有待进一步实验观察是否可以在达到疗效的同时不对自然表达 EGFR 的外周脏器,包括肝脏、皮肤、肺、肠道,造成意想不到的明显毒性反应。

EGFRvⅢ CARs

EGF 受体的Ⅲ型突变,EGFRvⅢ,是一种 145kDa 大小的细胞表面蛋白,它特异地表达在癌症而非正常组织当中[66, 67]。EGFRvⅢ是通过截短基因内的外显子 2~7 产生的,导致外显子 1 和 8 相结合,同时在融合的部位产生一个具有甘氨酸残基的新抗原表位[66]。这种剪接突变体表现出了配体独立的结构信号,并能通过旁分泌信号促进邻近细胞的遗传转化[68]。临床上大约有 30% 的 GBM 患者,其肿瘤组织中表达 EGFRvⅢ。在大约 50% 的病例中,EGFRvⅢ也与野生型 EGFR 联合表达[61]。尽管 EGFRvⅢ表达的频率相对较低,但其仅限在恶性组织中的表达,因此它成为了一个极具吸引力的治疗靶点。

自从这一抗原最初被提出之后,许多的研究者都生研制了 EGFRvⅢ-CARs。第一代 EGFRvⅢ CARs 是由 Bullain 等人生产的[39],随后 Ohno 等人也生产出了第一代 EGFRvⅢ CARs[40]。这些 CARs 包含 $CD_{3\zeta}$ 链,并分别与鼠的抗人 MR1 和 3c10scFvs 连接[39, 40]。这些早期的研究证实了 EGFRvⅢ CARs 对抗恶性胶质瘤的可行性和有效性。重点是，我们通过两条给药途径了解了 CAR T 细胞的治疗潜力；Bullain 等人对肿瘤细胞和 CARs 进行了研究，同时还对瘤内直接 T 细胞注射进行了研究，而 Ohno 等人发表的研究则描述了静脉注射 T 细胞的使用情况。以上总结的这些研究都是在 NOD SCID 小鼠中进行的。虽然这两种 CAR 结构来自不同的母体抗体，但它们都对同一个人胶质瘤细胞系显示出了抗肿瘤的作用，证实了这种方法对 GBM 的临床适用性。

　　近些时候，人们设计了 EGFRvⅢ特异的第二代和第三代 CARs，这些 CARs 中包括一些刺激分子的区域，如 ICOS[42]，CD$_{28}$，或 4-1BB 的组合 [24, 25, 41, 65]。这些 CARs 在免疫缺陷小鼠体内表现出了持久性的增强，也证明了在全身系统用药治疗后，高度侵袭性的原位胶质瘤小鼠生存期能够得到延长 [25, 41, 65]。随着这些药物的在临床应用上的发展，CAR 的结构已经被重新设计，以合并人源化或完全是人类的 scFvs。人类的 scFv 提供了克服人类抗小鼠抗体所带来的问题，理论上由于这些抗体存在免疫原性，CARs 的治疗效果会受到限制 [69]。相似的方法也用在黑素瘤患者中，人们发现利用小鼠衍生的抗原特异 gp100TCRs 能诱发体液免疫反应，该反应能够起到针对小鼠的 TCR 序列的作用，预期在 scFv 中发现的基于小鼠的 B 细胞受体序列也能起到同样的作用 [9, 70]。此外，正如最近在一项关于抗间皮素 CAR 的临床试验中所观察到的那样，使用基于人的 scFv 可以降低患者发生过敏反应的风险，这是因为在反复在患者体内注射了经过 RNA 电穿孔处理的基于小鼠的 scFv CARs[71]。最近新公开的一个由人类 mAb139 号克隆体衍生出的 EGFRvⅢ scFv 是完全人源的，它几乎不会产生与人 EGFR 的交叉反应，并且最近开发成为第三代 CARs[24, 41]，目前正在复发胶质瘤患者中进行Ⅰ期临床试验（临床试验编号为 NCT01454596）。在该实验中，患者在应用环磷酰胺、氟达拉滨和 IL-2 的同时接受 CAR 的静脉给药，治疗后患者会伴发非骨髓消耗性淋巴细胞减少。第二个在 GBM 患者中靶向 EGFRvⅢ的临床试验使用了人源 3C10scFv（现在叫 2173）[65]，目前，这项临床试验正在宾夕法尼亚大学和加州大学旧金山分校两个中心进行（NCT02209376）。该临床试验的对象为新诊断、病灶未完全切除且经过标准治疗方案（即放疗和化疗）的 GBM 患者或是复发的 GBM 患者，试验的给药方式为静脉给药。另外两个Ⅰ期临床试验预计将于 2016～2017 年在杜克大学开展，旨在评估 NCI 研发的包含有 139 号克隆体的第三代 EGFRvⅢ CARs 的安全性。其中的一项研究将评估 EGFRvⅢ CARs 全身给药联合标准放疗和化疗治疗方案对原发性 GBM 患者的疗效。另一项研究将在复发性 GBM 患者中进行，并将评估 EGFRvⅢ CARs 颅内给药的安全性。表 14.1 包括了目前正在进行的所有基于 CAR 治疗 GBM 的临床试验。

　　早些临床前研究提供了在大脑中对实体肿瘤采用 T 细胞免疫疗法的概念

验证,证明了 CAR T 细胞能够在中枢神经系统内迁移到肿瘤中,以及在先前被认为没有免疫监视能力的器官内起效。虽然实验设计得很好,但使用免疫功能不全的小鼠和异种肿瘤系统在一定程度上对我们理解哪些宿主元素发挥了抗肿瘤的功效做出了限制,而这些宿主元素是需要我们转化到临床工作中来的[56]。研究评价了使用 TCR 转基因的 T 细胞进行过继性 T 细胞疗法,强调了宿主预处理作为抗肿瘤疗效和临床结果的关键决定因素的相关性[72, 73]。在 NCI 和其他机构进行的研究表明,经过淋巴减灭方案预处理的宿主是增强 T 细胞移植和功能的必要条件[74]。这至少在一定程度上是通过消除内源性免疫细胞的作用来实现的,这些内源性免疫细胞能够充当细胞内的细胞因子沉积地,并使 IL-7 和 IL-15 这样关键的稳态细胞因子,广泛用于提高注入细胞的存活和增殖能力[72]。

在 CD_{19} 特异的 CARs 治疗 B 细胞肿瘤时,同源小鼠模型的宿主预处理是十分有必要的。然而,由于缺乏可使用的 CAR 免疫治疗模型系统,宿主的作用仍然是未知的。在此之前,杜克大学将一个自发产生的 VM/Dk 鼠胶质瘤的且表达鼠 EGFR 的细胞系 sma560 转化为表达 EGFRvⅢ 突变的细胞系,在具有免疫能力的同源小鼠研究中使用[75, 76]。最近,一个完全鼠源的合并有鼠 CD_{28}, 4-1BB 和 $CD_{3\zeta}$ 的第三代 EGFRvⅢ CAR 在 VM/Dk 小鼠和 sma560 肿瘤中使用,从而评估在生理上更具相似性的模型中治疗神经胶质瘤的能力。这些研究表明,在这一背景下,CAR T 细胞疗法需要使用淋巴减灭预处理来介导肿瘤根治,并在植入小鼠大脑的 GBM 中产生长期的疗效[25]。此外,这些用 139scFv 衍生出的 CAR 完成的研究结果表明,先前治疗 EGFRvⅢ 阳性肿瘤的小鼠能够抵抗第二次 EGFR 阴性肿瘤的挑战[25]。这说明,CAR 诱导的抗原表位播散产生了一种对新的肿瘤抗原的内源性宿主免疫反应[77]。通过肿瘤特异的 CAR 诱导局部的、肿瘤特异性的新的宿主反应的能力可以消除我们对抗原丢失变异的担心,并可在原位提供个性化的疫苗接种效果。

这些工具提供给我们一种方式,使我们可以很好地解释在实现 CAR T 细胞治疗原发性实体脑肿瘤的过程中所涉及的机制和因素。随着我们继续获得关于以下因素之间的相互联系方面的知识,包括改造后 T 细胞、肿瘤微环境、免疫抑制机制、诱导抗原表位播散、同源系统的免疫活性(比如上文提到的例子),我们将继续运用这些无价的知识,使得这种治疗方法能转化为有效的临床策略。

IL-13Rα2CARs

IL-13Rα2 是一种约 42kDa、IL-13 配体的高亲和性细胞表面受体;它只在特定的上皮细胞、淋巴细胞,及包括 GBM、髓母细胞瘤在内的大脑肿瘤中表达[78, 79]。虽然在除了肿瘤以外的组织中也有 IL-13Rα2 表达的报道，但是，当我们能深入地研究时，尤其是在 GBM 中，应该会发现肿瘤细胞的 IL-13Rα2 表达水平会高好几个数量级[80, 81]。定量表面表达（quantitative surface expression）显示，在一个肿瘤细胞上，有多至 30 000 份拷贝的 IL-13Rα2[82]。除此之外，IL-13Rα2 不但在每个细胞上的表达水平很高，而且在大约 58% 的 IV 级胶质瘤和高至 80% 的 GBM 患者中有表达[83, 84]。IL-13Rα2 与 EGFRvIII 类似，在肿瘤里的表达是有异质性的；肿瘤往往被分为高密度区、低密度区、不表达区[83, 84]。然而，因为其在肿瘤中相对局限的表达，和在 GBM 患者人群中广泛的表达，IL-13Rα2 成为了一个出众的 CAR 治疗靶标。

Michael Jensen 团队于 2000 年前后开始的研究，研发了一种以 IL-13Rα2 为靶点的 CAR，而如今人们称之为 zetakine CAR[43]。这一最初的研究，采取了一种全新的 CAR 模式，即将重组 IL-1（rIL-1）而非 scFv 融和至胞内 zeta 链。这种结构可以带来一种对 IL-13Rα2 有高度亲和性的 CAR，而它显示可以对体外胶质瘤产生细胞毒性作用，且在对胶质瘤颅内成瘤的 NOD SCID 大鼠进行瘤内注射后能介导长期存活[43]。这些最初的实验的实施是通过使用一种包含单氨基酸残基（IL13.E13Y）的 rIL-13 突变来对 IL-13Rα2 实现选择特异性的，并且阻止 IL-13Rα1 和 IL-4α 对其的识别。IL-13Rα1 和 IL-4α 都能与 IL13 结合，并广泛地在白细胞和淋巴器官中表达[78]。后续的实验将双突变引入了 IL-13（IL13.E13K. R109K）以进一步增强其特异性[45]，且研制了包含有已显示能增强 zetakine CARs 耐久性和抗肿瘤能力的 CD_{28} 位点的第二代 CAR 构型[85, 86]。基于这些实验，zetakine CAR 已经进入临床 1 期试验（表 14.1）[87, 88]。由拜耳医学院 Stephen Gottschalk 团队开展的临床前试验设计的 CAR，使用了抗 IL-13Rα2 的 scFv，与 CD_{3z}、4-1BB、CD_{28} 和 OX40 通路结合产生不同的组合，并产生了第一、二、三代的可识别 IL13Rα2 的 CARs。但是，对 IL-13Rα1 的交叉识别没有被研究，而且抗 rIL13zetakine CARs 的 scFv 的特异性也没有被验证[89]。这些 CARs 表现出了体外肿瘤细胞毒性和在体内的效能，且第二代、第三代的 CARs 在表现上相较第一代更出色。

HER2CARs

酪氨酸激酶受体 2ErbB-2，即广为所知的人表皮生长因子受体 2（HER2/Neu），是一种大小为 185kDa 的寡 EGFR 家族受体成员，且它具有组成活性。在成年人中，Her2 自然地表达在包括了胃肠、呼吸、泌尿生殖道的上皮组织和胎盘、乳腺、皮肤等组织上[91]。然而，Her2 在成人大脑上的表达在神经和胶质组织中并不存在，并仅局限存在于胚胎生长发育中[92]。然而，这种原癌基因在如 GBM、髓母细胞瘤、脑膜瘤的细胞表面，有高水平的启动和表达。Her2 在

GBM、髓母细胞瘤的表达，有记载分别为 20%～80%[93] 和 40%[94]。Her2 可以与 EGFR 存在共表达，不过不同的是，Her2 并不出现基因的扩增[95]。尽管瘤内 Her2 的表达具有一定程度的异质性。但是 Her2 完全不在 CNS 中表达并且在高级别肿瘤中广泛表达，因此 Her2 已成为脑恶性肿瘤的 CAR 治疗的引人瞩目的靶点[48, 96, 97]。

早在 20 世纪 90 年代，第一代 CARs 即已被通过将源自 N29[46] 和 FRP5[47] 的抗人 Her2 杂交瘤的大鼠 scFv 和 CD3ζ 链融和而研制成功。虽然源自 N29 的 HER2CAR 的实验只进行体外 Her2 表达肿瘤的缓解，但是使用了 FRP5scFv 的研究显示，HER2CARs 能介导体内肿瘤的消退[46]。不过这些试验只局限于恒定表达人 HER2 分子的 NIH3T3 细胞株的皮下肿瘤模型，和对 BALB/c 裸鼠使用 HER2CARs 来进行全身性治疗[46]。尽管这个试验首次阐释了 HER2CARs 的原理，但是大鼠体内实验中获得的结果不具备足够的说服力，其主要原因是 BALB/c 裸鼠中移植的人 T 细胞数量有限[46]。使得人 T 细胞可以移植时间相对更长的 NOD SCID 大鼠的出现，有利于对第一代、第二代 HER2CARs 进行评估。NCI 的临床前研究使用了一种 CAR，它是基于和临床中已批准的已对近 50 万乳腺癌女性安全地施用的赫赛汀 mAb 相同的 scFv 的。Zhao 等发现在异基因大鼠模型中，HER2CARs 能在不造成动物毒性的情况下治疗乳腺癌[98]。一个后续的采用了相同 CAR 的临床试验，却导致了第一个接受治疗的结肠癌患者快速的多器官功能衰竭和死亡[99]。该名患者的死亡被归咎于先前未被证实的正常肺组织上的 HER2 表达。

其他使用基于 FRP5 的包含 CD28 的第二代 CARs 实验，针对 GBM[48] 和髓母细胞瘤[49] 等自然表达 HER2 分子的肿瘤。这些研究总结性地阐明了 HER2CARs 能够通过内源性 HER2 表达水平来识别肿瘤，并介导长效的疗效[48, 49]。考虑到 HER2 在 CNS 外的外周组织中的广泛表达，基于 FRP5 的 HER2CARs 的安全性已经在能在哺乳动物组织和小脑内脑组织中有 HER2 表达的 HER2 转基因大鼠中被评估[100]。虽然有高水平的 HER2 表达，这些试验并没有发现什么副作用[100]。在这些结果的支持下，基于 FRP5 的 HER2CARs 目前正在两个临床剂量递增的一期试验中被评估，以决定这种方法在 HER2+GBM 患者中的安全性。除了基于 FRP5 的 HER2CARs 的静脉内给药以外，瘤内、腔内给药路径也正在被探索。

EphA2CAR

红细胞生成素诱导人肝癌细胞株受体 A2（erythropoietin-producing human hepatocellular carcinoma typeA receptor 2，EphA2）是一种 130kDa 的，酪氨酸细胞表面受体，其配体属于 Ephryn 家族，包括了 Ephryn A1、A2 及 A5。在成人

中 EphA2 只在增殖的上皮细胞,大脑、骨髓、肺、胸腺、小肠、膀胱、结肠、肝、肾和脾几个部位有低水平的表达[101, 102]。虽然,在正常的组织中它的表达较低,但是,在 60%～90% 的间变性星形细胞瘤、GBM 中 EphA2 存在过表达[103, 104]。EphA2 增强了侵袭性,因此其表达往往与较差的预后相关[105]。在 GBM 患者中肿瘤表达的 EphA2 是相对同质性的;GBM 中有高至 75% 的细胞表达高密度的 EphA2[103, 104]。因此,由于 EphA2 在高级别星形细胞瘤中的普遍高表达,和其在肿瘤中表达的同质性,其成为了一个瞩目的 CAR 治疗靶标。

一种具有来自 mAb 4H5(一种 EphA2mAb EA2 的人源化版本)的第二代 CD_{28} 共刺激 EphA2CAR 已经被研制成功,并在免疫缺陷的 SCID 大鼠模型中进行了临床前评估[50]。这个研究阐述了对表达 EphA2 的胶质瘤细胞株的体外识别和细胞毒性。相较于接受了对照 CARs 的患有颅内肿瘤的大鼠,接受 EphA2CARs 过继转移的大鼠有着更长的生存期[50]。这是至今唯一的使用 EphA2CARs 的发表的报道,预计未来会有更多类似的实验跟进研究。

以胶质瘤干细胞为靶标的嵌合性抗原受体

Prominin-1,即 CD_{133},是一种胆固醇的细胞表面受体[106],其在 GSCs 中高表达[52]。CD_{133} 是一种分子量为 97kDa 的五膜跨越糖蛋白(five-membrane-spanning),但由于存在拼接突变体和翻译后修饰,它的分子量大致在 80～120kDa 之间[107]。CD_{133} 在胃肠道,及肝脏、胆囊、胰腺和睾丸的上皮组织中有广泛的表达。在正常成人大脑中,CD_{133} 的表达在神经元细胞、胶质母细胞中处于低水平[108],但在 GSCs 中却是高表达[52],并且在复发肿瘤中也是表达增高的,这些因素使得 CD_{133} 成为了一个瞩目的 CAR 治疗的靶点。一个包含有抗人 CD_{133} 的 scFv 的第三代 CD_{133} 特异性 CAR 已经研制成功,且进行了临床前试验[51]。体外实验已经证实了其对 CD_{133}^+GSCs 的特异性,以及在抗原识别后的细胞毒性。虽然在体内评价中,将建立的 CD_{133} 人异种移植物连续三次对裸鼠进行瘤内注射,CD_{133} CAR T 仅仅显示了中等的生存期延长。在功能评估中,CAR T 细胞耗竭并未被观察到,但是肿瘤浸润性 CD_{133} CAR T 细胞的免疫学分析却提示有终末期分化标志物 CD_{57} 的表达[51]。近期研究显示,CD_{133} CAR 会丢失对 GSCs 的 CD_{133}^+ 后代细胞中的糖基化表位的识别,部分归因于 AC133mAb(这种 CAR 的结构基础之一)[107]。由于这种 CAR 可能会识别正常组织表达的 CD_{133},因此需要更多的实验来合理地评价这种 CAR 在体内的有效性和安全性。

神经细胞黏着分子 L1(L1-CAM),或者说 CD_{171},是一种 140kDa 的细胞表面黏着分子,但它可以被糖基化至 200～220kDa 之间[109]。L1-CAM 是通过将轴突与生长中的神经元以及细胞外蛋白基质(如层粘连蛋白和神经黏蛋白)连接,以调节神经元实现神经黏附、生存、迁移和轴突引导及轴索延伸,进而

参与大脑的发育 [110]。L1-CAM 在肾、软组织中高表达，而在实体肿瘤中，如神经母细胞瘤 [111]、卵巢癌 [112]、黑色素瘤 [113, 114]、胰腺癌 [115]、结肠癌等，也有异常表达，并与侵袭性、较差的预后相关 [116]。胶质瘤中 [117]，L1-CAM 已经在高于 GSCs 中的神经组织的层面被发现，它扮演了维持肿瘤增殖和 GSCs 存活的作用 [118, 119]。出于其在广泛的神经组织中有表达的安全性考虑，一种为了治疗实体肿瘤的 L1-CAM CAR 最近在研制之中 [53, 54]，尽管其在发展过程中处处小心谨慎。包含了将人特异性 CE7mAb 融合至 $CD_{3\zeta}$ 链的 scFv 在内的第一代 CAR 已经显示其对 L1-CAM 具有特异性，有趣的是，其能识别肿瘤组织但不能识别正常组织所表达的 L1-CAM[54]。有人相信，肿瘤特异性识别可以被一种只在肿瘤上表达的迄今未知的选择性拼接突变所解释 [54]。更多的研究需要被开展以评估对 GBM GSC 细胞株的识别和尚未被发现的功能。虽然 L1-CAM CARs 在脑肿瘤中的 I 期临床试验的开展仍需等待，但有其他的研究正在评估 L1-CAM CARs 抗诸如神经母细胞瘤的神经外胚层来源的肿瘤的功能 [5]。

给药难题

BBB 的存在 [120, 121] 很大程度上使得在系统循环中的循环免疫细胞以及大于 400Da[122, 123] 的溶质分子被很好地与脑组织分隔开，从而保护了脑不暴露于感染、避免潜在的致命的自身免疫和毒素——大脑一直被认为是一个免疫豁免的器官 [124]。虽然以往关于免疫豁免的概念将循环抗原特异性 T 细胞对大脑内致病原出现和恶性细胞转化的监视作用排除在外，但是新近的观察、对大脑解剖和免疫系统的更深的学习证明这种观点并不正确 [125~127]。最近的研究显示在脑实质内胶质细胞所表达的抗原能通过蛛网膜下隙，穿过鼻黏膜，到达颈部淋巴结 [128, 129]。到了这些淋巴结后，它们就会被定植于此的树突状细胞捕获并被呈递，启动了获得性免疫过程 [130]。而不管 BBB 的完整性是否存在，一旦 T 细胞被激活，它们就能穿行于大脑，而且当与同源的抗原结合时，它就能存在很长一段时间 [127, 131~133]。所以，可以认为 CAR T 细胞能有效地移至脑肿瘤处。最近的免疫缺陷及免疫正常的同源动物模型的研究，显示 CAR T 细胞能浸润大脑实质从而迁移至肿瘤处，并通过系统性地结合消除实验肿瘤细胞 [25, 40, 41, 65]。在接受获得性细胞移植的免疫治疗的患者中，也有临床证据提示 TCR 基因修饰的 T 细胞能清除转移性肿瘤细胞 [9, 134]。因此，目前认为大脑是一个免疫豁免器官的观点，在近些年发生了很大的改变。激活的 T 细胞可以到达肿瘤位置的能力并不受限，包括位于完整的 BBB 保护下的肿瘤——这一观点目前已被接受。早些已被提及的研究支持靶向脑肿瘤的 CAR T 细胞的全身性给药方式,但目前很多研究使用腔内注射、瘤内注射 CAR T 细胞的方法。不过,之所以这些试验选用这些方法,与其说是出于脑肿瘤药物运输方面的限制,不如说是出于安全性考虑。

潜在挑战

在评估 CAR 时,选择(限制)什么合适的动物模型取决于被研究的 CAR 的来源抗体是靶向人源还是鼠源同源靶向抗原。一种的解决这种潜在困境的战略性方法是制作来源于同时能对人和大鼠靶分子进行交叉反应的抗体的 CARs,从而使得同在异源和同源的大鼠系统中能评估 CAR 的抗原活性位点成为可能之事。确实,在这种背景下,同样的单链可变区可以被连接到人或大鼠 T 细胞的跨膜和信号传递部位。在 EGFRvⅢ CARs 的研究中,这种交叉反应性已被利用——它们能在人和大鼠中发现同样的 EGFRvⅢ肿瘤特异性抗原[25]。其他在同源系统中研究 CAR T 细胞的价值在于,它能指导我们评估这些 CAR T 细胞的长期、短期安全性和毒性,以排除对 GvHD 对表达在正常组织的其他抗原的交叉反应性的担忧。更进一步说,免疫功能完全的动物模型能提供理解内源性免疫机制如何导致肿瘤排斥的全新机制,以及这些机制如何能被 CAR T 细胞治疗所影响的重要观点[77]。而这些观察是不可能在免疫功能不全的大鼠中被发现的。

因此,在设计新 CARs 时,应该将重心放在使用能对表达在动物中的抗原具有交叉反应性的抗体。理解什么阻碍了持久和长期的疗效,以及如何将这些阻碍变成治疗的获益,是至关重要的。在交叉反应克隆尚未获得时,对 CARs 的临床转化研究要极为谨慎,因为潜在的对正常组织的人类分子的抗体交叉反应仍然存在,而它只能在患者身上得以评估。

EGFRvⅢ,一种肿瘤特异性抗原,在很多方面都是理想的免疫治疗抗原模型,原因是它仅仅在恶性肿瘤细胞上表达,在其他位点上的表达仍未发现。目前,2 个以它作为靶标治疗 GBM 患者的临床试验结果尚未公布。EGFR、Her2、EphA2 和(相对使用较少)IL-13Rα 靶点虽然在外周部位表达极少,不过理论上仍会导致副作用,甚至在一例接受了高剂量 Her2CAR T 细胞(1×10^{11}),伴有通过化疗最大量地去除淋巴细胞,以及全身接受 600rads 放疗的结肠癌患者中出现死亡[99]。该患者在输注 CAR T 细胞的数分钟后便出现呼吸窘迫,在5 天后离世。这种严重的副作用被认为是位于肺上皮细胞上少量的 Her2 抗原表达所致,它引起了意料之外的 CAR T 细胞毒性,从而对肺造成了不可逆转的损伤,最终致死[99]。因而,为了避免类似的毒性反应,瘤腔内、瘤内给药途径被提出,而且在针对 EGFR[36~38],Her2[46~49],EphA2[50] 和 IL-13Rα2[43~45] 的

CARs 的临床试验已完成评估，希望相对于循环独立的大脑可以将自身反应性 T 细胞保留在大脑内。

系统性 CAR T 细胞输注是一种微创而且可行的 CAR T 细胞给药路径。但是靶抗原的基因表达模式方面的安全性问题限制了它的应用。虽然瘤腔内、瘤内 CAR T 细胞输注一开始是以一种可以限制系统性毒性作用的选择出现在我们面前的，但是这种理论已受到质疑。相对于循环系统，大脑具有独立性的假设是因为大脑缺乏明确的中枢神经系统淋巴循环，而缺乏了它将使诸如 T 细胞在内的大脑浸润细胞、存在于脑脊液中的溶质不能引流至淋巴结并接触循环系统[135]。最近重要的研究揭示出，大脑具有高度组织、结构清晰的淋巴系统，使得 T 细胞和溶质能够到达颈部淋巴结[129, 136, 137]。而这些到达淋巴结的细胞是否最终能回到循环，以及这和大脑内局部使用的 CAR T 细胞有什么联系是需要拭目以待的。

随着免疫治疗日趋强大，更多的关注点将会集中于正常健康组织所不共享的肿瘤抗原靶标上。在大脑中，如果将自身组织当作靶点已经显示会引起不可控的中枢神经系统自身免疫，这在实验性自身免疫性脑脊髓炎（experimental autoimmune encephalomyelitis，EAE）中已被很好记录了。很大程度上，因为胶质瘤细胞会表达周围正常局部组织的抗原，在包括人、非人灵长类动物、大脑肿瘤免疫治疗大鼠模型中都有详尽的致死性药物不良反应的发生记录。这种副作用的风险可以通过谨慎地选择在所有正常组织中都完全不存在的肿瘤特异性抗原降低。在实体肿瘤中，这样的例子包括了 EGFRvⅢ肿瘤特异性突变[67]和异柠檬酸脱氢酶 1（IDH1）突变[138]。另外，H3.3[139]和 BRAF[140, 141]的保守突变被分别证实为儿童 GBM 和毛细胞性星型细胞瘤的潜在靶点，而后者已经显示可以表达不会复发、散在的 ATRX/DAXX[139, 142]、TP53[139]、NF1[143]和 PDGFRα[143]的变体。这些众多突变的一个缺点是，它们没法提供 CAR 定位所需的细胞表面表位。巨细胞病毒相关病毒抗原可以表达在很高比例的 GBMs 中，且在正常大脑中不表达[144, 145]，所以或许能成为一种新的非己的 CAR 靶点。相信，随着高通量基因测序的创新进展，新的大脑和其他部位的恶性肿瘤的免疫治疗靶点将会被发现。

展望

CAR 的设计自从其概念提出之初到现在囊括诸多影响 T 细胞行为的信号传导位点，但初始概念已发生了重大的变化[146, 147]（图 14.1）。第一代 CARs 主要包括一个与胞内 $CD_{3\zeta}$ 链相连的胞外抗原结合位点，从而可以启动与内源性 TCR 机制相似的 T 细胞细胞毒性[148]。这些 CARs 只能在体内使用，原因是 T 细胞缺少了共刺激会走向死亡。第二、三代 CARs 在其早期工作时便致力于在 CAR 结构内部加入 CD_{28}[149]、OX-40[150]、ICOS[42] 或 4-1BB，以予其刺激。将一个（即第二代）或两个（即第三代）信号传导位点整合进细胞复合物中，可以使 T 细胞的增殖、存活、细胞因子分泌及肿瘤溶解功能进一步改善[151,152]。第二代、第三代抗多肿瘤靶点 CARs 已然形成并成为本文剩余部分的重点。

　　之前的研究已经发现了几个可以刺激 T 细胞反应的 MHC 限制性抗原[104,153]。由于位于脑肿瘤的细胞表面 MHC 分子的丢失导致的免疫逃避，可能会妨碍这种方案的有效性[154]。意外的是，超过 20 年的实验、发展，协同研究形成了不需要 MHC 分子就能精准靶向表面抗原的全新抗体技术[155]。在结构学、精确体液免疫反应知识更新的同时，在封闭的实验室内，针对一个几乎无限的靶抗原名单，可以制造相应的 mAbs 或人造衍生物的分子技术也在不断进展[146,147]。重要的是，独立于 MHC 限制的靶向抗原能力，为靶向多个在脑肿瘤广泛表达和过表达的表面抗原提供了可能性[61,81,93,103,118,119,156~158]。

（王雅宁　周李周　孔梓任　黄钰洲　王裕 译）

参考文献

1. Gross G, Waks T, Eshhar Z. Expression of immunoglobulin-T-cell receptor chimeric molecules as functional receptors with antibody-type specificity. *Proc Natl Acad Sci USA*. 1989;86(24):10024–10028.
2. Eshhar Z, Bach N, Fitzer-Attas CJ, et al. The T-body approach: potential for cancer immunotherapy. *Springer Semin Immunopathol*. 1996;18(2):199–209.
3. Kershaw MH, Westwood JA, Parker LL, et al. A phase I study on adoptive immunotherapy using gene-modified T cells for ovarian cancer. *Clin Cancer Res*. 2006;12(20 Pt 1):6106–6115.
4. Lamers CH, Sleijfer S, Vulto AG, et al. Treatment of metastatic renal cell carcinoma with autologous T-lymphocytes genetically retargeted against carbonic anhydrase IX: first clinical experience. *J Clin Oncol*. 2006;24(13):e20–22.
5. Park JR, Digiusto DL, Slovak M, et al. Adoptive transfer of chimeric antigen receptor re-directed cytolytic T lymphocyte clones in patients with neuroblastoma. *Mol Ther*. 2007;15(4):825–833.
6. Louis CU, Savoldo B, Dotti G, et al. Antitumor activity and long-term fate of chimeric antigen receptor-positive T cells in patients with neuroblastoma. *Blood*. 2011;118(23):6050–6056.
7. Johnson LA, Heemskerk B, Powell Jr DJ, et al. Gene transfer of tumor-reactive TCR confers both high avidity and tumor reactivity to nonreactive peripheral blood mononuclear cells and tumor-infiltrating lymphocytes. *J Immunol*. 2006;177(9):6548–6559.
8. Morgan RA, Dudley ME, Wunderlich JR, et al. Cancer regression in patients after transfer of genetically engineered lymphocytes. *Science*. 2006;314(5796):126–129.
9. Johnson LA, Morgan RA, Dudley ME, et al. Gene therapy with human and mouse T-cell receptors mediates cancer regression and targets normal tissues expressing cognate antigen. *Blood*. 2009;114(3):535–546.
10. Krause A, Guo HF, Latouche JB, Tan C, Cheung NK, Sadelain M. Antigen-dependent CD28 signaling selectively enhances survival and proliferation in genetically modified activated human primary T lymphocytes. *J Exp Med*. 1998;188(4):619–626.

11. Finney HM, Lawson AD, Bebbington CR, Weir AN. Chimeric receptors providing both primary and costimulatory signaling in T cells from a single gene product. *J Immunol*. 1998;161(6):2791–2797.

12. Finney HM, Akbar AN, Lawson AD. Activation of resting human primary T cells with chimeric receptors: costimulation from CD28, inducible costimulator, CD134, and CD137 in series with signals from the TCR zeta chain. *J Immunol*. 2004;172(1):104–113.

13. Imai C, Mihara K, Andreansky M, et al. Chimeric receptors with 4-1BB signaling capacity provoke potent cytotoxicity against acute lymphoblastic leukemia. *Leukemia*. 2004;18(4):676–684.

14. Milone MC, Fish JD, Carpenito C, et al. Chimeric receptors containing CD137 signal transduction domains mediate enhanced survival of T cells and increased antileukemic efficacy in vivo. *Mol Ther*. 2009;17(8):1453–1464.

15. Guedan S, Chen X, Madar A, et al. ICOS-based chimeric antigen receptors program bipolar TH17/TH1 cells. *Blood*. 2014;124(7):1070–1080.

16. Cheadle EJ, Rothwell DG, Bridgeman JS, Sheard VE, Hawkins RE, Gilham DE. Ligation of the CD2 co-stimulatory receptor enhances IL-2 production from first-generation chimeric antigen receptor T cells. *Gene Ther*. 2012;19(11):1114–1120.

17. Song DG, Ye Q, Poussin M, Harms GM, Figini M, Powell Jr DJ. CD27 costimulation augments the survival and antitumor activity of redirected human T cells in vivo. *Blood*. 2012;119(3):696–706.

18. Wang E, Wang LC, Tsai CY, et al. Generation of potent T cell immunotherapy for cancer using DAP12-based, multichain, chimeric immunoreceptors. *Cancer Immunol Res*. 2015;3(7):815–826.

19. Curran KJ, Seinstra BA, Nikhamin Y, et al. Enhancing antitumor efficacy of chimeric antigen receptor T cells through constitutive CD40L expression. *Mol Ther*. 2015;23(4):769–778.

20. Stephan MT, Ponomarev V, Brentjens RJ, et al. T cell-encoded CD80 and 4-1BBL induce auto- and transcostimulation, resulting in potent tumor rejection. *Nat Med*. 2007;13(12):1440–1449.

21. Chinnasamy D, Yu Z, Kerkar SP, et al. Local delivery of interleukin-12 using T cells targeting VEGF receptor-2 eradicates multiple vascularized tumors in mice. *Clin Cancer Res*. 2012;18(6):1672–1683.

22. Tran E, Chinnasamy D, Yu Z, et al. Immune targeting of fibroblast activation protein triggers recognition of multipotent bone marrow stromal cells and cachexia. *J Exp Med*. 2013;210(6):1125–1135.

23. Kochenderfer JN. Genetic engineering of T cells in leukemia and lymphoma. *Clin Adv Hematol Oncol*. 2014;12(3):190–192.

24. Morgan RA, Johnson LA, Davis JL, et al. Recognition of glioma stem cells by genetically modified T cells targeting EGFRvIII and development of adoptive cell therapy for glioma. *Hum Gene Ther*. 2012;23(10):1043–1053.

25. Sampson JH, Choi BD, Sanchez-Perez L, et al. EGFRvIII mCAR-modified T cell therapy cures mice with established intracerebral glioma and generates host immunity against tumor-antigen loss. *Clin Cancer Res*. 2014;20(4):972–984.

26. Wang LC, Lo A, Scholler J, et al. Targeting fibroblast activation protein in tumor stroma with chimeric antigen receptor T cells can inhibit tumor growth and augment host immunity without severe toxicity. *Cancer Immunol Res*. 2014;2(2):154–166.

27. Kochenderfer JN, Yu Z, Frasheri D, Restifo NP, Rosenberg SA. Adoptive transfer of syngeneic T cells transduced with a chimeric antigen receptor that recognizes murine CD19 can eradicate lymphoma and normal B cells. *Blood*. 2010;116(19):3875–3886.

28. Brentjens RJ, Riviere I, Park JH, et al. Safety and persistence of adoptively transferred autologous CD19-targeted T cells in patients with relapsed or chemotherapy refractory B-cell leukemias. *Blood*. 2011;118(18):4817–4828.

29. Brentjens RJ, Davila ML, Riviere I, et al. CD19-targeted T cells rapidly induce molecular remissions in adults with chemotherapy-refractory acute lymphoblastic leukemia. *Sci Transl Med*. 2013;5(177):177ra138.

30. Porter DL, Levine BL, Kalos M, Bagg A, June CH. Chimeric antigen receptor-modified T cells in chronic lymphoid leukemia. *N Engl J Med*. 2011;365(8):725–733.

31. Davila ML, Riviere I, Wang X, et al. Efficacy and toxicity management of 19-28z CAR T cell therapy in B cell acute lymphoblastic leukemia. *Sci Transl Med*. 2014;6(224):224ra225.

32. Garfall AL, Maus MV, Hwang WT, et al. chimeric antigen receptor T cells against CD19 for multiple myeloma. *N Engl J Med*. 2015;373(11):1040–1047.

33. Maude SL, Frey N, Shaw PA, et al. Chimeric antigen receptor T cells for sustained remissions in leukemia. *N Engl J Med*. 2014;371(16):1507–1517.

34. Mitchell DA, Fecci PE, Sampson JH. Adoptive immunotherapy for malignant glioma. *Cancer J*. 2003;9(3):157–166.

35. Reardon DA, Wucherpfennig KW, Freeman G, et al. An update on vaccine therapy and other immunotherapeutic approaches for glioblastoma. *Expert Rev Vaccines*. 2013;12(6):597–615.

36. Zhou X, Li J, Wang Z, et al. Cellular immunotherapy for carcinoma using genetically modified EGFR-specific T lymphocytes. *Neoplasia*. 2013;15(5):544–553.

37. Caruso HG, Hurton LV, Najjar A, et al. Tuning sensitivity of CAR to EGFR density limits recognition of normal tissue while maintaining potent antitumor activity. *Cancer Res*. 2015;75(17):3505–3518.

38. Liu X, Jiang S, Fang C, et al. Affinity-tuned ErbB2 or EGFR chimeric antigen receptor T cells exhibit an increased therapeutic index against tumors in mice. *Cancer Res*. 2015;75(17):3596–3607.

39. Bullain SS, Sahin A, Szentirmai O, et al. Genetically engineered T cells to target EGFRvIII expressing glioblastoma. *J Neurooncol*. 2009;94(3):373–382.

40. Ohno M, Natsume A, Ichiro Iwami K, et al. Retrovirally engineered T cell-based immunotherapy targeting type III variant epidermal growth factor receptor, a glioma-associated antigen. *Cancer Sci*. 2010;101(12):2518–2524.

41. Miao H, Choi BD, Suryadevara CM, et al. EGFRvIII-specific chimeric antigen receptor T cells migrate to and kill tumor deposits infiltrating the brain parenchyma in an invasive xenograft model of glioblastoma. *PLoS One*. 2014;9(4):e94281.

42. Shen CJ, Yang YX, Han EQ, et al. Chimeric antigen receptor containing ICOS signaling domain mediates specific and efficient antitumor effect of T cells against EGFRvIII expressing glioma. *J Hematol Oncol*. 2013;6:33.

43. Kahlon KS, Brown C, Cooper LJ, Raubitschek A, Forman SJ, Jensen MC. Specific recognition and killing of glioblastoma multiforme by interleukin 13-zetakine redirected cytolytic T cells. *Cancer Res*. 2004;64(24):9160–9166.

44. Brown CE, Starr R, Aguilar B, et al. Stem-like tumor-initiating cells isolated from IL13Rα2 expressing gliomas are targeted and killed by IL13-zetakine-redirected T cells. *Clin Cancer Res*. 2012;18(8):2199–2209.

45. Kong S, Sengupta S, Tyler B, et al. Suppression of human glioma xenografts with second-generation IL13R-specific chimeric antigen receptor-modified T cells. *Clin Cancer Res*. 2012;18(21):5949–5960.

46. Stancovski I, Schindler DG, Waks T, Yarden Y, Sela M, Eshhar Z. Targeting of T lymphocytes to Neu/HER2-expressing cells using chimeric single chain Fv receptors. *J Immunol*. 1993;151(11):6577–6582.

47. Altenschmidt U, Klundt E, Groner B. Adoptive transfer of in vitro-targeted, activated T lymphocytes results in total tumor regression. *J Immunol*. 1997;159(11):5509–5515.

48. Ahmed N, Salsman VS, Kew Y, et al. HER2-specific T cells target primary glioblastoma stem cells and induce regression of autologous experimental tumors. *Clin Cancer Res*. 2010;16(2):474–485.

49. Ahmed N, Ratnayake M, Savoldo B, et al. Regression of experimental medulloblastoma following transfer of HER2-specific T cells. *Cancer Res*. 2007;67(12):5957–5964.

50. Chow KK, Naik S, Kakarla S, et al. T cells redirected to EphA2 for the immunotherapy of glioblastoma. *Mol Ther*. 2013;21(3):629–637.

51. Zhu X, Prasad S, Gaedicke S, Hettich M, Firat E, Niedermann G. Patient-derived glioblastoma stem cells are killed by CD133-specific CAR T cells but induce the T cell aging marker CD57. *Oncotarget*. 2015;6(1):171–184.

52. Bao S, Wu Q, McLendon RE, et al. Glioma stem cells promote radioresistance by preferential activation of the DNA damage response. *Nature*. 2006;444(7120):756–760.

53. Gonzalez S, Naranjo A, Serrano LM, Chang WC, Wright CL, Jensen MC. Genetic engineering of cytolytic T lymphocytes for adoptive T cell therapy of neuroblastoma. *J Gene Med*. 2004;6(6):704–711.

54. Hong H, Stastny M, Brown C, et al. Diverse solid tumors expressing a restricted epitope of L1-CAM can be targeted by chimeric antigen receptor redirected T lymphocytes. *J Immunother*. 2014;37(2):93–104.

55. Greenwood JD. Xenogeneic PBL-scid mice: their potential and current limitations. *Lab Anim Sci*. 1993;43(2):151–155.

56. Alcantar-Orozco EM, Gornall H, Baldan V, Hawkins RE, Gilham DE. Potential limitations of the NSG humanized mouse as a model system to optimize engineered human T-cell therapy for cancer. *Hum Gene Ther Methods*. 2013;24(5):310–320.

57. Roskoski Jr R. The ErbB/HER family of protein-tyrosine kinases and cancer. *Pharmacol Res*. 2014;79:34–74.

58. Galvez-Contreras AY, Quinones-Hinojosa A, Gonzalez-Perez O. The role of EGFR and ErbB family related proteins in the oligodendrocyte specification in germinal niches of the adult mammalian brain. *FronT cell Neurosci*. 2013;7:258.

59. Aguirre A, Rubio ME, Gallo V. Notch and EGFR pathway interaction regulates neural stem cell number and self-renewal. *Nature*. 2010;467(7313):323–327.

60. Srividya MR, Thota B, Arivazhagan A, et al. Age-dependent prognostic effects of EGFR/p53 alterations in glioblastoma: study on a prospective cohort of 140 uniformly treated adult patients. *J Clin Pathol*. 2010;63(8):687–691.

61. Wikstrand CJ, McLendon RE, Friedman AH, Bigner DD. Cell surface localization and density of the tumor-associated variant of the epidermal growth factor receptor, EGFRvIII. *Cancer Res*. 1997;57(18):4130–4140.

62. Chandramohan V, Bao X, Keir ST, et al. Construction of an immunotoxin, D2C7-(scdsFv)-PE38KDEL, targeting EGFRwt and EGFRvIII for brain tumor therapy. *Clin Cancer Res*. 2013;19(17):4717–4727.

63. Ekstrand AJ, James CD, Cavenee WK, Seliger B, Pettersson RF, Collins VP. Genes for epidermal growth factor receptor, transforming growth factor alpha, and epidermal growth factor and their expression in human gliomas in vivo. *Cancer Res*. 1991;51(8):2164–2172.

64. Harding J, Burtness B. Cetuximab: an epidermal growth factor receptor chemeric human-murine monoclonal antibody. *Drugs Today (Barcelona)*. 2005;41(2):107–127.

65. Johnson LA, Scholler J, Ohkuri T, et al. Rational development and characterization of humanized anti-EGFR variant III chimeric antigen receptor T cells for glioblastoma. *Sci Transl Med*. 2015;7(275):275ra222.

66. Sugawa N, Ekstrand AJ, James CD, Collins VP. Identical splicing of aberrant epidermal growth factor receptor transcripts from amplified rearranged genes in human glioblastomas. *Proc Natl Acad Sci USA*. 1990;87(21):8602–8606.

67. Choi BD, Archer GE, Mitchell DA, et al. EGFRvIII-targeted vaccination therapy of malignant glioma. *Brain Pathol*. 2009;19(4):713–723.

68. Batra SK, Castelino-Prabhu S, Wikstrand CJ, et al. Epidermal growth factor ligand-independent, unregulated, cell-transforming potential of a naturally occurring human mutant EGFRvIII gene. *Cell Growth Differ*. 1995;6(10):1251–1259.

69. Lamers CH, Willemsen R, van Elzakker P, et al. Immune responses to transgene and retroviral vector in patients treated with ex vivo-engineered T cells. *Blood*. 2011;117(1):72–82.

70. Davis JL, Theoret MR, Zheng Z, Lamers CH, Rosenberg SA, Morgan RA. Development of human anti-murine T cell receptor antibodies in both responding and nonresponding patients enrolled in TCR gene therapy trials. *Clin Cancer Res*. 2010;16(23):5852–5861.

71. Maus MV, Haas AR, Beatty GL, et al. T cells expressing chimeric antigen receptors can cause anaphylaxis in humans. *Cancer Immunol Res*. 2013;1(1):26–31.

72. Gattinoni L, Finkelstein SE, Klebanoff CA, et al. Removal of homeostatic cytokine sinks by lymphodepletion enhances the efficacy of adoptively transferred tumor-specific

CD8+ T cells. *J Exp Med.* 2005;202(7):907–912.

73. Klebanoff CA, Khong HT, Antony PA, Palmer DC, Restifo NP. Sinks, suppressors and antigen presenters: how lymphodepletion enhances T cell-mediated tumor immunotherapy. *Trends Immunol.* 2005;26(2):111–117.

74. Dudley ME, Wunderlich JR, Robbins PF, et al. Cancer regression and autoimmunity in patients after clonal repopulation with antitumor lymphocytes. *Science.* 2002;298(5594):850–854.

75. Heimberger AB, Crotty LE, Archer GE, et al. Bone marrow-derived dendritic cells pulsed with tumor homogenate induce immunity against syngeneic intracerebral glioma. *J Neuroimmunol.* 2000;103(1):16–25.

76. Serano RD, Pegram CN, Bigner DD. Tumorigenic cell culture lines from a spontaneous VM/Dk murine astrocytoma (SMA). *Acta Neuropathol.* 1980;51(1):53–64.

77. Johnson LA, Sanchez-Perez L, Suryadevara CM, Sampson JH. Chimeric antigen receptor engineered T-cells can eliminate brain tumors and initiate long-term protection against recurrence. *Oncoimmunology.* 2014;3(7):e944059.

78. Thaci B, Brown CE, Binello E, Werbaneth K, Sampath P, Sengupta S. Significance of interleukin-13 receptor alpha 2-targeted glioblastoma therapy. *Neuro Oncol.* 2014;16(10):1304–1312.

79. Sengupta S, Thaci B, Crawford AC, Sampath P. Interleukin-13 receptor alpha 2-targeted glioblastoma immunotherapy. *Biomed Res Int.* 2014;2014:952128.

80. Debinski W, Gibo DM, Hulet SW, Connor JR, Gillespie GY. Receptor for interleukin 13 is a marker and therapeutic target for human high-grade gliomas. *Clin Cancer Res.* 1999;5(5):985–990.

81. Mintz A, Gibo DM, Slagle-Webb B, Christensen ND, Debinski W. IL-13Rα2 is a glioma-restricted receptor for interleukin-13. *Neoplasia.* 2002;4(5):388–399.

82. Debinski W, Obiri NI, Powers SK, Pastan I, Puri RK. Human glioma cells over-express receptors for interleukin 13 and are extremely sensitive to a novel chimeric protein composed of interleukin 13 and pseudomonas exotoxin. *Clin Cancer Res.* 1995;1(11):1253–1258.

83. Jarboe JS, Johnson KR, Choi Y, Lonser RR, Park JK. Expression of interleukin-13 receptor alpha2 in glioblastoma multiforme: implications for targeted therapies. *Cancer Res.* 2007;67(17):7983–7986.

84. Brown CE, Warden CD, Starr R, et al. Glioma IL13Rα2 is associated with mesenchymal signature gene expression and poor patient prognosis. *PLoS One.* 2013;8(10):e77769.

85. Hegde M, Corder A, Chow KK, et al. Combinational targeting offsets antigen escape and enhances effector functions of adoptively transferred T cells in glioblastoma. *Mol Ther.* 2013;21(11):2087–2101.

86. Krebs S, Chow KK, Yi Z, et al. T cells redirected to interleukin-13Rα2 with interleukin-13 mutein–chimeric antigen receptors have anti-glioma activity but also recognize interleukin-13Rα1. *Cytotherapy.* 2014;16(8):1121–1131.

87. Yaghoubi SS, Jensen MC, Satyamurthy N, et al. Noninvasive detection of therapeutic cytolytic T cells with 18F-FHBG PET in a patient with glioma. *Nat Clin Pract Oncol.* 2009;6(1):53–58.

88. Brown CE, Badie B, Barish ME, et al. Bioactivity and safety of IL13Rα2-redirected chimeric antigen receptor CD8+ T cells in patients with recurrent glioblastoma. *Clin Cancer Res.* 2015;21(18):4062–4072.

89. Krenciute G, Krebs S, Torres D, et al. Characterization and functional analysis of scFv-based CARs to redirect T Cells to IL13Rα2-positive glioma. *Mol Ther.* 2015.

90. Citri A, Yarden Y. EGF-ERBB signalling: towards the systems level. *Nat Rev Mol Cell Biol.* 2006;7(7):505–516.

91. Hynes NE, Lane HA. ERBB receptors and cancer: the complexity of targeted inhibitors. *Nat Rev Cancer.* 2005;5(5):341–354.

92. Kornblum HI, Yanni DS, Easterday MC, Seroogy KB. Expression of the EGF receptor family members ErbB2, ErbB3, and ErbB4 in germinal zones of the developing brain and in neurosphere cultures containing CNS stem cells. *Dev Neurosci.* 2000;22(1–2):16–24.

93. Liu G, Ying H, Zeng G, Wheeler CJ, Black KL, Yu JS. HER-2, gp100, and MAGE-1 are expressed in human glioblastoma and recognized by cytotoxic T cells. *Cancer Res*. 2004;64(14):4980–4986.
94. Gajjar A, Hernan R, Kocak M, et al. Clinical, histopathologic, and molecular markers of prognosis: toward a new disease risk stratification system for medulloblastoma. *J Clin Oncol*. 2004;22(6):984–993.
95. Schlegel J, Stumm G, Brandle K, et al. Amplification and differential expression of members of the erbB-gene family in human glioblastoma. *J Neurooncol*. 1994;22(3):201–207.
96. Rainusso N, Brawley VS, Ghazi A, et al. Immunotherapy targeting HER2 with genetically modified T cells eliminates tumor-initiating cells in osteosarcoma. *Cancer Gene Ther*. 2012;19(3):212–217.
97. Ahmed N, Brawley VS, Hegde M, et al. Human epidermal growth factor receptor 2 (HER2)-specific chimeric antigen receptor-modified T cells for the immunotherapy of HER2-positive sarcoma. *J Clin Oncol*. 2015;33(15):1688–1696.
98. Zhao Y, Wang QJ, Yang S, et al. A herceptin-based chimeric antigen receptor with modified signaling domains leads to enhanced survival of transduced T lymphocytes and antitumor activity. *J Immunol*. 2009;183(9):5563–5574.
99. Morgan RA, Yang JC, Kitano M, Dudley ME, Laurencot CM, Rosenberg SA. Case report of a serious adverse event following the administration of T cells transduced with a chimeric antigen receptor recognizing ERBB2. *Mol Ther*. 2010;18(4):843–851.
100. Wang LX, Westwood JA, Moeller M, et al. Tumor ablation by gene-modified T cells in the absence of autoimmunity. *Cancer Res*. 2010;70(23):9591–9598.
101. Walker-Daniels J, Hess AR, Hendrix MJ, Kinch MS. Differential regulation of EphA2 in normal and malignant cells. *Am J Pathol*. 2003;162(4):1037–1042.
102. Wykosky J, Debinski W. The EphA2 receptor and ephrinA1 ligand in solid tumors: function and therapeutic targeting. *Mol Cancer Res*. 2008;6(12):1795–1806.
103. Wykosky J, Gibo DM, Stanton C, Debinski W. Interleukin-13 receptor alpha 2, EphA2, and Fos-related antigen 1 as molecular denominators of high-grade astrocytomas and specific targets for combinatorial therapy. *Clin Cancer Res*. 2008;14(1):199–208.
104. Zhang JG, Eguchi J, Kruse CA, et al. Antigenic profiling of glioma cells to generate allogeneic vaccines or dendritic cell-based therapeutics. *Clin Cancer Res*. 2007;13(2 Pt 1):566–575.
105. Wang LF, Fokas E, Bieker M, et al. Increased expression of EphA2 correlates with adverse outcome in primary and recurrent glioblastoma multiforme patients. *Oncol Rep*. 2008;19(1):151–156.
106. Corbeil D, Roper K, Fargeas CA, Joester A, Huttner WB. Prominin: a story of cholesterol, plasma membrane protrusions and human pathology. *Traffic*. 2001;2(2):82–91.
107. Miraglia S, Godfrey W, Yin AH, et al. A novel five-transmembrane hematopoietic stem cell antigen: isolation, characterization, and molecular cloning. *Blood*. 1997;90(12):5013–5021.
108. Codega P, Silva-Vargas V, Paul A, et al. Prospective identification and purification of quiescent adult neural stem cells from their in vivo niche. *Neuron*. 2014;82(3):545–559.
109. Patel K, Kiely F, Phimister E, Melino G, Rathjen F, Kemshead JT. The 200/220 kDa antigen recognized by monoclonal antibody (MAb) UJ127.11 on neural tissues and tumors is the human L1 adhesion molecule. *Hybridoma*. 1991;10(4):481–491.
110. Kamiguchi H, Lemmon V. Neural cell adhesion molecule L1: signaling pathways and growth cone motility. *J Neurosci Res*. 1997;49(1):1–8.
111. Figarella-Branger DF, Durbec PL, Rougon GN. Differential spectrum of expression of neural cell adhesion molecule isoforms and L1 adhesion molecules on human neuroectodermal tumors. *Cancer Res*. 1990;50(19):6364–6370.
112. Fogel M, Gutwein P, Mechtersheimer S, et al. L1 expression as a predictor of progression and survival in patients with uterine and ovarian carcinomas. *Lancet*. 2003;362(9387):869–875.
113. Thies A, Schachner M, Moll I, et al. Overexpression of the cell adhesion molecule L1 is associated with metastasis in cutaneous malignant melanoma. *Eur J Cancer*.

2002;38(13):1708–1716.

114. Fogel M, Mechtersheimer S, Huszar M, et al. L1 adhesion molecule (CD 171) in development and progression of human malignant melanoma. *Cancer Lett.* 2003;189(2):237–247.

115. Geismann C, Morscheck M, Koch D, et al. Up-regulation of L1CAM in pancreatic duct cells is transforming growth factor β1- and slug-dependent: role in malignant transformation of pancreatic cancer. *Cancer Res.* 2009;69(10):4517–4526.

116. Fang QX, Lu LZ, Yang B, Zhao ZS, Wu Y, Zheng XC. L1, β-catenin, and E-cadherin expression in patients with colorectal cancer: correlation with clinicopathologic features and its prognostic significance. *J Surg Oncol.* 2010;102(5):433–442.

117. Izumoto S, Ohnishi T, Arita N, Hiraga S, Taki T, Hayakawa T. Gene expression of neural cell adhesion molecule L1 in malignant gliomas and biological significance of L1 in glioma invasion. *Cancer Res.* 1996;56(6):1440–1444.

118. Bao S, Wu Q, Li Z, et al. Targeting cancer stem cells through L1CAM suppresses glioma growth. *Cancer Res.* 2008;68(15):6043–6048.

119. Cheng L, Wu Q, Huang Z, et al. L1CAM regulates DNA damage checkpoint response of glioblastoma stem cells through NBS1. *EMBO J.* 2011;30(5):800–813.

120. Ransohoff RM, Engelhardt B. The anatomical and cellular basis of immune surveillance in the central nervous system. *Nat Rev Immunol.* 2012;12(9):623–635.

121. Carson MJ, Doose JM, Melchior B, Schmid CD, Ploix CC. CNS immune privilege: hiding in plain sight. *Immunol Rev.* 2006;213:48–65.

122. Mayhan WG, Heistad DD. Permeability of blood–brain barrier to various sized molecules. *Am J Physiol.* 1985;248(5 Pt 2):H712–H718.

123. Ziylan YZ, Robinson PJ, Rapoport SI. Blood–brain barrier permeability to sucrose and dextran after osmotic opening. *Am J Physiol.* 1984;247(4 Pt 2):R634–R638.

124. Neuwelt EA, Bauer B, Fahlke C, et al. Engaging neuroscience to advance translational research in brain barrier biology. *Nat Rev Neurosci.* 2011;12(3):169–182.

125. Fecci PE, Heimberger AB, Sampson JH. Immunotherapy for primary brain tumors: no longer a matter of privilege. *Clin Cancer Res.* 2014;20(22):5620–5629.

126. Engelhardt B, Ransohoff RM. Capture, crawl, cross: the T cell code to breach the blood–brain barriers. *Trends Immunol.* 2012;33(12):579–589.

127. Engelhardt B, Ransohoff RM. The ins and outs of T-lymphocyte trafficking to the CNS: anatomical sites and molecular mechanisms. *Trends Immunol.* 2005;26(9):485–495.

128. Harris MG, Hulseberg P, Ling C, et al. Immune privilege of the CNS is not the consequence of limited antigen sampling. *Sci Rep.* 2014;4:4422.

129. Louveau A, Smirnov I, Keyes TJ, et al. Structural and functional features of central nervous system lymphatic vessels. *Nature.* 2015;523(7560):337–341.

130. Na SY, Cao Y, Toben C, et al. Naive CD8 T cells initiate spontaneous autoimmunity to a sequestered model antigen of the central nervous system. *Brain.* 2008;131(Pt 9):2353–2365.

131. Callahan MK, Williams KA, Kivisakk P, Pearce D, Stins MF, Ransohoff RM. CXCR3 marks CD4+ memory T lymphocytes that are competent to migrate across a human brain microvascular endothelial cell layer. *J Neuroimmunol.* 2004;153(1–2):150–157.

132. Kivisakk P, Mahad DJ, Callahan MK, et al. Human cerebrospinal fluid central memory CD4+ T cells: evidence for trafficking through choroid plexus and meninges via P-selectin. *Proc Natl Acad Sci USA.* 2003;100(14):8389–8394.

133. Kivisakk P, Trebst C, Liu Z, et al. T cells in the cerebrospinal fluid express a similar repertoire of inflammatory chemokine receptors in the absence or presence of CNS inflammation: implications for CNS trafficking. *Clin Exp Immunol.* 2002;129(3):510–518.

134. Hong JJ, Rosenberg SA, Dudley ME, et al. Successful treatment of melanoma brain metastases with adoptive cell therapy. *Clin Cancer Res.* 2010;16(19):4892–4898.

135. Laman JD, Weller RO. Drainage of cells and soluble antigen from the CNS to regional lymph nodes. *J Neuroimmune Pharmacol.* 2013;8(4):840–856.

136. Aspelund A, Antila S, Proulx ST, et al. A dural lymphatic vascular system that drains brain interstitial fluid and macromolecules. *J Exp Med.* 2015;212(7):991–999.

137. Mezey E, Palkovits M. Neuroanatomy: Forgotten findings of brain lymphatics. *Nature*. 2015;524(7566):415.
138. Yan H, Parsons DW, Jin G, et al. IDH1 and IDH2 mutations in gliomas. *N Engl J Med*. 2009;360(8):765–773.
139. Schwartzentruber J, Korshunov A, Liu XY, et al. Driver mutations in histone H3.3 and chromatin remodelling genes in paediatric glioblastoma. *Nature*. 2012;482(7384):226–231.
140. Jones DT, Kocialkowski S, Liu L, et al. Tandem duplication producing a novel oncogenic *BRAF* fusion gene defines the majority of pilocytic astrocytomas. *Cancer Res*. 2008;68(21):8673–8677.
141. Schindler G, Capper D, Meyer J, et al. Analysis of *BRAF* V600E mutation in 1,320 nervous system tumors reveals high mutation frequencies in pleomorphic xanthoastrocytoma, ganglioglioma and extra-cerebellar pilocytic astrocytoma. *Acta Neuropathol*. 2011;121(3):397–405.
142. Heaphy CM, de Wilde RF, Jiao Y, et al. Altered telomeres in tumors with ATRX and DAXX mutations. *Science*. 2011;333(6041):425.
143. Verhaak RG, Hoadley KA, Purdom E, et al. Integrated genomic analysis identifies clinically relevant subtypes of glioblastoma characterized by abnormalities in PDGFRA, IDH1, EGFR, and NF1. *Cancer Cell*. 2010;17(1):98–110.
144. Mitchell DA, Xie W, Schmittling R, et al. Sensitive detection of human cytomegalovirus in tumors and peripheral blood of patients diagnosed with glioblastoma. *Neuro Oncol*. 2008;10(1):10–18.
145. Cobbs CS, Harkins L, Samanta M, et al. Human cytomegalovirus infection and expression in human malignant glioma. *Cancer Res*. 2002;62(12):3347–3350.
146. Bridgeman JS, Hawkins RE, Hombach AA, Abken H, Gilham DE. Building better chimeric antigen receptors for adoptive T cell therapy. *Curr Gene Ther*. 2010;10(2):77–90.
147. Kershaw MH, Westwood JA, Darcy PK. Gene-engineered T cells for cancer therapy. *Nat Rev Cancer*. 2013;13(8):525–541.
148. Eshhar Z, Waks T, Gross G, Schindler DG. Specific activation and targeting of cytotoxic lymphocytes through chimeric single chains consisting of antibody-binding domains and the gamma or zeta subunits of the immunoglobulin and T cell receptors. *Proc Natl Acad Sci USA*. 1993;90(2):720–724.
149. Moeller M, Haynes NM, Trapani JA, et al. A functional role for CD28 costimulation in tumor recognition by single-chain receptor-modified T cells. *Cancer Gene Ther*. 2004;11(5):371–379.
150. Hombach AA, Heiders J, Foppe M, Chmielewski M, Abken H. OX40 costimulation by a chimeric antigen receptor abrogates CD28 and IL-2 induced IL-10 secretion by redirected CD4+ T cells. *Oncoimmunology*. 2012;1(4):458–466.
151. Carpenito C, Milone MC, Hassan R, et al. Control of large, established tumor xenografts with genetically retargeted human T cells containing CD28 and CD137 domains. *Proc Natl Acad Sci USA*. 2009;106(9):3360–3365.
152. Zhong XS, Matsushita M, Plotkin J, Riviere I, Sadelain M. Chimeric antigen receptors combining 4-1BB and CD28 signaling domains augment PI3kinase/AKT/Bcl-XL activation and CD8+ T cell-mediated tumor eradication. *Mol Ther*. 2010;18(2):413–420.
153. Okada H, Kalinski P, Ueda R, et al. Induction of CD8+ T cell responses against novel glioma-associated antigen peptides and clinical activity by vaccinations with α-type 1 polarized dendritic cells and polyinosinic-polycytidylic acid stabilized by lysine and carboxymethylcellulose in patients with recurrent malignant glioma. *J Clin Oncol*. 2011;29(3):330–336.
154. Facoetti A, Nano R, Zelini P, et al. Human leukocyte antigen and antigen processing machinery component defects in astrocytic tumors. *Clin Cancer Res*. 2005;11(23):8304–8311.
155. Lienert F, Lohmueller JJ, Garg A, Silver PA. Synthetic biology in mammalian cells: next generation research tools and therapeutics. *Nat Rev Mol Cell Biol*. 2014;15(2):95–107.
156. Torp SH, Helseth E, Dalen A, Unsgaard G. Epidermal growth factor receptor expression in human gliomas. *Cancer Immunol Immunother*. 1991;33(1):61–64.

157. Huang Z, Cheng L, Guryanova OA, Wu Q, Bao S. Cancer stem cells in glioblastoma – molecular signaling and therapeutic targeting. *Protein Cell*. 2010;1(7):638–655.
158. Autelitano F, Loyaux D, Roudieres S, et al. Identification of novel tumor-associated cell surface sialoglycoproteins in human glioblastoma tumors using quantitative proteomics. *PLoS One*. 2014;9(10):e110316.